中西医药的历史与交融

耿东升◎编著

中国健康传媒集团

中国医药科技出版社

内 容 提 要

本书分为 10 章，旨在从文化和思维方式的角度，阐释因为病人而形成和发展起来的中医药与西医药，并通过丰富示例说明现代科学和医学对中医药理论的启迪，以及中西医药交融的可能性和必然性。主要内容包括人类医药始现、中西方医药文明的基石、中西医药的发展与演化、近现代中西医药研究历程、中西医药的交融等，深刻分析中西医药的发展与瓶颈，同时通过评说中西医药的成长史，清楚了解了中西医药发展的喜与忧；大胆探讨中医药基础理论现代化研究的策略和方法。本书可作为医药学专业人员的参考用书，也可给非医药学科研爱好者以知识普及，希冀通过中西文化和专业弥合知识沟壑，举一反三，开拓研究思路，展现研究方法，增加其对于医药学研究的兴趣和思路。

图书在版编目（CIP）数据

中西医药的历史与交融 / 耿东升编著 . -- 北京：
中国医药科技出版社 , 2025.1. -- ISBN 978-7-5214
-4744-6

Ⅰ . R-091

中国国家版本馆 CIP 数据核字第 20247JE452 号

美术编辑　陈君杞
版式设计　也　在

出版　**中国健康传媒集团** | 中国医药科技出版社
地址　北京市海淀区文慧园北路甲 22 号
邮编　100082
电话　发行：010-62227427　邮购：010-62236938
网址　www.cmstp.com
规格　710×1000mm $\frac{1}{16}$
印张　25
字数　449 千字
版次　2025 年 1 月第 1 版
印次　2025 年 1 月第 1 次印刷
印刷　河北环京美印刷有限公司
经销　全国各地新华书店
书号　ISBN 978-7-5214-4744-6
定价　**98.00 元**

版权所有　盗版必究

举报电话：010-62228771

本社图书如存在印装质量问题请与本社联系调换

获取新书信息、投稿、为图书纠错，请扫码联系我们。

王 序

序文

沧海两鸳鸯[①]，相得益昭彰。

在水徜徉乐，在天比翼翔。

岁月不等齐，年代有短长。

目标非二致，使命则同向。

医药分中西，历史与展望。

为成此巨制，东升携张湘。

群策以合力，基础伴临床。

书言共十论，分而述其详。

首记中医药，肇始经历长；

上溯六千年，术士祈福禳。

距今五千年，炎帝百草尝。

毒性渐析明，药石疗病襄。

奠基中医理，岐伯轩辕创。

其次谈西方，医药雏形酿。

爱贝纸草书，记录药多样。

印度古埃及，医学受影响。

亚里士多德，哲医希腊榜。

---

① 鸳鸯：比喻中西医。

1

再论中西别，源出分流淌。

中华民族头，智慧新思想；

阿拉伯的口，交流作桥梁；

法兰克人手，古代科技强。

四论又西方，科技文艺倬；

现代医药学，理论方法扬。

探索第五论，西药日益昌；

发展有瓶颈，解析阐述详；

西药化中药，基础出硬伤；

研究虽繁复，难归证临床。

六论后压轴，现代化构想。

中西医药合，美好必然向。

文化有千秋，文明分弱强。

两者宜兼顾，融通东西方。

基因群组辨，医药奏华章。

作者思路新，论述亦精当。

古今与中外，文化和思想；

医学共药学，基础并临床；

直叙与评论，求解有方向。

疑义相与析，奇文共欣赏。

读时有兴趣，阅后顿敞亮。

幸此不谋合，深邃意犹长。

    中西医药对人体及其疾病的认识不同，西医药从研究人体的基本结构入手，可以通过精密仪器观测至细胞病灶及其相关分子改变，以此作出对疾病的诊断，同时探究破坏病原物质的治疗措施；中医药从研究人与自然的关系出发，通过阴阳五行变化机制，分析机体与环境的相互作用，以病人病证和望闻问切四诊合参为手段作出辨证，通过调理人体的阴阳平衡加以施治。正是由于中西医药在思维方式、医学理念和诊治方法上存在的差异，阻碍了中西医药的交流和发展。

本书作者以其丰富的工作和研究经历，通过回顾历史，阐述了中西医药分歧的文化源头，总结了中西医药各自的发展历程和为人类健康事业作出的伟大贡献，探讨了在科技飞速发展的今天中西医药工作者如何相互理解和认同各自的思维模式和医学理论，提出了中西医药理论相互融通的共同基础和"纽带"，尤其是开展中西医药交融研究人体疾病的病因、发病机制、中医化的中药药理、中药化学与中药新药研发的模式和可行性。书中古今与中外交汇，文化与思想交融，基础与临床辉映，医学与药学相进，直叙与评论相助，并用大量翔实的示例说明观点依据和研究的方法及手段，不仅提出问题，更有解决问题的办法，使读者兴趣盎然，阅后有茅塞顿开之感，实为中西医药理论与实践结合不可多得的佳作。

寥寥数语，爰为之序！

王昌恩

教授、博士研究生导师

国家自然科学基金委员会中医学与中药学学科原主任

北京中医药大学国医堂中医门诊部主任医师

癸卯仲秋

2023 年 10 月

刘　序

　　作者耿东升，生于医学世家，父亲西医，母亲为中医。从小耳濡目染，初识医药，缘自家庭熏陶。东升为主任药师。1993年考入新疆医科大学（原新疆医学院）攻读硕士，成为我的学生，1996年获医学硕士学位。毕业论文"硫酸黄连素对免疫系统的影响"，证明该药可增加小鼠特异性免疫反应，抑制细胞免疫和体液免疫，发表于《中国药理学通报》，表明作者有较强的实际操作能力和论文写作能力。后又协助导师完成多项自治区新药药效学和安全评价工作，为其后完成大的科研项目奠定扎实基础。由于药理学理论和科研能力较强，东升被选为新疆医科大学硕士研究生导师。另外，东升多年关注中西医药结合研究问题，积累大量有关资料，为完成此书奠定坚实基础。

　　《中西医药的历史与交融》一书，首先探讨国内中西医药事业发展与世界发展史的关联，各有发展途径，文化各有千秋，文明进步亦有先后之别。无论中医药还是西医药都有事业发展兴盛期，亦会存在短板和继续前进遇到的瓶颈问题。那种以西药为标准，以西医药方法指导中医药研究，似有偏颇，但也发现多种中药有效成分，甚至化学单体药效与原药材药性一致，亦是中医药学的研究兴盛期。

　　本书提出中西医药交融，建立中西医药基础理论研究的沟通途径与方法，创造性地以"刺激与反应"学说，融汇中西医药研究的理念。以生物化学反应和能量物质代谢作为中西医药研究共同作用方式。构建证候相关病因、发病机制的研究，并以此为基础确立证候相关的中药药理研究体

1

系。最终通过证候相关中药方剂的药效作用及作用机制研究，确立中药有效成分辨别方法，包括从证候相关基因群组、基因表达的蛋白质群组的确认和制备。提出中医化中药现代化研究可供参考的思路与方法，如"主证"与"兼证"适配"方证""药症"的新型中药制剂。同时也给出了西药新药创新研究的示例建议。

希望通过研究历史，统一认识，提出方法，架起中西医药高质量结合研究的桥梁，促进中西医药基础与临床研究的大发展，创建大中华医药的辉煌成就。创新的路无坦途，希望全国中西医药学同道共同努力，不断改进，不断前行！

刘　发

新疆医科大学基础医学院药理学教研室原主任、教授

中国药理学会原常务理事

中国药理学会抗炎免疫药理专业委员会原委员

新疆药学会副理事长

2024 年 3 月

周 序

  耿君东升教授新著《中西医药的历史与交融》行将付梓，以序相嘱。仆素知耿君贤达，才情颇赡，凤志高骞，乃药学巨擘，故欣然允之。方欲下笔，却又踌躇，几至束手。何也？盖序者，言著述之由，约以数语以明此书之义者也。仆虽屡序友朋之书，然彼书或医家经验，或专病论治，或病案诊籍，或治医心悟，俱仆学识所及者；而耿君此书，事贯古今，学跨中西，医而及药，洋洋宏阔，其出我认知外者多矣，安能叙其义而明其旨乎？既已应之，复何颜以辞，唯竭力勉为而已。庄诵一过，窃叹其博引旁征，钩玄提要，继往辟新，真佳作也。细味其情，略得所感焉。

  是书论中西医学源流，综括究竟，直窥渊海，详而不繁，博约得宜。其述中医处，颇觉亲切。中医肇始，上古三圣，黄帝原诸病之起愈，神农辨百药之味性，伊尹合药味为汤液，乃有《素问》《灵枢》《神农本草经》等经焉，此拯黎元疾苦，赞天地生育，垂功万世者也。秦汉大家，医缓、医和，扁鹊、仲景，扁鹊以《难经》而解《灵枢》《素问》，仲景著《伤寒杂病论》以立经方，承先启后者也。历代宗而继之，晋之王叔和、皇甫谧，唐之孙思邈、王冰、王焘，宋之庞安时、成无己、钱乙、陈自明，金元之刘河间、张子和、李东垣、朱丹溪，明清之李时珍、张景岳、汪机、薛立斋、王肯堂、李中梓、尤在泾、叶天士、吴鞠通、陈修园，代有其人，皆深于此道者，俱有著述传世，于是乃成今时中医之伟业。

  西医起源，由来亦尚。古埃及医学、古希腊医学、古巴比伦医学、古印度医学，均历数千年。而从古希腊以至古罗马医药，形成西医药学之基础形态。诸多学者，如希波克拉底、亚里士多德、盖伦等，皆有功于古代医学形成。其后阿拉伯医药学兴起，文艺复兴而引领医学不断进步，西方主流传承古希腊之学，将哲学从研究自然转向研究自我，以至探索物体分解与构成变化，建立组织解剖学，使人体结构分析入微，快速推动现代医学科学形成与发展。

是书不只详论中西医学发展轨迹，阐发其优势特征，尤能指其缺憾之处，质言无讳，持论公允。其中述及西药之短：一曰对症治疗多而易，病因治疗少而难；一曰既有患病者耐药性，且见病原体耐药性；一曰化学药物或具毒性，易发生不良反应。又不避中药之短：一曰作用缓慢，效力欠强；一曰成分复杂，效处模糊；一曰剂量多变，难以量化；一曰剂型限制，运用不便；一曰不良反应，标识未明。至于西医与中医学理之优劣，此书亦有阐述。然其论说评陟，不欲责罚太过，尚有引而未发处，欲为读者留以余地也。序者不揣浅陋，亦述中西医特点如次。

古代科学，无论东方西方，其原始思想，既有整体系统观，又有格物还原观。西方重格物而尚还原，整体系统观因以受制而渐次衰亡，影响医学而使解剖学得以迅速发展，以致以还原论为指导而形成现今西医。是以西医存在固有缺憾，即整体系统思维不足。注重局部、忽略整体，着意静止、无视动态，因以遭逢失误而莫晓缘故之处，往往而多。有识之士，起而矫之，乃有力主当由纯生物医学模式向生物 - 心理 - 环境（自然与社会）医学模式转变之举。其心理医学、环境医学、社会医学，以及亚健康与循证医学理论层出不穷，皆为打破还原论束缚而向系统论过渡之表征。

东方之中国，春秋时期，百花齐放，百家争鸣，科学发展迅猛，医学理论亦然。故《汉书·艺文志》谓曾有医经七家，即《黄帝内经》《黄帝外经》《扁鹊内经》《扁鹊外经》《白氏内经》《白氏外经》《旁篇》。惜乎仅存《黄帝内经》，余者亡佚无传。而所以不传，非因秦火，乃责汉儒。汉儒兴今文古文之争，古文败北，其书皆禁；今文获胜，其书得传。《黄帝内经》幸属今文而传焉。以仆拙见，倘若医经七家俱传，整体系统观与格物还原观共生，均得萌芽而苗壮，则我国当存两类医学：一为由整体系统观指导之以外揣内医学，即现今之中医学；一为由格物还原观指导之以内证外医学，即现今之西医学。何出此见？盖以《黄帝内经》独传，后世宗之，其整体系统观主导而藏象生理得以发展，格物还原观式微而解剖之学几废；其余六家失传，内中必有内脏定位合于实际者。可从三事证之：其一，扁鹊能洞见人体内脏，则《扁鹊内经》《扁鹊外经》当有记述脏腑准确位置者；其二，《尚书》载有祭祀动物内脏放置方位，其肺在南属火，肾在下属水，肝在右属金，脾在左属木，心在中属土。这恰与内脏实际位置符合；其三，后汉华佗，能行胸腹内脏手术，想必藏有禁书之关乎六家者。若六家有传，则我国中医亦可精通解剖，深入微观，成就现代医学矣！惜乎往者无追，第唯遐想而已。

今者我国并存中西两医，病人或就治中医，或诣诊西医，或两者并求之，此民众之幸也。是书分述中西医优势，无彼此偏袒，视崇洋者之欲废中医，庸俗者之排斥西医，为得其中矣。既知中西医各有短长，是书于分析中西医历史与发展之后，尝试提出中西医交融之道，颇具真知灼见。书中详论中西医病因学交融研究，现代中药药理研究，方剂君臣佐使药效研究，中药有效成分群组药效学研究等内容，既综述他人，又提示己见，非照本宣科者可与同年而语也。

以仆看来，书中论述，无论内容，抑或形式，其互鉴相参、交融和合处颇多。似可取"四间"以表其特色：古今时移，此在古今之间；中西异理，此在中西医之间；文技两类，此在文技之间；浅深殊识，此在浅深之间。所谓古今之间，言其畅叙医学源流，资料翔实，考证有据，固史书所本；却又详述医疗技术，疾病防治，药物研发，乃现今展示：继往开来者也。所谓中西医之间，言其追溯中医形成，脏腑阴阳，探微索隐，示岐黄正传；复乃推原西医发展，解析生理，分子基因，皆现代医学：衷中参西者也。所谓文技之间，言其胪列医疗科研，举述方法，分析实验，为科技讲义；而兼注重医药文化，处处文心，雕虫雕龙，具文学意味：亦文亦理者也。所谓浅深之间，言其解说医药学理，病因病机，治法用药，犹术业专攻；再以通俗易懂文法，记述医事，慧心妙语，似科学普及：雅俗共赏者也。故谓是书为史料著作可，谓为专业著作亦可，甚或谓为文化科普趣味之书犹可也。

窃谓此书之出，非但医家受其益，借以探讨中西医学理，拓宽思维方法；即病家获睹，有以启发，抉择就医所宜所忌，而不为庸工所误；又普通民众为增广见闻而读之，亦将蒙惠匪浅也。复何待序者赘言，唯述浅见尔。

周铭心　谨识
新疆医科大学教授
新疆中医药学会会长
2024 年 4 月

前　言

　　一位叫奥斯勒的医学大师曾说："医学是不确定的科学，是可能性的艺术。"医学文化追求的是和谐，包括正常生理状态下的和谐和病理状态下通过各种措施恢复的和谐。现代医学观依循的也是生物－心理－社会医学模式，在重视生物因素的前提下，把人的健康与疾病置于自然和社会系统中去理解。中西医药学皆为保障人类健康的事业，有史以来，犹如一对欢喜鸳鸯，历尽沧桑，各自发展，在救死扶伤、治病救人方面都发挥着独特的作用。

　　然而，有些西医药与中医药工作者，在医学理论和临床实践方面尚不能相互理解甚至互不信任，即使在中西医结合的政策指引下，作为中医和西医两个独立的群体，思想和工作也多是"合作"，"你是你，我是我"，中西医难以沟通，更谈不上"你中有我，我中有你"，在相互交流中发生化学反应，产生相互配合默契的中西医药结合。对于中药的基础研究，很多中医相关的基础研究结果对应的是西医病因与发病机制，而非针对中医的病因病机，因此，解释不好中药药理。中药"有效成分"往往对"病"不对"证"，与阐释中药方剂的辨证施治无关，造成中西药作用功效各表。同时，一些现代制剂多是将单味中药材提取精制的化学单体，或其某一化学类别中的数种化学成分作为"有效成分"制备的现代化中药制剂，其疗效是针对西医的"疾病"而非中药方剂的辨证施治。由于缺乏对中医基础理论及中医化的中药现代研究，某些医生在临床使用中药时也难免存在"病""证"不分，望文生义、各行其是之举。如只道生脉饮能治虚弱，因此不论是感冒发热或是消化不良引起的身体虚弱感，都想一服生脉饮，而不知这些疾病状况正是生脉饮的禁忌证；又比如只知道有很多中成药可以治疗感冒（上呼吸道感染），而不知这些中成药的辨证施治，定会不晓得麻黄汤用于风寒感冒，银翘解毒颗粒用于风热感冒，小柴胡颗粒用于感冒的半表半里证，防风通圣颗粒则用于风邪至里感冒证的表里双解，若非合理用药，就可能出现治疗效果不好甚至产生药物不良反应。

笔者直面中西医药相互不理解和不信任的危机，坚信中西医药结合是医药事业发展的必然前景，摆在中西医药结合面前的最大障碍是中西医药的理论难以沟通。本书共 10 章，在探讨中西医药的发展与瓶颈的同时，通过评说中西医药的成长史，数往知来，清楚中西医药发展的喜与忧；结合大量实证和理论研究成果，大胆探讨中医药基础理论现代化研究的策略和方法；在此基础上，进一步论述中西医药研究的结合途径，即以临床表现为依据，构建"刺激与反应"–生物化学反应–能量物质代谢交融的研究平台；建立证候相关的中医病因及发病机制的现代化研究模式；并以此为基础提出证候相关的中药药理和化学研究体系，进而通过证候相关中药方剂的药物效应及作用机理研究，确立中药有效成分的辨识，提供所能参考和启用的新方法及技术手段；提出中西医药研究，可以在检测生物学和化学指标的基础上，重视物理学指标研究，有效体现中医药"立象尽意、观物取象"的宏观特征，通过信息化处理手段，构建中医化的中医药学物理、化学与生物学相互作用的创新理论，最终实现辨证施治与辨病论治的相洽，从而达到真正意义上的中西药基础理论交融与临床结合及应用。

《道德经》有言："夫唯不盈，故能蔽而新成。"中西医药各有所长，也各有所短，只要相互取长补短，定能促进医药学大进步。中西医药结合，需要医药工作和研究者回归本心，以开放的心态，共同努力，打通次元壁，双向奔赴。正如陈竺院士所说："我们科学家应逐步突破中西医学之间的壁垒，建立融中西医学思想于一体的 21 世纪新医学，这种医学兼取两长，既高于现在的中医，也高于现在的西医，值得我们为之努力和奋斗！"一方面，传统中医药在奔向现代化的进程中，海纳科学文明，洋为中用，焕发新生。通过与现代医学的思维方式沟通，借助科技方法，赋予中医药理论现代化内涵。即便有些理论暂时不能提供完全充分的科学依据，目前亦不能完备证伪，看似思辨性强实证性弱，但也有其特征性的规律性认知体系，可以通过更大的偶然性和波动性特征来体现医学规律的必然性特征，以更多的模糊性和混沌性来描述医学规律的不确定性特征，以更充分的主动性和创造性特征来体现自然规律的客观规定性特征，在开放系统的复杂体系上体现医学规律；另一方面，现代医药学应在转型的过程中，拥抱传统中医药学，古为今用，给西医药注入新思维、新动力，实现跨越式发展，为中西医药研究工作增添新的方向和方法。因此，交融式研究不是多种医学规律的简单叠加和机械混合，而是按照一定的时空顺序、逻辑结构、作用方式进行有机地配合，以产生某种相干效应，从而形成一种全新的、具有更高意义的医学规律，真正实现文明互鉴，同心笃行，珠璧交辉。正所谓："一念起，万水千山，一念灭，沧海桑田。"

本书旨在抛砖引玉，给从事医药学基础研究及新药研发工作者以启示，"科普"的同时，使受西医药学教育背景的中药新药研发者，能够更好地理解中医基本理论和中药理法方药；受中医药学教育背景的中药新药研发者，能够更好地利用现代医药学理论和科技手段，有效开展中医化的中药现代新药研发；给卫生专业和行政管理人员以参考，进而有效指导中西医药结合的研究和临床工作；给非医药学科研爱好者以知识普及，希冀通过中西文化和专业弥合知识沟壑，举一反三，开拓研究思路，展现研究方法，增加其对于医药学研究的兴趣和思路。使读者能更好地理解中医药，了解更多的现代科技方法，从而为中医化中医药现代研究提供更多启示，生产更多更优战胜疾病的新药，为人类健康事业贡献具有中国特色的医药学力量。"长风破浪会有时，直挂云帆济沧海"。相信在不久的将来，中西医药工作者定会共同努力，踔厉奋发，迎来中西药结合的新时代和医药学的跨跃式发展。

由于编者知识水平有限，加之编写时间较紧，书中难免百密一疏，挂一漏万，恳请广大读者、专家批评指正，以便在今后修订中加以改进。

编者
2024 年 4 月

目 录

第一章

人类医药始现

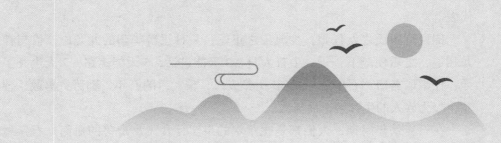

自从有了人类，就逐渐有了医和药。人会生病，有了病，人们会想办法同疾病作斗争，医治疾病的工具和方法之一的药物就此产生。然而，医药的成熟和发展是一个漫长的演进过程。

第一节 传说

一、中医药始现传说

公元前约 4000 年，距今大约 6000 年，那时世界各地的人们普遍认为，有病就是病魔缠身，生病后的主要解救方式就是依靠术士的各种巫术驱除病魔，倘若人体自然病愈，人们会认为术士驱离了病魔；若病人去世，术士们会说恶魔非要病人的命不可。又过了很长时间，尽管巫术还会在人们的生活中大行其道，但是，对于人们生病的救治，民间已经口口相传着很多包括改变生活方式和应用可食用的动植物即初生态的"草药"来防病治病。以中华民族为例，公元前 3000 年左右，在中国出现的炎帝就是一个代表。

传说有娲氏之女任姒，少典王之正妃，一日正游华阳的九龙山，恰与神龙相遇，之后便诞下一子，牛首人身，3 天能讲话，5 天能走路，7 天生齐了牙，任姒取名曰"石年"，并将其抚养成人，长大后的石年，勤劳、勇敢、智慧，誓为族人的生存繁衍而努力。

在石年幼年时期，人们都是吃草木的果实，食飞禽走兽的血肉，石年思量，禽兽有限而人民众多，一旦禽兽食尽，民将无以为生。一天，一只周身通红的鸟儿，衔着一棵五彩九穗谷，飞在天空，掠过石年的头顶时，九穗谷掉在地上，石年见了，拾起来埋在了土壤里，后来竟长成一片，他把谷穗在手里揉搓后放在嘴里，感到很好吃，因而他想起草木一年一生，源源无穷，于是他发明了刀耕火种，创制了耒耜即斧头、锄头等农具，教人用耒耜砍倒树木，割掉野草，根据时令气候，地势地形，开垦土地，种起谷子。后来他开始尝试山川花草，尝完一山花草，又到另一山去尝，踏遍了这里的山山岭岭，尝出了稻（大米）、黍（黄米）、稷（小米）、麦（小麦）、菽（大豆）能充饥，就叫臣民把种子带回去，让黎民百姓种植，这就是后来的五谷；教民种五谷后，为了并不单单靠天而收，还教民打井汲水，对农作物进行灌溉，春种秋收，教民耕作；不仅如此，长大成人的石年还教民纺麻织布，穿起衣服；驯化饲养一些飞禽走兽为家禽家畜；使用火熬煮食物；制作陶质器皿盛放口粮……因他功绩显赫，按照五行以火德称氏，故为炎帝，尊号神农，并被后世尊为中国农业之神。

在人们有了吃、喝、穿、用之后，面临最难过的便是自然灾害来临，病魔与死神困扰着整个部落，成了人们痛苦之源，疾病交迫，人如倒悬。当时的巫婆神汉，均束手无策，一筹莫展。作为华夏部落总首领的炎帝，更是忧心忡忡，焦急如焚。终于，在老师太乙先生的指点、家人的提醒、集思广益以及部落氏族人的大力支持下，他怀着一颗赤诚为民的心，决定走向水草丰裕的南方，亲身游历学习、体会试验自然界物质的属性和治病救人的功效，并收集和验证这些民间治病救人的药材。

炎帝想起年轻时，一次不慎着凉，全身寒栗，颤抖不已，头痛连及项背，鼻孔堵塞，全身拘紧，额头发烫。那时，正是夫人，将一颗连白带叶的青葱和一块小贝壳大小的生姜，一同切碎，倒入鸡蛋碗内，用筷子反复搅动，然后用滚开水冲成满满一碗蛋汤给炎帝饮用，饮后不久，自感身体渐热，周身汗出，胃口也好了很多。炎帝着实觉得这个姜葱蛋汤应该作为祛除受寒发热身痛的良方收集起来。受此影响，炎帝决定到民间去收集更多的良方，到山川田野去寻找更好的治病救人草药。

一日旅途遇到一族人，告诉炎帝：几个月前，该族人为了熏走蚊虫，在屋内点燃了艾叶，可没想到因病痛昏迷的祖母，闻到艾叶后竟慢慢苏醒了，炎帝记下此案，并注：艾叶可能具有清脑醒神的功效。

一次炎帝听当地老者说，一种甜味之草被称为甘草的可以充饥增力，还能治愈疮毒，但食用过多会令身体浮肿。若出现身体浮肿，可采取春季地里跟横行生长的白茅草根服用，即可尿增肿消。它的根横走在地下，春季地里若不早作铲除，让它蔓延开来，禾苗便会被它缠根而死。炎帝顺手撇下一小节白茅根，放至嘴里咀嚼体味后，默默记下亲身体会：甘草甘平，充饥疗毒，多食浮肿。茅根甘寒，消肿利尿，解甘草毒。

为了了解药性，曾经炎帝一日遇七十二毒，险些丧命。

经历遍尝百草，神农氏总结道：凡是味道辛辣的物质，人吃后一般容易发热、脸红、出汗，过多会心跳、心慌、头晕；凡是味道甘甜的物质，一般能让人精神振作，气力增加，食量加大；凡是酸涩味道的物质，一般能使人大便减少，小便短缩，出汗收敛；凡是苦味的物质，能控制烦躁，减少口渴，发热减轻；凡是咸味的物质，则能让人耳聪目明，骨力增强。酸、苦、甘、辛、咸五味与日常生活中的五谷（稻、黍、稷、麦、菽）、五菜（葵、藿、薤、葱、韭）、五果（桃、李、杏、栗、枣）、五畜（牛、羊、猪、犬、鸡），均与木、火、土、金、水五行相契合或者说相互对应，五行可以代表身体的肝、心、脾、肺、肾，人与自然相通，可以相互交流，平衡机体，消弭病魔，生长繁殖。

之后传说黄帝、蚩尤、尧、舜、禹时期的人们大大丰富了这些治病救人的方法和朴素的医药道理。

二、国外医药始现传说

与此同时，尽管在古埃及、古巴比伦和古印度文明出现之前，世界上其他国家和地区的人类，也都有着同中华民族类似的原始生活经历，但在巫术与医术共存时代，似乎巫术更加大行其道，他们企图借助超自然神秘力量，拯救人们脱离苦海。巫师通过念咒、跳舞、祭拜等手段，上达人的愿望，下传神的旨意，为人消灾致福。伴随巫术的盛行，他们善用的草药很多都含有致幻成分，如墨西哥裸头草（蘑菇）、大麻、曼陀罗等，以附和巫师的法力。

第二节　医药文明雏形

历史进入奴隶制社会，生产力大大提升，社会上出现自由闲时的人，开始思考自然现象、世界本原以及人体和人性知识，与此同时，为方便人与人、物与物之间的交流，不仅创造了数字，还诞生了文字媒介，出现了文字记录，其中不乏一些有关医药的经验。

一、中医药雏形代表作——《诗经》

中国，大约在商朝（公元前 17 世纪—公元前 11 世纪），出现了象形文字甲骨文又称契文文字，也就是汉字的鼻祖，用以记录占卜活动（卜辞）、日历（干支表）、农作收成、病痛问答等。西周（公元前 1066 年）以后产生的文学作品《诗经》，其中收录 100 多种药用动、植物名称。例如《诗经》：《国风·王风》中的《中谷有蓷》诗句："中谷有蓷（tuī），暵（hàn，晒干）其乾矣。"诗中的"蓷"即为中药益母草或茺蔚，诗句意为：山谷中的益母草，天旱无雨将枯槁。《国风·郑风》中的《东门之墠》诗句："东门之墠（shàn，空芜场地），茹藘在阪。"诗中的"茹藘"就是中药茜草，诗句意为：东门有片广场，茹藘在山坡上生长。商周之前出现的文学作品《山海经》，同样记载了一百余种药物的名称和功效，可以说它是中国第一部药物学专著。其中，植物类的，如《西山经》中提到浮山上有一种草"名曰熏草，麻叶而方茎，赤华而黑实，臭如蘼芜，叶有香，佩之可以已疠。熏草即零陵香，又名灵香草，蘼芜是中药川芎的苗，疠，古同"癞"，癞病即麻风病，意为：熏草生长在浮山上，叶子像麻叶，茎是方形的，开红色的花朵，结黑色的果实，气味像蘼芜，抹在身上可以治疗麻风病；有动物类的，如《西山经》中记载，钱来山上有种叫羬（qián）羊的羊，其状如羊而马尾，"其脂可以已腊（腊：这里指皮肤皲裂，肿起）"，以这种羊的脂肪为药，可以保持皮肤细嫩；还有矿物类的，如《中山经》记载的金星山上有种形似龙骨的东西，叫天婴，可以治疗"痤"病，即痤疮，天婴就是一种形似龙骨的植物。

二、国外医药文明雏形

公元前 1600 年的古埃及医书爱贝纸草书（The Eber Papyrus，一种僧侣体）中，记载有各种药物，如止咳药、吸入药、熏蒸药、坐药及灌肠药等。包括乳香、没药、芦荟、鸦片、薄荷、桂皮、洋茴香、番红花、石榴皮、蓖麻、牛胆汁、海葱、龙胆、蜜蜂等药物，以及可以入药的葡萄酒、啤酒、醋、曲等食物。它们还配合用药，如将牛乳、蜂蜜、曲同食，或将蜜与海葱制成蜜丸，可作为泻药，据说至今仍在使用。古埃及医学影响到后来的古希腊医学、波斯医学等。

古巴比伦最早出现的文字是楔形文字，已不可考，只留下了几块带有文字的泥板。在公元前 20 世纪，记载有流传最早的史诗、神话、药典、农人历书等，是西方文明的摇篮之一。在医药学方面，认为人体的构造符合天体的运行，是个小宇宙。并且两河流域医药泥板书记载了几百种药物，包括植物药及矿物药、剂型、制药方法和服药方法等，比如，古巴比伦《汉谟拉比法典》中记载有动、植、矿物药物，40 余条医事法规及惩罚条款。古巴比伦的医学是阿拉伯地区最早的医学。

古印度最早出现的文字是"哈拉巴"文字（公元前 3000 年），是一种刻画在一枚枚印章上的象形文字，至今未解，哈拉巴文化被印度学专家称为印度文明"第一道曙光"，哈拉巴文化在兴旺了几百年之后神秘地消失了。经过一段短暂的"黑暗时期"，一批批自西北方涌入次大陆的雅利安人成了这块土地上的主人，这些白皮肤的"高贵人"（雅利安一词的原意），在征服了黑皮肤的当地土著居民后，创造了一个与哈拉巴文化并无承袭关系的新文明体系——吠陀文明，它所产生的波罗米文（brāhmī）是印度最古老的字母系统，是现代印度式文字如天城文、泰米尔文、孟加拉文、藏文的来源。在医学方面，《阿闼婆吠陀》（公元前 600 年）是一部驱邪求福的咒语集，诅咒的对象无所不包，表现了人们消灾谋福的愿望。在《阿闼婆吠陀》中，发热、黄疸、水肿、癫疮、咳嗽等数十种疾病成为诅咒的对象，其中还记载了 77 种病症及对症的药方。从发展水平看，吠陀文明带有明显的原始文化色彩，然而它很快就加速度发展，并进入高水平的成熟期——婆罗门教文明，吠陀文明和婆罗门教文明是前后相承的一个整体。中世纪和近现代，伊斯兰文明、西方文明又先后扎根印度次大陆，最终铸造出印度文明多元性、包容性和丰富性的特点。

古希腊文明被认为是继四大古东方文明之后兴起的一个重要文明，可以说是西方文明的基石。

第二章

中西方医药文明的基石

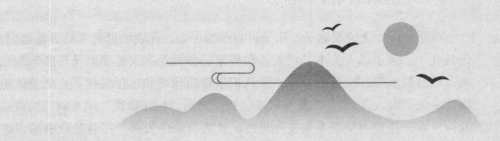

要说中西方医药文明，就不得不从中西方自然哲学思想以及医药知识体系的建立两方面说起，因为自然哲学思维模式是中西方医药知识体系形成的指导思想，也成为之后中西方医药学发展为不同模式和途径的分水岭。

第一节　中西方自然哲学思想的建立

公元前 5 世纪左右，是奠基中西方自然哲学思想的重要时期，是最光耀灿烂的时期，是人类文明历史的轴心时代，东西方文明的缔造者集中出现，如老子（公元前 571 年—公元前 471 年）、释迦牟尼（公元前 564 年—公元前 484 年）、孔子（公元前 551 年—公元前 479 年）、苏格拉底（公元前 469 年—公元前 399 年）、柏拉图（公元前 427 年—公元前 347 年）、亚里士多德（公元前 384 年—公元前 322 年）、孟子（公元前 372 年—公元前 289 年）、庄子（公元前 369 年—公元前 286 年）等。

一、中国古代哲学思想

概括地讲，无论是老子、庄子以自然为中心，代表出世哲学的道教思想，还是孔子、孟子以人为本，代表入世哲学的儒教观念，都是以《易经》为基础，以自然现象和变化为参照，来认识事物的状态和运行规律。比如整体思维，主张"天人合一"，以普遍联系、相互影响、相互渗透、相互制约的观点看待世界，注重因果联系和横向思维。认为事物的发展，尽管阶段有阶段性的规律，但五行相生相克、依天地之变而运行、周而复始、绵绵不绝，就像佛教的"因果循环"，从始终到终始是螺旋式循环往复的。阴阳思维，认为世界上的一切事物都是由阴阳两个方面构成的，一方以另一方的存在为基础。中庸思维，就是把握事物的平衡状态，主张做事不偏不倚，不走极端；处理问题执两用中，考虑周全；重和谐，这种和谐是包含着浮沉、升降、动静等矛盾和差别的和谐，是整体和动态的和谐，与追求人与自然的和谐相一致。重直觉，突出形象思维，在经验认识的基础上，通过类比、模拟、联想等方式，阐述事物的道理，而这些思想都是建立在象数思维的基础上，即借助具体的象数，如太极图、阴阳五行、八卦、六十四卦、河图洛书、天干地支等象数符号、图式，认识体悟外界事物，构建万事万物的宇宙模型。以"象数"为思维模型解说、推衍、模拟宇宙万物的存在形式、结构形态、运动变化规律，将宇宙自然、社会历史、生命、人心的规律看成是合一的、相应的、类似的、互动的，所研究的理论和学说呈现宏观、整合、动态的特性。

二、西方古典哲学思想

对于西方哲学而言，后起之秀古希腊哲学思想是西方哲学的基石，代表人物及其思想如下。

苏格拉底认为：人不再仅仅是自然的一部分，而是和自然不同的另一种独特的实体。事物的产生与灭亡，不过是某种东西的聚合和分散。自然界的因果系列是无穷无尽的，如果哲学只去寻求这种因果，就不可能认识事物的最终原因。要追求一种不变的、确定的、永恒的真理，这就不能求诸自然外界，而要返求于己，研究自我。他以目的论代替了对事物因果关系的研究。他认为，感觉世界常变，因而得来的知识也是不确定的。在思维方法上，苏格拉底在之前的古希腊爱利亚学派的逻辑推论和爱利亚的芝诺反证法的基础上，提出采取揭露对方提出的各种命题、学说中的矛盾即刨根问底，以动摇对方论证的基础，指明对方无知的诘问方式，质疑、剥茧抽丝，发现真理，后被称为"苏格拉底的讽刺"的辩证思维方法。

柏拉图受到苏格拉底、数学家毕达哥拉斯等的影响进一步提出，若要认识事物本质及其普遍规律，就必须要用抽象思维。柏拉图认为，知识是固定的、肯定的，不可能有错误的知识，但对那些变换的、流动的事物的意见或看法是有可能错误的。柏拉图视数学为万物的本质，认为数学理论的真理性就是客观的，由那种独立于现实世界之外的存在决定的，而这种真理性是要靠"心智"经验来理解，靠某种"数学直觉"来认识的，人们只有通过数学直觉，才能达到独立于现实世界之外的"数学世界"（数学定理）。正如古希腊人恩培多克勒（公元前495年—公元前435年）所描述的"土气水火"四大元素中，每一种元素在宇宙内的数量分布一样：火对气的比例等于气对水的比例和水对土的比例，万物都可以用一个数目来定名，这个数目就是表现在它们所含元素的比例（精确定量）。

在苏格拉底和柏拉图的基础上，亚里士多德进一步提出了事物的物质属性和实证方法，认为世界是由各种本身的形式与质料和谐一致的事物所组成。"质料"是事物组成的材料，"形式"则是每一件事物的个别特征。只有其目的是追究事物的本原和原因的知识，才能称之为学问（即后人称之为科学）。事物的原因多种多样，归结起来有 4 种：其一是质料因，即形成物体的主要物质；其二是形式因，即主要物质被赋予的设计图案和形状；其三是动力因，即为实现这类设计而提供的机构和作用；其四是目的因，即设计物体所要达到的目的。在具体事物中，没有无质料的形式，也没有无形式的质料，质料与形式的结合过程，就是潜能转化为现实的运动。

同时，与老师柏拉图的纯理性认知不同，亚里士多德在肯定理性认识重要性的前提下，也非常注重感性认识，提出认识事物首要的是经验的方法。亚里士多德认为，感觉经验对于理解世界具有重要的意义。感觉经验乃是人类知识的起点，"离开感觉，没有人能够理解任何东西"。而要产生感觉经验，必须依靠自己的亲自观察，经验的方法在实践中即为观察的方法，观察既是产生感觉经验乃至"学问"的源泉，又是检验它们的标准。他亲自仔细观察过数百种不同的动植物且解剖过数十种动物以研究它们的结构，并试图以目的论去解释动植物构造之间的相互关联，同时，亚里士多德强调，感性认识必须上升到理性认识，才能得到同类事物的一般规律。要从特殊经验的不断重复中，得到关于普遍的、独立的、唯一的见解，需要利用归纳演绎即逻辑的方法，因为归纳推理，人们才能从感觉经验中得出有关形式的概括，即形式逻辑。通过其创立的"简单枚举归纳法"，可以将所观察到的适用于若干个体的事件或性质，概括为适合于个体所属的种的性质，或者在更高的层次上，把所观察到的适用于若干种的事件或性质，概括为适合于种所属的性质（种属的共同或一般性质）。亚里士多德进一步提出，理想的学问是一个从不证自明的公理出发进行演绎的知识体系，其中，每一个命题都由前面一个更普遍的命题必然地推演出来，这样的知识具有逻辑上的必然性。正是因为亚里士多德创立的形式逻辑学，为之后古希腊数学家欧几里得的《几何学原理》提供了示范，由此形成了古希腊科学。

古希腊以目的论代替对事物因果关系研究的哲学观，以及具体的质料因即后来的物质基础、形式因即后来的实验论证、动力因即后来的物理过程描述和与数学结合的逻辑推理观念的提出，成为西方医药学发展的思想和理论基础。

综上所述，因果关系、普遍联系、取象比类或取类比象、具体问题具体分析的形象思维模式，成为中医药学理论的哲学思想基础；追求目的、事物构成、逻辑推理、性质确定的抽象思维模式，成为西方医药学理论的哲学思想基础。

第二节　中西方医药思想的理论基础

中西方医药思想的理论基础形成于公元前 5 世纪—公元 5 世纪。

一、中医药思想的理论基石

在春秋战国（公元前 770 年—公元前 221 年）时期，在道教、儒教哲学思想的影响下，这一时期中国最重要的文明特征之一是诞生了中医药学专著，如《黄帝内经》（简称《内经》）、《难经》等。东汉（25—220 年）出现了著名医学家张仲景和华佗，张仲景依据《黄帝内经》理论和丰富的临床实践，著书《伤寒杂病论》，首次详细论述了临床外感伤寒和内科杂病的辨证施治。华佗首次将外科手术的方法和经验集结成书即《青囊书》（已失传）；这一时期，众多医学家将口口相传、散在民间的药物知识集结整理成书《神农本草经》。《内经》《难经》《伤寒杂病论》《神农本草经》构成中国传统医药学四大经典著作。

（一）《内经》

《内经》以黄帝与岐伯等的答问形式成书，是中医药学理论的奠基之作，被历代中医药学者视为理论圭臬和岐黄之术。该书分《灵枢》和《素问》两部分，《素问》重点论述了脏腑、经络、病因、病机、病证、诊法、治疗原则以及针灸等内容，《灵枢》除了论述脏腑功能、病因、病机之外，还重点阐述了经络腧穴、针具、刺法及治疗原则等。《内经》论述广泛而深邃，参悟天人合一"整体观"时，对比并强调人体与自然界是一个整体，息息相关，相参相应，自然界的运动变化无时无刻不对人体发生影响，人体结构和各个部分皆彼此联系；诠释"阴阳五行"理论时，说明事物之间、脏腑之间、整体与局部之间、结构与功能之间，存在对立统一关系；说明"藏象经络"理论时，详解人体五脏六腑、十二经脉、奇经八脉等功能变化和相互关系；论及"病因病机"理论时，则阐述各种致病因素作用于人体后是否发病，以及疾病发生和变化的内在机制；讲解"诊法治则"理论时，解答中医认识和治疗疾病的基本原则，如望闻问切的诊病法则，防微杜渐与预防为先的理念，因时、因地、因人的三因制宜，标本先后、协调阴阳、辨证施治、正治反治或逆治从治、针刺灸衲、制方遣药等治病原则等。

（二）《难经》

《难经》共讨论了81个问题，故又称《黄帝八十一难经》，以问答形式进一步诠释和讲述了《内经》中有关脉学、经络、脏腑、疾病、腧穴和针法内容，是《内经》的有益补充。相传扁鹊是《难经》的创作人，他将岐黄之术熟练应用于临床实践，比如，《史记·扁鹊仓公列传》中记述：有一次，扁鹊到晋国，晋国卿相赵简子由于专心国事，用脑过度，突然晕倒，5天不省人事，大夫急忙召扁鹊诊治。扁鹊按了脉，从房间出来，从人尾随着探问病情，扁鹊沉静地说："病人的脉搏照常跳动，不必大惊小怪！不出三日，他就会康复的。"果然过了两天半，赵简子就醒过来了。准确地用切脉诊病可以说是扁鹊的首创。

（三）《伤寒杂病论》

《伤寒杂病论》为东汉末年被后人称为医圣的名医张仲景所著，是《内经》理论与临床实践相结合的典范，临床应用和可操作性很强，其学术思想和理论传播甚广，影响颇深。原著《伤寒杂病论》在流传的过程中，经后人整理编纂，将其中外感热病内容结集为《伤寒论》，另一部分主要论述内科杂病，编撰成《金匮要略方论》（简称《金匮要略》）。《伤寒杂病论》是中医病因和辨证的规范之作，更是中药方剂学形成的基础。

《伤寒论》全书10卷，22篇，是专门讨论急性外感热病的专著。《伤寒论》首次总结归纳了外感热病的病因；首次确立了太阳、阳明、少阳、太阴、少阴、厥阴六经辨证理论，以及外感伤寒六经与脏腑病变传导途径，并运用"望闻问切"四诊，和"阴、阳、表、里、虚、实、寒、热"八纲的辨证体系，确立了伤寒病六经辨证的纲领；"施治"在四诊八纲"辨证"的基础上，依据六经辨证，确定扶正祛邪治则，创立汗、下、吐、和、温、清、补、消八法；记载了六经病脉证并治等397法，113方，涉及82种中药，提出了完整的组方原则。归纳总结了不同的病程阶段和证候类型的诊治经验，论析主次分明，条理清晰，有机地将理、法、方、药加以融合，示人以证要领，并由于其精于选药，讲究配伍，主治明确，效验卓著，被后世誉之为"众方之祖"，尊之为"经方"。

《金匮要略》重点论述了除外感热病之外的其他内科杂病，列举病症 60 余种，病因分析清楚，四诊合参与八纲辨证，方法精要，规范理清；遣方用药，以母方为基，随症加减，灵活运用，计 262（母）方剂。如主治少阳阳明合病（似如急性胰腺炎、胆石症、胆囊炎、胆道蛔虫症等）的表里双解方剂大柴胡汤；主治热毒痢疾（似如阿米巴痢疾、细菌性痢疾等）的方剂白头翁汤；主治湿热黄疸（似如钩端螺旋体病引起的肝炎、重症肝炎、新生儿溶血、妊娠合并肝内胆汁淤积、母婴 ABO 血型不合性先兆流产、亚急性黄色肝萎缩等）的方剂茵陈蒿汤；主治肺痈喘不得卧及水饮攻肺喘急者（如哮喘等）的方剂葶苈大枣泻肺汤；主治中阳不足之痰饮（似如慢性支气管炎、支气管哮喘、心源性水肿、慢性肾小球肾炎水肿、梅尼埃病、神经官能症等属水饮停于中焦者）的方剂苓桂术甘汤。

此外，东汉末年，华佗以精通外科手术和麻醉名闻天下，华佗是世界上第一个使用麻醉术进行手术的人，他发明的麻沸散是世界上最早的麻醉药物，可惜华佗所著医书《青囊书》最后被付之一炬。华佗总结前人经验，又观察了人醉酒时的沉睡状态，发明了酒服麻沸散的麻醉术，正式用于医学。他治病碰到那些用针灸、汤药不能治愈的疾病，就叫病人先用酒冲服麻沸散，等到病人麻醉后没有什么知觉了，就施以外科手术，剖破腹背，割掉发病的部位，如果病在肠胃，就割开洗涤，然后加以缝合，敷上药膏，四五天伤口愈合，一个月左右病可痊愈。

（四）《神农本草经》

《神农本草经》作为现存最早的中药学著作，约起源于神农氏，于东汉时期集结整理成书。本书系统地总结了我国秦汉以前的药学知识和用药经验，为中药学和方剂学的发展奠定了基础，至今仍是研究中药和方剂的最重要的经典文献之一，其主要内容如下。

（1）总结规范了药物品种。所论 365 种药物，其中植物药 252 种，动物药 67 种，矿物药 46 种，疗效真实可靠，至今仍是临床常用药。

（2）首次论述了药物寒热温凉"四气"和酸苦甘辛咸"五味"的理论。

"四气"，即指药物具有寒、热、温、凉4种不同的药性。四气药性和五味一样，寓有阴阳属性，即寒凉属阴，温热属阳；辛、甘、淡味属阳，酸、苦、咸味属阴。药性的寒热温凉是由药物作用于人体所产生的不同反应和所获得的不同疗效而总结出来的，是与所治疗疾病的性质相对而言的。

（3）根据药物的效能和使用目的不同，将药物分成上、中、下三品，上品药120种，为君，无毒，以补为主，适量久服不伤人，如大枣、人参、地黄、枸杞、茯苓、龙骨、阿胶、牡蛎、龟甲等。中品药120种，为臣，无毒或有微毒，以常用药为主，斟酌其宜，如麻黄、苦参、枳实、猪苓、鹿茸、羚羊角、赤小豆、白僵蚕、石膏等。下品药125种，为佐使，毒性较大，不可久服，多用于外用药，如礜石、铅丹、附子、乌头、钩吻、莨菪子、巴豆、水蛭等。

（4）奠定了方剂学理论和方法的基础。指出药可单用亦可组方配用，并且提出，当两味或两味以上的药味配在一个方剂中，相互之间会产生一定的反应。这种反应是多种多样的，有的对机体有益，有的则有害。这些反应归纳为7种，首次称其为"七情和合"。对于"七情和合"，李时珍曾精辟地进行过概括："独行者，单方不用辅也；相须者，同类不可离也；相使者，我之佐使也；相畏者，受彼之制也；相杀者，彼之毒也；相恶者，夺我之能也；相反者，两不相合也。凡此七情，合而视之，当用相须相使者良，勿用相恶相反者。若有毒制宜，可用相畏相杀者，不尔不合用也。"意思是，"七情和合"之一是"独行或单行"，即一味药独立发挥作用，如"独参汤""独圣丸（五灵脂）"等；二是"相须"，即两种具有相互协同作用的药物配伍，如大黄与芒硝，乳香与没药，当归与白芍，附子无姜不热等；"相使"，两种不同作用且可相互促进的药物配伍，如黄芪与茯苓，白术与防风，巴戟天与覆盆子等；"相畏"（上、中品药配伍），一种药能抑制或减轻另一种药的烈性，如桔梗畏白及，丁香畏郁金等；"相杀"（相对下品药而言），一种药能减轻或消除另一种药的毒性，如大黄与附子，甘遂与赤芍，石膏与粳米等；"相恶"，两种药合用会降低或丧失彼此药效，即功效拮抗，如玄参恶干姜，狗脊恶败酱等；"相反"，两种药合用可能产生毒副作用，如乌头反半夏，细辛反藜芦等。

不仅如此，还要根据处方中各味药的不同作用，安排好它们在方中的主从和剂量关系，首次规定"用药须合君臣佐使"。并且在前人的基础上，总结了丸、散、汤、酒、膏等药物的基本剂型。

14

（5）在药物临床使用方面，提出了辨证用药的思想，所论药物适应病症达170多种，对用药剂量、时间等都有具体规定。表明中医和中药是一个整体，医疗诊断和药物应用不可分割。《神农本草经》标志着中国药学的诞生。后世对它进行注释、补充，形成了众多的本草文献。

二、西医药思想的理论奠基

从古希腊到古罗马医药学，形成了西医药学的基础形态，代表人物及其思想概述如下。

（一）希波克拉底

基于古希腊人的思维模式，任何事物都是因目的由简单到复杂的构成体，希波克拉底（公元前460年—公元前370年）勇敢地冲破宗教与习俗所禁止的尸体解剖，秘密进行了人体解剖，获得了许多关于人体结构的知识，也认识到一些疾病的成因，尤其是他提出的体液（humours）学说。希波克拉底认为，人的机体是由血液（blood）、黏液（phlegm）、黄胆汁（yellow bile）和黑胆汁（black bile）这4种体液组成的，这4种体液在人体内的混合比例是不同的，从而使人具有不同的气质类型：多血质、黏液质、胆汁质和抑郁质。疾病正是由4种液体的不平衡引起的，而体液的失调又是外界因素影响的结果。为此，希波克拉底专门写了一本名为《论风、水和地方》的医学著作来论证自然环境对人体健康的影响，他指出医生进入一个城市的时候，首先要注意这个城市的方向、土壤、气候、风向、水源、水质、饮食习惯、生活方式等，因为这些都会对人体健康产生影响。希波克拉底不仅重视卫生对疾病的防御作用，也重视饮食和药物在治疗中的意义，在《希氏文集》中记载了400种药物，包括藻粟、天仙子、曼陀罗花、鼠李皮等。同时，被西方人尊为"医学之父"的希波克拉底，是第一个赋予医学神圣使命的人，其要求自己和每一位成为医生的人宣誓："我以阿波罗，阿克索及诸神的名义宣誓：我要恪守誓约，不给病人带来痛苦与危害。如果我违反了上述誓言，请神给我以相应的处罚。"

（二）亚里士多德

亚里士多德则进一步对组成事物的物质的定性与定量关系进行了解释，

即世界由土、水、气、火四大元素组成，其中每种元素都代表4种基本特性（干、湿、冷、热）中2种特性的组合，即土＝干＋冷；水＝湿＋冷；气＝湿＋热；火＝干＋热，而且这些组合是成比例的，至此，"元素论"及其量化比例的概念被正式提出。在生物学上，他对500多种不同的植物、动物进行了分类，详细论述了动物的内脏和器官，记述过动物"胃反刍"现象，对于大静脉的分支和哺乳动物臂部的表浅血管，也留下相当准确的记载，且指出多数静脉与动脉相伴行，还介绍了节肢动物的生殖器官和消化器官，并为之写出了专门著作，如动物分类、动物繁殖等。并且，首先发现了医学动物比较法的启发意义。

（三）盖伦

古罗马时代的盖伦，世人又称加伦或格林（Claudius Galenus，129—199年），一生共写下300多部著作，创立了一个综合性的医学知识体系。在这些著作当中，除医学著作外，还包括哲学、修辞学等不同领域的书籍和论文。盖伦说："最好的医生也是哲学家。"盖伦医学是建立在亚里士多德哲学基础上的一座医学大厦，盖伦认为，大自然在以完善的智慧运行着，自然界的一切事物、现象都有其目的，自然不做无用和多余之事，正如人体的各部分器官，是配合它们的功能生成的，结构和功能相一致，每一部分都与某种预定的目的相适应。如盖伦推论，左心壁比右心壁厚也比右心壁重，是因为要保持心脏的垂直位置，使含血量较少的左心室与含血量较多的右心室保持平衡；静脉壁是多孔的，其目的是要使血液能通过脉壁，使身体得到营养；动脉壁是致密的，其目的是更好地使动脉壁内微小气体散出等。17卷的《人体各部位的作用》和反映其解剖哲学观的《论身体各部器官功能》，是盖伦解剖学成就的代表作。盖伦认为，医生缺乏解剖知识就像建筑师没有设计图。对解剖学的重视，与盖伦的医学研究方法有着直接的关联，他认为，一切医学推测都要通过解剖实验的检验证实，解剖可以让人们看到更多关于身体的现象，这些被观察到的现象将成为知识的来源和分析的基础。不仅如此，盖伦不满足于纯粹的、结构式的解剖描述，而是把探索的触角进一步延伸到各组织器官的生理功能，将原来单纯的解剖学发展为实验性的生理学，由此奠定了受控实验动物生理学的基础。和亚里士多德一样，盖伦极其重视临床实验和观察，认为这是通往科学和真理的唯一道路。盖伦通过大量自创的巧妙的医学实验和仔细观察，获得了一些科学价值极高的结论，例如，认识到神经起源于脊髓，生物体有消化、吸收和神经系统，神经是按区分布的，血管内运行的是血液而不是空气。通过分离动物心脏，考察心搏肌的生理，明确了心搏是独立于神经刺激之外的；通过从不同平面切割脊髓，证明了各种麻痹的机制；用动物实验证明了切断喉区神经可致失音；大脑和小脑损害有不同症状；还详细记载了关于尿液生成及从肾不可逆地流到膀胱的整个实验观察结果等。同时，他强调任何研究必须学习和应用逻辑和科学方法，并且试图用类似于欧几里得几何学的逻辑来构建医学体系，期望将医学与疾病的诸项判断均以几何学的方式，由原已存在的论据推演出来，使医学从经验的汇集，上升到一个具有逻辑必然性的知识系统，也就是用数学推理所要求的那样严谨地进行思维，以保证结论的准确。

盖伦不仅是著名的医学家，也是著名的药物学家。曾编写了《论治疗术》和其他有关药物学的著作，并对许多草药作了植物学分类。他记载了540种植物药，180种动物药，100种金石药，有时也用动物或人的分泌排泄物，如粪便、尿、精液等。他证明草药中含有应该利用的有效成分，也含有应该放弃的有害成分，创造出酒浸出药剂——阿片酊和许多其他的药物制剂。他有自己专用的药房，大量利用植物药配制浸剂、酊剂、洗剂等制剂，储备待用，这种制剂在欧洲久负盛名，至今药房有些制剂仍称"加伦制剂"（Galenials），即含一种或数种化学成分（提取物）的标准药房制剂，并与纯化学物质相对应。

在此时期，中西方医药学的思维模式和观念已然形成。对应于自然象数的中医药理念是：人体功能与自然运行模式相适应，自然怎样运行，人体就怎样运行，人体蕴含于自然之中。自然法则如阴阳五行的变化规律，可以类比人体功能的运行规律。疾病如同自然界的异常状态或灾害，可以根据病人的症状体征及阴阳五行的变化，判别其性质，以及受累的相关脏腑经络，对症用药。人具备自然属性，中药也具备自然属性。对应于中医学的阴阳五行学说，和气血精津液的顺行、逆行、滞留等正常功能与病机变化理论，中药形成了"四气五味"学说，和根据个体病机特点，结合个药药性与归经，配伍成方，通过组方中药的升降浮沉等综合功效，发挥消除病机、平衡机体阴阳平衡的状态。西医药得以传承的理念认为，人和药物都有其自身的发展目的及其运行规律，应当脱离自然属性，独立研究人体或天然药物本身内在的一般属性。医药学理论应当通过解剖人体或动物，观察研究机体的构成，以及构成部分或成分所发挥的作用，论述人体功能与发病机制；研究植物等天然药物，应以其共性特征进行分类，并使用其可能的有效成分。由于看待人体生理病理的方式和角度不同，从这时起，中医药在医药学理念、表述、生理和病理的分析以及诊治方法上开始分道。

第三章

中西医药的发展
与演化

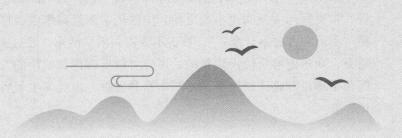

大约自汉朝之后直至明末清初，中国在政治、经济、文化等方面蓬勃发展，欣欣向荣，中华文明已立于世界的潮头，正如中世纪的西方统治者阿拉伯领袖伊斯兰教先知穆罕默德所呼吁的："信徒们，去寻求知识吧，哪怕远到中国！"西方人把中世纪的科学形象地比作："中国人的头，阿拉伯人的口，法兰克人的手。"中医药在中国古代哲学思想的指引下，以四大经典著作为基础和原则，无论是中医药理论还是实践，均得到不断的充实、完善和发展，及至清朝初期达到巅峰。西方医药学在公元5世纪到15世纪近千年的时间里，由于战争更替，在传承古希腊哲学思想和医药学思维模式下，主要受到崛起的阿拉伯帝国影响，医药学理论和实践得到多方面发展。直到文艺复兴开始后，欧美国家迎来文化繁荣、科学昌盛的时代，科学与技术体系初步形成，近代西医药学理论基础在此奠定。

第一节　中医药学理论与方法不断丰富与发展

从东汉、三国之后，直到清朝初期，随着时间推移，新的病种不断出现，常见病与多发病也不断更新，中医药学以经典医学著作为基础，始终遵循"不可守古法不合今病"，尊古不泥古，活学活用，经过大量的临床实践和研究，众多能够防治疾病新的、可应对辨证理论和施治的方剂应运而生，中医药学理论和临床研究得到不断丰富和发展，由此诞生了各种医学流派和理论专著。

一、中医学派的繁荣

医经学派。以研究《内经》为主，结合临床实践体悟，充实和丰富中医学的理论基础。医经学派的著名人物和代表作品，除先前扁鹊的《难经》、张仲景的《伤寒杂病论》、华佗的《中藏经》（传为宋代医家代著）外，尚有魏晋人王叔和的《脉经》、西晋人皇甫谧的《针灸甲乙经》、南朝人全元起的《内经训解》、隋代医家巢元方的《诸病源候论》（又称《巢氏病源》）、隋唐人杨上善的《黄帝内经太素》、唐代人王冰的《素问注释》、明朝人吴崑的《素问吴注》、明朝人张介宾的《类经》（将《内经》加以分门别类并详加阐释）等。

伤寒学派。专门研究张仲景《伤寒杂病论》中有关伤寒论的部分。形成于晋代，绵延至清代，著名人物有王叔和、孙思邈、巢元方、王焘、庞安时、常器之、郭雍等。主要典籍：张仲景《伤寒杂病论》、庞安时《伤寒总病论》、许叔微《伤寒百证歌》《伤寒九十论》《伤寒发微论》、郭雍《伤寒补亡论》等。

经方学派。"经方"即经验方，指对类似《伤寒杂病论》等临床经验记载的"经典方"的收录，以丰富临床诊断和用药方法。主要典籍：张仲景《伤寒杂病论》、隋唐名医甄权《古今录验》、唐代佚名作者《近效方》、隋朝名医崔知悌《崔氏方》、葛洪《肘后方》、孙思邈《备急千金要方》、唐朝王焘《外台秘要》、宋朝钱乙《小儿药证直诀》等。

比如，隋唐时期的孙思邈，他所著的《备急千金要方》（简称《千金要方》），共 30 卷，记载 5300 首药方。特别是书中首创"复方"应用，《伤寒论》的体例是一病一方，而孙思邈在《千金要方》中发展为一病多方，还灵活变通了张仲景的"经方"，有时两三个"经方"合成一个"复方"，以增强治疗效果；有时一个"经方"分成几个单方，以分别治疗某种疾患，成为我国医药学史上的重大革新。《千金翼方》是对《千金要方》的补编，共 30 卷，记录了 2571 条药方，书名含有和《千金要方》相辅相济、比翼双飞的意思。

再比如，宋朝钱乙，字仲阳，不仅认真钻研《内经》《伤寒论》《神农本草经》等，又能根据临床实际，善于化裁古方，创制新方，做到活学活用，并且专门针对诊治不易的小儿疾患，如考虑小儿"脏腑柔弱，五脏六腑，成而未全，全而未壮"的生理特点，和"易虚易实，易寒易热"的病理特征，借助东汉卫汛之名所著《颅囟经》内容中"小儿纯阳"的启示，结合自己的临床实践，在张仲景总结的辨证施治基础上，摸索出一套适应小儿诊断的"五脏辨证"法。在处方用药方面，力戒妄攻，主张"柔润"的小儿用药原则，由熟地黄、山药、山茱萸、茯苓、泽泻、牡丹皮组成的"六味地黄丸"，就是钱乙在张仲景《金匮要略》记述的"八味肾气丸"（由干地黄、山茱萸、薯蓣、泽泻、牡丹皮、茯苓、桂枝、附子）的基础上加减化裁而来，用作小儿滋阴之剂，有学者认为，钱乙是开辟滋阴派的先驱。除此之外，钱乙还创制了许多有效的方剂，如治疗痘疹初起的葛根升麻汤（升麻、芍药、炙甘草、葛根），治疗小儿心热的导赤散（生地黄、木通、生甘草梢、竹叶），治疗小儿肺盛气急喘嗽的泻白散（炒桑白皮、地骨皮、粳米、炙甘草），治疗脾胃虚寒、消化不良的异功散（人参、茯苓、白术、陈皮、甘草），治疗寄生虫病的使君子丸［使君子（去壳）、南星（姜制）、槟榔］等，迄今仍是临床常用的方剂。为此，钱乙将一生40年的专业心血和总结写就《小儿药证直诀》，是我国第一部儿科专著。钱乙临证治疗，效如桴鼓，多有服药即愈不必复诊之例。

到了金元时期，中国北方战火连年，人民饱受饥饿、劳役、惊恐之苦，内伤病发生较多，为脏腑病机研究提供了临床基础；与此同时，在前人丰富经验的基础上，中医药理论研究也不断深入。

易水学派。创始人为金代易州（今河北易县）人张元素，字洁古，又名张易水。他有感于当时医生执古方以疗今病的习俗，针对性地提出"运气不齐，古今异轨，古方今病不相能也"。以研究脏腑病机为中心，整理总结《内经》《难经》《中藏经》有关脏腑辨证的医学理论，吸取《千金要方》《小儿药证直诀》的脏腑辨证用药经验，结合其临床实践经验，建立了以寒热虚实为纲的脏腑辨证体系，在诊断和治疗脏腑病症方面建立了较为系统的理论和方法，在医学发展上起到了承前启后的作用。著有《医学启源》《脏腑标本寒热虚实用药式》《药注难经》《医方》《洁古本草》《洁古家珍》以及《珍珠囊》等。其中《医学启源》与《脏腑标本寒热虚实用药式》最能反映其学术观点。在易水学派形成过程中，一些医家逐步转向对特定脏腑进行专题研究，并各有创见，如以李东垣及明代薛立斋为代表的温补学派的建立。

除易水学派外，一些医学大家从病机的不同侧重方面，丰富和发展了中医药学理论和实践，其中被称为金元四大学派（寒凉、攻下、补土及滋阴学派）即是他们的代表。

寒凉派或称河间派（火热学说）。由金代河间著名医家刘完素（又名刘河间，1110—1200年）开创，认为疾病多因火热而起，在治疗上多应用寒凉药物，著有《素问玄机原病式》《素问病机气宜保命集》《伤寒标本心法类萃》《三消论》《保童秘要》《素问药注》（已佚）等。刘完素对《内经》五运六气学说有深刻的研究，指出研究运气学说应当着眼于风、寒、暑、湿、燥、火对疾病发生和发展的影响，并创用五运六气作为疾病分类纲领。强调五运之中，四运各一，独火分君，相而有二；六气之中，四气各异其性，独暑与火却二气合而为一，则火与热在运气中居主要地位。通过对《内经》长期的钻研，他认为《素问》病机十九条大都是火热为病，阐述了如诸痛痒疮，皆属于心；诸痿喘呕，皆属于上；诸风掉眩，皆属于肝；诸暴强直，皆属于风诸条，都间接地属于火热的范围。于是，他从临床出发，以火热病机大为倡说，并从表里两个方面提出治疗火热病的一套方法；根据人的体质及热性病流行特点，总结治疗经验，反对套用古方，力排用药燥热之偏，善用寒凉药，收效甚佳，对后世治疗温热病有很大启发，如清代吴鞠通的银翘散、桑菊饮等。但不等于刘完素只知寒凉，不知其他，关于这一点，他在《三消论》中特别提到："不必肾水独当寒，心火独当热。"明确指出阴中有阳，阳中有阴，在临床必须分辨水火多少，辨证施治。

攻下派。又称攻邪派，以金代张从正（字子和，1156—1228 年）为代表，强调"病由邪生，攻邪已病"的学术思想，在继承河间学派善用寒凉的特点之外，又发展出了用汗、吐、下来驱邪的方法。主要典籍：《儒门串亲》《张子和心镜》（又名《伤寒心镜》）等。张氏攻邪论包括三方面内容：其一，邪分为外邪和内邪，病由邪生；其二，邪分天、地、人三类；其三，治有汗、吐、下三法。把一切致病的原因归结为邪气，包括外入的邪气和内生的邪气。"天之六气，风暑火湿燥寒；地之六气，雾露雨雹冰泥；人之六味，酸苦甘辛咸淡。故天邪发病，多在乎上；地邪发病，多在乎下；人邪发病，多在乎中，此为发病之三也。"从病由邪致，到攻邪理论，张氏认为疾病是由病邪加于人体而成，病邪乃身外之物，留于体内而不去，是一切病症之所由。由此认为治疗疾病首先应攻去病邪，去除邪气，元气自然恢复。

张氏汗吐下三法涵义较广，如："引涎、漉涎、嚏气、追泪，凡上行者皆吐法也；灸、蒸、熏、渫、洗、熨、烙、针刺、砭射、导引、按摩，凡解表者皆汗法也；催生、下乳、磨积、逐水、破经、泄气，凡下行者皆下法也。"吐法，主要用于胸膈以上诸病，除用催吐药外，还配合探吐的方法。他用吐法，"过则能止，少则能加，一吐之中，变态无穷，屡用屡验"。下法，可使"陈莝去而肠胃洁，癥瘕尽而荣卫昌""土郁之为夺，虽大承气汤亦无害也"，故"不补之中有真补存焉"。下法不只用于脾胃积滞，也用于落马坠井，跌仆损伤，肿发焮痛，杖疮等证。张氏用汗、下、吐三法，内容很丰富。他用汗法，因人、因地、因时而异，南方多热，夏季多炎热，宜用辛凉；北方多寒，冬季多寒凉，宜用辛温。老人气虚者，宜用辛温；伤寒者，宜用辛温；秉性怒急者，宜用辛凉；伤暑热者，宜用辛凉。药物发汗之外，还有熏洗、灸、熨、导引等方法。不只是表证，也用于治疗杂病，如飧泄不止、日夜无度，完谷不化，脉浮大而长者，可用汗法；破伤风、惊风、狂、酒病、痹症等亦可酌情而用。

补土派。以金代李杲（自号东垣，1180—1250 年）为代表，在其师张元素脏腑辨证学说的启示下，紧密结合临床实践，认为"人以胃气为本"。脾胃为元气之本而主升发，若因饮食劳倦所伤，脾胃不主升发，元气不足，乃百病发生之由，提出"内伤脾胃，百病由生"的观点。在治疗上长于温补脾胃，制定益气升阳、甘温除热大法，创制补中益气、升阳益胃等名方，并详辨内伤与外感之异同：认为内伤热证与外感不一样，内伤是因饮食劳倦，情志所伤，引起脾胃虚弱。脾胃虚弱则中焦气机升降失常，不能化生水谷精微以养元气（真气），肾水不能上济于心，则心火独盛。心火即君火，且君火相火（相火为胞络之火，见相火寄居于肝肾，充于心包。故相火又名肝胆之火）如同一对孪生兄弟，君火不强，则相火妄动，脾胃不和，病者常表现为一派阳明热象。其产生的根本病机是：脾虚阳陷（君火弱，相火下灼中焦），升降失常（胃主受纳，腐熟水谷，其气主降；脾主运化，输布精微，其气主升），君相之火不安其用，相火乘其土位。治疗当补其脾胃，升举阳气，恢复中焦气机之升降。甘温除大热，是指脾胃气虚（阳虚下陷），阴火（即贼火）内炎（君火以明，相火以位。相火守正为常火，是为生理之火；相火妄动为贼火，是为病理之火），致身热而烦、气高而喘、怠惰乏力、头痛、口渴、畏风恶寒、脉洪大而虚软等证。治疗宜甘温之剂益气升阳，兼泻阴火（阳升则阴火降），如补中益气汤，方中重用黄芪，味甘微温，入脾、肺经，补中益气，升阳固表，为君药；配伍人参、炙甘草、白术补气健脾，为臣药，与黄芪合用，以增强其补益中气之功；血为气之母，气虚时久，营血亦亏，故用当归养血和营，协人参、黄芪以补气养血；陈皮理气和胃，使诸药补而不滞，作为佐药；并以少量升麻、柴胡升阳举陷，协助君药以升提下陷之中气，《本草纲目》谓："升麻引阳明清气上升，柴胡引少阳清气上行，此乃禀赋虚弱，元气虚馁，及劳役饥饱，生冷内伤，脾胃引经最要药也"，共为佐使；炙甘草调和诸药，亦为使药。应用甘温除热法治疗貌似热证的病人，是对《内经》论治内伤疾病的发扬光大。其专著有《脾胃论》《内外伤辨惑论》《兰室秘藏》《活法机要》《医学发明》《东垣试效方》等。

滋阴学派。亦称养阴派、丹溪学派，以元代朱震亨（又名朱丹溪，1281—1358 年）为代表，因其家乡有一条溪流叫作丹溪，所以人们称之为丹溪先生。朱震亨是河间学派刘完素的第三代弟子，继承河间学派的同时，在医学理论上把外感火热引向内伤火热，主在阐发滋阴降火学说。金元时期的朱丹溪先生以为三家所论，于泻火、攻邪、补中益气诸法之外，尚嫌未备滋阴大法，力倡"阳常有余，阴常不足"之说，申明人体阴气、元精之重要。如他将"火"分为实火、虚火和郁火，实火可泻，可参考刘完素的黄连解毒汤诊治；火郁当发，可借鉴李东垣的益气泻火法，治疗脾胃气虚、阴火内盛，代表方如升阳益胃汤和火郁汤等；虚火可补，目的在于抑制相火、保护真阴，主要针对内伤杂病中肾阴亏虚、相火偏旺之证而设，代表方如大补阴丸，方药：熟地黄、知母（盐炒）、黄柏（盐炒）、龟甲（制）、猪脊髓。他使众多医家长期以来对外感火热的探讨为之一变，转为对内伤火热的研究；也使治疗火热证，由过于偏重清热泻火，进而重视滋阴降火。主要典籍：《格致余论》《局方发挥》《丹溪心法》《金匮钩玄》《素问纠略》《本草衍义补遗》《伤寒论辨》《外科精要发挥》等。

温补学派。形成于明代，薛己（号立斋，1488—1558 年）是此派的先导。继河间、丹溪之学广为传播之后，明代时医用药每多偏执于苦寒，常损伤脾胃，克伐真阳，又形成了新的寒凉时弊，鉴于此，以明代薛己为先导的一些医家在继承李东垣脾胃学说的基础上，进而探讨肾和命门病机，从阴阳水火不足的角度研究脏腑虚损的病机与辨证治疗，建立了以温养补虚、补土培元为临床特色的辨治虚损病证的系列方法，强调脾胃和肾命阳气对生命的主宰作用。在辨证论治方面，以脾胃为本，又重视培补肾阴肾阳，且尤重补养，其论著方剂中，补剂约占八分。因善用甘温之味，后世称之为"温补学派"。主要典籍：《内科摘要》《外科枢要》《女科撮要》《疬疡机要》《正体类要》《口齿类要》等。这一时期的代表医家有薛己、张景岳、孙一奎、赵献可、李中梓等。

温病学派。在清代以前，中医论治热病大都用《伤寒论》的方法，到明末的吴有性（字又可，1582—1652 年），著《温疫论》，开始将伤寒与温疫分别对待。他认为温疫之病，非风、非寒、非暑、非湿所致，乃天地间别有一种异气（或称疬气、杂气）之邪所感，邪自口、鼻而入，客于"横连膜原"，有强烈传染性，无问老少强弱，触之者即病（类似现代医学讲的病毒性或细菌性等烈性传染病），治则以逐邪为第一要义，主疏利透达，并创立方剂"达原饮"。虽然他对温病理论的建立起了先导作用，但却没有进一步分清"温疫"和"温病"的界限。

叶天士（名桂，1666—1745 年），清代著名医学家，"温病四大家"（清代叶天士、薛雪、吴鞠通、王士雄）之一，在其专著《温热论》中，首次阐明温病的病因、感受途径和传变规律，其一，明确提出"温邪"是导致温病的主因，温疫也是温病的一种，突破了《内经》和《伤寒论》"伏寒化温"的传统认识；其二，《温热论》开宗明义第一句话"温邪上受，首先犯肺"，指明温邪的传入是从口鼻而来，首先出现肺经症状，如不及时化解，则可顺传阳明（胃与大肠经）或逆传心包（与三焦相表里），与伤寒之邪按六经传变不同，从根本上划清了温病与伤寒的界限。首创温病"卫、气、营、血"辨证大纲，在诊断上丰富了察舌、验齿、辨斑疹、辨白疹等方法，论治上提出"卫之后方言气，营之后方言血"从浅至深的认识原则，拟定了"在卫汗之可也，到气才可清气，入营犹可透热转气……入血就恐耗血动血，直须凉血散血"的治疗大法，为温病的辨证论治开辟了新途径。比如，热病中神昏谵语一症，过去多从《伤寒论》燥屎下结之说，叶天士首先指出此症更重要的原因是"邪入心包"（出现神经系统症状），并创立以清营为主的方法，使用犀角、金汁、竹叶之类比较轻灵的药物，避免芒硝、大黄等杀伐之剂，这不仅仅在理论上独具慧眼，而且在治法上独辟蹊径，拯救了许多危急病人的生命。对一些常见急症热病，如时疫和痘麻斑疹等，叶天士都有独到看法和妥善治法，他也是中国最早发现猩红热的医家。他的许多治法方剂，经吴鞠通的整理而成为广传后世的效验名方。

之后，薛雪根据深入临床研究，又将温病分为温热和湿热两大类，温热类，初起一般表现为肺卫证候（暑温除外），热象偏盛，易于化燥伤阴，起病急，传变较快；湿热类，初起以湿热氤氲为主，病变以脾胃为中心，起病较缓，传变较慢，病势缠绵，易耗损阳气，并就此写出第一部关于湿热性温病的专著《湿热病篇》，为温病学再添新理论。清代吴鞠通所著《温病条辨》，则以条文和注解相结合的方式对温病加以阐述，同时，创立了三焦辨证，与卫气营血辨证相辅而行，提出"治上焦如羽，非轻不举；治中焦如衡，非平不安；治下焦如权，非重不沉"的理念，是一部理法方药兼具的温病学专著。因此说，《温病学》是《伤寒论》的发展和补充。

二、中药学的昌盛

伴随中医学理论和临床应用的不断创新，中药学理论、使用方法和标准也日渐形成和丰富。

（一）中药化学的兴起

魏晋时期，因为炼丹术兴起，不仅矿物药及其提炼药得到长足发展，对一些重金属的化学变化和使用方法也有了较成熟的认识，如中国古代最著名的炼丹家、东晋的葛洪在《抱朴子·内篇》中指出："丹砂烧之为水银，积变又还成丹砂。"这一过程，是将丹砂（即天然的硫化汞）加热分解出汞（水银），将汞与硫黄作用又生成硫化汞，这时的硫化汞是黑色的，即所谓黑砂；然后再将黑砂置于密闭容器中升高温度，便升华为赤红色的结晶硫化汞即丹砂，丹砂又称为丹，亦名辰砂、朱砂，是中国古代炼丹术最重要的材料。葛洪还在炼丹实验中制备了多种有医疗价值的化合物或矿物药，如中医外科普遍使用的"升丹""降丹"等，均以水银、朱砂、明矾、绿矾、雄黄、牙硝（即硫酸钠）为原料，通过这些原料的不同配比和炼制方法制备而得。炼丹术家孙思邈，也著有《丹房诀要》，详细记载了炼丹时所发生的变化（化学变化），以及精确的操作方法。据统计，当时炼丹所得化合物有 60 多种。若非炼丹实验不属于中医药理论的主流思想，炼丹所得的化合物只是中药的附属产品，中国也可能生产出更多的化学药物，产生出相应的化学理论和方法。

（二）中药药性的发展

中药药性包括中药的"四气五味""升降浮沉""归经"和"药物毒性"等。寒凉温热"四气"，说明服用中药材后人体的反应。服药后身体感觉清凉，提示该药可能具有寒凉性质；身体感觉燥热或温热，提示该药可能具有温热性质。宋代寇宗奭（shì）于 1116 年撰《本草衍义》，20 卷，载药物 460 种。首次提出将"四气"改为"四性"。人尝中药材有酸苦甘辛咸（还包括淡味、涩味，淡附于甘味，涩附于酸味）"五味"体验，反映"五味"作用于人体五脏部位和基本功效，正如《药本五味歌》所言："酸为木化气本温，能收能涩利肝经；苦为火化气终热，能燥能坚心脏平；甘始土生气化湿，能开缓渗从脾行；辛自金生气滞燥，能散润濡通肺窍；咸从水化气生寒，下走软坚足肾道；淡味方为五行本，运用须知造化要。""归经"即药物作用脏腑经络的定位。"药物毒性"是从药物的偏性反映中药作用的强度，毒性或偏性小，药物的作用强度较小；毒性或偏性大，药物作用的强度较大。中药的"四气五味"是中医"阴阳五行"的化生，是中药药性"升降浮沉"的基础。

1. 中药"升降浮沉"与中医"气机"理论相辅相成

根据《内经》的药味有厚薄，厚薄有阴阳气机，气机有升降理论，以及金元时期总结形成药物的升降浮沉理论认为，升降浮沉代表药物作用于人体的不同趋向，即药物的运动趋势（简称药势）。药物的作用趋向是与疾病所表现的趋向相对而言的。升与降、浮与沉都是相对立的作用趋向，升是上升、升提，降是下降、降逆，浮是升浮、上行发散，沉是下沉、下行泄利。一般来讲，升浮药性趋向于上行向外，具有升阳举陷、发散表邪、宣毒透疹、涌吐开窍等作用；而沉降药性则趋向于下行向内，具有清热泻下、潜阳息风、降逆止呕、利水渗湿、重镇安神、降气平喘等作用。由于疾病在病热上常常表现出向上（如呕吐、呃逆、喘息）、向下（如脱肛、遗尿、崩漏）、向外（如自汗、盗汗）、向内（表证未解而入里）；在病位上有在表（如外感表证）、在里（如里实便秘）、在上（如目赤肿痛）、在下（如腹水、尿闭）等的不同，因而能够针对病情，改善或消除这些病证的药物，相对来说也就分别具有升降浮沉的作用趋向了。根据药物的升降浮沉性能，可以调整脏腑气机的紊乱，使之恢复正常的生理功能，或作用于机体的不同部位，因势利导，祛邪外出，从而达到治愈疾病之目的。具体而言，病变部位在上在表者宜升浮不宜沉降，如外感风热则应选用薄荷、菊花等升浮药来疏散风热；病变部位在下在里者宜沉降不宜升浮，如热结肠燥大便秘结者应选用大黄、芒硝等沉降药来泻热通便；病热上逆者，宜降不宜升，如肝阳上亢头晕目眩则应选用代赭石、石决明等沉降药来平肝潜阳；病热下陷者，宜升不宜降，如气虚下陷久泻脱肛，应用黄芪、升麻、柴胡等升浮药来升阳举陷。一般药物都具有升浮或沉降的性能，有些药物还具有双向性，如川芎能上行头目、下行血海，白花蛇能内走脏腑、外彻皮肤。

2. 药物的升降浮沉性能与中药的四气五味

药物的升降浮沉性能与中药的四气五味、气味厚薄和其质地的轻重及药用部位等有着密切联系，同时还受炮制和配伍的影响。一般而言，凡味属辛、甘（味之薄者），气或性属温、热（气之厚者）的药物，大多属升浮药，如麻黄、升麻、黄芪等药；凡味属苦、酸、咸（味之厚者），性属寒、凉（气之薄者）的药物，大多属沉降药，如大黄、芒硝、山楂等。从药物的质地、部位与升降浮沉的关系来看，一般花、叶、皮、枝等质轻的药物大多为升浮药，如苏叶、菊花、蝉蜕等；而种子、果实、矿物、贝壳及质重者大多属沉降药，如苏子、枳实、牡蛎、代赭石等。除上述一般规律外，某些药物也有特殊性，旋覆花虽然是花，但能降气消痰、止呕止噫，药性沉降而不升浮；苍耳子虽然是果实，但功能通窍发汗、散风除湿、药性升浮而不沉降，故有"诸花皆升，旋覆独降；诸子皆降，苍耳独升"之说，其实这是受药物气味的因素所决定的。另外，药物的升降浮沉通过配伍也可发生转化，如升浮药升麻配当归、肉苁蓉等咸温润下药，虽有升降合用之意，实成润下之剂，即少量升浮药配大量沉降药，也就随之下降；又牛膝引血下行为沉降药，与桃仁、红花及桔梗、柴胡、枳壳等升达清阳、开胸行气药同用，也就随之上升，主治胸中瘀血证，这就是少量沉降药与大队升浮药同用，随之上升的例证。一般来讲，升浮药在大队沉降药中能随之下降；反之，沉降药在大队升浮药中能随之上升，故王好古云："升而使之降，须知抑也。沉而使之浮，须知载也。"由此可见，药物的升降浮沉可受多种因素的影响，在一定的条件下甚至可以相互转化，因此，对药物的升降浮沉之性必须从多方面来分析，才能得到正确的认识。

（三）方剂

1. 方剂的称谓及方组方义

应对病人的各种证候，中药材以不同排列组合形成的中药方剂，是中医药防治疾病的灵魂。历代中医药名家，围绕中医经典理论与临床实践，潜心研发出数以千计的有效方剂，不仅普度病人脱离病痛，也给中医药理论和方法增砖添瓦，其中临床应用甚广的，当属常用数百首经典基本方剂（中医称"汤头"）。方剂或"汤头"不仅载明了处方出处、主治症状、方组药量、用法用量、功用、主证，还根据理法方药和中药饮片、配伍以及整方的作用，解析该方剂中药物组成的君臣佐使之意，为中药药理分析和研究提供了依据。如方剂"旋覆代赭汤"，出自《伤寒论》，主治症状为痞硬（指胃脘部胀闷难受，如有物堵住）、噫气（或嗳气，即饱食之息）；方组药量：旋覆花三两，代赭石一两，人参二两，半夏半升，炙甘草三两，生姜五两，大枣十二枚；用法用量：代赭石打碎先煎20分钟，再放入余6味药，旋覆花布包煎，用水煎服，分3次温服；功用：降气化痰，益气和胃；主证：胃气虚弱，痰浊内阻，症见心下痞硬，噫气不除，舌苔白滑，脉弦而虚等；方析：痰浊内阻，胃气上逆为本方的主证，胃气虚弱为兼证。故方中旋覆花性味咸温能下气消痰涎，降逆以除噫，软痞硬为君药；代赭石苦寒，体重而沉降，善镇逆气上冲，助君降逆而止呕噫；生姜配伍半夏温胃化痰消痞，和胃降逆止呕，共为臣药；人参配伍甘草、大枣，甘温益气而补虚，共为佐药；炙甘草调和诸药，兼有使药之用，诸药合用，使痰浊得消，胃虚得补，气逆得降，则心下痞硬得除，噫气自止。

2. 方剂分类

（1）根据药味多寡及药力强弱分类 根据中药方剂中所含药味多寡、发挥作用快慢以及方剂间互用情况，金代成无己根据《素问·至真要大论》"治有缓急，方有大小""补上治上制以缓，补下治下制以急""君一臣二，奇之制也；君二臣四，偶之制也……奇之不去则偶之，是谓重方……"的中心思想，在其所著的《伤寒明理论》中首次按照组合原则，将中药方剂分为七类，即大、小、缓、急、奇、偶、复。其中，大方是指药味多，或药味少而药量大，治疗邪气强盛，病有兼证或病位在下，而需顿服的方剂。如大承气汤用四味药，与小承气汤相比，药味多，药量重，主治阳明热结重证。小方是指药味少，或药味多而药量小，治疗邪气轻浅，病无兼证或病位在上，而需频频少服的方剂，如小承气汤用三味药，药味少，药量轻，主治阳明热结之轻证。缓方是指药力缓和，或药性无毒，气味俱薄，以治疗慢性虚弱性疾病，而需徐徐服之的方剂，如薯蓣丸，以甘味丸剂缓缓治之，主治虚劳诸不足而风气袭人之证。急方是指药力峻猛，或药性有毒，气味俱厚，以治疗病势危急而需快服速效的方剂，如四逆汤，以汤剂快速治之，用于阴盛阳衰，四肢厥逆，脉沉微细等危急证。奇方是指单味药，或药物组合数量之和为奇数者的方剂，如独参汤，一味人参组成，主治胸痹、元气欲脱垂危之症；五苓散，五味药组成，治疗内停水湿之证。偶方是指两味药，或药物组合数量之和为偶数者的方剂，如肾气丸，有八味药组成，治疗肾阳不足之证。复方是指两方或数方相合，或有本方之外，另加药品的方剂，如桂枝二越婢一汤，是桂枝汤与越婢汤的合方，治疗太阳病表未解，而有内热之证；清瘟败毒饮是在白虎汤、黄连解毒汤、犀角地黄汤三方基础上加减而成，治疗一切火热之证；凉膈散是由调胃承气汤加栀子、薄荷、黄芩、连翘而成，治疗上中二焦热邪炽盛之证。

（2）根据功效不同分类 唐代陈藏器（687—757年），在其所著《本草拾遗》中，最早提出源于功效的宣、通、补、泄、轻、重、滑、涩、燥、湿"十剂"分类法，开启中药按功效分类的方法。

宣剂，宣可去壅，郁而不散为壅，治痞满不通之证，如越鞠丸之类。

通剂，通可行滞，水病痰癖之证，如五苓散之类。

补剂，补可扶弱，气形羸弱之证，如十全大补汤之类。

泄剂，泄可去闭，泄即泻之意，闭为里实，如大承气汤之类。

轻剂，轻可去实，轻为轻开肌表，如麻黄汤之类。

重剂，重可镇怯，为重剂以镇之之意，如朱砂安神丸之类。

滑剂，滑可去着，滑为滑利之剂，著为有形之邪凝于体内，如五仁丸之类。

涩剂，涩可固脱，如固精丸之类。

燥剂，燥可去湿，如二陈汤之类。

湿剂，湿可润燥，如增液汤之类。

（3）偏方　比如，孙思邈很重视研究老百姓的常见病和多发病，尽量采用生活中常用和常见的物质治病，如山区人民常见的粗脖子病，他认为这种病是由于山中的水质与其他地方不同，病发部位又在前脖上缘，经过仔细观察和对比，最终采用海藻等海生植物及鹿和羊的甲状腺来治疗，取得较好效果。现代医学证实，粗脖子病即甲状腺肿大病，多是因为食物中缺碘所致，服用含碘多的食物或碘制剂来治疗。同样，在对脚气病作了详细的研究后，他首先提出用谷白皮煮粥常服可以预防脚气病，现代医学发现，脚气病系缺乏维生素 B_1 所致，谷白皮中含有丰富的维生素 B_1。如此验方，东晋葛洪（283—363 年）也从临床实践中收集和创制了很多，如《肘后救卒方》或《肘后备急方》（简称《肘后方》），是他在广东罗浮山中编著的一部简便实用的方书，收录的方药大部分行之有效，采药容易，价钱便宜，而且篇幅不大，可挂在肘后随行（即袖珍本），即使在缺医少药的山村、旅途，也可用来随时救急。以给人类带来莫大痛苦的疟疾为例，《肘后备急方·治寒热诸疟方》的相关记载很详细，不但有明确的分类，而且收录了方剂 30 余首，像鼠妇、豆豉二七枚，合捣令相和，未发时服二丸，欲发时服一丸；藜芦、皂荚各一两（炙），巴豆二十五枚，并捣，熬令黄，依法捣蜜丸如小豆，空心服一丸，未发时一丸，临发时又一丸，勿饮食；牛膝茎叶一把（切），以酒三升服，令微有酒气，不即断，更作，不过三服而止；常山（捣，下筛成末）三两，真丹一两，白蜜和，捣百杵，丸如梧子，先发服三丸，中服三丸，临卧服三丸，无不断者，常用效。其中 14 个方剂的方组中都包括常山，现代研究证明，常山中所含的常山碱是抗疟的有效成分，且常山碱乙、丙的作用强度为奎宁的 89~152 倍。又如一方，"青蒿一握，以水二升渍，绞取汁，尽服之"。据此，中国药学家屠呦呦用乙醚提取青蒿素，创制出新型抗疟药青蒿素和双氢青蒿素。由此可见，记载治疟 30 余首处方，通过西医药化研究，研发出常山和青蒿二味药材抗疟的西医药化有效成分；若按中医药化研究，应该能发现更多抗疟方剂和药材的中医药化有效成分。此外，葛洪还曾编著有《金匮药方》100 卷，但惜已散佚。

（四）中药炮制

南北朝刘宋时药学家雷敩（xiào）所著《雷公炮炙论》，系我国第一部炮制专著，系统介绍了 300 种中药的炮制方法，标志着本草新分支学科的产生，成为我国本草学发展史上的一块里程碑。实践中中医药学家们逐渐归纳总结了中药炮制的一般方法，如修治：纯净药材、粉碎药材、切制药材；水制：漂洗、闷润、浸泡、喷洒、水飞等；火制：炒、炙、烫、煅、煨、炮、燎、烘等；水火共制：蒸、煮、炖、𤎩、淬等方法；其他制法：制霜、发酵、精制、药拌。同时，医药学家们也体悟到，中药的炮制方法不同，其升降沉浮性能各异，如有些药物酒制则升，姜炒则散，醋炒收敛，盐炒下行。像大黄，属于沉降药，峻下热结、泻热通便，经酒炒后，大黄则可清上焦火热，以治目赤头痛，故李时珍说："升者引之以咸寒，则沉而直达下焦；沉者引之以酒，则浮而上至颠顶。"

（五）中药制剂

从宋代始中药的剂型得到系统化发展，当时的政府成立了太平惠民和剂局，将很多中药的验方统一起来，根据需要制成各种各样的剂型，比较常见的剂型有丸、散、膏、丹四大类型。

丸剂。按照医疗和制剂的需要分为蜜丸、水丸、糊丸和腊丸。蜜丸是以蜂蜜作为赋型剂制成的丸剂，具有味甜、柔软、滋润、作用缓、易服用等优点，多用于病势缓和的证候似如慢性非传染性疾病（慢性病）及需要滋补的病人，如清宫寿桃丸、十全大补丸、六味地黄丸等。水丸是以水作为赋型剂制成的丸剂，具有易崩解、吸收快、药效迅速等优点，多用于病程短、病位浅的一些疾病，如感冒、泄泻等症，常用的水丸有防风通圣、清胃黄连及二妙丸等。糊丸是用面粉或米粉糊为黏合剂制成的丸剂，一些含有刺激性或剧毒药物，要求在体内缓慢吸收时常常制成糊丸。糊丸质地坚硬、崩解迟缓，内服后既可延长药效，又能减少药物对胃肠道的刺激，常用的糊丸有小金丹、醒消丸和犀黄丸等。腊丸是用蜂蜡熔化后作为黏合剂制成的丸剂，它释放徐缓，延长疗效的特点更为突出，比较常用的有三黄宝腊丸。

散剂。大多数散剂既可内服又可外用。由于它是一种粉末，故剂量可视病情的变化随增随减，作用也较丸剂快，不仅如此，散剂还具有覆盖和保护黏膜创伤的作用。常用的内服散剂如紫雪散、五苓散；外用的如痱子散；内服兼外用的有六一散和七厘散等。

膏剂。膏剂又有膏滋和硬膏之分。膏滋为内服膏剂，它是将煎出的药液浓缩后加入一定量的糖或蜂蜜制成，膏滋剂量小、好服用、易吸收。常用的膏滋有益母草膏、养阴清肺膏等；硬膏也称膏药，为外用药，它是在植物油中加药料熬枯去渣，高温后加樟丹制成，如虎骨膏。膏药虽为外用却内外兼治，外能消肿提毒、止痛、生肌；内能驱风散寒，通络消痞。由于膏药有一层厚厚的纸被，对其药物有一定的保护作用，所以膏药效缓而持久，并且用法简单，携带和保存十分方便。

丹剂。一般是指含有汞、硫黄等矿物质，经过加热升华提炼而成的一种化合制剂。习惯上把某些较贵重的药品或有特殊功效的药物剂型叫作丹，如至宝丹、紫雪丹等，具有剂量小、作用大、含矿物质的特点。丹剂在我国已有 2000 多年的历史，多外用，具有提脓、去腐、生肌燥湿、杀虫等功用，主要用于治疗疥疮、痈疽、疔、瘘、瘰疬等，如红升丹、白降丹等。其他金属制剂，如早在 659 年，唐代《新本草》记载："以白锡和银箔及水银合成之，亦堪补牙齿缺落。又当凝硬如银，合炼有法。"那时就已应用银锡配制的汞合金即银膏，充填牙齿，修复病牙。在李时珍的《本草纲目》（1518—1593 年）中，也有记载，并云今方士家有银脆，恐即此物。说明我国不仅化学和冶金学很发达，同时还证明当时的牙科修复学方面也有了相当的成就，汉代张仲景（2 世纪）所著《金匮要略》中有砷剂失活治龋齿的记载（以雄黄、葶苈、上二味，末之，取腊日猪脂溶，以槐枝绵裹头四五枚，点药烙之），比欧洲早 1700 多年。

内服汞剂以利尿消肿，早在我国东晋南北朝时期的胡洽居士（420—489 年）就已用于临床，而且较好预防了汞剂的毒性作用，其著作《胡洽方》中记载水银丸利尿。水银丸又名大水肿丸，"疗大水肿，腹如鼓，坚如石"，其方用葶苈一升（熬），椒目一升，芒硝六两，水银十二两。方中水银制法甚精，"水煮水银三日三夜""捣药六万杵"。先煮水银三日三夜，是减轻水银毒性，要捣六万杵，是要求粒子细，接触面大。方药炮制齐备，自相合丸，服如大豆丸。病人服药尤为小心，先服食一丸，一日三次；日增一丸，至十丸；

若未起效，再重新服食一丸至十丸。病当从小便利，当饮好的牛羊肉羹，昼夜五饮，当令补养。禁猪肉、生鱼、菜。勿忘饮浆水，渴饮羹汁，利水同时，保护机体，减轻水银等其他泻下药的不良反应，并补充水液，以免祛邪而伤正。直到1497年，欧洲人在用水银治疗梅毒的同时，发现了无机汞的利尿作用，至1924年才发明有机汞利尿剂即撒利汞（mersalyl）。

（六）中药标准得到充实和完善

两晋南北朝时期的陶弘景（456—536年）发现，在他生活的年代，本草著作有10余家之多，无统一标准，特别古本草书由于失效年代久远，内容散乱，草石不分，虫兽无辨，临床运用颇为不便，便担负起"苞综诸经，研括烦省"的重任，将当时所有的本草著作分别整理成《神农本草经》及《名医别录》，并进而把两者合而为一，加上个人在这方面的心得体会，著成《本草经集注》，共收药物730种，首创沿用至今的按药物自然属性分类方法，以玉石、草木、虫、兽、果、菜、米食分类（原书已佚，现在敦煌发现残卷）；首创"诸病通用药"；首将芍药分为赤芍、白芍两种；首建"服药食忌例"；初步确立古代综合本草模式。

657—659年间，唐政府组织苏敬等20位专家集体编撰，同时诏令在全国各地征集道地药材，终于完成了世界上第一部由国家权力机关颁布的药典《新修本草》（又称《唐本草》）。《新修本草》载药844种，图文对照。首次记载用羊肝治疗夜盲症和改善视力的经验（中国使用激素制剂始于唐代）。

960—1368年间，宋金元时期，深入开展了中药的考证、校错、增补等工作。如北宋唐慎微著《经史证类备急本草》简称《证类本草》，载药1558种，附方3000余首，始载"苍术"之名，中药材和方剂得到很大扩充。宋代苏颂主编的《本草图经》，共21卷，均附药图，图文并茂，属官修本草，是我国现存最早的版刻本草图谱。

至明代李时珍（1518—1593年），数十年亲自考察验证，写就巨著《本草纲目》，详细记录并描述了从古至明朝以来最完整的中草药的生药及其饮片，首次按中草药原生态的演化进行分门别类，对认知的过往中药记录及其描述中的错误进行了修订等。《本草纲目》载有药物1892种，其中载有新药374种，收集药方11096个，书中绘制了1160幅精美的插图，约190万字，分为16部、60类。第一，该书在药物分类上改变了原有上、中、下三品分类法，采取了"析族区类，振纲分目"的科学分类，将药物分为矿物药、植物药、动物药。

矿物药分为金部、玉部、石部、卤部四部。植物药根据其性能、形态及其生长的环境，分别为草部、谷部、菜部、果部、木部等5部；草部又分为山草、芳草、醒草、毒草、水草、蔓草、石草等小类。动物药，按低级向高级进化的顺序排列为虫部、鳞部、介部、禽部、兽部、人部等6部。这种按自然演化的系统分类法，比瑞典的分类学家林奈早200年。第二，该书对每一种中药都进行了尽可能全面的描述，每种药物分列释名（确定名称）、集解（叙述产地）、正误（更正过去文献的错误）、修治（炮制方法）、气味、主治、发明（前三项指分析药物的功能）、附方（收集民间流传的药方）等项。第三，书中考证了过去本草学中的若干错误。该书不仅是对16世纪以前中医药学的系统总结，也是中国医药宝库中的一份珍贵遗产，更是对全人类医药事业发展的伟大贡献。

（七）对外交流

随着中国经济、文化实力增强，自唐朝起，中国与世界各地的文化和医药交流增加，相互学习，进一步丰富了中医药理论和方法。如中国派医师到朝鲜、日本、印度及越南等国交流，一方面，很多中医药学著作被翻译成他国语言，中医药学开始渗入其他医学文化；另一方面，这些外来的文化也扩充了中医药学内容，像因佛教普及，僧侣们常常往印度朝圣，许多印度医书被翻译成中文，对中医药发展颇有益处。在中国和印度进行文化交流的同时，中国药材例如麻黄、人参、茯苓、当归、白芷和乌头等也被带到印度。隋唐时期，有不少印度产药物，传入中国，如郁金香、龙脑香、麝香、荜茇、雄黄、石黛、齿木、石蜜、黄牛乳、胡椒、干姜、白檀香等。同样，阿拉伯商人到中国经商，中医药也影响了阿拉伯国家，阿拉伯人将炼丹术、脉诊技术以及草药如大黄、肉桂等带回国，此外，阿拉伯草药例如乳香、没药、海桐皮、天竺葵和胡芦巴等输入了中国，像来自波斯的无花果，今天仍是中医用于通便的常用药。李珣（907—960年），唐五代人，先祖是波斯人，所著《海药本草》6卷行世，书在南宋末年亡佚，"多记海外名香奇草"，李时珍《本草纲目》颇多引用。还有像从朝鲜输入人参、白附子、玄胡索等，从越南输入香草、苏木和丁香等，均增添了中药品种及其治疗方法。

第二节 西方中世纪阿拉伯医药学的发展

一、阿拉伯医药学兴起

中世纪（476—1453 年），在西方历史上被称为"黑暗世纪"，西罗马帝国被日耳曼民族所灭，庞大的罗马帝国版图被各蛮族占领征战不断，加上宗教在西方的统治地位，科技文化发展受到遏制，希腊罗马的辉煌医药文明被扫荡殆尽，整个欧洲大陆，除了《圣经》和相关的神学书之外，几乎看不到别的著作，医药学也沦为纯教条主义的修道院附属。阿拉伯帝国在科学文化上持宽容与兼收并蓄的态度，大大推动了那个时代的医学进步和发展。尽管除了他们自身的研究与探索之外，许多古代希腊、罗马、波斯、印度甚至中国的科学典籍都是其灵感的源泉，但是，阿拉伯医学传承的内核是古希腊医学思想。《伊斯兰的遗产》（Legacy of Islam）一书写到："回顾历史，我们可以这样讲，伊斯兰医学与科学映射着希腊的光芒，当希腊科学的白昼流逝，伊斯兰医学与科学的光辉犹如月亮，照耀着中世纪欧洲最黑暗的夜晚……"8—10 世纪，通过持续 200 年的"百年翻译"运动，大量古代希腊、印度、迦勒底（巴比伦）、埃及和波斯的医学典籍被翻译为阿拉伯文，不仅保住了西方古希腊罗马医药学文明，也为西方医药学可持续的发展奠定了基础，并且出现了一批有代表性的医药学大家和成果。

马萨维伊（Masawayh）是 8 世纪后半叶巴格达的一位名医，他专长眼科，9 世纪初的胡纳因（Hunayn）是他的弟子。

胡纳因是位阿拉伯的基督徒，精通阿拉伯语、希腊语和古叙利亚语，他曾将很多重要的希腊医学典籍，特别是希波克拉底和盖伦的著作翻译成阿拉伯文，他撰写过两部眼科专著，被认为是最早的系统论述眼科的著作，他的译著对伊斯兰的医学实践、理论研究和教学都有着直接的影响。

9 世纪初的塔巴里（Tabari）是波斯人，后随家迁至巴格达，并改奉伊斯兰教，所著《智慧的天园》是第一部系统的伊斯兰医学专著，本书不仅论及一般的宇宙学原理，还介绍了医学的各个学科，尤以解剖学和印度医学更为重要。塔巴里和胡纳因是伊斯兰医学的开拓者，为伊斯兰医学的发展奠定了基础。

侯奈因·伊本·伊斯哈格（Hunayn ibn Ishaq，809—873 年，欧洲人称之为 Joannitius），是一位基督徒、眼科医生兼翻译家与数学家，写了多部眼科学专著，诸如《眼科问题》《眼睛的结构》《五彩斑斓》《眼科疾病》《眼病治疗》《眼科疾病的手术疗法》等，其中以《眼科十论》影响最大。

扎哈拉维（Abul Qasim al'Zahrawi，欧洲人称之为 Abuicasis 或 Albucasis，阿尔布卡西斯，936—1013 年）是出生在穆斯林治理下的西班牙的著名医学家，享有"外科学之父"的赞誉，其祖先来源于阿拉伯半岛的安萨尔部落。扎哈拉维的《医学宝鉴》是一部集其数十年医学知识与经验的著作，包括 30 篇的内容，附有历史上最早的外科器械插图与文字说明，而且数量相当丰富（200 幅左右插图），这些精致的插图与文字说明，使其极具学术价值。他还把外科治疗划分成几个部分，例如烧灼术、手术切除、放血疗法与接骨术，曾经一直是西方外科学的施用手册。

拉齐（al'Razi，欧洲人称其为 Rhazes，864—924 年），不但是一位杰出的化学家与哲学家，还是一位著名的医学家，一生写作了 200 多部书，尤以医学与化学方面的著作影响巨大。拉齐曾先后担任雷伊（位于伊朗德黑兰附近）和巴格达医院院长，并从事学术著述，被誉为"阿拉伯的盖伦""穆斯林医学之父"。拉齐在医学上广泛吸收希腊、印度、波斯、阿拉伯甚至中国的医学成果，并且创立了新的医疗体系与方法。他尤其在外科学如疝气、肾与膀胱结石、痔疮、关节疾病等，儿科学如小儿痢疾、传染病及疑难杂症方面具有丰富的临床经验与理论知识。他是外科串线法、丝线止血和内科精神治疗法的发明者，也是首创外科缝合的肠线及用酒精"消毒"的医学家。拉齐的代表作《曼苏尔医书》和《医学集成》是医学史上的经典著作，取代了盖伦的医书，在文艺复兴时期被多次翻印。此外他还著有《医学入门》《医学止境》《精神病学》《天花与麻疹》《药物学》《盖伦医学书的疑点和矛盾》等。

伊本·西那（Ibn-Sīna，980—1037 年），阿拉伯语全名为阿布·阿里·侯赛因·本·阿卜杜拉·本·哈桑·本·阿里·本·西那，拉丁语名叫阿维森纳（Avicenna），是 11 世纪中亚细亚的大医学家、诗人、哲学家、自然科学家，被称为世界医学之父，著有百万字的医学百科全书——《医典》。对于感染性疾病，他首先发现了"原体"可以是产生疾病的原因，指出肺结核就属于此类疾病，天花和麻疹也是由肉眼看不到的"原体"所致，而且还强调

"消毒"的重要性。著作里他强调膳食营养的重要意义，提出气候和环境与疾病有关的观点，发现水与土壤可以是传播致病物质的媒介。不但认识到钩虫病是由肠道寄生虫引起的，并能够作出准确的诊断。与此同时，作为诊断方法，中国医学的诊脉也被收入到其著作之中，他很注意切脉，将脉搏区别为48种。在临床医疗方面，他是第一个在外科手术中使用麻醉剂的医生，主张外科医生应该在早期阶段治疗恶性肿瘤，以确保对所有病变组织加以切除。同时，阿维森纳很重视药物治疗，在《医典》里他用很大的篇幅讨论了药物治疗问题，不但采用了希腊、印度的药物，还收载了中国产的药物。根据"物质基础及其作用机制"理论，阿维森纳描述和记录了有关心脏病药物的提炼。在药物研发方面，他主张，在正式推广使用一种新药之前，首先应该进行动物与人体实验，从而保证药物的安全性。其百万字医学百科全书《医典》，一直是17世纪前欧洲各大医学院的教材。

二、阿拉伯药物学发展

（一）药物学专著

药物学方面，颇有代表性的是伊本·贝塔尔（Ibn al'Baitar，1188?—1248年），他生长在穆斯林统治下的西班牙，被称为中世纪最伟大的药用植物学家，有11部本草学和医学著作被认为出自贝塔尔，其中最重要的是《药物学集成》与《医方汇编》。《药物学集成》中不仅收录了约1400种药物，约2330篇条目，其中有300多种药物是伊斯兰医学新发展出来的，包括茴香、丁香、番泻叶、樟脑、檀香、麝香、没药、肉桂、肉豆蔻、龙涎香等；与此同时，贝塔尔还意识到，虽然伊斯兰在世界通行阿拉伯语，但流传下来的古代文献，或者他访求到的口头秘诀，仍使用着五花八门的语言，为此，对于每一种药物，贝塔尔都不厌其烦地列出它在希腊语、安达卢斯阿拉伯语、拉丁语、柏柏尔语和波斯语等各种语言里的精确读音，以避免错误或混淆，并且，他也不会忽略所采集标本的地理信息；在药物名称之后，是对它的外观描述、分类、药性、用量标准、能够治疗的疾病；对于它们的功效，会列举出单独或与其他药物相配合的用法，以及对可能存在的不良反应的补救措施；贝塔尔非常仔细地解释各类药物如何炮制，最适合它使用的地方、季节、时辰，但对那些涉及迷信的用途，往往持保留态度，或从自己经验出发对其表达怀疑；

在每一段话的开始，贝塔尔都引用了前辈学者的已有观点，他征引过来自古希腊、东部伊斯兰世界、安达卢斯、马格里布、波斯、叙利亚、卡尔迪亚、印度的共计约150名学者的观点，其中不乏拉齐、伊本·西那等大师；贝塔尔根据药物的治疗作用，以字母表顺序编排内容，除了阿拉伯语名称之外，还加上了希腊语和拉丁语名称，从而促进了医药学知识在欧洲的传播。但是，这并不意味着《药物学集成》是一部繁琐的著作，他把同一物种的不同拼读按字母表列成单独条目，但很多同义条目除了引导读者去参见某一核心条目外，其余都是空白，这样整本书就显得明快简洁，极少有重复叙述。《药物学集成》是伊斯兰科学著作谨守学术规范的典范，17世纪晚期出版的《伦敦药典》，在编列的药物分类和剂型种类上也反映出受到穆斯林药物学影响的程度。值得一提的是，在药物作用机制研究方面，由于毒药作为一种个人或国家的武器拥有强大的力量，因此毒药和解药在阿拉伯成为重要课题，有很多毒药专著，研究毒药作用、中毒症状、解毒方法，可以这么说，早期阿拉伯药学的基础，很大程度上是由毒理学家们奠定的。

《医方汇编》即"方剂集"（Formulary），是指提供了一系列用于疾病治疗的药物组方（复方）的典籍，阿拉伯的众多处方集按照药名从A到Z的字母进行排列，系统讲解了处方的构成成分与配制程序步骤。最早的"方剂"概念，是9世纪西哈里发王朝伊比利亚半岛的医生伊本·阿卜德所创，意思是"药物商店"，他希望"药物商店"的功能包括所有能在药店生产的、用于疾病治疗的药物，和有功用性的调味香料如陈皮酊，以及化妆品的制作方法和作用模式。方剂中善于使用的多为天然草药提取的复方制剂，如首先开始将樟脑、氯化铵与番泻叶等作为药物加以使用，并且讲究主药、佐药和替代药物巧妙搭配。首创糖浆、软膏、搽剂、油剂、乳剂或脂等剂型，以及丸药的金、银箔外衣，甚至今天西方医学界使用的"Syrup"（糖浆）、"Soda"（苏打水）等词汇，都是从阿拉伯语音译的。书中不仅介绍药物以及处方药物的搭配，还系统地讲解了药物与处方的构成成分与配制的程序和步骤。当时的医生和药剂师在使用药物时已经开始普遍地考虑到剂量。809—873年的眼科医生兼药师侯奈因·伊本·伊斯哈格，还创造了一种易于查看的表格和数学公式，让药剂师可以在调配处方时参考，将药物剂量的应用系统化，并形成现代药学分支——剂量学，从此药物的剂量不再是一团迷雾，而是任何人都可以遵循的有标准化的程式。

（二）药店与制药

由于药物的大大丰富，药店专门进行药物买卖和储存的功能就越来越重要。而随着医学的进步、处方越来越复杂，对制药技艺也有了更高的要求，这让制药作为一种独立的手艺从医药中分离出来，也让药师职业受到了认可，最晚到 8 世纪时，药店的独立功能已经得到了确认。药店在阿拉伯语中被称为"Saydanah"，巴格达的首个药店据记载设立于 754 年，药店的作业要接受来自国家的市场检查员（Mohtasibs）的监督检查，检查员负责检查容器的清洁度、药物原料的储存和制作调配。当时的药店从业人员有 3 种，买卖糖浆的叫作"sharrabin"，买卖药物植物和香料的叫作"attarin"，受过专业训练的叫作"sayadilah"或"saydanani"。在哈里发马蒙拉希德统治时期，执业认证制度被引入，药剂师必须通过考试才能获得执业许可证。被授予"Saydalani"称号的第一人是巴格达居民阿布·古莱什（Abu Quraysh）。

在阿拉伯，炼金术日益成熟，与医药学家是分不开的：医生贾伯或查比尔（拉丁名 Geber/ 外文名：Jabir benal–Hayyan，720—815 年）的著作《查比尔文集》，为阿拉伯炼金术奠定了基础，他也被视为现代化学的奠基人。拉齐不仅是优秀的穆斯林名医，而且是优秀的化学家，他的炼金术著作《秘典》，对物质、仪器和方法进行详细说明。阿维森纳也是对炼金术颇有研究。从词源上就可看出炼金术士（alchemy）、化学（chemistry）和药剂师（chemists and druggists）的派生关系。炼金术的目的虽然荒诞无稽，但无数次的试验，建立了一些化学的基本原则，发现了许多对人类有用的物质和医疗上有用的化合物，不但大大启迪了后来的西方人，用酒精消毒、研制牛痘疫苗、区分酸碱、分析物质化学成分、合成新化合物、提纯物质等，甚至从当时炼金术士们阴暗的小屋里，我们不难窥见后来药师在实验室的影子，而且，还设计并改进了很多实验操作方法，如蒸馏、升华、结晶、过滤等，这些不仅大大丰富了药物制剂的方法，促进了药房事业的发展，而且也为后来化学药物时代的到来奠定了基础。

第四章 文艺复兴与欧美近现代自然科学理论及方法的建立

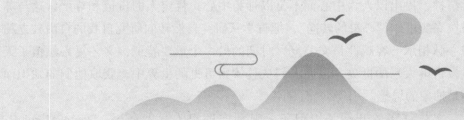

在西方文艺复兴期（14—16世纪）后，"科学革命"以天文物理学和医学为突破口，逐渐破除了人们长期迷信的并带有宗教灵光的权威观点，将教会鼓吹的"上帝按照自己的形象"创造的且笼罩在神意光环下的人，替换为作为物质的人与生理的人来加以审视和考察，并揭示了人体构造的某些客观物质规律，树立起了科学的理性精神，形成了一整套观察、实验与思考的方法，由此为西方近代数学、物理学、哲学和医学等学科的产生奠定了基础，正如恩格斯在《自然辩证法》一书中所指出的："自然科学借以宣布独立。"文艺复兴开始后，从17—19世纪初，自然科学与技术得到空前发展，为现代医药学的到来做好了准备。

第一节　文艺复兴与科学精神

文艺复兴（The Renaissance）是14—16世纪，从佛罗伦萨开始的一场席卷整个欧洲的思想变革，以复兴希腊、罗马的古典文化为号召，宣扬人文主义，是资本主义文化思想的萌芽，也称文艺中兴。文艺复兴的核心是人文主义精神，提出以人为中心而不是以神为中心，肯定人的价值和尊严，这与苏格拉底要求作"心灵的转向"，把哲学从研究自然转向研究自我的自由独立精神一脉相承。客观性是文艺复兴时期的另一个重要特征，文艺复兴颠覆了天主教告诉大家的世界，迫使人们从具体和可见的世界中，获取他们的知识而不是抽象的思想。

文艺复兴的开端是以但丁·阿利吉耶里（意大利语：Dante Alighieri，1265—1321年）发表《神曲》（1321年）作为标志，其内容包括《地狱》《炼狱》和《天国》三部曲，表达了"个人和人类怎样从迷惘和错误中经过苦难和考验，到达真理和至善的境地"的主题。下限是以英国唯物主义哲学家、实验科学的创始人弗朗西斯·培根（Francis Bacon，1561—1626年）发表的《新工具》（1620年），和法国哲学家、数学家、物理学家勒内·笛卡尔（Rene Descartes，1596—1650年）写出的代表作《方法论》（1637年）为标志。在《新工具》中，培根把实验和归纳的方法看作相辅相成的科学发现的工具，看到了实验对于揭示自然奥秘的效用。培根认为科学研究应该使用以观察和实验为基础的归纳法，是排除式的归纳法，他认为，归纳法是从事物中找出公理和概念的妥当方法，同时也是进行正确思维和探索真理的重要工具。归纳法的目的是要给人们带来新的知识，它是一种认识的工具，而不是议论的工具，其对于科学发展，尤其是逻辑学的发展作出了贡献。《方法论》强调，人类的知识必须建立在理性基础上，只有理性才能获得知识，而理性的动因是"怀疑"，通过"普遍怀疑"达到去伪存真的目的；释疑需"我思故我在"般独立于外界而思考；理性的方法是运用数学的方式演绎推理，避免使用模糊不清的概念；认为整个世界，除了上帝和人的心灵之外都是做机械运动的，因此所有的自然事物都可以用机械原理来解释；动物从本质上讲就是复杂的机械，人体也受通常的力学定律所支配。在一个以客观和实验兴起的时代，人的主观能动性被极大地调动起来，从而爆发出科学革命。

第二节　科学领域的革命

一、天文学与物理学革命

波兰天文学家哥白尼（Mikołaj Kopernik，1473—1543 年），以其《天体运行论》建立了"地动日心"学说。意大利物理学家、数学家、天文学家及哲学家伽利略（Galileo Galilei，1564—1642 年），利用自己发明的望远镜从物理学角度证明了哥白尼的"地动日心"学说，证明了地球不是宇宙的中心，阐发了宇宙的无限性与物质性，提出了"需要有探索自然物体的物理特性和自然力的活动方式的科学"，推翻了托勒密的"地心说"即认为地球处于宇宙的中心且静止不动，包括太阳在内的所有星球都围绕着地球转动，同时也形成了对教会蒙昧主义的"上帝创世"说、"灵魂得救"说、"天国"说等的有力冲击。英国物理学家、数学家、天文学家牛顿（Isaac Newton，1643—1727年）于 1687 年发表《自然哲学的数学原理》，阐述了万有引力和物体的三大运动定律，不仅为太阳中心学说提供了强而有力的理论支持，更是奠定了此后 3 个世纪里力学和天文学的基础，成为现代工程学的依据。

二、数学革命

三角学的复兴，给哥白尼《天体运行论》奠定了理论基础；三角学的复兴和对高次方程求解法，对德国天文学家、数学家开普勒（Johannes Kepler，1571—1630 年）和伽利略的研究工作起到很大帮助。伽利略曾感叹道："宇宙的哲学是用数学写成的。"苏格兰数学家纳皮尔（John Napier，1550—1617年）发明了对数，并且在数学值的变化中找到了与几何值变化的关系，为数与形之间解析几何关系的建立开辟了道路；开普勒在 17 世纪发现了行星运行的三大定律，导致解析几何异军突起；法国数学家费马（Pierre de Fermat，1601—1665 年）发明了用代数方法研究一般意义上的轨迹问题；法国人笛卡尔证明了所有几何问题都可以归结为代数形式的问题，并且认为，几何的真理性只有解析为代数的真理性，才算达到了数学真理的最高境界，才具有最高的真理性；牛顿和德国哲学家、数学家莱布尼茨（Gottfried Wilhelm Leibniz，1646—1716 年）发明了微积分，人们把对数的发明、解析几何学的诞生与微积分的创始，并称为 17 世纪数学的三大成就。

三、化学革命

英国物理学家、化学科学的创始人波义耳（Robert Boyle，1627—1691年）所著的《怀疑的化学家》（1661 年），对古代各种元素说、基质说、要素说等物质基础提出质疑，认为只有那些不能用化学方法再分解的简单物质才是元素，主张化学研究的目的在于认识物体的本性，因而需要进行专门的实验以收集观察到的事实，这样就必须使化学摆脱从属于炼金术或医药学的地位，发展成为一门专为探索自然界本质的独立科学。因此，化学史家都把 1661 年作为近代化学的开始年代。面对"燃素说"即认为物质在空气中燃烧是物质失去燃素，空气得到燃素的过程，法国化学家、生物学家拉瓦锡（Antoine-Laurent de Lavoisier，1743—1794 年）设计了著名的钟罩实验，通过这一实验，可以测量反应前后气体体积的变化，从而得到参与反应的气体体积；他将铅放在真空密封容器中加热，发现质量不变，加热后打开容器，发现质量迅速增加，于是他提出物质的燃烧，是可燃物与空气中某种物质结合的结果，这样可以同时解释燃烧需要空气和金属燃烧后质量变重的问题。

他进一步通过直接加热氧化汞实验，发现一种性质类似于空气中的某种气体产生，可以支持燃烧与呼吸，并且与一氧化氮混合后体积减小。在英国化学家普利斯特里（J. Joseph Priestley，1733—1804 年）观点的启示下，在 1777 年的《燃烧概论》和 1778 年的《酸性概论》中，拉瓦锡正式阐释了自己的氧化说，认为燃烧是物质与空气中约占五分之一的氧气反应的结果，同时基于很多燃烧产物的水溶液具有酸性，他得出任何酸中都含有氧的错误结论，所以 1779 年他将空气中支持燃烧的一部分命名为 oxygen（希腊语：形成酸的）即氧气，另一部分命名为 azote（希腊语：无生命的）即氮气。随后，拉瓦锡开始关注普利斯特里关于血液在氧气存在的情况下保持红色，而在二氧化碳中变黑的描述，认为动物的呼吸作用可能也是一种氧化过程。为了验证这一假说，他和拉普拉斯共同使用几内亚鼠进行实验，通过测量冰盒中冰块的融化，得出呼吸放出的热量，同时测量几内亚鼠呼出的二氧化碳；另一方面它们燃烧可以同样生成二氧化碳的木炭，测量其放出的热量，发现两者有一定类似关系，从而初步得出动物的呼吸作用，实质上是缓慢的氧化过程的结论。1783 年，当拉瓦锡了解到，同行卡文迪许（Henry Cavendish，1731—1810 年）发现了"可燃气体"即氢气，可以与氧气生成水这一实验结果，拉瓦锡马上意识到这一反应正是氧化说的有力佐证，并且自己进行实验，将水蒸气通过热枪筒，发现水被分解了，于是他正式发表文章陈述，水实质上是化合物，并用自己的学说对其生成和分解进行了简洁而圆满的解释……拉瓦锡的贡献是划时代的，他使化学从定性转为定量，帮助建立了公制，倡导并改进定量分析方法且用其验证了质量守恒定律；给出了氧与氢的命名，预测了硅的存在；提出了"元素"的定义，按照这个定义，于 1789 年发表了第一个现代化学元素列表，列出 33 种元素，其中包括光与热和一些当时被认为是元素的化合物；他提出规范的化学命名法，撰写了第一部真正现代化学教科书《化学基本论述》。拉瓦锡的贡献促使 18 世纪的化学更加物理及数学化，到 1795 年左右，欧洲大陆已经基本全部接受拉瓦锡的理论。

四、医学革命

西方主流传承古希腊"把哲学从研究自然转向研究自我"和"物体的分解与构成的变化"思想，以及组织解剖学的深入发展，不但使人体的细微分解得以了解，并快速推动了现代医学科学的形成和发展。

（一）解剖学的发展

以人体解剖学为例，就连文艺复兴文化时的绘画和雕刻艺术家们，首先重视的就是人体的构造，如意大利绘画家、雕塑家、建筑师和诗人米开朗基罗（Michelangelo Buonarroti，1475—1564年），意大利绘画家、建筑师拉斐尔（Raffaello Sanzio，1483—1520年），德国画家、版画家丢勒（Albrecht Dürer，1471—1528年）等大画家，都对人体外形作了精细的研究。他们为了把体形正确而忠实地表现出来，觉察到了解解剖知识尤其是关于肌肉及骨骼的知识之必要，于是就自己进行解剖工作。在这些艺术家中，有的人甚至对人体构成及功能，感到比纯艺术兴趣更浓厚，其中最著名的就是意大利画家、科学家、发明家达·芬奇（Leonardo da Vinci，1452—1519年）。据说，达·芬奇曾解剖过30个人体（有人说50具尸体），其中有10个专门是为研究静脉。他曾有一个计划，就是要写120篇解剖论文，把一个人从生到死、从头到脚都详加描述，包括生理功能和比较解剖学。达·芬奇既具有艺术的才能又有敏锐的观察力，他在看到一副骨架后，不仅要画下每一根骨头，还要追求它的功能；看到每一条肌肉时也要研究它的作用；他还描绘了心脏、消化道、生殖器和子宫内胎动的情况，也绘出了颌窦；他所描绘的神经系统的图画至今仍有应用；达·芬奇绘制了人类最早的心脏素描图，在心脏图上，他清晰地画出了4个心室以及许多密集的立体纹路，他并不知道这有什么用，于是猜测这是用来给心脏血液升温的，让流过心脏的血多停留片刻，变得更加温暖。现在我们知道，这些立体纹路是心肌，被称为心肌小梁，它的作用是为心脏提供跳动的能力，当它舒张时，体内循环的血液就会停留在心室；当它收缩时，血液就会被挤出心室进入体内循环。

盖伦的著作在当时被认为是不可指责的经典，比利时医学家、近代人体解剖学的创始人维萨里（Andreas Vesalius，1514—1564年）根据解剖学实验结果，毅然提出自己的见解，他说："我要以人体的解剖来阐明人体之构造为己任，盖伦过去进行尸体解剖，不是人的，是动物的，多半都是猴子的，这不是他的过失，因为他没有机会解剖人体，但是现在有了人体可供观察，却仍坚持错误的人们才是有罪的。"维萨里在其所著的《解剖图谱六种》书中，第一次与盖伦相反地描述了静脉和人类心脏的解剖，他仔细描述了纵隔及系膜，改正了盖伦关于肝、胆管、子宫和颌骨的解剖上的错误，说明了胸骨的结构，构成骶骨的骨数，正确地描述了杓状软骨及手和膝的关节面，还描述了黄体，书的最后一章讨论活体解剖，并证明将动物的喉头切开后仍可用人工呼吸维持其生命。他还提到不同种族头盖形状的变化，如日耳曼人的短头、弗兰德斯人的长头。1538年维萨里在出版的书中，改正盖伦的错误200余处，给予人们一个全新的人体知识，1543年其在巴塞尔发表划时代的7卷本《人体的构造》，奠定了人体解剖学的理论和实验基础。

（二）生理学的形成

在有了人体器官组织解剖学的基础，同时，结合数理化知识，人体器官与组织系统的工作原理研究也如火如荼地展开，如在生理学方面，西班牙自然科学家、肺循环的发现者塞尔维特（Michael Servetus，1511—1553年），提出了人体的小循环即肺循环，为发现人体全身的血液循环铺平了道路。17世纪英国医生、生理学家哈维（William Harvey，1578—1657年），应用实验量度的方法，发现人体血液大循环。他是通过一个简单的数学运算来最先形成血液循环这一概念的，哈维估计心脏每次跳动的排血量大约是两盎司（0.125磅），由于心脏每分钟跳动72次，所以用简单的乘法运算就可以得出结论：每小时大约有540磅血液从心脏排入主动脉，但是540磅远远超过了一个正常人的整个体重，甚至更加远远地超过了血液本身的重量，因此哈维似乎明显地认识到了等量的血液往复不停地通过心脏。提出这一假说后，他花费了9年时间来做实验和仔细观察，掌握了血液循环的详细情况，他发现心脏肌肉的收缩，是输送血液的动力；脉搏的产生，是由于血管充血而扩张；右心室排出的血液，经肺动脉、肺脏和肺静脉，进入左心室，再由左心室进入主动脉，送达肢体各部，然后由体静脉回到右心室，这就是一次循环的完成，之后，人体生理功能的面纱逐渐被一一揭开。

第三节　生物技术领域的创新与化学理论的建立

文艺复兴使西方科学技术迅猛发展，大量观察检查仪器和实验方法被创造出来，医药学开启了更微小细处的微观观察和化学物质发现，科学与技术打开了微观和化学世界的大门，为近现代医药实验和理论开辟了新的途径。

一、洞见微观世界

罗伯特·胡克（Robert Hooke，1635—1703 年），英国物理学家，不仅发现了著名的关于弹性力学的胡克定律，还于 1665 年用自己研制的光学显微镜观察了软木薄片，看到了木栓组织，发现它们由许多不规则的小室组成，他把观察到的图像画了下来，把小室命名为 cell 即细胞，并将观察所得写成《显微术》一书。他，既是细胞的发现者，也是命名者。列文虎克（Antonie van Leeuwenhoek，1632—1723 年），荷兰著名磨镜技师，于 1675 年用自己研制的光学显微镜，观察了一位从未刷过牙的老人牙垢，吃惊地看到许多小生物，这些小生物呈杆状、螺旋状或球状；有的单个存在，有的几个连在一起。他把发现的小生物绘制成图，寄给英国皇家学会，发表在学会的会刊上，从此世人知道了细菌的存在，他是细菌的发现者。他用自制的显微镜，不但观察了不同形态的"外来病魔"之一如细菌，还观察到人体中的更小单位红细胞和精子等。显微镜的发明，使人们对人体构成的认识层次深入到组织和细胞水平，凭借此技术，意大利显微解剖学家马尔皮基（Marcello Malpighi，1635—1694 年）观察动物组织发现了毛细血管，观察过脾脏、肾脏等组织的微细结构，创立了病理解剖学，并对疾病原因作了科学的推测，同时认为每一种疾病都有它在某个器官内相应的局部病变部位，从那以后医师才开始用"病灶"解释症状。为了探测病灶，根据物理学声波传播原理，奥地利医生奥恩布鲁格（Joseph Leopold Auenbrugger，1722—1809 年）发明了叩诊，通过叩击体表反映的局部脏器等器官产生共振，感触它们的震动及声音音调变化特点以判断有无异常。法国医生雷纳克（1781—1826 年）于 1816 年发明了听诊器，可以隔着皮肤闻及因机械运动致内脏振动传播出的声音，如肺的呼吸音、心音、肠鸣音等。

二、认知化学物质及其性能

（一）化学元素的发现

为了探究医药学相关的物质基础，研究已深入到组成物质的最小单位"元素"。中西方古人早已发现并认识了一些常用元素，如铁（Fe）、铜（Cu）、碳（C）、金（Au）、银（Ag）、汞（Hg）、锌（Zn）、铅（Pb）、硫（S）、砷（As）等元素（其中 S 和 As 元素是由法国拉瓦锡确认），但是，绝大多数化学元素是由西方科学家发现并命名的，如 1669 年，德国商人波兰特（Henning Brand，1630—1710 年）通过蒸发尿液发现磷（P），1766 年，英国物理学家、化学家卡文迪许（Henry Cavendish，1731—1810 年）发现氢（H）及氢气（H_2），1771 年，英国化学家普利斯特里和瑞典无机化学家、药剂师舍勒（Carl Wilhelm Scheele，1742—1786 年）发现氧（O）及氧气（O_2），1772 年，舍勒和法国化学家拉瓦锡、苏格兰化学家丹尼尔·卢瑟福（Daniel Rutherford，1749—1819 年）同时发现氮（N）及氮气（N_2），1774 年，舍勒发现氯（Cl）及氯气（Cl_2），1807 年，英国化学家戴维（Humphry Davy，1778—1829 年）用电解法离析并制得金属钾（K）和钠（Na），1808 年又分离出金属钙、锶、钡和镁。1813 年戴维在法国研究碘，指出碘是与氯类似的元素，并制备出碘化钾和碘酸钾等许多碘的化合物。之后更多新的元素被发现，通过研究这些元素的性质，俄国化学家门捷列夫（1834—1907 年）于 1869 年提出了著名的"元素周期律"，即元素的性质随着元素原子量的增加呈周期性的变化。目前世界上已至少发现和合成了 119 种元素。

（二）化学元素的辐射

1895 年德国物理学家伦琴（Wilhelm Conrad Röntgen，1845—1923 年）发现 X 射线；1896 年法国物理学家贝克勒尔（Henri Becquerel，1852—1908 年）发现铀的放射性；1897 年英国物理学家汤姆逊（Joseph John Thomson，1856—1940 年）发现电子；1898 年居里夫人（Marie Skłodowska-Curie，1867—1934 年）发现钋（Po）和镭（Ra）的放射性；20 世纪初，英国物理学家欧内斯特·卢瑟福（Ernest Rutherford，1871—1937 年）和丹麦物理学家波尔（Niels Henrik David Bohr，1885—1962 年）提出原子是由原子核和电子所组成的结构模型，改变了道尔顿原子学说的原子不可再分的观念，由此，现代无机化学创立。之后，1916 年德国化学家科塞尔（Walther Kossel，1888—1956 年）提出电价键理论，同年美国化学家路易斯（Gilbert Newton Lewis，1875—1946 年）提出共价键理论，圆满地解释了元素的原子价和化合物的结构等问题；1924 年，法国物理学家德布罗意（Louis Victor Duc de Broglie，1892—1987 年）提出电子等物质微粒具有波粒二象性的理论；1926 年，奥地利物理学家薛定谔（Erwin Rudolf Josef Alexander Schrödinger，1887—1961 年）

建立微粒运动的波动方程；次年，德国物理学家海特勒（Walter Heinrich Heitler，1904—1981年）和英国物理学家伦敦（Fritz Wolfgang London，1900—1954年）应用量子力学处理氢分子，证明在氢分子中的两个氢核间电子几率密度有显著的集中，从而提出了化学键的现代观点，之后被进一步发展成化学键的价键理论、分子轨道理论和配位场理论，进一步丰富了现代化学的量子理论基础。

（三）元素间的化合——无机化合物的形成

为了证实元素及其化学变化，英国18世纪后半期，化学家波义耳通过大量化学实验结果，阐述了元素和（无机）化合物的区别；拉瓦锡采用天平作为研究物质变化的主要工具，进行了硫、磷的燃烧和锡、汞等金属在空气中加热的定量实验，确立了物质的燃烧是氧化作用的认识。并提出在化学变化中，物质的质量不变，即"质量守恒定律"，奠定了近代化学的基础；结合质量守恒定律，1803年英国化学家和物理学家道尔顿（John Dalton，1766—1844年）提出原子学说，宣布一切元素都是由不能再分割、不能毁灭的称为原子的微粒所组成，并从这个学说引申出"倍比定律"，即如果两种元素化合成几种不同的（无机）化合物，则在这些化合物中，与一定质量的甲元素化合的乙元素的质量必定互成简单的整数比。

三、有机化合物的结构与人工合成

（一）有机化合物的结构

19世纪初，像欧洲其他城市一样，伦敦也使用煤气来照明，当时生产这种照明的物质是煤气，通过加热分解如鲸鱼或鳕鱼的油产生煤气。人们发现这个分解反应，除产生可以照明的煤气外，还剩余一种油状液体。1825年，英国物理学家、化学家法拉第（Michael Faraday，1791—1867年）是第一个对这个副产品感兴趣的科学家，他几乎花了5年的时间才分离提纯出这种复杂的化合物，称之为"氢的重碳化物"（bicarburet of hydrogen），并且测定了该分子（即之后科学家命名的"苯"）的一些物理性质和它的化学组成，阐述了该分子的碳氢比为 C：H=1：1，实验式（最简式）为 CH。1834年，德国科学家米希尔里希（Ernst Eilhard Mitscherlich，1794—1863年）通过蒸馏苯甲酸和石灰的化合物，得到了与法拉第所制液体相同的一种液体，并命名为苯。待有机化学中正确的分子概念和原子价概念建立之后，法国化学家日拉尔（Charles Frederic Gerhardt，1816—1856 年）等又确定了苯的相对分子质量为 78，苯的分子式为 C_6H_6。苯分子中碳的相对含量如此之高，使化学家们感到惊讶，苯的碳、氢比值如此之大，表明苯是高度不饱和的烃，但它又不具有典型的不饱和烃应具有的易发生加成反应的性质，其结构式不知该如何确定。1861 年，化学家洛斯密德（Johann Jasef Loschmidt）首次提出了苯的单、双键交替结构，但他的成果未受到重视。这之后，很多化学家都在苦思冥想，苯的结构到底是什么样的？弗里德里希·凯库勒是一位极富想象力的化学家，长期被苯分子的结构所困惑，一天夜晚，他在书房中打起瞌睡，眼前又出现了苯的碳原子，碳原子的长链像蛇一样盘绕卷曲，忽见一条蛇咬住了自己的尾巴，并旋转不停，他像触电般地猛然醒来，终于想象出了苯分子的结构，并在 1865 年正式发表论文《关于芳香族化合物的研究》，再次确认了当年洛斯密德对苯结构的推测，并提出了苯的单双键交替搭配形成的正六边形图示结构，后来，这种结构被命名为"凯库勒式"苯结构。此后，各种有机化合物结构被解析，西方不仅洞开了化学世界的大门，也促进了之后化学药物的兴起。

（二）有机化合物及其人工合成

1806 年，瑞典化学家、现代化学命名体系的建立者贝采里乌斯（Jons Jakob Berzelius，1779—1848 年）发现，碳氢化合物是动植物有机体（生命体）中特有的产物，受当时科学哲学理论"活力论"的影响，他认为有机物只能在生物体内，受生命力的作用，才能产生出来，首次把来源于动植物有机体的物质称为有机物，并把对这些化合物的研究称为有机化学。18 世纪后半期，瑞典无机化学家舍勒先后分离出酒石酸、柠檬酸、乳酸、草酸等十几种有机酸，而且，在前人和自己经验的基础上总结出了一套纯制有机化合物的方法，从而得到了不少纯品，如从尿中分离出尿素，从类脂物质中分离出胆固醇，从植物中分离出生物碱等。同时，科学家们也发现有机化合物区别于无机化合物的最重要特征之一，就是有机化合物与无机化合物的结构表达式即化学结构式不同，那么通过无机物是否可以得到有机物，有机物是否可以被复制呢？1828 年德国青年化学家乌勒也称维勒（Friedrich Wöhler，1800—1882 年）蒸发无机物氰酸铵溶液，得到了有机物尿素，而氰酸铵可以由氯化铵和氰酸银无机化学反应得到。至此，尿素的人工合成，冲破了"生命力"学说的束缚，消除了有机物和无机物之间的界限，开辟了人工合成有机物的道路，同时，也为人工合成化学药物提供了依据。在这之后，不仅大量有机化合物被发现和提纯，同时也诞生了现代有机化学专业，至此，化学科学创立。

第五章 近现代中西药研究历程

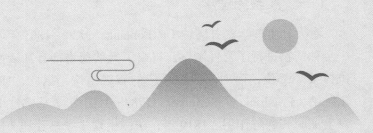

第一节 "西药"昌盛发展与瓶颈

18世纪后，以西方为主的物理、生物和化学等科学的井喷式发展，不仅使西医学理论得到极大丰富，更催生了药学专业及其分支学科的形成和发展，为"西药"或化学药物和生物制剂的快速崛起提供了理论和技术支持，与此同时，随着西药研发模式的不断精细和层出不穷的新药上市，问题和瓶颈也逐渐显现。

一、药物学专科的形成

18至19世纪，随着解剖学、生理学、化学、基础实验学和逻辑分析的大量运用，一些有代表性的药学学科逐渐形成并快速发展，如实验药理学、药物化学、药物分析化学、药剂学等，同时药学也成为相对于医学的独立专业。

（一）实验药理学

意大利生理学家方塔纳（F. Fontana，1720—1805年）通过动物实验，对千余种药物进行了毒性测试，得出了天然药物都有其活性成分，选择作用于机体某个部位，而引起典型反应的客观结论。据此，1806年德国药剂师泽尔蒂纳（Friedrick W. Serturner，1783—1841年）从鸦片中提取出吗啡，在狗身上证明其麻醉作用。1819年，法国生理学家马让迪（F. Magendie，1783—1855年）用青蛙实验确立了番木鳖碱的作用部位是在中枢神经系统的脊髓部位等，这些研究模式和方法标志着实验生理学的诞生，科学家们开始关注，对动物体进行适当刺激所引发的生理反应，同时，由于有机化学的发展，科学家们已能从引起人体反应的功能器官组织中得到活性分子，从而确定发生作用的物质基础及其机制。关键是这一领域的研究催生出实验药理学或药理学。

1. 受体与递质的发现

药理学作为独立的学科，应始于德国科学家布赫海姆（R. Buchheim，1820—1879年），他建立了第一个药理实验室，写出第一本药理教科书，也是世界上第一位药理学教授，其学生施米德贝尔（O. Schmiedeberg，1838—1921年）继续发展了实验药理学，开始研究药物的作用部位，被称为器官药理学，肾上腺素和乙酰胆碱就是通过器官药理学被发现的。之后药理学家们发现，药物对作用器官有选择性，是因为器官有接受药物的受体，至此，药物作用的受体学说被提出。在药理学的推动下，诸如催眠药、解热镇痛药、局部麻醉药和消毒防腐药等大量被研发、制备并用于临床，其中，神经递质乙酰胆碱及药物作用受体的发现过程，就是实验生理学与药理学结合的十分有趣的例子。

神经递质——乙酰胆碱的发现，开始于一个神奇的梦。1921年，在奥地利的格拉茨大学，有一位药理学家叫洛伊（Otto Loewi，1873—1961年），因为受到同实验室之前的一位研究生的实验结果启发，即该研究生发现刺激动物的交感神经之后，所引发的反应与注射肾上腺素的作用非常相似，并且推测可能是交感神经末梢释放了一种化学刺激物，而这种刺激物恰恰可能是肾上腺素，遗憾的是该研究生没有进一步研究下去。洛伊主要研究迷走神经，于是他想，要是刺激迷走神经的话，是否也能通过释放一种化学物质来传递神经冲动。但是，让他伤脑筋的是，该怎样证实这件事呢？终于在每日纠结于此的某两个夜晚，他做了两个连续的梦，似乎显现了完整的实验方法。他立刻到实验室进行实验。

他先将第一只青蛙（青蛙A）连带迷走神经的心脏取出，用一个玻璃管插入心脏，管内灌上生理盐水以代替血液，使其仍然跳动。由于迷走神经属于副交感神经，它的作用是减弱心脏的收缩，这样可以避免不必要的消耗。当用电刺激迷走神经，则心脏收缩减弱、心脏跳动变慢。另一只青蛙（青蛙B）又为科学献出了心脏，剔除心脏上连着的迷走神经，立即将青蛙A心脏内的液体引入到青蛙B的心腔内，结果失去迷走神经青蛙B的心脏，跳动的速度也慢了下来。结果证明了洛伊的假设：支配青蛙A的心脏迷走神经末梢释放了一种化学物质，这种化学物质随着生理盐水转移到了青蛙B的心脏中，使青蛙B的心脏也跳慢了。

洛伊想：既然是迷走神经末梢释放的化学物质，那就命名为"迷走神经传导素"吧！可它究竟是什么分子呢？经过5年，洛伊终于用多种实验方法证实，"迷走神经传导素"就是乙酰胆碱分子（acetylcholine，ACh）。实际上，乙酰胆碱分子早在1914年就已从麦角菌中分离得到，只是对其功能知之甚少，洛伊实验证明，迷走神经末梢通过释放乙酰胆碱作为传递信息的化学物质，使心率减慢。在此之前，人们普遍认为，神经冲动就是电现象，从来没有人提出过，神经还可以释放一种物质来传递信息。洛伊的这一实验性创新理论，极大地促进了神经科学的发展。既然是神经递质发挥作用，那么它们是如何起作用的呢？

2. 递质与受体作用模式

受体的发现与认知。1878年，英国药理学家兰利（John Newport Langley，1852—1925年）当时还是剑桥大学的一名研究生，他根据阿托品和匹鲁卡品（毛果芸香碱），对猫唾液流出实验表现出的相互拮抗作用，即毛果芸香碱增加猫唾液流出，阿托品则可以对抗毛果芸香碱的作用，使猫唾液流出减少，据此，他在实验讨论中写道"阿托品与匹鲁卡品能够与某种（接受）物质形成复合物……"［此"接受物质"即是后来证实的乙酰胆碱能神经的毒蕈碱受体（muscarinic receptor，即 M 受体）］。1905年，兰利在研究箭毒和烟碱对骨骼肌的作用时再次发现，烟碱对骨骼肌的收缩作用可以被箭毒逆转，导致骨骼肌松弛。这一现象在有无神经支配骨骼肌时皆可发生，说明烟碱和箭毒是作用于骨骼肌细胞上相同的专一物质而发挥效应的，兰利将这一与化合物结合的专一物质正式称为接受物质（receptive substance），此"接受物质"即是后来证实的乙酰胆碱能神经的烟碱受体（nicotinic receptor，即 N 受体）。到1907年，德国免疫学和化学家埃里希（Paul Ehrlich，1854—1915年）根据抗体对抗原物质具有高度特异性，提出"受体"即"receptor"这一概念，同时，根据其药物作用的实验研究，进一步提出了受体的"锁－钥"模型，即神经递质等活性分子如同钥匙，细胞上的受体蛋白犹如锁，只有适配的钥匙插入适配的锁中，锁才能被打开，产生生理效应。并且认为药物必须与原生质中的某些物质的特定基团结合"固定"才能发挥作用，神经递质或活性物质所发挥的效应，一定通过其对应受体而发挥作用。1926年，药物的对数剂量－效应曲线开始应用于药理学数据处理。1933年，剑桥大学的另外一名研究生克拉克（Alfred Joseph Clark，1885—1941年），通过乙酰胆碱作用于蛙心的剂量－效应关系研究，提出激动剂通过占领受体来引起生物学反应，并在其1937年发表的博士论文中对理论公式进行了详细推导，首次完成了用数学公式来描述药物与受体相互作用的工作，这就是药物－受体"占领理论"的雏形；在此基础上，科学家们进一步提出了受体的速率理论，即药效与药物和受体间的结合和解离速率有关，（二态）速率理论认为，受体的构象分为活化状态（R*）和失活状态（R），R* 与 R 处于动态平衡，可相互转变，加入药物时则药物均可与 R* 和 R 两态受体结合，其选择性决定于亲和力。激动药与 R* 状态的受体亲和力大，结合后可产生效应，而拮抗药与 R 状态的受体亲和力大，结合后不产生效应。1962 年，美国科学家、核受体之父詹森（Elwood V. Jensen，1920—2012 年）和同事雅各布森（博士后），首次用高放射比度的氚标雌二醇，证实大鼠子宫、阴道存在雌激素受体，该方法至今仍是研究细胞受体的基本方法。随着放射配基结合分析法、亲和层析法、单克隆抗体技术、分子生物学技术和生物信息学等技术的应用，受体研究进入快车道。1948 年，药学家分离得到神经递质 5- 羟色胺（5-HT），1949 年确定其结构，1951 年成功全合成。同年，美国乔治亚州医学院的阿尔奎斯特（Raymond P Ahlquist，1914—1983 年）研究发现，人体内存在两种肾上腺素受体，并将其命名为 α 受体和 β 受体，并且提出受体亚型学说。1982 年，日本科学家野依良治（Ryoji Noyori，1938 年—）和同事利用重组 DNA 技术，首次确定了 N- 胆碱受体 α 亚单位的一级结构，标志着受体研究进入分子生物学研究阶段。

此后，受体的一级结构、受体后信号转导、受体的三维结构等相继被揭示，并且，药理学家们又提出受体的三体复合物模型，即受体系统及其组成成分，包括受体、药物以及与膜受体结合的蛋白耦合物 3 个成分，对于包含 7 次跨膜区的受体而言，耦合物就是 G 蛋白（鸟苷酸结合蛋白）。该模型认为，组织反应是通过活化态受体激动 G 蛋白而产生的，三者可以分别形成复合体后产生相互作用，即药物 – 受体，受体 –G 蛋白，药物 – 受体 –G 蛋白学说，开创了药物与受体作用理论的新时代。之后，人体内多种活性物质（即内源性配体）及其作用的细胞受体被发现，药物对细胞的作用细节被进一步诠释，大大促进了药物作用机制的研究。

（二）药物化学

药物化学是在化学和生物学基础上，对药物结构和活性进行研究的一门学科，研究内容涉及新药的发现、修饰和优化先导化合物，从分子水平上揭示药物及具有生理活性物质的作用机制，研究药物及生理活性物质在体内的代谢过程。

1. 新药的发现、修饰和优化先导化合物

比如，19 世纪末，化学工业兴起，德国化学家埃里希对工业染料及它们对于活组织的作用产生了极大的兴趣，受科赫（Rober Koch，1843—1910 年）

把细菌对染料的反应作为辨别不同细菌的工具，以及丹麦医生革兰（Hans Christian Gram，1853—1938 年）在 1884 年介绍了他所采用的革兰染料对细菌的鉴别技术等启发，埃里希得出这样一种见解：使用恰当的染料化合物来治疗疾病应该是可能的。他于 1887 年证明了亚甲基蓝可使活神经细胞着色，但不影响邻近的组织，同样地，它能使某些细菌着色而对其他细胞无影响。此后，他不断努力去寻找一种既对病原体有高度专一性，而对高等动物又相对无毒的染料化合物，或称为有效魔弹。经过大量的染料筛选研究工作，埃里希提出了杀菌作用的染料化合物侧链理论，即设计一种对某一寄生菌有互补作用的染料侧链分子，使其附着到微生物体上，以阻碍微生物的活动甚至杀死微生物。实验证明这只是理想状态，因为对一种生物体来说，只要是有毒的某一化学药品，一般都会对其他细胞显示毒性，所以，埃里希又提出了采用治疗指数（therapeutic index，TI）作为保证化学药品使用的安全标准，该项指数反映的是宿主动物所能忍受的最高剂量与有效治疗剂量之比。在实验和理论的支持下，20 世纪初埃里希和日本学者志贺发现了染料化合物锥虫红对治疗锥体虫所引起的疾病有特效。同时，另外一些科学家也在积极研究，1863 年法国化学家贝尚（Antoine Béchamp，1816—1908 年）从偶氮染料中成功制备出活性化合物对氨基苯胂，1905 年利物浦的医生托马斯（H. W. Thomas）和布列恩尔（A. Breinl）在他们的临床研究报告中宣布，该化合物具有毒杀锥体虫的作用，1906 年科赫采用对氨基苯胂来治疗人类由锥体虫引起的疾病。大约在同一时期，引起梅毒的生物体——梅毒螺旋体被霍夫曼（E. Hoffmann）和绍丁（Fritz Schaudinn）发现，受此启发，埃里希设计采用能够感染病毒的兔子和老鼠作为实验动物，以实验比较一些砷化合物的作用。于是，埃里希的化学师伯塞姆（Alfred Bertheim）从染料锥体红结构上的有效基团——偶氮基出发，首先合成了阿撒西丁（对乙酰氨基苯胂酸，五价砷），发现其对锥虫病实验有效，之后，更多的化合物在实验室里被合成出来，经过数百个合成的有机砷化合物实验，在他的日本助手羽田佐八城（Sahachiro Hata）的协助下，1909 年用 606 号化合物治疗梅毒获得成功，该药物后来在市场销售时名为洒尔佛散或砷凡纳明（三价砷）。同样解热镇痛药，$N-$ 乙酰苯胺和非那西丁的活性代谢产物对乙酰氨基酚即扑热息痛，也是通过染料化学实验于 1890 年由德国拜耳公司合成。

2. 化学与药理的结合研究——构效关系研究

现代药物化学已成为化学和生物学科相互渗透的综合性学科，既要不断寻找和发现新的有效化合物，研究化学药物的结构、性质和变化规律，又必须了解药物作用于人体的生理生化效应和毒副反应即构效关系，也就是说，通过基于生命科学研究揭示的药物作用靶点（受体、酶、离子通道、核酸等），参考天然配体或底物的结构特征，研究开发有前景的先导化合物，设计并发现选择性地作用于靶点的药物新分子；分子力学和量子化学与药学科学的渗透，X 衍射、生物核磁共振、数据库、分子图形学的应用，为研究药物与生物大分子的三维结构、药效构象以及二者作用模式，探索其构效关系提供了理论依据和先进手段；药物分子与生物大分子三维定量构效关系（3D–QSAR）与基于结构的设计方法相结合，使药物设计更趋合理化，以此为工具，凭借新型组合化学，将化学合成、组合理论、计算机辅助设计及机械手结合成一体，在短时间内，将不同构建模块，用巧妙构思，本着组合原理进行系统反复连接，可以产生大批的分子多样性群体，形成化合物库（compound library），在需要时运用组合原理，对化合物库中的成分进行筛选优化，得到可能的有目标性能的化合物，这正逐渐成为现代药物化学的研究主体。

（三）分析化学

随着无机物和有机物纯品的与日俱增，有机物的分析工作也相应得到发展。尽管古代冶炼、酿造等工艺都与鉴定、分析、制作过程的控制密切联系，在东西方兴起的炼丹术、炼金术也都可被视为分析化学的先驱，然而，近代分析化学的鼻祖罗伯特·波义耳（Robert Boyle，1627—1691 年），是他最早引入了"分析化学"这个名称。他提出了化学元素的概念；区分了化合物和混合物；把实验方法引入化学研究之中，主张化学要建立在大量的实验观察基础上，对物质的化学变化要进行定量研究，从而开创了分析化学的先河。后来经过拉瓦锡、英国化学家普里斯特里等许多化学家的努力，到18世纪末，瑞典化学家贝格曼（T. O. Bergman，1735—1784 年）总结前人的工作，创立了一系列有关定性和定量方面的化合物分析方法。

1. 化合物的元素分析

要想确定所得到的化学物质是什么，首先要弄清该化合物都是由哪些元素组成的。以有机物分析为例，1781 年，拉瓦锡用燃烧方法进行有机物的分析，发现有机物在燃烧时都会产生二氧化碳和水，并且证明碳、氢两种元素为有机化合物的基本组成。在确定了化合物的元素构成后，还必须根据特殊的化学实验和元素的原子量，计算出各个元素在该化合物中所占的数量比，借以确定该化合物的分子式。1830 年，德国化学家李比希（Justus von Liebig，1803—1873 年）把碳、氢分析发展成为精确的定量技术，根据有机物中碳、氢、氧的精确比例，得知了很多有机物的分子式。

2. 化合物的定性分析

已知化合物的分子式，化学家们又建立辨别该化合物的方法即化合物的定性分析。像利用该化合物的化学和物理特性建立的鉴别试验方法，包括化学鉴别试验，如贝格曼利用黄血盐（亚铁氰化钾）在中性、酸性条件下能与铜离子反应生成红棕色沉淀来鉴定铜离子，用硫酸与碳酸盐反应可以放出二氧化碳鉴定碳酸盐，用硝酸银鉴定硫离子和氯离子，用醋酸铅鉴别盐酸和硫酸等；物理鉴别试验，如贝格曼用吹管分析法根据矿物体产生的气体来判别矿物内的非金属元素，黄铁矿煅烧能产生有刺激性气味的二氧化硫，含砷矿会放出大蒜气味的气体，利用焰色反应分析金属元素，例如，灼烧矿物时，铜矿显绿色、钴矿显蓝色、钼矿显黄色、锰矿显紫色等。

3. 化合物的定量分析

在鉴别化合物的真伪后，分析化学家们再建立确定化合物在待测物质或混合物中数量的方法即为化合物的定量分析方法。最早的定量分析法是重量分析法，即通过称量被提纯物质的质量来确定被测组分含量的一种定量分析方法。提纯方法通常以沉淀反应为基础，也可利用挥发、萃取等手段来进行分析。这方面的早期研究者包括德国化学家克拉普鲁特（Klaproth Martin Heinrich，1743—1817 年），他是铀、锆、铈等金属元素的发现者，他不仅创立了一系列精心细致的定量操作方法，如灼烧、恒重、干燥等，他还利用换算因子求得金属质量，同时引进质量百分比概念，以帮助人们发现新的元素；瑞典化学家贝采利乌斯（Jos Jacob Berzelius，1779—1848 年），发明了各种可供质量分析用的仪器，如坩埚、干燥器、过滤器、水浴锅等，还发明了无灰滤纸和灵敏度达 1mg 的天平，使定量分析误差达到毫克水平；1780 年贝格曼出版《矿物湿法分析》一书，介绍将试样制成溶液的分析方法即湿法分析，并详细叙述了对银、铅、锌、铁、铋、镍、钴、锑、锰、砷等元素的定量分析过程；1825 年德国化学家罗斯（H. Rose，1795—1864 年）在另一个德国化学家汉立希（P. C. Heinrich，1773—1852 年）创建的湿法定性分析的基础上，科学制定以硫化氢为主鉴定金属的系统定性分析方法；1841 年德国化学家弗雷泽纽斯（C. R. Fresenius，1818—1897 年）进一步改进罗斯的办法，把阳离子分成 6 组，逐一鉴别，这种分析方法迄今仍在分析化学教科书中引用。

然而，重量分析法的提纯制备过程繁琐复杂，还不可避免地会损失掉微量待测化合物，于是化学家们创造了直接在待测物提取液中，测定其含量的容量分析法或称滴定分析法，即将一种已知准确浓度的试剂溶液（滴定液），滴加到被测物质的溶液中，或者是将被测物质的溶液滴加到标准溶液中，直到所加的试剂与被测物质按化学计量定量反应完全为止，然后根据试剂溶液的浓度和用量，计算被测物质的含量。1729 年，法国人日夫鲁瓦，首次将容量分析法中的中和反应应用在分析物质上，他为了测定醋酸的浓度，以碳酸钾为基准物，将醋酸逐滴加入其中，以气泡（反应生成的 CO_2 气体）停止产生为滴定终点，用消耗的碳酸钾来计算出醋酸的相对浓度。到了 19 世纪30~50 年代，滴定分析法的发展达到了极盛时期，其应用范围显著扩大，准确度大为提高，已接近重量分析法所能达到的程度。1835 年法国化学家、物理学家盖 – 吕萨克（Louis Joseph Gay-Lussac，1778—1850 年）发明的银量容量分析法有快速、简便、准确等优点，迄今还有使用价值。1846 年法国化学家马格里特发明利用高锰酸钾自身变色作滴定剂的容量分析法即高锰酸钾容量分析法。同样采用有色氧化剂作为滴定液，法国化学家比拉迪厄发明碘量容量分析法。随着容量法的发展，反应终点指示剂不断增加，1877 年法国化学家勒克人工合成第一个酸碱指示剂——酚酞，之前波义耳发明了另一个酸碱指示剂，一种地衣类植物的紫色浸液即石蕊指示剂，到 19 世纪末，用于容量分析的指示剂已达 14 种。1893 年，德国化学家贝伦特（R. Behrend）发明了电位滴定法，并且首先画出了电位滴定曲线。

4. 仪器分析

现代分析化学的发展主要是替换掉了大部分人工操作所建立的仪器分析，其原理是以物质的物理组成或以物理化学性质为基础，探求这些性质在分析过程中所产生的分析信号与被分析物质组成的内在关系和规律，进而对其进行定性、定量、形态和结构分析的一类检定方法。与化学分析相比，仪器分析具有取样量少、测定速度快、方法灵敏准确和自动化程度高的显著特点，常用来测定相对含量低于 1% 的微量、痕量组分，如电分析化学方法有极谱分析法、库仑分析法；热化学分析方法有热重量分析法、差热分析法；光谱分析方法有红外光谱法、紫外光谱法、原子吸收光谱法、X 射线光谱法等；色谱分析方法有层析法、气相色谱法、液相色谱法和超临界流体色谱法等，此外，还有质谱法、核磁共振法、阳极电子分析法以及分析仪器联用技术等，它们分别在分析不同结构和性质的物质领域发挥着重要作用。

（四）药剂学

18世纪的工业革命给世界带来翻天覆地的变化，盖伦制剂即各种植物药浸出制剂，在工业革命的浪潮中，终于走出了医生的小诊所和个体生产者的小作坊，进入机械化生产的大工厂，并形成药物制剂（pharmaceutical preparation）。1843年英国人布洛克登（William Brockedon，1787—1854年）制备了模印片，1847年英国人默多克（James Murdock）发明了硬胶囊剂，1876年Remington等发明了压片机，使压制片剂得到迅速发展，1886年法国药师Limousin发明了安瓿，使注射剂得到了迅速发展，之后，片剂、注射剂、胶囊剂、橡胶硬膏剂等近代剂型相继出现；物理学、化学、生物学等自然科学的巨大进步又为药剂学这门学科的出现奠定了理论基础。随着1847年德国药剂师莫尔《药剂工艺学》一书的出版，标志着药剂学（Pharmaceutics）已然形成。同时，药剂学和药物化学两个学科研究者密切配合，新药研发成效明显，例如，在开展先导化合物的类似药和候选药物成药的物理化学特性方面，比较容易提高剂型优化的研究工作，如采用亲水基、疏水基等不同化学性质的基团，修饰主药化学结构，以改善制剂主药的亲水性或疏水性；采用带相反电荷的光学活性化合物和分部结晶等方法处理外消旋混合物，得到拆分后的右旋和左旋单体化合物，以提高药物制剂疗效和改善药物的溶解度等，由此已然显现出主研人员广深的药物化学知识对新药研发十分有益。然而，将化合物改造成药物也并非易事，因为药物有其特定的空间化学特性和区域，所以，药物作为化合物群体（＜2万种）在有机化合物（＞1600万种）中的占比很小，药物化学和药剂学家的工作非常重要，无可替代。

进入20世纪以后，随着新的化学药物井喷式发明，不仅新辅料、新工艺和新设备的不断出现，而且意识到药物制剂不再仅仅是一个具有一定剂型的药物配方，而是一个输送和传递药物的装置，因此，更加适应药物疗效发挥和方便病人使用的、新的化学药物剂型和药品不断涌现，例如，1947年有人研制成缓释制剂并于20世纪70年代以后应用于临床，可使主药成分按一定规律缓慢或恒速地释放、在体内较长时间保持有效药物浓度；方便病人服用的薄膜衣片剂、胶囊剂、滴丸剂等；增强透皮黏膜吸收的外用制剂皮肤贴剂、口鼻腔黏膜剂、阴道黏膜剂等也应运而生；靶向给药制剂如静脉乳剂、复合乳剂、微球制剂、纳米粒制剂、脂质体制剂等逐渐应用于临床，尤其是对肿瘤的治疗。随着医药相关的各种基础理论科学的发展，药剂学的基础理论也逐渐成熟，20 世纪 50 年代开始，把物理化学的基本原理与药剂学相结合，采用数学方法论证，产生了物理药剂学（Physical Pharmaceutics）的基本理论，如药物稳定性、溶解理论、流变学、粉体学等，促进了药剂学的发展；从 20 世纪 60 年代至 80 年代药剂学发展到生物药剂学（Biopharmaceutics）阶段：人们对药物制剂在体内的生物效应有了新的认识，改变了过去认为只有药物本身的化学结构才决定药效的片面看法，认识到剂型因素在一定条件下对药物的药效具有决定性影响，药物制剂的生物利用度在新药研究中发挥着重要作用。

二、西药研发的兴盛

随着药理学、药物化学的不断发展，自 19 世纪开始，以实验药理学和化学为基础的化学药和生物制剂即"西药"（即活性成分为单一化合物）的研究开发蓬勃兴起。新药研发开始来自于民间草药和临床用药经验，之后凭借生物医学基础研究和组合化学、计算机科学的发展，以药物作用对象如病原体、受体、生物医学靶点为依据，新药研发开始从经验创新走向实验创新。

（一）临床经验助推新药研发

1. 以民间用药为线索，提取活性成分创制化学药物

从民间选用疗效很好的植物中提取有效成分，研发成现代药物制剂如片剂、散剂和硬胶囊剂。

📖 示例 1：奎宁生物碱的发现

传说在 17 世纪，西班牙伯爵夫人安娜跟丈夫来秘鲁定居，心地善良的安娜曾帮助过一个叫珠玛的印第安姑娘摆脱了困境。有一天，安娜不幸染上了疟疾，生命垂危，珠玛想救治安娜，以表感激之情，于是，珠玛悄悄地将一包树皮粉倒入安娜的药中。原来，印第安人有秘方，用金鸡纳（Kina）树的树皮制成粉末治疗疟疾，但印第安人不愿将秘方传给殖民者，并规定谁要是泄露了秘方就处死罪。不巧，珠玛往安娜药中倒树皮粉的事被伯爵发现了，伯爵以为珠玛要暗害自己的夫人，于是叫人将珠玛拉到广场上，伯爵问珠玛为什么要往碗中放毒药，珠玛宁死不说，伯爵见她守口如瓶，只好下令将她烧死。正在这紧急关头，安娜赶到了，

已然她现在的体感状态好了许多，她不相信珠玛会暗害自己，制止了伯爵的行动。终于，西班牙人知道了真相，感激之余，欣喜若狂地将这种能治疟疾的树皮粉带回欧洲。1820 年，法国两位化学家佩尔蒂埃（Pierre Joseph Pelletier，1788—1842 年）和卡文多（Joseph Bienanime Caventou）因尝金鸡纳树皮的味感很苦，想到内含碱性物质如生物碱的可能性很大，于是利用当时已成熟的有机化合物提取分离的方法，将带回的金鸡纳树皮磨成粉，进行碱化、亲脂溶剂提取、再酸化、再碱化的反复提取分离纯化，最终从中提炼出一种抗疟效果很好的白色结晶生物碱，并将其命名为奎宁或金鸡纳霜，经临床试验证实抗疟效果非常显著，而且制成了当时治疗疟疾的特效制剂——奎宁片，奎宁（Quinine）之名即从秘鲁文 Kina 而来。

示例 2：洋地黄的发现

维特宁（William Withering，1741—1799 年），出生在英国，他的父亲是一位著名的药剂师，他的大部分家人不是外科医生就是内科医生，继承着家族的传统，维特宁也成了一名医生，而且不论对工作还是对人都非常的认真。一次，一位患水肿的病人，维特宁给她治疗了很久也没见好转，最后，他放弃了，并告诉病人他活不了多久了。几个月后，那个病人回来了，而且身体十分健康，她告诉维特宁，她在绝望时，从一位吉普赛女人那里得到了一种草药茶，喝了以后就奇迹般的没事了。恰好维特宁的女朋友库克也是一位心功能不全的病人，为了尽快治好女朋友的病，并且找到治疗心功能不全的药物，造福更多的病人，维特宁找到了那个吉普赛女人，并以三块金币（15 美元）的价格，向她购买了这秘密草药茶的配方。基于他的认真精神和植物学基础，维特宁对草药茶配伍中的 20 多味草药，进行了仔细研究分析，最终正确地判断出紫花毛地黄（*Digitalis purpurea*）的叶（将其称为洋地黄）是该草药茶中的有效药材。之后，维特宁花了近 10 年时间观察洋地黄的药用效果，他对 150 多名病人施用了不同的洋地黄调和物，并仔细记录下他们用药后的反应。1785 年，维特宁出版了《毛地黄的说明及其医药用途：浮肿病以及其他疾病的实用评价》一书，在书中，他总结了自己大量的临床试验结果，并描述了洋地黄的毒性和正确调整使用洋地黄的剂量。在维特宁提出洋地黄的功用 100 多年后，药物化学家分离出洋地黄的有效成分洋地黄毒

64

苷和地高辛，并将其制成片剂用于心功能不全的病人。

📖 示例 3：阿司匹林的发现

公元前 400 年，希波克拉底就给女性服用柳叶煎茶来减轻分娩的痛苦；1763 年，英格兰奇平诺顿区的爱德华斯顿牧师，用晒干的柳树皮给教区内 50 位患有风湿热的病人治疗，减轻了他们的痛苦，他将这一发现以信的方式寄给了伦敦皇家学会。1823 年，意大利科学家从柳树中提出抗风湿的有效成分，命名为水杨苷即水杨醇与葡萄糖的结合物；1853 年，法国科学家从水杨苷中提取出水杨酸即水杨醇的氧化物，但是对胃肠的刺激很大；1893 年，德国科学家发现，给水杨酸加上一个乙酰基成酯后，可以减少它的刺激作用；1897 年，德国拜耳公司的霍夫曼，开发并拥有了人工合成乙酰水杨酸即阿司匹林的专利，并开始了第一个药物临床试验；1899 年，临床试验获得成功，阿司匹林片成功投入市场。

📖 示例 4：肾上腺素的发现

1893 年的秋天，英国医生奥勒弗（George Oliver）自己研制出一种血压计，并开始用这台仪器测各种人和动物的血压。接着又开始将各种动物的腺体提取液，口服或注射入其他动物体内，然后通过血压计测量桡动脉的血压，观察注射物对血压的影响。在一次实验中，他发现只要吞下从山羊肾上腺中提取的物质，受试者桡动脉的收缩压就升高，这个现象让他十分惊讶。于是，他马不停蹄地跑到伦敦向伦敦大学生理学教授沙弗（Edward Albert Schäfer，1850—1935 年）请教，听到奥勒弗的描述，沙弗也十分兴奋，两人研究了整整一个冬天，发现用甘油、水、酒精从动物肾上腺中提取的这种物质，有很强的生理活性，对活体动物血管、心脏和骨骼肌都具有强烈的兴奋作用。1894 年，沙弗教授与奥勒弗医生合作发表文章，阐释从肾上腺中提取出一种物质，注射到动物体内有明显的收缩血管、升高血压、加快心跳等作用；同时指出："肾上腺囊虽无管道，但仍可视为不折不扣的内分泌腺。"3 年后，在 1897 年，德国科学家弗兰克尔（Sigmund Fränkel）在此基础上提取出了肾上腺的物质，即肾上腺素，他取名为 spygmogenin。同年，美国霍普金斯大学药理学系教授艾贝尔（John J Abel），首次自肾上腺髓质中分离到这种活性成分，并将其命名为 epinephrin，分子式为 $C_{17}H_{15}NO_4$。1901 年，日本工业化学家塔卡明（Takamine Jokichi，高峰让吉）解决了自公牛肾上腺中提取分离肾上腺素的难题，在获得较高收率的同时，将这种提取出来的结晶命名为 adrenaline，肾上腺素是第一个用于治疗目的的激素。至 20 世纪初，化学家已经能够熟练采用从动物体中提取和浓缩有效成分并用于治疗目的的方法，如 1912 年分离纯化胰岛素，1914 年从动物甲状腺中水解得到甲状腺素结晶，1929 年从妊娠马尿中提取分离并纯化出结晶状态的雌酮，1930 年分离得到睾酮，1934 年分离得到黄体酮。

从天然动植物中分离再到合成其有效单体化合物，是从鸦片开始的。鸦片在民间使用的历史悠久，直到 1805 年，21 岁的德国药剂师 Fried rich Sertrner 从罂粟中首次分离出单体化合物吗啡（morphine），并从临床中验证其为鸦片镇痛的有效成分，开创了从民间有效的天然产物中寻找活性产物的先河，及至 1950 年成功全合成吗啡。1821 年科学界把这些产品即从植物中提取的，对身体具有不同功效的氮基有机化合物统称为"生物碱"，之后欧美科学家从世界各地民间用药的天然产物中提取分离到吐根碱（emetine，1817 年，法国），马钱子碱（vauquline，之后 4 年实现化学合成），为番木鳖碱的二氧甲基取代物；番木鳖碱（strychnine，比马钱子碱毒性强）。咖啡因（caffeine，1819 年，德国），尼古丁（nicotine，1828 年，德国），地高辛（digoxin，1930 年，英国），阿托品（atropine，1831 年，德国），可卡因（cocaine，1859 年，德国）等。从化学或医学相关工作中偶然发现的新药，如硝化甘油（nitroglycerine or trinitrin，1847 年，意大利）、石炭酸（phenol，英格兰）等。尽管有些发展中国家也在努力想跟上欧美先进国家的步伐，但由于主客观条件所限，植物有效成分研究结果往往止步于半成品即粗提物，即便个别情况分离出单体，但难于对单体进行人工化学合成及做进一步的分析鉴定，如在中国治疗疟疾已有 2000 多年历史的中药常山，20 世纪 40 年代中期中国的张昌绍（C. S. Jang）教授，发现常山的粗提物有抗疟和解热作用，便按照生物碱的提取方法，分别对常山的根和叶进行了提取，得到两个新化合物常山碱（febrifugine）和异常山碱（isofebrifugine），然而，1949 年美国某药厂的研究人员从常山粗提物中不仅分离得到常山碱，而且 1950 年确定其结构，1952 年化学全合成常山碱。

2. 以医院临床药效为导向，发现药物新用途的化学药物研发

20 世纪 50 年代后，大量新药被制造出来，医生手上有了较多药物可以用于临床疾病的治疗，同时也发现了很多药物在治疗人体疾病时的新用途，为药理学研究和新药研发提供了方向和目标。

📖 示例1：从抗组胺（过敏）药发现其抗精神病新用途

1950 年，法国罗纳·普朗克公司（Rhône-Poulenc Laboratories）的化学家卡本提（Paul Charpentier）和药理学家库瓦瑟（Simone Couvoisier）以及他们的同事，在合成抗组胺药物异丙嗪（promethazine）的基础上，又合成了类似化合物氯丙嗪（chlorpromazine）。1952 年，在巴黎著名的军队医院 Valde Grace 工作的外科医生拉伯里特（Henri Laborit，1914—1995 年），正在进行一项减少手术病人因麻醉而导致休克的研究。他使用了通常对抗过敏的抗组胺药异丙嗪，病人显得平静、放松。当他要求罗纳·普朗克公司合成更多的化学结构类似物后，后者送来了氯丙嗪。拉伯里特惊奇地发现，氯丙嗪具有更强的镇静作用，当病人使用氯丙嗪后，术中病人处于中枢抑制状态，手术可以使用更少的麻醉剂，而且不用术前使用巴比妥和术后使用吗啡，病人术后也能得到更快的恢复。另一所医院的精神病学家丹尼克（Pierre Deniker）对此产生了浓厚的兴趣，并产生与拉伯里特合作意向。于是拉伯里特和丹尼克向医院提出，将氯丙嗪用于精神病的治疗建议，最终医院领导接受了这个建议，在巴黎圣安妮医院开展氯丙嗪治疗精神病的临床试验。试验结果极为出色，那些躁狂的病人在服药后表现与常人无异，结果当年就发表了氯丙嗪抗精神病的临床试验结果，在医学界引起了轰动，继精神病的休克和胰岛素治疗之后，他们开启了精神病的化学药物治疗时代，拉伯里特也因此被称为精神药理学之父。大约 20 年后，即 1972 年，格林加德（Paul Greengard）的实验室，首次发现氯丙嗪的作用与多巴胺 1 受体（D_1R）有关，又一个 20 年之后，人们发现，该药更多的是通过 D_2 受体（D_2R），而不是之前所提到的 D_1R 发挥效应的。

📖 示例2：研发抗心绞痛药得到治疗阳痿的药

枸橼酸西地那非，俗称"伟哥"。美国某医药公司开发此药的最初目的是用来治疗心绞痛，但是试验结果却非常令人失望，于是公司停止了临床试验，并召回所有试验药。然而，参加试验的男性病人不愿交出他们手中的药品，甚至向医生索要更多的药物。事情的原委最终被揭露，原来该药有一个"副作用"——促进阴茎勃起，研究者如同发现了新大陆，转向研究它的这个"副作用"。研究发现，当男性受到性刺激时，大脑会向阴茎内的非肾上腺素能非胆碱能（non adrenergic non cholinergic，NANC）神经元发送信息；NANC神经元末梢含有一氧化氮（nitric oxide，NO）合成酶即一氧化氮合酶（nitricoxidesynthase，NOS），进而合成NO并释放到细胞外液；NO作为细胞的第一信使，使细胞的第二信使环磷酸鸟苷（cyclic guanosine monophosphate，cGMP）生成增加，cGMP使阴茎海绵体血管平滑肌松弛，快速增加阴茎血管的血流量，使阴茎迅速勃起。进一步实验发现，伟哥主要通过降低阴茎组织中的磷酸二酯酶-5（phosphodiesteras-5，PDE_5）活性，抑制cGMP的降解，从而发挥促进阴茎勃起并持久的功效。伟哥在血流中停留4小时左右，然后被肝脏代谢，肾脏排泄。就这样，美国某医药公司歪打正着，开发出了治疗勃起功能障碍或抗阳痿的新药。

📖 示例3：抗抑郁药的发现和研发来自于抗结核和降压药的临床观察

20世纪50年代初，临床医生观察到一种现象，在用抗结核药异丙烟肼（iproniazid，异丙肼）治疗战后结核病人时，结核病尚未治好，但病人的郁闷心情得到了改善，结核病人的情绪提高；结合另一观察结果，治疗高血压的天然产物蛇根碱即利血平（reserpine）药物，在获得降压疗效的同时，出现了抑郁症副作用。药理学家们分析：已知异丙烟肼为分解代谢去甲肾上腺素（norepinephrin，NE或noradrenaline，NA）、多巴胺（dopamine，DA）和5-羟色胺（5-hydroxytryptamine，5-HT）等单胺类物质氧化酶的抑制剂，使单胺类物质增加；利血平可以清空或减少这些单胺类物质的储存（减少单胺类物质）而发挥抗高血压作用，由此产生了单胺抑郁假说：利血平使中枢神经系统的单胺类物质减少，引起抑郁症；异丙烟肼提高单胺类物质的浓度，产生抗抑郁效果，由此，异丙烟肼作为首先被发现的第一代抗抑郁药诞生。那么，单胺类物质中哪个是主要成分？精神药理学家们检验了78位以非常暴力自杀的人，如从桥上跳下去或在火车前面卧轨，发现他们脑中5-羟吲哚乙酸（5-HT在体内的代谢产物）的含量极低，提示5-HT至少在非常暴力抑郁病人的体内很低。在这一假说的指引下，首先想到的是从能作用于中枢神经单胺递质、便于快速成药的前药寻找抗抑郁药，于是很快发现，可以从合成氯丙嗪（具有抗精神病作用）的中间产物入手，研究抗抑郁药，因为氯丙嗪能够拮抗单胺类物质，因此，很多氯丙嗪合成过程中的三环类药物如丙咪嗪、多虑平、阿米替林等被发现，具有明显的抗抑郁效果，之后，三环类抗抑郁药上市。

3. 针对病原体，研发化学药物

因为显微镜的发明，医生可以发现导致感染性疾病的微小生物即病原体，进而针对病原体的化学新药研发就此展开，并且犹如雨后春笋蓬勃发展，有趣的是，研发伊始颇具巧合，仅以磺胺和青霉素的发现故事为例。

📖 **示例 1：百浪多息的发现**

从战场退役回来的德国医疗兵多马克（Gerhard Johannes Paul Domagk，1895—1964 年），决定从事科研工作，以期研发一种能够挽救更多遭受战伤感染并夺取士兵生命的"抗菌药"，而且提出，这个"抗菌药"无需杀菌，因为那样会伤害人体本身，只需让细菌效力变弱（后被称为抑菌作用），有助于被机体免疫细胞消灭的学说，不久，拜耳公司就给予他研发"抗菌药"的机会。

实验开始，多马克确定选择感染最常见、最严重的病原体链球菌制造动物模型。他从死于链球菌感染的病人身上采集样本，培养分离后去感染小鼠，目的是找到感染及致死率都是 100% 的菌株。经过几个月的努力，他找了将培养液稀释十万倍后，仍能在两三天内使接种小鼠全部死亡的菌株，至此链球菌感染动物模型成功建立；同时，多马克团队中的化学家约瑟夫·卡莱尔，以多马克提供的化合物母体结构为核心，不断修饰加减基团，合成新的化合物，交由多马克在动物模型上试验。然而 4 年过去了，他们尝试了超过 3000 种化合物，无一例外都失败了。"一条道走到黑"是不行的，多马克想到，埃里希当年发现红色的偶氮染料对锥虫有效，能抗寄生虫，能不能抗链球菌呢？于是开始以偶氮染料为核心开始不断尝试，可尝试了几个月还是屡战屡败。虽然多马克耐心十足，可卡莱尔不开心了，他们的收入是跟药品销售额挂钩的，隔壁寄生虫组不时有新药问世吃喝不愁，自己跟着多马克累死累活却只有基本工资。察觉到团队里的不和谐因素，赫连（苯巴比妥的发现者之一）这个优秀的拜耳管理者再次出马，提议可以加上磺胺基团试试，原因是他早年实验时，给染料分子连上磺胺基团，能增加对羊毛的着色作用，那给偶氮染料分子链加上磺胺（sulfanamide），能不能增加对细菌的亲和力呢？结果连接磺胺基团的偶氮染料物质，虽然体外抑菌试验作用不明显，但是对感染链球菌的小白鼠有治疗效果，1932年，世界上第一个抗菌药——百浪多息（prontosil）诞生。

多马克本意先与附近医院联系进行临床试验，可没想到新药试验来得比预期更早。1935年圣诞前夕，多马克6岁的小女儿不小心摔倒，针头刺入手掌引发链球菌感染，不久后开始发热，手臂肿胀，情况迅速恶化，除了截肢外没有其他挽救生命的办法。面对生命垂危的女儿，多马克心急如焚，绝望之下他试验性地给了自己女儿一剂百浪多息，2天后女儿状况奇迹般地好转，并且几乎没有任何副作用。同年3月多马克发表自己研究结果，虽饱受质疑，但百浪多息疗效很快被一家英国医院所证明，结论是这种神奇的化学药物，可以显著降低链球菌感染相关产褥热的死亡。次年，百浪多息凭借感恩节前夕挽救罗斯福总统小儿子生命而在美国声名大噪，成功打入美国市场。

然而，很多学者对百浪多息在体外试验无效，只在动物实验时有效的结果感到费解。其中，德国巴斯德研究所的药物化学部主管欧内斯特·富尔诺，为了证实百浪多息的疗效，1935年向赫连要了百浪多息的样品，准备了40只小鼠，4只一组，1组空白对照，1组百浪多息，7组巴斯德研究所自己研制的类似物，最后还剩一组，小组成员想与其浪费不如试试磺胺（不连接偶氮染料的磺胺单体），没想到这么一"节约"竟改写了历史，因为10组小鼠中，只有百浪多息和磺胺这两组活了下来，这表明起效的并不是心心念念的染料，而是无色的磺胺。不仅如此，百浪多息在体外无效的问题也迎刃而解，原因是百浪多息被体内生物酶分解释放出磺胺才起的效果。

📖 示例2：青霉素的发现

1928年英国人弗莱明（A. Fleming）在培养葡萄球菌的平板培养皿中发现，在污染的青霉菌周围没有葡萄球菌生长，形成了一个无菌圈，后来研究人员称这种现象为抑菌圈，弗莱明认为这是由于青霉菌能够分泌一种杀死葡萄球菌或阻止葡萄球菌生长的物质所致，并把这种物质称为青霉素。既然青霉素可以杀死葡萄球菌，就有可能杀死能使人致病的其他细菌，但是，弗莱明的这一重要发现在当时并没有引起人们的重视。

直到 1940 年，英国的病理学家佛罗理（H. W. Flory）和德国的生物化学家钱恩（E. B. Chian），通过大量实验证明青霉素可以治疗细菌感染，并建立了从青霉菌培养液中提取青霉素的方法。随后医生第一次用青霉素救治一位患败血症的危重病人，使当时无法治疗的败血症病人恢复了健康。于是，青霉素一时成了家喻户晓的救命药物，当时的价格比黄金还要贵，为此，他们三人共同获得了 1945 年的诺贝尔生理学和医学奖。

科学家进一步研究发现，青霉素的杀菌机制主要是抑制细菌细胞壁的形成。这正如把一只小兔子的皮剥掉，小兔子就不能够活一样。细菌细胞壁被破坏，细菌就不能够繁殖，从而达到抑制细菌和治病的效果。在研究青霉素的化学结构与药效关系即构－效关系中发现，青霉素分子由两部分组成，一是由一个四元环与一个五元环并在一起所组成的分子活性部分，称为"母核"，即 β－ 内酰胺环结构，它是青霉素抗菌活性的关键部分，如果四元环被破坏而打开，青霉素就失去了抗菌活性；另一部分是与之连接的侧链。研究发现改变侧链的结构，可以使母核稳定，增加耐受致病菌破坏的能力，同时还可以扩大抗菌谱，增加耐酸性，使之可以口服，在一定程度上也可以减少过敏。因此，通过对青霉素 β 内酰胺环的结构改造，合成了众多半合成青霉素，极大提高了青霉素药效和治疗作用，产生了巨大的临床应用价值。与此同时，在青霉素工业生产中又发现了另一类重要的抗菌素——头孢菌素。很早以前就发现，在使用青霉菌发酵青霉素时，发酵液中多多少少的还同时有与青霉素类似的另一种抗生素——头孢霉素，它们在结构上与青霉素有许多相似之处，均由类似的母核与侧链组成，不同之处是母核结构有差别，青霉素母核的五元环在头孢霉素母核上为六元环，它们是青霉菌产生的孪生兄弟。同样头孢霉素也可以将侧链切掉，获得母核，然后再接上一个新的侧链，获得半合成头孢霉素。头孢霉素比青霉素更稳定，可以口服，它的过敏反应低，抗菌谱广，病菌的耐药性小，在临床上得到广泛应用。

通过青霉素的发现过程，人们认识到可以从微生物中寻找抗其他微生物的物质，为人们寻找新的抗病原体药物开辟了思路和途径。于是，1944 年瓦克斯曼（Selman Waksman）从灰色链霉菌中发现了链霉素，开辟了利用放线菌生产抗生素的途径。随后在微生物中发现了许多具有杀灭和抑制其他微生物发育和代谢的物质，称为抗菌素。有的抗菌素还可抑制肿瘤细胞的发育和代谢，人们干脆将之统称为抗生素。青霉素的液

71

体深层发酵技术和设备的工业应用及新的抗生素的不断发现，使抗生素工业迅速发展，20 世纪 60~80 年代是抗生素新药研发的高峰年代，到目前为止从微生物中发现的抗生素有 2000 多种，可以工业生产并在临床上应用的抗生素有近 100 种。

4. 模拟细胞相关功能大分子，研发生物技术药物

生物技术药物（biotechnological drugs），是在 20 世纪末至 21 世纪初逐渐发展的，以发酵技术、细胞培养技术、酶技术及基因技术等生物技术为基础，通过发酵工程、细胞工程、酶工程和基因工程制得的药物，分子量在 3 万 ~ 18 万 D 之间，又名"生物大分子药物"。生物大分子药物往往是自然状况下存在于体内而非"外来物质"、具有生理功能并被有意地开发成药物如生长激素（GH），或是以此为基础开发的抗体药物、基因重组蛋白质药物、疫苗等，像细胞因子，如重组 I 型干扰素（IFN-tau）；纤溶酶原激活剂，如人组织型纤维蛋白溶解酶原激活剂（tPA）；重组血浆因子，如重组人凝血因子 Ⅶa；生长因子，如重组人表皮生长因子（hEGF）；融合蛋白，如瑞特普酶即重组双功能水蛭素 12 肽 – 瑞替普酶（rPA）融合蛋白；通过调节细胞通路以改变 G 蛋白偶联受体（GPCR）功能的人工改造受体，如仅由叠氮平 –N– 氧化物（clozapine-N-oxide，CNO）激活 G 蛋白抑制型 Gi 的受体药物；疫苗和单抗等，它们主要用于防治肿瘤、心血管疾病、传染病、哮喘、糖尿病、遗传病、心脑血管病、类风湿关节炎等疑难病症。抗菌药物，如膜受体干扰剂、膜泵蛋白抑制剂、细菌蛋白质合成抑制剂等复方制剂；抗病毒药物，如抑制病毒吸附、穿入或脱衣壳，抑制病毒酶和亲代基因转录，抑制病毒 mRNA 的翻译，干扰病毒 RNA 基因组合的抑制剂，以及抑制病毒 DNA 的复制药物等。

生物大分子药物的优势在于，一般研究和生产成本低、选择性强、对于适用病人来说药效显著。如 Genentech 公司，利用重组方法如新型发酵技术生产的组织型纤维蛋白溶酶原活化剂（tPA），可用于血液凝块导致的心肌梗死和缺血性中风，尽管 tPA 只对 2%~8% 的中风病人有用，但仍创造了 20 亿美元的年销售额。因其为人体组织中的蛋白质，作用机制明确，所以无需额外的基础研究花费，降低了新药开发的材料和时间成本。又比如，Eisai 和 Biogen 公司合作研发的、可在阿尔茨海默病（AD）早期去除大脑淀粉样蛋白斑块的抗体药物—— Leqembi，并将其定价为 2.65 万美元 / 年。Leqembi 就是一种人源化免疫球蛋白 G_1（IgG_1）抗淀粉样蛋白 β（Aβ）单克隆抗体，能够

选择性结合以中和及清除可溶性毒性 β 淀粉样蛋白聚集体。虽然临床证明只有服药 1 年半才可减缓 27% 记忆力和思维衰退，帮助处于 AD 早期阶段的人们保持心智，但是，基于正电子发射断层成像（PET）测量的淀粉样斑块负担减少随机对照临床试验的结果，美国食品药品管理局（FDA）还是通过加速审批途径批准了该药物用于治疗 AD。

生物大分子药物的不足在于，一是药效发挥有时效性，如 tPA 必须在发病后的 3 小时给药，且仅在 4.5 小时的时间窗内能有效溶解血栓，其疗效来得快，去得也快，药效很难维持，而且，由于对生物大分子在个体内的作用剂量不同，若临床应用不够谨慎，可能增加 tPA 自身引起大出血的风险，所以，如何发挥 tPA 的最大效益，是对临床医生技术水平的考验。二是容易发生药物不良反应，比如治疗 AD 的药物 Leqembi，最常见的副作用是淀粉样蛋白相关影像学异常（ARIA）、头痛和输注相关反应，ARIA 最常见的表现为大脑区域的暂时性肿胀和积液（ARIA-E），并且可能伴有大脑内部或表面的小出血点及浅表铁质沉着症（ARIA-H），有些人可能会出现头痛、意识模糊、头晕、视力下降、恶心和癫痫发作等症状；输注相关反应包括流感样症状、恶心、呕吐和血压变化，尤其是有些生物制品会发生严重的、速发型的不良反应（见后段药品不良反应论述）且难以预测；曾有人模仿可溶性肿瘤坏死因子（TNF）受体依那西普（Amgen 公司生产）发挥抗炎作用的开发思路，设计使用白细胞介素 1（IL-1）可溶性受体 - Ⅱ 来控制炎症，即将 IL-1 可溶性受体 - Ⅱ 注入体内，与机体中的致炎因子 IL-1 结合，使后者失活的短期验证试验，结果却在败血症验证试验中出乎意料地提高了死亡率。之前没人知道这个可溶性受体，并非像 TNF 受体一样可以中和 TNF，IL-1 可溶性受体 - Ⅱ 不是 IL-1 的中和剂，而是作为一个额外的储存器或水槽，只与 IL-1 短暂结合，随即便释放它产生严重的全身炎症反应，造成破坏性后果。IL-1 可溶性受体 - Ⅱ 不仅没使 IL-1 的含量减少，还使其作用增强，此结果不仅令人无法预测而且非常出乎意料。三是给药不便。蛋白质分子可被胃肠道系统降解，所以，生物制品通常只能注射给药。四是生物大分子药物的制备技术较难，且对药物产生的效应影响较大。生产过程必须确保生物制品的绝对纯度，如果利用价廉的细菌发酵生产，就必须要保证生物制品中不含有天然的内毒素，否则会引起发热和诸如炎症的不良免疫反应。此外，制品中也不应该含有其他的杂蛋白，因为杂蛋白会以无法预料的方式作用于人体免疫系统，可能引起病理性免疫反应的同时，妨碍机体对正常效应蛋白的识别和反应。

5. 参考物质的辐射性能，研发放射性治疗药物

这是一类 20 世纪 80 年代发展起来的药物，为用于机体内进行医学治疗的含放射性核素标记的化合物或生物制剂。进入机体定位的核素释放的射线，通过直接作用即放射性的粒子直接和靶原子发生作用，产生电离和激发而发生生物学的改变；间接作用即发射射线的高能粒子和靶原子受刺激的电子相互作用，产生自由基，导致靶原子细胞发生生物学改变，从而发挥如杀死肿瘤细胞的作用。现代研究发现，适宜剂量的放射治疗药物，不仅可以杀死肿瘤细胞，还可以激发正常免疫功能，例如，同济大学核医学研究所余飞教授团队研究发现，能释放 α 射线（一种带正电荷的氦离子）的放射性核素砹 211（^{211}At），可在杀灭肿瘤细胞的同时提升人体免疫功能，这意味着 α 射线能够高效地促进抗肿瘤免疫应答，具有从免疫途径发挥更强大抗肿瘤效应的潜力。据此，该团队开发了一种"基于阿尔法射线的免疫协同疗法"，放射性核素注射到试验小鼠体内后，直接高效杀伤肿瘤，与免疫治疗协同后可实现"1+1 > 2"的效应，可有效抑制肿瘤转移复发，而且，体内安全性评估结果表明，该疗法不影响肝肾功能，对重要组织器官（心、肝、脾、肾、肺）没有损伤，未来有望进一步运用到晚期癌症病人，为其提供新型治疗模式。

（二）基于受体的经典化学药物研发

1. 经典药物研发模式及示例

以药物作用的受体为对象研发新药，也被称为经典药物研发模式。经典药物研发模式始于小分子药物如化学药的研发。该模式首先根据生理学和病理生理学发现的受体及其内源性配体，确立药物作用的受体后，进而从化合物中筛选先导化合物，对具有研发前景的先导化合物进行化学修饰，选择作用特异性好、副作用小的小分子化合物，将其研发成新的化学药物（小分子化学药物，一般指分子质量为 300~400D 的化合物）。随着药理学和化学的极大发展，为化合物 – 药理学研究奠定了基础。进入 20 世纪 80 年代，凭借现代科学技术的飞速发展，从核酸测序、氨基酸测序到蛋白质结构域解析，对遗传信息和功能蛋白的认知不断深化，众多细胞受体被发现例如：①细胞膜上 G 蛋白偶联受体（G protein coupled receptors，GPCRs），包括神经递质受体，除乙酰胆碱 M 类和肾上腺素类受体外。如多巴胺类、5- 羟色胺类、腺苷类、组胺类、前列腺素类、内皮素类等受体。神经肽受体如血管紧张素类、缓激肽类、速激肽类、阿片类等受体。②配体门控离子通道受体包括 γ– 氨基

丁酸（γ-GABA）、谷氨酸/门冬氨酸、ATP/ADP 等受体。③酶活性受体如胰岛素/胰岛素样因子受体表皮生长因子受体等。④细胞核内受体如甾体激素、甲状腺素受体等。⑤以上受体的内源性配体也被一一提示。并且还发现：同一型受体的不同亚型，受体类别也不同，如 5-HT 型受体中，一些 $5-HT_1$、$5-HT_2$、$5-HT_4$ 等亚型，属于具有 7 次跨膜结构、细胞转导较慢的 G 蛋白偶联受体，$5-HT_3$ 则属于细胞转导较快的 Na^+、K^+ 电导的配体门控离子通道受体；乙酰胆碱能神经的 M 胆碱受体属于 G 蛋白偶联受体，N 胆碱受体则属于 Na^+、K^+、Ca^{2+} 电导的配体门控离子通道受体；不仅一种受体有多种信号转导方式，而且一个细胞有多种受体。根据已认知的细胞受体、信号转导和效应的靶分子，药理学指标从人或动物的整体反应到离体组织器官观察，再到细胞、亚细胞观察，直至功能蛋白分子与基因核酸的鉴别与检测，药物作用靶标越来越精细，使得药物化学工作，可以根据构-效理论，采用计算机模拟创制功效化合物。药物分析方面，能根据物质分子的光、电、热、声和磁等现象，采用各种高精尖仪器进行，如极谱和库仑等电分析方法，红外、紫外、X 射线等光谱分析方法，热重量和差热等热分析方法，超声波检测的声波分析方法，核磁共振等磁波谱分析方法以及色谱层析和质谱分析方法等，使化合物的创制、鉴定、定量、制剂越来越精准且容易实现，数以百万计所形成的化合物库，可供新药研发而用，因此，越来越多的化学药物因需要而被生产出来应用于临床。

这时的药理学家已不满足于认知药物作用于细胞，干预细胞膜、细胞器，导致细胞恢复生机或萎缩、溶胀、破裂、死亡，而想要也有能力不断研究药物作用于细胞的什么部位、什么大分子如核酸、蛋白质？这些大分子的化学组成、平面与拓扑结构是什么样？并且有着怎样的物理、化学及生物学特性。新药研发中的先导化合物，就是根据相关的细胞大分子物质如功能蛋白的结构和理化特性，如有目的地从已有的化合物中筛选或合成、可能与细胞大分子结合的新的小分子化合物，研究其如何与细胞大分子发生亲和及相互作用，并且确定该化合物与大分子亲和的位点，发生亲和相互作用后，能否使大分子物质发生变构而产生活性，活性的性质（如兴奋或抑制）是什么？若不同结构的化合物与细胞大分子结合的位点不同，产生的细胞活性反应有什么异同？这就要求新药研发的药理学家不仅要有扎实的医学基础，针对作用靶点还应该始终具备化学思维，想象药物分子与靶点的作用方式；药物化学家始终以药理学家提出的靶点为己任，围绕靶点大分子结构，筛选或合成相关化合物，进行药理实验验证。尽管目前西药药理学科很多被划分在基础医学体系，药物化学学科隶属药学专业领域，但 20 世纪前，西方新药研发的药理学家和药物化学家们却是牢牢地捆绑在一起，为了同一个目标，步调一致地进行新药研发。可以想象，一个头脑中具有化学至深思维的药理学家，不仅会与药物化学家无缝衔接，紧密配合，而且可以提升发现新药的效能，如此便很少出现对受体、酶蛋白等大分子的化学，尤其是空间立体结构的重视程度和基础知识掌握不够，对于小分子化合物结构亲和大分子的位点想象力不丰富，只能被动采用药物化学家分离提纯的单体化合物，对靶点进行运气筛选实验，以期碰到有开发前景的先导化合物而出现的知识欠缺和研究脱节问题，最终很难发现高效化合物。以下举几个经典模式的药物研发示例，说明在新药研发过程中，神经递质及受体的生理学与药理学相互促进与发展，对于新药研发的推动作用。

📖 示例1：基于肾上腺素能神经 β 受体阻断剂的新药研发

1948 年，美国乔治亚州医学院的阿尔奎斯特（Raymond P Allquist）提出了一种假说，他认为在体内存在两种肾上腺素受体，并将其命名为 α 受体和 β 受体。受聘于英国帝国化学工业集团（Imperial Chemical Industries，ICI）的首批药物研究员格拉斯哥大学的年轻讲师布莱克（James Black，1924—2010 年，苏格兰）爵士，对阿尔奎斯特的观点深信不疑，通过实验他发现，去甲肾上腺素（noradrenaline）在 β 肾上腺素能受体上的过渡作用是引起高血压的一个重要原因，并且证实 β 受体阻断剂有降血压作用。于是，从 1952 年开始着手寻找 β 受体阻断剂，终于，1962 年他主导研发的、世界上第一个用于临床的 β 受体阻断剂——普萘洛尔在 ICI 诞生了，成为目前降低心脏病和中风发生进而挽救成千上万生命的一种重要的药物。

在开创了 β 受体阻断剂之后，同样基于受体亚型理论，1972 年，布莱克又创制了第一个组胺 H_2 受体阻断剂——西咪替丁，开启了 H_2 受体阻断剂新药研发的时代。之后，生理学家们在此基础上又发现了许多 β 受体亚型及其分布、功能和作用机制，许多选择性更高的 β 受体激动剂和抑制剂应运而生，如不同于普萘洛尔同时阻滞 β_1 和 β_2 受体，药理学家根据受体亚型，研发出了主要存在于心脏的 β_1 受体阻滞剂如美托洛尔、阿替洛尔等，在降低心肌收缩力、减慢心率的同时，又减少了由于 β_2 受体（主要存在于支气管等组织细胞）被阻断，可能导致的支气管收缩而引发哮喘的风险；能更好地降低血压的 β 和 $α_1$ 受体阻滞剂卡维地洛等；还研发了选择性更高的 β 受体激动剂，如主要分布于心脏，可增加心肌收缩性，自律性和传导功能的 $β_1$ 受体激动剂多巴酚丁胺；主要分布于支气管平滑肌和肥大细胞表面，可舒张气道平滑肌、减少肥大细胞和嗜碱性粒细胞脱颗粒及其介质的释放、降低微血管的通透性、增加气道上皮纤毛的摆动等缓解哮喘症状的 $β_2$ 受体激动剂如沙丁胺醇等。也逐渐搞清了药物作用于 β 受体的一些机制，如 β 受体的信号传导通路——蛋白激酶 A（protein kinase A，PKA）通路：当 β 受体与 G 蛋白结合，激活腺苷酸环化酶（adenylyl cyclase，AC），使三磷酸腺苷（adenosine triphosphate，ATP）转化为环磷酸腺苷（cyclic adenosine monophosphate，cAMP），导致细胞内 cAMP 水平增高，cAMP 激活 PKA，PKA 可以磷酸化多种蛋白质，包括 L 型 Ca^{2+} 通道，促进 Ca^{2+} 内流，使细胞内 Ca^{2+} 浓度升高，导致肌肉收缩力增强；使受磷蛋白（phospholamban，PLN）磷酸化，则可以通过减少 PLN 对 Ca^{2+}–ATP 酶的抑制作用，增加肌浆网膜上 Ca^{2+}–ATP 酶对于 Ca^{2+} 的摄取，进而维持肌浆网内外 Ca^{2+} 浓度梯度，增强心肌细胞的 Ca^{2+} 循环，促进 β 受体兴奋时对于肌肉产生的收缩作用。若药物阻断 β 受体与 G 蛋白结合，则导致心肌与血管平滑肌舒张，心率减慢，血压下降。

📖 示例 2：基于乙酰胆碱受体的新药研发

自从洛伊实验得知，乙酰胆碱（ACh）是一种神经递质，之后又发现 ACh 受体，并且，生理学研究结果表明，ACh 不仅可以兴奋心肌，也是骨骼肌 – 横纹肌和平滑肌的激动剂，然而不同效应的产生决定于神经递质作用的受体。于是，进一步采用外源性配体或化合物对不同类型肌肉的收缩作用进行测试实验，首先发现了能与烟碱即尼古丁（nicotine）结合、产生骨骼肌收缩和中枢神经系统兴奋的烟碱型 ACh 受体（nicotinic receptor，N 受体），即参与骨骼肌收缩的受体与脑中结合的烟碱受体来自于同一家族；接着，通过肠道平滑肌收缩实验发现了能与某些毒蘑菇生物碱（muscarine，毒蕈碱）结合的、使内脏平滑肌产生兴奋收缩的毒蕈碱样 ACh 受体（M 受体）。按照类似的实验方法，化学家合成了很多这些受体的选择性配体（化合物），来充当激动剂和拮抗剂，陆陆续续发现了几十种 ACh 受体亚型。而且发现，与 N 受体一样，M 受体并非只存在于外周，中枢神经系统也有，这些受体亚型成为新的药物靶点，通过选择不同亚型的 ACh 受体作为药物靶点发现了不少新药。如人们在阿尔茨海默病病人的脑部尸检中，发现与记忆有关的海马体中神经递质乙酰胆碱的含量，明显低于正常人脑中的含量；并且发现中枢神经系统中存在多种毒蕈碱受体，其中已证实 M_1 受体功能弱化与阿尔茨海默病的发生有关。对此，研发治疗阿尔茨海默病的新药，从神经递质和作用受体两个方面出发，一方面研发胆碱酯酶抑制新药如氢溴酸加兰他敏、多奈哌齐等，减少神经突触间隙的乙酰胆碱被胆碱酯酶降解，提升乙酰胆碱浓度；另一方面，研发神经元突触后膜 M_1 受体激动剂如占诺美林（xanomeline oxalate），临床试验表明，这两类药物一定程度上都能够提高老年痴呆症病人的记忆。另外还发现像 M_3 受体拮抗剂，可用于手术前的内脏平滑肌松弛；M_3 受体激动剂可用于增加唾液和胰液分泌等，这些新药都是跟随 M 受体亚型的发现而研发的。

📖 示例 3：基于多巴胺受体的新药研发

在早期只知多巴胺能神经功能亢进是精神分裂症的主要发病机制，但尚未认识到多巴胺受体亚型的作用情况下，氯丙嗪是当时最常用的抗精神分裂症的药物。长期临床观察发现，氯丙嗪确实强有力地控制了精神分裂症的"阳性症状"，像妄想、幻觉和行为怪异，然而，它们对精神分裂症病人的"阴性症状"，像情感淡漠、生活懒散、兴趣缺乏、少言少语，既不乱打也不吵闹等"阴性症状"疗效较差，这些"阴性症状"却可使本来已经受到很好控制的病人出现反弹。现在原因已知，精神分裂症发病机制的因素之一是多巴胺 2 受体（dopamine receptor–2，D_2R）兴奋性增高，阻断 D_2R 是抗精神病药物重要的作用机制。若只强力阻断 DR，对 D_2R 和 D_1R 没有选择性，不仅影响治疗效果，还常常因中枢神经系统的胆碱能神经功能突显，出现诸如节律性震颤、肌肉僵直及运动迟缓等帕金森样椎体外系反应。那么如何做到既保留或增强抗精神病疗效的同时，又减少运动障碍症的发生即改善治疗指数，强生和礼来公司科学家们研发出了利培酮（risperidone）。利培酮是一种强 $5-HT_{2A}$ 受体和相对弱的 D_2R 拮抗剂，其通过阻断中脑 – 边缘通路的 D_2R 而缓解阳性症状；又通过阻断中脑 – 边缘通路突触前膜上 $5-HT_{2A}$ 受体，引起多巴胺脱抑制释放，从而激动前额皮质背外侧部的 D_1R，产生多巴胺效应，改善阴性症状和认知障碍；还可激动前额腹内侧部的 D_1R，改善抑郁症状，并且，因阻断 D_2R 的作用较弱，椎体外系不良反应较氯丙嗪低。化学创新在创造出新药的同时改变了传统药的不良反应。

比如，1957 年，波兰学者 Oleg Hornykiewitz 等在对来自 180 名帕金森病人尸检材料的研究中发现，病人基底神经节尾状核和壳核（位于脑干，引发动作）中的多巴胺的含量远远少于正常人。之后，药理学家们发现了中枢神经系统中的 DR 及其亚型，进一步的研究发现，与精神分裂症发病机制不同，虽然，帕金森与精神分裂症发病机制涉及的均是 D_2R，但是，精神分裂症为神经递质 DA 和 D_2R 功能增强，帕金森病则不仅表现为神经递质 DA 的不足，其 D_2R 功能也减弱，据此，精神药理学家们提出，一是使用左旋多巴来弥补病人体内中枢神经递质多巴胺的缺乏（因为对血–脑屏障的化学亲和力不同，左旋多巴比多巴胺更易进入脑组织，并在脑组织中转化为神经递质多巴胺）；二是使用 D_2R 激动剂如溴隐亭、卡麦角林等来产生与体内天然多巴胺相似的生理效应，用以治疗帕金森病。临床使用结果表明，虽然通过服用弥补中枢神经递质 DA 或增强 D_2R 功能的药物，可以在 15~20 年的时间里减轻病人节律性震颤及肌肉僵直等症状，但是却不能治愈或延缓病情。随着对帕金森病生理病理认识的不断深化，科学家们发现，帕金森病的发生不只是多巴胺递质和受体的问题，而可能是产生多巴胺的神经细胞区即脑黑质区炎性星形胶质细胞增加，释放炎症因子，引起该区神经元炎症，导致多巴胺能神经发生退行性病变，无法产生生理数量的多巴胺递质有关。实验发现，神经型 N– 乙酰胆碱受体 α7 亚型（即 nAchRα7）的激动剂，可以通过迷走神经路径，抑制炎症细胞释放炎症因子，产生抗炎作用，保护多巴胺能神经元，从而改善因多巴胺不足导致的帕金森病，因此，nAchRα7 激动剂的新药研发就如火如荼地展开。鉴于认知障碍及精神分裂症，也与相关神经通路的炎症损伤有关，故目前 nAchRα7 激动剂如 PNU282987，已用于治疗帕金森病、认知障碍及精神分裂症的临床试验。

2. 经典药物研发模式的利与弊

有些新药研发者认为，经典模式开发新药有利有弊，有时甚至会弊大于利。

利：直观真实。当对一种药物进行动物实验来观察该药的效应时，我们通常能够很快地看到药物对靶器官的作用，并且能够在症状出现之始或是随后不久对其毒性有一个初步了解。

弊：一是这种新药开发模式多只知其然不知其所以然。好比只知道用多巴胺递质和 D_2R 激动剂治疗，但不能告诉帕金森病人脑中的多巴胺神经元和阿尔茨海默症病人脑中的胆碱能神经元死亡的原因及过程。

二是动物模型的局限性。局限性之一是一些特殊动物模型的资源有限，如雪貂呕吐模型（雪貂天生存在一种通过呕吐来对外界噪声作出反应的防御机制），几内亚猪抑郁模型（它们具有和人类相同的 NK-1 受体，而且当幼崽被迫与其母亲分离时产生的喊叫也正是抑郁的典型表现，所以几内亚猪仍是所谓的新型 NK-1 受体类型的抗抑郁药唯一有用的模型），同时，实验花费也大，不可能筛选成千上万的化合物；局限性之二是动物实验或是立体器官灌流实验对化合物量的要求会相当的大，一个动物或器官组织实验需要好几克；局限性之三是效率低，如目前以这种模式挑选的吗啡配体已有 4000 多个，但是大多只是因不良反应有微小改善而疗效降低，没有一个被批准上市或有望上市；局限性之四是与人体效应存在差异，比如在研发多发性硬化症（multiple sclerosis，MS）新药时，普遍采用的是在实验性变态反应性脑脊髓炎（experimental allergic encephlomyelitis，EAE）动物模型上复制相关症状，然而，多个在此动物模型上有效的药物进入临床后却是无效的，从而推翻了该模型适用于多发性硬化症新药研发的观点。

三是生物反应对药物发现带来的消极影响。如新药一旦出现一些药物不良反应，医药公司往往会放弃整个研究项目去尝试与此完全不同的课题，而不是试图去做进一步的化学修饰。

（三）基于靶点的化学药物研发

以生物医学靶标为导向，确定药物作用靶点，研发新的化学药物。该新药研发方式基于反向药理学思路，系靶点→小分子化合物作用模式，或称为"基于靶点的药物发现（target-based drug discovery，TBDD）"，即发现一个有趣的新基因产物，一个新蛋白或编码蛋白的转录子，并把它和某一生理或病理状态联系起来，即构成靶标。有趣的新基因产物，可以运用生物信息学和数据挖掘方法，借助人类基因组计划（Human Genome Project，HGP）和基因组测序技术，找出变异基因与疾病状态的关系，而受损或变异基因的产物就成为供选择的潜在的生物靶标；推测变异基因可能编码的受体，并通过如转基因动物、临床试验等手段，完成生物学原理验证，证明其为靶标，生物学原理验证如应用独特的基于翻译后修饰（post-translational modification, PTM）抗体的亲和免疫富集技术，以及综合性定量蛋白质组学平台，对特定病理条件或相关的已知配体应答状态下的蛋白质表达水平，或蛋白质修饰水平的改变进行精确分析，以鉴别疾病的生物标志物或生物靶标（靶蛋白）。鉴别该靶标后，同一家族的蛋白质也可以推测为可能的潜在生物靶标；之后，进一步通过化合物库源中化合物的虚拟、生物芯片技术和临床试验等手段，完成化学原理验证，进而证明该靶标成为一个新的药物靶点。鉴于药物与机体生物大分子的结合部位，取决于药物分子是否能与生物靶标化学结构或结构中的位点具有亲和力，有时会从试验的未料想的效果如不良反应中获得灵感，推测并验证出新的靶点，创制新的药物；而且，正如合理化药物设计（rational drug design）一样，可以依据生命科学研究中所揭示的，包括酶、受体、离子通道、核酸等潜在的药物作用靶标，或其内源性配体以及天然底物的化学结构特征来设计药物分子，以发现选择性作用于靶点的新药。然而，生物靶标不一定能成为药物作用靶点，人工靶标的化学模拟、模拟物的物理化学特性、组织定居、受体认知与亲和力等都将成为面临的问题。例如，研发新的抗精神分裂症药物很难，首先遇到的问题是建立动物模型不易，不光因为它是多基因靶点疾病，实验动物的疾病状态不好控制，而且无法确定大鼠是否产生幻觉，它是怎样看待自己？怎么办？对此，药学家们想出了另外一种办法，罗氏医药公司赞助并与冰岛的基因/基因组公司 DeCode 合作，对整个冰岛人口所有的精神分裂症病人及其亲属（大约 29 万人）进行基因鉴定后发现，神经调节蛋白如神经调节蛋白 -1（neuregulin-1），是一个化学结构十分复杂的神经生长支持激素，在遗传上与该病有关，可以作为精神分裂症的作用靶标，而且这一发现在 6~12 个月内就在苏格兰人群调查中得到了证实。生物靶标发现了，可此时本应激动的制药业却高兴不起来，因为他们发现很难模拟一个大的蛋白激素能让它进入脑内，并且与其未知的相应受体结合，最终只能宣布，该神经调节蛋白及其受体不能成为药物靶点。同神经调节蛋白 1 及其受体的原因一样，虽然发现与 AD 相关的载脂蛋白 E4（ApoE4/4）及其受体等靶标，但目前仍无法作为药物靶点。

总之，反向药理学研发新药模式，离不开"两个创新"和"一个技术"，即生物学创新和化学创新，以及信息处理技术。

1. 生物学创新：发现生物靶标、确定药物靶点，研发新药

随着细胞分子生物学和细胞代谢化学的深入研究，基础医药学逐渐独立于临床医药学，药物作用部位的研究，开始从细胞生物化学反应的各个环节出发，发现新的靶标和药物靶点，然后进行临床验证模式。

（1）通过核苷酸序列分析，发现和验证药物作用靶点，研发新药 示例如下。

📖👆 **示例1：单基因疾病——囊泡性肺纤维化**

研究发现，在大约 70% 的病人中，囊泡性肺纤维化（cystic pulmonary fibrosis，CPF 或 CF）的起因是发生在一个基因上的微小突变，编码一个囊性纤维化跨膜传导调节因子或蛋白（cystic fibrosis transmembrane conductance regulator，CFTR）的基因缺失了 3 个碱基，导致细胞中间控制水分子转运的 CFTR 结构发生改变，在第 508 位缺少苯丙氨酸，使 CFTR 转运氯离子的功能异常，引起病人支气管黏液增多，管腔受阻，细菌在肺部大量生长繁殖，出现频发的呼吸道感染、呼吸困难，最终使肺部严重充血，肺功能严重受损。该病是一种隐性遗传疾患，父母不发病，其后代 25% 会发病；25% 完全正常；50% 会像父母一样，带有隐性遗传基因。该遗传病可以通过家系连锁分析法来检测，沿着病人的家族谱系可以找到相同疾病的病例，目前尚无特效治疗药物。来自俄勒冈州立大学药学院药学系等单位的科学家们，近日开发出了一种基于临床相关脂质体纳米颗粒（lipid–based nanoparticle，LNP），并用它包装和输送化学修饰的 CFTR mRNA（cmCFTR）进入病人来源的支气管上皮细胞，对 CPF 的治疗产生了一定的效果。

据统计，2021 年美国上市了 72 种核苷类似物（nucleotide analogues，NAS）药物，其中 44 种被 FDA 评为"首创新药"，占比超过 60%。

毋容置疑，基因研究将推动个体化医学形成。目前，人类基因组计划（HGP）已经演变成单体型联盟（Haplotype Consortium），最初研究的人类基因组序列不属于任何个人，所以长的或重要的序列不属于任何"野生型"的个体。遗传变异图谱计划或"国际人类基因组单体型图谱计划"（HapMap），将有助于发现遗传因素对常见病的影响。HapMap 起始于主要组织相容性复合物（major histocompatibility complex，MHC），它的遗传变异会在携带者的免疫系统中出现实质性的后果。据估计，人类可以根据遗传变异性，将基因划分为 1300~2000 个单体型，日本人的基因型是最均一的，而非洲人是基因型最异质的人群，这也反映出任何一个疾病（表型）病人群体都不可能有相同的致病靶点。值得肯定的是，通过对涵盖中国 36 个族群的 58 个样本进行的深度测序和高质量分析，中国科学家已发布了首个中国人群专属的泛基因组参考图谱，不似最初的 HGP，其基因"导航图"主要考虑的是核心共有的基因序列，可以看作为"一维线性"的人类参考基因组，提取的只是一部分特征，相对"简单粗暴"，缺失了许多关键遗传信息，此次"中国版导航图"从每个样本中发现了将近 70M 在传统参考基因组漏缺的新基因序列（这 70M 的遗传信息可能蕴含了科学家一直寻找的肝癌、肺癌、2 型糖尿病、精神分裂症等复杂疾病的遗传基础），和总体缺失约 1.9 亿个碱基对的参考序列，新鉴定了约 580 万个点突变或小变异以及 3.4 万个结构变异，涉及至少 1367 个蛋白质编码的基因序列。正如研究者所言："基因组结构变异大概是生物进化中从微观到宏观演变的关键遗传基础，也是最有可能连接渐变到跃变这个'鸿沟'的进化密码，通过对基因组结构变异的高精度解析和多维度分析，不但能大幅提升'基因型 – 表型'关联分析的功效，而且有可能最终帮助我们理解生命演化中重要性状和功能产生的遗传基础和分子机制。"

　　基因组学的快速发展为药物开发过程中的决策提供了核心和准确的信息，诸如可以提前释疑：这个是正确的靶点吗？是否有临床相关性？这个新基因的组织分布如何？是否收集了一些病理样本，最好是有一种以上族群的关联性研究数据？关键是把表型和基因型结合在一起。比如，在类风湿关节炎病人的关节中，会发现健康和受慢性损害的组织中相对的蛋白质含量和质量上存在很大差别，运气好的话，还会发现有些蛋白质仅在疾病状态下才出现（症状体征现代研究线索），这些蛋白质可能是很好的药物靶点，比如环氧化酶（cyclooxygenase，COX）又称前列腺素的环氧化物水解酶，是催化花生四烯酸转化为前列腺素（导致关节等组织炎症的分子）的关键酶，也是治疗风湿性关节炎的常用药物，COX 抑制剂阿司匹林和布洛芬，以及 COX–2 抑制剂塞来昔布（Celebrex）和罗非昔布（Vioxx）就是这么研发的。

　　如果科学家尚无关于人体的数据，那么就要采用比较医学的方法。动物与人不同，不会抱怨，所以，在疾病的动物模型中，客观表型标志或指标的分析（表型分析是基因间及基因型与环境之间相互作用的产物）是试验成功的关键，只是与人体自我表型鉴别不同，动物实验是先建立指标再通过行为试验验证表型标志。比如，可以通过"基因敲除"（knockout）或"过度表达"

（overexpression）使相关蛋白完全缺失或大量产生，制造各种各样的实验动物即"转基因产品"（转基因动物），用于药物靶点的研究。抗抑郁和镇痛的神经激肽–1（neurokinin-1，NK-1）受体的拮抗剂就是这么发现的：当与肽类物质结合的肽源性 NK-1 GPCR 被敲除后，表型 Weaver 小鼠感受疼痛的阈值发生改变，同时在进攻及抑郁测试中也出现行为变化。比如，针对 GPCRs 逐一开展系统性敲除研究，使药理学家们得知，阻断 β– 肾上腺素能 GPCR 可以降低血压，阻断多巴胺（D_2）GPCR 可以减轻精神病症状，阻断组胺（H_2）GPCR 可以减少胃酸分泌等作用，那么可以逐个敲除 GPCRs 来观察会出现什么样的药理作用。

然而，产生转基因动物的分子遗传技术，多用来分离和影响单个动物模型的单一基因之活性，不幸的是，大多数疾病不是简单的基因类型，它们是多基因型的。对于复杂多基因型疾病的基因类型，科研工作者多采用将过度表达的特定基因及其他低表达或动物模型功能缺陷的基因，与某种复杂疾病的基因类型相匹配，从而发现疾病复杂机制中某环节的某个可能靶标，作为药物研发的试验靶点。例如，鉴于地鼠诸多表型与人类临床症状相似，陈朝阳团队利用蛋白质组学对中国地鼠葡萄糖摄取障碍 2 型糖尿病（T2DM）模型骨骼肌组织进行了分析，鉴定到 38 个差异表达蛋白，其中 14 个蛋白质上调，24 个蛋白质下调，从蛋白质质量变化角度，为骨骼肌胰岛素抵抗和 T2DM 是受多种基因及环境因素影响的复杂代谢性疾病的推论提供了依据。对差异表达蛋白质进一步分析显示其中 5 个蛋白质：5– 羟脯氨酸酶（OPLAH）、谷胱甘肽 S– 转移酶（GST）、微粒体环氧化物水解酶（EPHX1）、蛋白质赖氨酸脱酰基酶 5（SIRT5）、人醛脱氢酶 –1（ALDH1L1）与氧化应激相关，并对这 5 个蛋白质在蛋白质和 mRNA 水平上进行了验证，结果与蛋白质组学分析结果一致。进一步利用人骨骼肌细胞研究发现，敲除 OPLAH，导致细胞活性氧升高、谷胱甘肽（GSH）含量降低，抑制了胰岛素信号通路 PI3K/Akt/GLUT4 关键蛋白的表达，并降低了葡萄糖摄取，产生了适应癌细胞生长繁殖的低糖、缺氧（降低葡萄糖的三羧酸循环，增加其无氧酵解，导致葡萄糖利用减少，代谢乳酸增多）及酸性微环境，说明下调 OPLAH，通过氧化应激可以导致骨骼肌胰岛素抵抗和葡萄糖摄取障碍，因此，OPLAH 蛋白可能成为 T2DM 的新治疗靶点。

示例 2：5-HT$_6$ 受体的发现

已知 5-HT 受体是很好的一类药物靶点，鉴于"同一家族的蛋白质也可以推测为可能的潜在生物靶标"的提示，化学家根据药物构－效关系原理，制备出一系列含有一个吲哚环（就像 5–HT 自身一样）的化合物和在三维结构上与其相似的功能基因，通过数据挖掘技术，分析来自基因序列可能的氨基酸序列，以及基于其预想和假设的潜在化学结构，以此方式，科学家发现了一个新的受体，命名为 5–HT$_6$ 即同类 5–HT 受体家族中的第 6 个成员。通过此方法，目前已发现有 8 种受体，至此都只是从电脑上发现的一段可能的核苷酸序列，再通过"原位杂交"技术，即如果知道一段序列，就可以合成一个能在 mRNA 上与该序列相结合的"核苷酸探针"，不管 mRNA 在何时何地出现，都很容易通过"核苷酸探针"找到被其天然编码的受体，探针用荧光进行标记，可以在显微镜下进行观察。5–HT$_6$ 受体在大脑中的分布定位研究发现，它们位于对记忆功能非常重要的、被称作"海马体"的区域。如果海马体的胆碱能神经末梢受到损伤而遭破坏，记忆功能便会减退，同时 5–HT$_6$ 受体也会消失，说明 5–HT 可能通过 5–HT$_6$ 受体，影响乙酰胆碱的释放。

为了搞清楚 5–HT$_6$ 受体究竟对海马体乙酰胆碱的释放是增强还是抑制作用，科学家们注射了一种特别用于下调（减少 5–HT$_6$ 受体数量）的"反义寡核苷酸"，但却在微透析分析中得到增加乙酰胆碱释放的结果，从而得出结论：5–HT$_6$ 受体通常抑制乙酰胆碱释放，而该受体的拮抗剂会增加乙酰胆碱释放并提高记忆力。随后，运用莫里斯水迷宫（Morris Watermaze）实验，一种用来衡量大鼠空间记忆的行为研究表明，针对 5–HT$_6$ 受体的抗转录（减少 5–HT$_6$ 受体数量）治疗（注射"反义寡核苷酸"），同样可以增强小鼠／大鼠的认知能力。至此，记忆增强药 5–HT$_6$ 受体拮抗剂的靶点原理验证完成。由于"反义寡核苷酸"不稳定或不易给药，不能轻易在人身上使用这种方法，从而使制药公司得以启动化学研究课题，针对人源性 5–HT$_6$ 受体转基因小鼠实验，来合成真正具有选择性的化合物。据报道，美国 R&D Systems 全资子公司北京百奥莱博科技有限公司已研发出用于科研实验的 5–HT$_6$ 受体拮抗剂——小分子化合物 SB–399885 hydrochloride。

示例 3："柳暗花明又一村"，意外发现 NK–1 受体靶点的新作用

已知 P 物质（substance P，SP）的增加，与外周组织的疼痛和炎症有关，但药学家们在研究 SP 受体时，发现有 SP 受体亚型——NK–1 受

体的表达，考虑 SP 的作用可能与 NK 受体的作用有关，于是，多年来努力研发治疗疼痛和炎症的 NK 受体拮抗剂，但是一直未见曙光。转而再从疼痛时表现出来的焦虑情绪考虑入手，通过芯片技术和基因产物，在检测焦虑和抑郁模型动物细胞中 mRNA 活性时又发现，在 NE 能神经元上有 SP 受体表达，而且表达的 SP 受体上调，SP 水平升高，同时，发现 SP 受体亚型 NK-1 受体在 NE 和 5-HT 神经元也有表达，推测 NK-1 有可能成为焦虑抑郁症的靶点。根据这些可能新靶点的发现，有 5 家医药公司同时研发，并开展了 NK-1 的非单胺肽类拮抗剂的抗抑郁临床试验，但是效果也都不理想。倒是默克制药公司，利用研究过程中产生的 NK-1 受体的拮抗剂，在观察防治中枢性呕吐方面，出现比较明显的疗效，并就此成功研发出 NK-1 受体的拮抗剂阿瑞匹坦（Aprepitant），该药不仅能通过中枢作用抑制细胞毒化疗药物引起的呕吐，而且可以增强 5-HT$_3$ 受体拮抗剂（抑制呕吐反射）昂丹司琼（Ondansetron）和糖皮质激素防治肿瘤化疗引起的呕吐反应。

现代药物靶点发现的方法很多，以 GPCRs 药物靶点的开发为例。研究发现 GPCRs 颇具成药性，β- 受体阻断剂、血管紧张素受体拮抗剂、D$_2$R 拮抗剂、H$_2$ 组胺受体拮抗剂，以及嗅觉感受器受体（香水行业）等都作用于 GPCRs。在人类基因组计划（HGP）完成的帮助下，运用高通量生物技术，诺华、辉瑞、默克及其他制药公司已克隆并表达了所有存在的 GPCRs，只是仍需要科学家依据它们的分布及功能来判断哪些可能具有临床开发意义。但也发现，只有 5% 的基因编码 GPCRs，目前已有超过半数 GPCRs 拥有相应的已知配体，例如 ACh、NE、5-HT、γ-GABA 及谷氨酸等。同时发现，配体作用机制的特异性，并不是通过配体本身化学结构的独特性决定的，而是由受体的生理分布及其功能定位所支配。受体的生理分布可以利用核苷酸探针及原位杂交（ISH）来观察，受体的功能可以根据其分布的组织定位和解剖学知识加以推测，如受体分布在海马体（hippocampus）可能与记忆有关，分布在下丘脑室旁核（PVN）可能与摄食有关，前者可以作为记忆功能的一个靶点，后者可以成为与肥胖相关的一个靶点。另一方面，通过研究内源性配体的化学属性发现，大约 20% 的 GPCRs 被一群神经肽所调节，另有 25% 的 GPCRs（大约有 100 多种）的天然或内源性配体尚未明了。即便如此，如今人们可以运用"报告基因系统"（gene expression reporter system）

来找到任何一个受体的激动剂或拮抗剂。首先选用任意一个可以充当受体和腺苷酸环化酶两者之间媒介的 G 蛋白 [鸟嘌呤核苷酸结合蛋白（guanine nucleotide binding protein）或 GTP 结合蛋白]，并在运用对受体激活和环磷酸腺苷生成有反应，且能在产生荧光蛋白（荧光素酶）的细胞上进行实验。如果活性化合物是受体的激动剂，通过环磷酸腺苷（cAMP）及环磷酸腺苷反应元件结合蛋白（CREM）激活荧光素酶，使细胞"点亮"，所得光学数据如光密度，再由光学仪器自动检测。可以将大批待筛选化合物，依次置于该实验反应系统中，通过该受体与腺苷酸环化酶作用，若该化合物有活性即是该受体激动剂，则可以刺激细胞中荧光素酶生成，从而观测到细胞因此而被"点亮"，通过该法得以在每天完成 10000 ~ 2000000 个数据点的筛选。到目前为止，已经有数千个靶点类蛋白被克隆纯化，包括大约 750 个 GPCRs、100 多个配体门控性离子通道、60 多个核受体、50 多个细胞因子和大约 20 个具有重吸收和转运功能的蛋白质。一旦在自己的化合物库中找到了受体的激动剂或拮抗剂，可以再通过体内试验来发现受体所参与的生理调控机制，就像 5-HT$_6$ 受体的发现一样。

（2）通过细胞信号转导通路，发现和验证药物蛋白靶点，研发新药　细胞信号转导通路形形色色，通路上的节点蛋白琳琅满目，皆有可能成为药物作用靶点。然而，组织细胞不同功能各异，不同的细胞信号转导通路，可以引起相同的生理或病理功能；相同的细胞信号转导通路，也可以导致不同的生理或病理反应。通过现代科技手段，目前从事基础医学研究的工作者已经发现了很多具有生理病理功能的细胞信号转导通路，新的发现似群星闪耀，推陈出新，在此，只以干预炎症反应的巨噬细胞信号转导过程与新药研发为例，管中窥豹。

已知各种炎症反应细胞的信号转导通路及功能，包括起始信号、接受和转导信号的受体、细胞内的酶对信号的分级传递、引起炎症和疼痛等刺激反应的化学分子的合成。化学分子如白细胞介素类（interleukins，ILs）、前列腺素类（prostaglandins，PGs）等，倘若干预炎症细胞信息转导通路中任何一个步骤或蛋白质信号，即可影响炎症过程。也因此，大量药物作用靶点被发现，如研究发现，在关节炎群体易感关节中存在的、巨噬细胞膜上的白细胞介素 -1 受体（IL-1R）和脂多糖（lipopolysaccharide，LPS）结合蛋白（LBP），可以因其与天然存在的化学配体 IL-1 和 LPS 结合而活化；巨噬细胞活化后，可以激活细胞内环氧化酶 -2（cyclo-oxygenase 2，COX-2）；COX-2 可以将细胞膜成分花生四烯酸分解成炎症因子 PGs 并释放到细胞外，通过干预细胞信号转导通路，促使其他组织细胞产生一系列的蛋白质－蛋白酶促级联反应，最终引起炎症。因此，美国某医药研发企业以细胞信息转导通路中 COX-2 作为抗炎药物靶点，创制了止痛药塞来昔布、罗非昔布和其他一些新型 COX-2 抑制剂。同时，药学家们将细胞内信号转导的蛋白激酶作为药物靶点，切断炎症因子对其他组织细胞所产生的一系列蛋白质－蛋白酶促级联反应，从而减轻炎症的发生，像 IL-1/2/4 受体相关激酶（IRAK-1、IRAK-2、IRAK-4）抑制剂，如磷酸化 IRAK-1 抗体（如产品 GD-H6267），IRAK-4 抑制剂如产品 EHJ-EJJ03251，促分裂原活化蛋白激酶（mitogen actived protein kinase，MAPK）抑制剂如系列 β 咔啉衍生物，Jun 氨基末端激酶（c-Jun N-terminal kinase，JNK）抑制剂如产品 SP600125 等。

作为细胞信号转导的第一信使，一些炎症因子也常被作为新药研发的作用靶点，如可溶性 TNF 受体。活化后的巨噬细胞不仅大量合成释放 IL-1、PGs，也还合成并释放另一重要炎症介质——肿瘤坏死因子（tumor necrosis factor，TNF）。免疫系统的游走细胞即巨噬细胞合成 TNF 后，先以 pro-TNF 复合物的形式储存，再在 TNF 转化酶的作用下释放入血，之后 TNF 以游离形式随血液循环到达各种细胞，再与其靶细胞膜上的三聚体受体结合，如内皮细胞或神经元，构成靶细胞产生炎症反应的起始信号，进而引发靶细胞一连串的炎症生化反应，导致靶细胞组织炎症。某医药公司的科学家设想，若向体内如血液中提供游离和可溶性 TNF 受体，便可与靶细胞膜上的 TNF 受体，无害性地竞争结合血液中游离的 TNF，使作用于靶细胞的炎症信号受到抑制或至少减弱，最终该公司成功创制出他们用于治疗类风湿关节炎的注射制剂也是唯一的产品，即可溶性肿瘤坏死因子受体，药物名为依那西普（Enbrel）。受此启发，其他科学家设想，抑制巨噬细胞 TNF 释放所必需的 TNF 转化酶，应该也能达到同样的效果，并正在进行这方面的研究。其实，药学家们已经对其他炎症因子进行了这方面的研发，像白细胞介素转移酶（interleukin converting enzyme，ICE）抑制剂如 IL-1β 转化酶抑制剂（如产品 F02-2592A），能够抑制 IL-1β 前体水解成具有活性的 IL-1β，阻止其引发炎症和疼痛。需要注意的是，正如上述细胞信号转导通路的多功能特性，在干预炎症进程的同时，也冒着干扰正常功能细胞的自然活动。

（3）药物作用靶点与临床意义　药物作用靶点涉及受体、酶、离子通道、转运体、免疫系统、基因等。现有药物中，超过 50% 的药物以受体为作用靶点，受体成为最主要和最重要的作用靶点；超过 20% 的药物以酶为作用靶点，特别是酶抑制剂，在临床应用中具有特殊地位；6% 左右的药物以离子通道为作用靶点；3% 的药物以核酸为作用靶点；20% 药物的作用靶点尚有待进一步研究。据 20 世纪 90 年代统计，除抗感染、抗病毒和抗寄生虫类药物以外，制药工业用来作为药物靶向筛选的靶标已有 417 种，包括受体、酶、离子通道等，药物靶标大体涉及 10 个系统的功能和疾患：外周及中枢神经系统、内分泌、炎症反应、血液及造血、癌瘤、心肾系统、胃肠系统、免疫调节、维生素缺乏、泌尿系统。

然而，由于很多疾病的病因与发病机制不是很清楚，有时造成基础与临床医学专家们对于药物靶点及其功能的认识也不尽相同，导致新药创新的质量受到一定的影响。以糖尿病为例，临床医生认为胰岛素控制血糖水平，当胰岛素水平调节不良或失控时，糖尿病的严重问题就会出现，所以，胰岛素和血中胰岛素的水平是真正的、已验证的临床靶点，所谓治疗就是要控制胰岛素。分子生物学家可能会说，胰岛素并不是唯一的靶点，胰岛素通过胰岛素受体来发挥生物效应，后者才是真正的靶点。而持相反意见者却认为，除非真正知道其生物化学，否则该受体是否是确切的靶点始终值得怀疑。无畏的分子生物学家们成立了许多生物技术公司，他们会告诉你，一旦发现某基因的转录或编码产物在人体内或疾病模型上有特异表达，并且在疾病发生时检测到了这一基因产物水平或活性的变化，它就是一个很好及可信的药物靶点。不管怎么说，生物学家和药学家开发出了胰岛素增敏剂（insulin sensitizer）、促胰岛素分泌剂（insulin releaser）及其他能增强胰岛素控制血糖能力的新药，这些新药与饮食控制和锻炼一起，成为治疗和预防糖尿病的有效手段。但是，应该看到，我们还未做到的是，用小分子胰岛素受体激动剂的药片来取代胰岛素注射，这说明，疾病及其系统的发病机制尚未明了，虽然发现了新的药物作用靶点，但新靶点在疾病中的地位如何？发挥的作用有多大、多关键？可能也正是因为纠缠于与疾病特征相关联的，点对点分子微观思维模式的困扰，所以很难找到确切的发病机制。于是，医药公司的研发者们只能摸着石头过河，试试临床医生的靶点，若难以成药，再试试分子生物学家的靶点，摇摆之间，有些公司成功了，有些公司则破产了。

2. 化学创新：基础小分子化合物库的建设

小分子化合物既是研发新药先导化合物的储备源，也是药理研究受体的配体等活性分子的重要物质。20 世纪 60 年代末，想建一个含 10 万个样品的化合物库会被认为是疯狂的行为，因为那时化合物只能在整体动物或细胞、器官和组织水平进行实验，通量很低。自从匈牙利化学家 Arpad Furka 和德国化学家 I.Ugi. 在诺贝尔奖得主 Barry Sharpless 等化学家所倡导的"点击化学"（click chemistry）技术启发下，提出并发明了组合化合物库后，高效合成海量化合物以建设大型化合物库得以实现，为高通量筛选奠定了化学基础。如此一来，在越来越小的体积里只需要更少量的这些化合物，以光学检测读取数据，一天就可以读取 100 万个数据，即一天时间内可以针对某个靶标蛋白进行 330000 个化合物的 3 次重复测试。

可以看出，药物发现过程的核心，在于用专门开发的测试方法对化合物库进行筛选。一个公司的资产既要用其化合物库的广度和深度，即化学多样性和化合物的质量，也要以其应用认真构建的检测技术与化合物库相结合来发现对有前景靶点，具有活性样品的能力来评估，如公司的化合物库里有没有或有多少能和靶受体中有 1μmol 或更高亲和力的化合物。具体来讲，首先需要有生产大量靶标蛋白的方法，最好是通过培养表达该蛋白质的细胞来实现；其次，需要微克级和纳克级流控自动技术来混合小体积（百万分之一升或更小）的细胞产物和化合物样品；最后需要信息技术来收集和保存数据。化学家的梦想就是合理化药物设计，即在埃或纳米级别，仔细解析蛋白质的三维结构后，把数以百万计的真实或虚拟化合物与该蛋白质的结合位点配位，挑选出最匹配的化合物。基因组学和蛋白质组学可能会选出巨大数量的靶标，靶标验证，除了分析临床数据在病理生理学方面的改变，通过转基因动物、反义或小 RNA 分子技术制备的动物模型来找到靶标外，最好通过某个化合物来验证靶标，确认其效应是否且只是通过你想验证的靶点来介导的，如此可以一箭双雕，既验证了该靶标，又找到对其产生选择性影响的分子。

（1）化合物库建立的方法　一是如上所述的从化工产品（如磺胺类）、植物有效分子（如乙内酰脲类、莨菪碱、乙酰水杨酸类）中提取的，从菌液及土壤有效成分（如 β- 内酰胺类）中提取的产物中直接纯化后制备成药品；或者将纯化的化学单体作为先导化合物（lead compounds）或称为苗头化合物（hit），合成更多的衍生药品，以此建立起"历史化合物库"。

二是通过组合化学方法为化合物库创制和增添新化合物。组合化学家可以数千种不同组合方式进行化学结构拼接，就可以完成对已知结构的系统性扩展，产生大量的化合物，构建出一个有 10 万 ~100 万个化合物的组合化学库。比如，选择一个大的构造模块集合，每个都有数十种不同取代基的 5~6

个不同的模块集合，把 5~8 个这种复杂的构造模块以不同方式拼接起来就得到了最终的化合物。如果起始的构造模块足够复杂，通常就会存在足够多的拼接方式，使合成的分子各不相同，若能成药即通过整体动物和临床试验证实有效，申请专利的概率会很高。每个药物化学家每年合成 100~1000 个化合物，其中约 10% 被认为值得申请专利。

三是通过虚拟（*in silico*）筛选技术设计并制备新化合物。虚拟筛选技术是应用三维结构的计算机模型从理论上模拟化合物与靶点的结合状况。不仅改进了传统对大批化合物进行耗费人力、物力且繁琐的检测的方法，而且，可以根据化合物与靶点的结合状况构思新化合物结构。如果一个分子结构在计算机模拟中表现良好，它就会被合成出来，同时合成的还有围绕它的一个完整的小化合物库，该方法不仅节省人力、物力而且效率很高。通过生物技术，可以在细菌或酵母里表达并大量生产靶点蛋白；而需要合成的化合物量很少，活性检测的需要量从传统的毫升（10^{-3}L）级下降到纳升（10^{-9}L）级，有些情况下甚至是皮升（10^{-12}L）级；加上自动化技术，人们能够合成数百万的化合物并以每天 100 万个的速度对其进行针对特定靶点的筛选。在这个过程中，人们一旦发现 hit，就检测该分子的稳定性、急性毒性，可能还有与常用药物的相互作用，接着各种结构改造的任务将由药物化学家们来完成。不仅如此，为了推进临床候选化合物的确定，他们还需测定先导化合物的药代动力学和毒理学性质，另外，后备化合物也将同步开发。

（2）化合物库的储量与质量 "结构决定一切。药物化学家永远是每个临床前开发步骤的关键所在"。长久以来，药物结构缺乏本质上的多样性是困扰医药产业发展的一个重要影响因素。业内的药物化学家年复一年地围绕基本化学骨架（scaffold）做着相对较小的改动，临床候选药物及其后备化合物常常都出自同一骨架类型，例如，20 世纪发现的 8~10 种骨架仍被新药研发所频频使用，包括乙内酰脲骨架，见于仍被广泛使用的抗癫痫药苯妥英钠等；吲哚骨架，见于解热和抗炎药吲哚美辛和依托度酸等；β-内酰胺骨架，它是抗生素青霉素和头孢菌素的结构基础；苯并呋喃骨架，它是抗心律失常药胺碘酮的核心部分；喹啉骨架，见于抗菌药萘啶酸及环丙沙星等药物；异喹啉骨架，见于驱肠虫药吡喹酮和平滑肌松弛药罂粟碱及屈他维林等药物；吡唑啉酮骨架，它是消炎镇痛药保泰松和氨基比林的结构基础；嘧啶骨架，见于抗病毒药齐多夫定、司他夫定（抗 HIV）和索利夫定（抗疱疹）等；其他抗病毒药以嘌呤骨架为结构基础，包括阿昔洛韦（抗病毒）、去羟肌苷（抗 HIV）

等；最后一类药物所属的骨架：苯二氮䓬类，例如地西泮及其他镇静、安眠、抗惊厥药氟硝西泮、咪达唑仑和劳拉西泮等。

能够拥有最好知识产权的不是新分子实体（new molecular entity，NME）而是新化学实体（new chemical entity，NCE）。NME 是指具有某种生物活性的化学结构即新化合物，如新型盐类、前药、代谢物和酯类以及一些生物化合物（如疫苗、抗原和生物技术的其他产品）；NCE 是指以前没有用于人体治疗并注定可用作处方药的产品，可以治疗、缓解或预防疾病或用作体内疾病的诊断，如新的化学母核即 Scaffold（如含碳氢原子的脂肪烃环、芳香环，和除此之外还含有氮、氧、硫等杂原子的杂环等）或药效团（pharmacophore）结构，它不包括现存化合物的新型盐类、前药、代谢物和酯类以及一些生物化合物（如疫苗、抗原和生物技术的其他产品），也不包括组合产品，除非其中一种或几种活性成分以前没有市售。化学实体是分子实体的基础，新分子实体强调新药是新的化合物；新化学实体则突出化合物结构的重大创新，二者相辅相成，例如，羟甲基戊二酰辅酶 A 还原酶抑制剂类降血脂药物，洛伐他汀和辛伐他汀的母核均是六氢萘，氟伐他汀的母核是吲哚环，阿托伐他汀的母核是吡咯环，瑞舒伐他汀的母核是嘧啶环。在这类药物的结构中，3，5-二羟基羧酸是产生酶抑制活性的必需结构（药效团），氟伐他汀、阿托伐他汀、瑞舒伐他汀的结构中均含有 3，5- 二羟基羧酸的结构片段，洛伐他汀和辛伐他汀的结构中，虽然含有的是 3- 羟基 -δ- 内酯环的结构片段，但是，该结构片段在体内会快速水解为 3，5- 二羟基羧酸的药效团。洛伐他汀、辛伐他汀、氟伐他汀、阿托伐他汀、瑞舒伐他汀的结构中含有的其他基团和结构片段可以起到增强药物的药效、改善溶解度或与酶的结合强度、改善药物动力学性质等作用。药物化学家们持续努力工作，就是希望通过天然产物发现新的 Scaffold，创制出更多优质的化合物，不断丰富化合物库的储量和质量，以适应日益增长的临床需要的新药研发。

总而言之，这一时期，西药研发驶入快车道。自 19 世纪的化学合成药物从无到有，至 20 世纪达到巅峰，从小分子化学药到大分子核酸、蛋白类药物，催生了一大批制药企业。19 世纪初，早期的常用药品，如吗啡、奎宁、马钱子碱等，还是药剂师在实验室批量生产，至 19 世纪后期，从化工厂和染料厂转变成制药厂的企业如雨后春笋般出现。及至 20 世纪 30 年代到 60 年代，达到制药行业的黄金时代，在这期间，婴儿的死亡率下降了 50% 以上，儿童因为感染而死亡的病例下降了 90%，很多过去无法治疗的疾病，如肺结核、白喉、肺炎都可以得到治愈，这在人类历史上也是破天荒的第一次。另一方面，战争也加速了药物的研究开发，有的与战争相关的项目得到了政府的资助，如抗疟疾药物治疗，可的松（可以使飞机上的人员在高空时没有暂时性眩晕现象），特别是青霉素，有 11 家美国药厂参与了青霉素的开发工作，第二次世界大战时，这项工作由战时生产部直接领导。二次大战后，美国成了世界制药工业的领导，到 1940 年代末，美国生产了世界上几乎一半的药品，在药品国际贸易中占 1/3 强。20 世纪美国和西欧国家的科学家通过分离纯化到化学合成技术研发的化学新药呈现井喷式增长，举例如下。

1910 年合成局部麻醉药普鲁卡因，抗梅毒药砷凡纳明，1911 年镇静催眠药巴比妥上市，合成类副交感神经功能药物乙酰甲胆碱，1920 年全合成（从原料而非中间体到目标产物的全过程化学反应）麻黄碱，1935 年分离得到肌松剂筒箭毒碱，1935 年发现阳离子表面活性剂苯扎氯铵即新洁尔灭。

1936 年化学合成即全合成可的松；1937 年分离得到氢化可的松，1949 年全合成氢化可的松。

1931 年分离得到维生素 A 结晶，1932 年成功制备维生素 D；1933 年分离得到维生素 B_2 结晶，1935 年全合成维生素 B_2；1933 年全合成维生素 C；1937 年全合成维生素 B_1；1936 年分离得到维生素 E 的纯品，1937 年确证维生素 E 化学结构，1938 年全合成维生素 E；1938 年分离得到维生素 B_6 结晶，1939 年确定其结构并全合成。

1928 年发现抗菌药青霉素，1941 年用于临床，1945 年通过 X 射线衍射方法确证其结构，1957 年继发酵法后，青霉素 V 成为第一个人工合成的青霉素；1948 年从头孢霉菌发酵液中分离得到一个比青霉素抗菌谱广的化合物，1955 年分离得到其钠盐化合物，并命名为头孢菌素 C，1961 年确定其化学结构，之后半合成的青霉素和头孢菌素源源不断；1935 年发表抗菌药偶氮染料百浪多息即磺胺药之后，一系列短效、中效和长效磺胺类药物被合成；1934 年设计合成氯喹时得到一个副产物，1962 年在此基础上经研究和筛选后，得到具有抗菌活性的萘啶酸，即喹诺酮类抗菌药的奠基药，之后一代一代的喹诺酮类抗菌药物被研发出来；1936 年发现某些呋喃类化合物具有抗菌作用，1944 年发现呋喃类化合物的 5 位引入硝基后可以扩大其抗菌谱，1947 年合成硝基呋喃类外用消毒药呋喃西林；1947 年分离得到氯霉素，1949 年确定其化学结构并成功全合成。

1942 年发现抗癌药物氮芥，1952 年 6– 巯基嘌呤用于临床，1953 年甲氨蝶呤问世，1967 年发现顺铂，1958 年从长春花中提取分离出长春碱和长春新碱，1992 年紫杉醇用于临床。

自研发强心药洋地黄、血管扩张药硝化甘油制剂后，利尿药茶碱（1902年）、汞利尿剂梅巴酚（1919 年）、噻嗪类（1957 年）上市，血管转换酶抑制剂蛇毒（1967 年）、卡托普利（1978 年）用于临床，β 受体阻断剂普萘洛尔（1962 年），钙离子拮抗剂维拉帕米（1963 年）、硝苯地平（1968 年）上市，降血脂药普伐他汀（1989 年）、阿托伐他汀即立普妥（1997 年）用于临床等。

至 20 世纪 80 年代末，全世界已有的化学品或化合物多达 700 万种，其中已作为商品上市的有 10 万余种，经常使用的有 7 万多种，且每年新出现的化合物有 1000 多种。据 2006 年统计，化学实体（新酯基，新盐或其他非共价衍生物、新剂型、新复方以及未上市的品种均不计）小分子药物 1200~1300个，其中大分子药物如蛋白质、核酸、多糖等 150~200 个。

三、新药的研发过程与科学管理

至 21 世纪初，新的化学药品数量不断增加，现代新药的研发、生产、销售和使用各个环节亦愈发规范，同时，新药研发已不再以单纯的医学目的存在，和市场效益与资本的联系越来越紧密，也越来越"烧钱"，结合美国新药研发过程，大体展示现代新药研发的程式、利益考量和管理要求。

（一）新药筛选

1. 生物靶标与药物靶点的建立

生物靶标是高通量筛选新药的基础之一，生物学靶标可以是受体、激酶、通道蛋白，也可以是核酸、多糖、脂肪酰胺等体内活性分子，为了适宜小分子化合物或药物与靶标的相互作用分析，尚需从生物靶标中选择并验证合适的药物靶点。

2. 针对药物靶点寻找活性化合物

通过库源中化合物与生物靶标芯片的计算机虚拟数据分析，采取高通量筛选的方法，发现针对该靶标的活性化合物即先导化合物包括已上市主药成分，进行化学合成、理化方法鉴定及药理学验证该先导化合物或已上市主药成分。药理学验证包括采取细胞筛选、组织培养、动物实验等技术方法，进行离体筛选实验验证与整体药效学实验验证。

3. 先导化合物的结构优化

为了增强活性化合物的效能、减弱毒性作用以及提升其化学稳定性和适宜的体内药代动力学特性，对先导化合物需进行化学结构优化改造，优化改造后的新化合物称为临床前候选化合物（preclinical candidate compounds，PCC）；为了尽量满足药物靶点的有效性、安全性、成药性、独特性等特性要求，从 PCC 中确定临床候选化合物（clinical candidate，CC）。

对先导化合物结构进行优化改造，例如，上市药品非那西丁片治疗头痛效果确实，但肾毒性较大，故将其主药成分非那西丁（phenacetin）化学结构改造成对乙酰氨基酚（acetaminophen），与非那西丁具有相同的疗效，但对肾脏的毒性远远小于非那西丁。

非那西丁　　　　　　　　　　对乙酰氨基酚

比如，沙利度胺（thalidomide，酞胺哌啶酮），20 世纪 50 年代由德国公司生产，为谷氨酸衍生物，具有抗炎作用，与抗麻风病药同用以治疗各型麻风反应，如淋巴结肿大、结节性红斑、发热、关节痛及神经痛等疗效较好。之后，临床使用中发现，沙利度胺还是一种镇静剂，对减轻女性怀孕早期出现的恶心、呕吐等反应有效，便将其用于妊娠反应，出人意料的是孕妇使用后，导致不少新生儿先天四肢残缺。对此，毒理学研究显示，沙利度胺对灵长类动物有很强的致畸性，实验用大鼠和人不一样，大鼠体内缺少一种把沙利度胺转化成有害异构体的酶，不会引起畸胎，所以，研发沙利度胺的大鼠实验没有发现这个严重的不良反应。进一步通过化学分析发现，谷氨酸衍生物在生理 pH 条件下有两种旋光异构体 R（右旋）和 S（左旋），即 R-（＋）-酞胺哌啶酮和 S-（－）-酞胺哌啶酮两种对映异构体，R-（＋）-酞胺哌啶酮对映体具镇静功效，可用来缓解孕妇的妊娠反应，而 S-（－）-酞胺哌啶酮对映体结构中的二酰亚胺可被体内酶促水解成邻苯二甲酰亚胺基戊二酸，后者可渗入胎盘，干扰胎儿的谷氨酸类物质转变为叶酸的生化反应，从而干扰胎儿的生长发育，造成畸胎；而且，R-（＋）-酞胺哌啶酮对映体不易与代谢的水解酶结合，不会产生 S 构型的代谢产物，后者是导致婴儿畸形的祸根。知其所以然后，药物化学家根据不同的临床治疗目的，通过手性药物的制备技术，分别制取 R-（+）-肽胺哌啶酮和 S-（-）-肽胺哌啶酮两种药物，分别用于不同的治疗目的，如右旋（+）沙利度胺产品用于镇静，消旋（±）沙利度胺产品用于抗炎、缓解麻风反应等。

4. 现代药企在选择临床候选化合物的具体期望

（1）在临床已验证的靶点上起作用。

（2）在相关动物模型上有效。

（3）无遗传毒性。

（4）无急性和慢性毒性。

（5）剂量和剂型具有良好的药代动力学特征。如有比较好的药物特性，起效剂量小且给药方便，即每日或每周 1 片的片剂要比一天 2 次的注射要好，前者销量也好。剂量不是固定的，而是一个范围，在这个范围中选择最佳剂量。

（6）原料易于获得，合成成本合理低廉。

（7）无药物交叉反应，且最好不被肝药酶细胞色素 P450 3A4 代谢，因为市场上 70% 的药物由该酶代谢，应当避免该化合物与这些药物的竞争性作用，以减少药物相互作用。

（8）有一个合成的"后备"化合物。为了充分占领市场，尽可能避免其他医药公司利用已发表的成果，生产出针对验证的新靶点的更好的化合物，就应该开发一个以上的活性化合物，一是备用快速开发疗效更好或副作用更小的候选药物，增强医生的选择用药；或者有好几种适应证与某一特定靶点相关，如果这些活性化合物都通过了临床试验的话，就有可能使"一线"和"后备"化合物作为不同指征的药物一起上市销售，从而充分占领市场。这时，很多中小型医药公司就需要通过外包研究机构（contract research orgnization，CRO）的稳定支持，持续准备 PCC。

（9）成为全科医生而非专科医生的处方备选。要使一个药物被广泛应用，最好是由全科医生（general practioner，GPs）而不仅仅是由专科医生（specialists）开具处方。尽管这可能意味着该药可能会与很多未曾严格测试过相互作用的其他药物同时使用，但是让更多医生开出处方所带来的经济利益是很有吸引力的，例如，当证明抗抑郁药如选择性 5- 羟色胺重摄取抑制剂（selective serotonin reuptake inhibitors，SSRIs）有抗焦虑作用，就不会仅是精神科医生而是更多的全科医生会使用它。事实证明，抗抑郁药的主要市场来自全科医生的处方。

（10）有竞争优势，最好是同类药中的第一个，并进入美国 FDA 的快速审查。

（11）专利保护严密，寿命期长。因为一旦专利到期，非专利处方药（仿制药）、有时非处方药（OTC）都可以参与所有该类药物的市场竞争。比如，作为第一个不需要注射即可成功治疗许多人患有的勃起功能障碍（erectile dysfunction，ED），美国医药公司创制的药物枸橼酸西地那非问世后，德国公司和美国公司的仿制药便迅速进入市场，并且在这个由原创药所开拓出来的市场中，甚至拥有更具潜力的销售前景。

（12）直接竞争最小，针对同一靶点的药物少。

（13）间接竞争最小，具有同一效果的药物少。

最后，按照临床医生和药学专家建议，创制以 CC 为主药的制剂，用于临床前研究。

（二）新药临床前研究

新药临床前研究是以 CC 为主药的新药制剂按照《新药临床前研究规范》，包括系统的药学、药理学和毒理学的临床前新药研究，为新药临床研究提供依据，概述如下。

1. 药学研究

涵盖原料药生产工艺研究；制剂处方及工艺研究；确证化学结构或组分研究；质量研究含理化性质、纯度检查、溶出度、含量测定等；质量标准草案及起草说明；稳定性研究；临床研究用样品及其检验报告；产品包装材料及其选择依据等。

2. 药理学及毒理学研究

药理包括药效学试验和药代动力学研究。药效试验通过将实验动物分组，设立正常与模型动物以及阳性药物对照组，加入给药剂量和时间因素，尽量反映量 – 效和（或）时 – 效关系；同时，给药途径与临床保持一致，客观记录药效试验验证结果。药代动力学研究主要考察新药制剂在动物体内的吸收、分布、代谢及排泄，并计算各项参数如药物在血液中的半衰期（$t_{1/2}$）、峰浓度（C_{max}）、达峰时（T_{max}）等。

毒理学研究需在药物非临床研究质量管理规范（Good Laboratory Practice，GLP）认证的实验室进行规范的急性、长期和特殊毒性试验。一般而言，急性毒性试验为提供一次使用该药对动物的半数致死剂量（medium lethal dose，LD_{50}），或对动物的最大给药剂量；长期毒性试验是通过选择啮齿和非啮齿类两种动物，至少设定高、中、低 3 种给药剂量，给药途径与临床一致，实验周期为临床给药周期 3~4 倍的试验方法，观察动物因连续用药而产生的毒性反应及其严重程度，以及停药后的发展和恢复情况（一些局部用新药可以不进行长期毒性试验）；特殊毒性试验包括遗传毒性试验、生殖毒性试验、致癌试验，以及对适宜动物的刺激性试验、过敏性试验和溶血性试验等。

（三）新药临床研究

因为动物与人有别，所以新药在临床前研究的基础上，必须进行临床研究。临床研究须遵守《药品管理法》《药品注册管理办法》新药审批办法、药品临床试验管理办法（Good Clinical Practice，GCP）等法规，按照《赫尔辛基宣言》精神，和国际医学科学组织委员会颁布的《人体生物医学研究国际道德指南》的道德原则，遵循"重复、对照、随机、均衡"的原则制定临床试验方案，开展临床试验。为此，试验前须向 FDA 申请批准该候选药物开展临床试验（investigational new drug application，IND），以提供足够信息来证明药品在人体进行试验的安全性和临床方案设计的合理性。IND 主要包括Ⅰ、Ⅱ、Ⅲ期临床试验（clinical trials）申请，其中Ⅰ、Ⅱ期临床试验为初期临床试验，是疗效的探索阶段；Ⅲ期临床试验为扩大的多中心临床试验，是疗效的验证性阶段，只有在初期临床试验 IND 获准完成后，申请人才可以提交扩大临床试验申请。制药业临床前和临床药物开发时间进程见图 5-1。

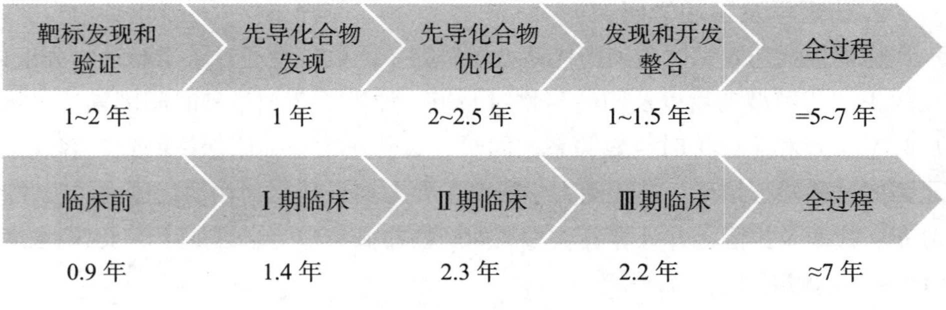

靶标发现和验证	先导化合物发现	先导化合物优化	发现和开发整合	全过程
1~2 年	1 年	2~2.5 年	1~1.5 年	=5~7 年

临床前	Ⅰ期临床	Ⅱ期临床	Ⅲ期临床	全过程
0.9 年	1.4 年	2.3 年	2.2 年	≈7 年

图 5-1　制药业临床前和临床药物开发时间进程

1. 新药临床 I 期试验

为药物安全性试验阶段，目的在于了解剂量反应与毒性，进行初步的安全性评价，研究人体对新药的耐受性及药代动力学，以提供初步的给药方案。受试对象一般为健康志愿者，在特殊情况下也可以选择病人作为受试对象。方法为开放、基线对照、随机和盲法。一般受试例数为 20~30 例，费用约 100 万美元。

2. 新药临床 II 期试验

为初步评价新药的有效性、安全性试验阶段，以确定给药剂量。一般根据试验目的选择恰当的观测指标，包括诊断指标、疗效指标、安全性指标。通常与标准疗法进行比较，在小范围精选病人中，采用严格的随机双盲和平行对照方法，开展相对短期试验，并作出对不良事件、不良反应的观测、判断和及时处理的具体规定。主要研究对目标适应证的作用，为 III 期研究估计给药方案。一般受试例数为 100~300 例，费用 2000 万 ~1 亿美元。

3. 新药临床 III 期试验

为药物安全性和有效性的大规模验证阶段，多是扩大的多中心随机对照临床试验，旨在进一步考察不同对象所需剂量及其依从性。试验组例数一般不低于 300 例，对照组与治疗组的比例不低于 1：3，并且符合统计学要求，进一步考察不同对象所需剂量及其依从性。费用 2 亿 ~3 亿美元，历时 2~5 年。

（四）创新药申请

当人体试验第三阶段完成，将所有临床前和临床试验等相关资料报送 FDA，进行创新药申请（new drug application，NDA）。经 FDA 组织专家委员会评审，若试验结果能够确保上市药品安全有效和质量可控，FDA 会给予新药或新制剂身份，并批准药品上市。

作为创新药及其制剂，进行 NDA 注册申请的条件包括：①新分子实体（NME）；②新化学实体（NCE）；③原批准药品相同化学成分的新盐基、新酯基；④原批准药品的新配方组成；⑤原批准药品的新适应证（包括处方药转非处方药使用）；⑥新剂型、新给药途径、新规格（单位含量）；⑦两种以上原批准药品的新组合。

药物研发费用：寻找新靶点或（和）开展化学创新即临床前研究，将花费整个研发（R&D）经费的 8%~15%；其余的 85%~92% 将用于临床试验和市场开拓。一般来讲，对于每个 NCE，从发现、开发到上市，临床前研究每年需要大约 40 名生物学家和 40 名药物化学家，以每个全职员工（full time employee，FTE）每年 25 万美元开支计算，至少需要花费 2000 万 ~4000 万美元，而且，上市后的营销费用高于开发支出。

美国 FDA 除了管理新药创新药及其制剂申请即 NDA 的审批外，还负责新药中仿制药（abbreviated new drug application，ANDA）和非处方药（over the counter，OTC）申请的审批。

（五）Ⅳ期临床试验与新药监测

Ⅳ期临床试验是新药临床试验的重要组成部分，是对新药上市前Ⅰ、Ⅱ、Ⅲ期试验的补充和延续。Ⅳ期临床试验既可以纠正前期临床试验的偏差，验证上市前临床试验的结果，弥补缺乏的资料和信息，也可以直接作为申报新适应证材料，为申报 OTC 所用；最重要的是探讨新的治疗方法，如不同人群、不同联合用药的组合，推翻旧的金标准，建立新的金标准，提供新的思路，探索是否有其他开发前景。

对于药品监督管理部门而言，新药上市是更大范围的新药安全性和有效性验证。像安全性方面，重点监测更大范围的药品不良反应（adverse drug reaction，ADR），结果可能是，美国 FDA 建议该药说明书加上一条警告标注如"该药可能致癌"；或美国 FDA 要求该药撤市。一般来讲，新药的监测期自批准该新药生产之日算起，不超过 5 年。

四、化学药物的发展瓶颈

鉴于现代医学对病因及发病机制的研究方式多为纵向性的单一模式，药理学研究也越来越关注单一化合物对病灶和靶点的作用，一方面，人们对药物作用的某一靶点越来越清晰，另一方面，本就对机体有机整体联系的特性研究重视不够，缺乏整体功能规则，加之，认知和分析已知活性蛋白质分子之间的相互作用及其网络连接效应都绝非易事，再由此上溯至对受体与受体之间、器官与器官之间、系统与系统之间的网络相互影响效应的认知和分析，更可能难上加难，不仅使得上溯病因及发病机制的研究道路渐行渐窄，也逐渐显现出现代化学药物作用的短板，如对因治疗难，对症治疗多，不良反应多，易产生耐药性。

（一）对因治疗难

一是对于非传染性常见病而言，找寻到确切单一的病因很难，如高血压、冠心病、糖尿病、急慢性肾炎、慢性胃炎与胃十二指肠溃疡、风湿与类风湿关节炎等，也因此尚无对因治疗药物，研发的新药主要为对症治疗；二是对于传染性疾病而言，由于药物对单一靶点的刺激，导致病原体像病毒、细菌发生适应性变异，不得不被动应对新的病原体，针对新的变异病原体的有效新药，往往难以跟上病原体变异的步伐。如对于像传染性非典型肺炎（又称严重急性呼吸综合征，SARS）、中东呼吸综合征（MERS）、新型冠状病毒（简称新冠病毒）等病毒感染性疾病的治疗，新药研发滞后，且疗效有限，不能及时有效控制感染；对于像抗菌治疗中出现的耐甲氧西林金黄色葡萄球菌（MRSA）、青霉素耐药的肺炎球菌（PRSP）、万古霉素耐药的肠球菌（VRE）等革兰阳性菌和铜绿假单胞菌、产超广谱 β- 内酰胺酶（extended spectrum beta lactamases，ESBLs）的肺炎克雷伯杆菌、耐药大肠埃希菌、耐氟康唑的念珠菌等革兰阴性菌，则极大地增加了抗菌药物控制细菌感染的难度；三是单靶点病因药物疗效有限，如吉非替尼只针对大约 10% 的女性、非抽烟者、非小细胞肺腺癌病人有效。一个可能的解释是吉非替尼针对的靶点即表皮生长因子受体（epidermal growth factor receptor，EGFR）单一，而且这种 EGFR 的突变体只存在于非吸烟者、女性和日本病人，大多数癌症是和两个或甚至更多的肿瘤基因相关。

（二）对症治疗多

因为病因不清，药物多针对作用机制的某环节发挥作用而对症处理。如解热镇痛药对乙酰氨基酚，可以减少前列腺素的合成，以暂时缓解人体发热和身体疼痛。因为其机制目前认为，它通过抑制机体内的 COX，选择性抑制下丘脑体温调节中枢前列腺素的合成，导致外周血管扩张，引发出汗而起到解热的作用；同时，通过抑制前列腺素等的合成和释放，提高痛阈而起到外周镇痛作用。阿司匹林、布洛芬等非甾体抗炎药或解热镇痛类药，就是通过抑制 COX 而发挥抗炎和解热镇痛作用，暂时解除病人的发热和疼痛，难于解决发热的病因，如区分是感染了病原微生物，还是风湿性关节炎，还是恶性肿瘤，抑或是自身免疫性疾病如系统性红斑狼疮或药物热等，而分别寻求对因治疗，即便是确诊为风湿性关节炎，长期的药物治疗仍然是对症治疗，即抗炎和解热镇痛。再则，因为炎症是众多疾病的病理生理表现，为了控制一些病因不清的炎症病变，临床使用最多的就是甾体抗炎药糖皮质激素。从糖皮质激素被动弥散进入致炎细胞内，与胞浆内的糖皮质激素受体 α（GRα）结合，使 GR 脱离热休克蛋白（HSP）成为激活状态，到糖皮质激素 – GRα 复合物进入细胞核，与染色体 DNA 上的糖皮质激素反应原件结合并磷酸化，再到启动或抑制其下游前炎性转录因子（NF-κB）和激活蛋白 1（AP-1）的活化，进而减少致炎因子如 TNF、IL-1、IL-6、PGs 等的产生，阻止炎性反应和炎症细胞被激活，从而发挥抗炎作用。针对致炎过程清晰，作用环节明确，药效显著。但它们只消解发生的炎症，对抗已产生的致炎因子，而不负责减缓这些致炎蛋白产生的可能"诱因"，如过敏性或特异性体质、高海拔和高寒气候、极度劳累、慢性消耗性疾病或精神压力过大等导致的机体免疫力下降，使机体免疫平衡遭到破坏而引起炎症，因为这些只是"诱因"，不好确定普适的专一病因，故少有针对性新药的研发计划。如此研究模式和倾向，在一定程度上会阻碍对因治疗的新药研发，如系统性红斑狼疮的病因靶点探寻，迷雾重重，难以统一，治疗仍是以抗炎的激素对症治疗为主。

同样，为了降低血压，根据发病机制中的各个环节，研发了系列直接扩张血管和降低血容量的降压药，如硝苯吡啶（尼非地平），能阻滞细胞膜慢通道，阻止钙离子跨膜流入细胞内，并阻止钙离子从细胞内储库释放，使细胞处于缺钙状态。像在平滑肌细胞内，钙浓度降低，妨碍了钙与钙调素的结合，使钙调素复合物生成减少，激活肌球蛋白轻链的能力降低，导致肌球蛋白轻链磷酸化作用减弱，肌动蛋白与肌球蛋白的相互作用因而减弱，遂使血管平滑肌松弛，外周阻力降低，以降低血压；卡托普利通过抑制肾素 – 血管紧张素 – 醛固酮（RAA）系统的血管紧张素转换酶抑制剂（ACE I），阻止血管紧张素 I 转换成血管紧张素 II，来抑制血管收缩和醛固酮分泌，减少水钠潴留，以降低血压；氯沙坦钾通过与存在于血管平滑肌、心脏和肾脏上的血管紧张素 II 受体（AT1）结合，阻断任何来源或任何途径合成的血管紧张素 II，进而抑制血管紧张素 II 产生的血管收缩和醛固酮分泌作用，以降低血压；还有通过各种减少血容量以降低血压的利尿剂如氢氯噻嗪、螺内酯、呋塞米等。同样，这些抗高血压药物只松弛收缩的血管或降低血管中增加的血容量，没有专注研发针对减缓高血压"诱因"的药物，如针对体质或遗传因素（如父母双方或一方有高血压病史）、高盐饮食、精神紧张和焦虑情绪、肥胖等的减缓药物，与舒张血管和降低血容量药物配合使用来对因治疗高血压病。

（三）易产生耐药性

由于化学药物对于作用靶点的直接对抗方式，若长期用药，人体细胞或病原体对药物的敏感性会降低。这或许是直接阻断细胞信号转导通路环节上的某些激酶等大分子物质，或者直接阻断"病理蛋白"的合成，虽然产生的效应会快而强，但是，机体或病原微生物会对这种点对点对抗式强刺激很快产生自反馈适应，以弥补被阻断功能蛋白质的不足，出现耐药。

1. 病人耐药（又称耐受性或抗药性）

（1）诱导肝药酶，加速药物自身代谢，降低血药浓度 若要产生与以往相同的疗效则需服用更大剂量，如长期或大量使用保泰松、巴比妥类、甲丙氨酯、格鲁米特、卡马西平等产生的耐药。

（2）内源性配体的改变 一是配体引起反馈性调节，如部分左旋多巴、鸦片类药物可以作用于突触前膜受体，从而抑制突触后膜释放多巴胺、内啡肽，长期用药可使服用相同剂量的左旋多巴、鸦片的疗效减弱；二是配体逐渐耗损，如间羟胺、利血平、胍乙啶等，耗竭神经元囊泡内贮存的单胺类递质，长期用药可使间羟胺的升压和利血平、胍乙啶的降压疗效逐渐减弱。

（3）受体的适应性变化 一是药物作用的受体逐渐饱和，使药物疗效减弱。二是内源性物质占据受体部位阻断配体的作用，如糖尿病病人体内产生的抗胰岛素受体的抗体，与胰岛素受体结合，拮抗胰岛素的效应。三是受体对药物的适应，涉及受体数量下降，导致药物对受体的敏感性降低，例如，肥胖尤其是中心型肥胖，被认为是引发 2 型糖尿病的一个重要因素，其体内基础胰岛素水平就较高，机体通过自身调节，或许使胰岛素受体对胰岛素的敏感性降低如亲和力降低，出现胰岛素抵抗现象，而使糖原合成减少，糖异生增加，血糖升高。所以，肥胖者比正常人需要更多的胰岛素，才能使葡萄糖得到正常利用。受体结构改变，像更替潜在药物靶点，机体产生抗药性，如抗肿瘤药治疗失败的一个重要原因是，由于细胞功能颇为冗余，想要获得需要的某特定效果，则需要阻止一组激酶，而不是一个单一的激酶，如果一个激酶被阻挡，身体很可能会找出另一个路线来实现细胞增生，肿瘤的生成有着多种路线，如果遇到药物阻挡了它们的首选路线，它们就会改变路线。蛋白激酶抑制剂尽管在现象上缩小了肿瘤，但并不是清除了癌症细胞，事实上生成肿瘤的路线比一个牧场的田鼠还要多。

以慢性粒细胞白血病（chronic myelogenous leukemia，CML）的治疗药物研发为例，研究发现，约 90% 的 CML 病人外周血细胞中可以检测到一种异常染色体——PH 染色体。这是由于人体 9 号染色体的 *BCR* 基因与 22 号染色体的 *c-ABL* 基因形成了新的基因序列——*BCR-ABL* 融合基因。该基因编码的 P210 蛋白质增强了酪氨酸激酶的活性，从而产生了细胞凋亡的抑制作用。甲磺酸伊马替尼片，第一个小分子也是第一代靶向抗 CML 药物，可以有效抑制 BCR-ABL 激酶，一度成为治疗 CML 的"特效药"。然而，BCR-ABL 酶在和甲磺酸伊马替尼片格斗之后改变了形状，随着不同种类的突变型 BCR-ABL 激酶的出现，结果是甲磺酸伊马替尼片不停地进攻，但它好像不能和原始的酶结合得更牢固，临床研究证实，15%~20% 的 CML 病人在 3 年内对甲磺酸伊马替尼片出现抗药性。第二代 BCR-ABL 酪氨酸激酶抑制剂如达沙替尼（dasatinib），主要针对 imatinib 耐药的突变型 BCR-ABL，并同时出现作用于多靶点的治疗慢性粒细胞白血病的抑制剂，但这些都无法对 T315I 突变型 BCR-ABL 激酶起效。第三代 BCR-ABL 激酶抑制剂如普纳替尼（ponatinib），主要针对 T315I 突变型 BCR-ABL 激酶，包括单独抑制以及与其他药物协同作用，同时也正在尝试提高药物的选择性，减少不良反应的发生。尽管靶向抗 CML 药物随着临床应用的扩大，会出现药物疗效逐渐减弱的现象，但是靶向抗 CML 新药会一直随着 BCR-ABL 激酶的突变而创新。

（4）治疗靶点的适应性改变　如同基于表观遗传学的新型抗癌方法，可能会反过来促进癌细胞生长。先前，人们发现通过靶向表观遗传学上的一些关键蛋白，有望起到抗肿瘤的效果，为了验证万一这些疗法不小心"打开"了突变较多的染色质区域，会不会反而让癌症恶化？科学家们在小鼠中敲除了促进癌细胞生长的关键蛋白 H3K9 甲基转移酶 G9a（简称 G9a），以模拟药物长期作用下对表观遗传修饰的影响。在随后的实验里，科学家们果然发现小鼠的肿瘤出现了异常：它们的潜伏期更长，侵袭性也更高。对比进一步的分析表明，敲除促癌关键蛋白 G9a，可能诱发抑癌基因 *p53* 的突变。*Nature Communications* 杂志上刊登了一项相关的研究发现，如果在肿瘤生长的时候敲除 G9a，会让肺癌细胞变得更有"干细胞"特性，这会加速肿瘤的扩散。

不仅如此，以前以为针对细胞生长周期的化疗和放疗，肿瘤是几乎没有抵抗能力的，事实是肿瘤有很多办法对抗治疗。一项研究发现，化疗造成癌细胞的 DNA 损伤的同时，会诱使一种名为 RHOJ 蛋白产生，导致（癌性）上皮细胞转化成间质细胞即上皮 - 间质转化（epithelial-mesenchymal transition，

EMT），从而脱离其邻近细胞及化疗的伤害（化疗耐药），继续浸润生长。另一项研究发现，肿瘤不仅能在放疗后存活下来，而且还能够防止辐射对其DNA造成的损伤扩散至新一代细胞。它们防止损伤延续的方式颇为"悲壮"：通过诱导已受损的DNA进一步损伤，使其无法开启有丝分裂过程，即自己造成DNA断裂后起到诱饵作用，癌细胞会忙于修复这些混乱而暂时不分裂繁殖，自然也就有更长时间用来修复辐射引发的损伤；都修复完了，肿瘤再继续增殖。还有研究发现，快速繁殖的癌细胞会无休止地消耗着葡萄糖，那么，当耗尽其局部小环境里的燃料后，像饥饿的口腔鳞状细胞癌会与附近神经网络互通，之后，肿瘤细胞也会分泌神经生长因子，促进其邻近痛觉神经的生长，而痛觉神经释放的一种化合物则能诱导癌症生存机制——细胞保护性自噬，这不仅使得肿瘤能更好地避免细胞死亡并在饥饿条件下生存，还增强了对化疗和放疗的抵抗力。

实验证明，使用药物对单靶点进行干预，容易导致生物体耐药而影响疗效，甚至有研究发现，一切影响蛋白质合成的因素都会导致基因突变，改变基因表达，代偿被减弱的蛋白质功能，导致临床出现机体对药物的耐受性。同时，有专家提醒，在开发新型疗法或在临床上使用表观遗传学的药物时，应该做更深入的研究，先把背后的生物学机制弄透彻。1997年中国学者曾邦哲从基因相互作用的角度，设计与操作了一个典型的系统生物学非加合性抗药细胞实验：CHO细胞（来自中国仓鼠卵巢细胞即上皮样细胞，多用于表达重组DNA的蛋白质）用化学诱变剂甲磺酸乙酯处理一次，筛选到抗 $10\mu mol/L$和 $20\mu mol/L$ 洛伐他汀的细胞系，再用甲磺酸乙酯处理一次抗 $10\mu mol/L$ 和 $20\mu mol/L$ 洛伐他汀的细胞系，筛选到可抗浓度高达 $70\mu mol/L$ 洛伐他汀的细胞系，$70\mu mol/L$ 远大于 $2\times20\mu mol/L=40\mu mol/L$，说明生物细胞对药物的耐受性可能基于基因间的相互作用，基因与基因间的相互作用是非加合性的。由此可见人体发生药物耐受的遗传学适应性变化过程。

2. 病原体对药物产生的耐药性

如细菌或病毒多次与药物接触后，会产生耐药菌或耐药毒（病毒）株，致使对药物的敏感性减小甚至消失，疗效降低甚至无效，耐药病原体的出现增加了感染性疾病治愈的难度。从病原体对环境的适应性角度讲，只要大范围使用疫苗和抗生素，一定会出现新的耐药菌株和病毒亚型，耐药性必然产生。以下通过细菌耐药过程加以阐述。

（1）抗菌药被耐药菌掣肘　就说抗菌药物——磺胺药的问世，治愈了很多革兰阳性菌和革兰阴性菌引起的感染性疾病，但是，许多细菌不久便产生对磺胺药物的耐药性；不久，一个"神奇的药物"青霉素的出现，不仅填补了磺胺药的窘境，还成功解决了临床上金黄色葡萄球菌感染这一难题。临床大量使用后不久，耐青霉素甚至耐甲氧西林的金黄色葡萄球菌出现；随后问世的大环内酯类，氨基糖苷类抗生素，不仅弥补了青霉素的短板，还使肺炎、肺结核的死亡率降低了80%，同样，初期疗效显著，后期逐渐出现耐药菌。随着一类类新的抗菌药物应用，耐药菌快速变异，跟随耐药菌的变异步伐，迟到的抗菌药物也迭代更新，但始终慢几拍。抗生素新发现时曾有人断言：人类战胜细菌的时代已经到来。但是，事实并不像人们想象的那样美好，许多抗生素在应用多年后，出现了不同程度的药效减低，天然青霉素在控制金黄色葡萄球菌感染方面，几乎已失去药用价值。

（2）耐药病原体产生的临床因素　长久以来，细菌的耐药性并未引起足够的重视，医生们相信现有药物对付耐药菌已经是绰绰有余，比如对天然青霉素耐药的金黄色葡萄球菌，可以应用氨苄青霉素，当氨苄青霉素无效时，还可以换用头孢菌素，甚至于对头孢菌素耐药的耐甲氧西林金黄色葡萄球菌（MRSA），人们还有最后一道防线——万古霉素，但是在1992年，美国首次发现了可对万古霉素产生耐药性的MRSA，这几乎将医生逼到无药可用的尴尬境地。在被称为抗生素"黄金时代"的20世纪五六十年代，全世界每年死于感染性疾病的人数约为700万，而这一数字到了1999年上升到2000万。在美国，1982—1992年间死于传染性疾病的人数上升了40%，死于败血症的人数上升了89%，造成病死率升高的主要原因就是耐药菌带来的用药困难，滥用抗生素是耐药菌大量出现的主要原因。

由于临床对于抗菌药物应用不当，不仅诱导和促进所对抗的病原菌产生了耐药菌株，而且导致正常菌群生态发生紊乱，生物拮抗作用被削弱，正常免疫功能弱化，便于外界致病的细菌、病毒和真菌侵袭入机体，或条件致病菌大量繁殖而引发感染性疾病。比如，2018年，世界卫生组织（WHO）公布了一份世界上最危险的细菌清单，有9种细菌被认为应当优先或最优先开发新的抗生素来应付，概述如下。

鲍曼不动杆菌：该细菌可能导致肺炎，以及造成免疫系统受损人群的伤口和血液感染。

肠杆菌属：革兰阴性菌，耐碳青霉烯肠杆菌被认为是超级细菌，其感染者的死亡率高达50%，此菌属包括产气杆菌及阴沟杆菌，在机体免疫功能低下时，容易发生感染，此外，还可引起医院中的交叉感染，多发生于手术或炎症之后的腹部及会阴部，尤多见于糖尿病人。

粪肠球菌包括尿肠球菌：革兰阳性菌，是肠道细菌的一种，在肠道中是无害的，但它会引起尿路感染和血液感染，目前已发现6种万古霉素耐药性菌株。

铜绿假单胞菌：这种细菌对于作为"最后手段"的抗生素都有耐药性。当机体免疫功能受损或缺损时，可引起严重的甚至致死性的感染；手术后或某些治疗操作后（气管切开、保留导尿管等）的病人易罹患本菌感染，故亦为医院内感染的重要病原菌之一。

弯曲杆菌：弯曲杆菌是在生肉中发现的，它会引起食物中毒，其对氟喹诺酮类抗生素的耐药性越来越强。

金黄色葡萄球菌：每30个人中就有1人的皮肤上存在MRSA，它平时是没有危害的，但一旦其侵入人体内部，将造成致死性感染。

沙门菌：大量的沙门菌会引起伤寒和食物中毒等疾病。

幽门螺杆菌：幽门螺杆菌是造成胃溃疡最常见的原因，这种细菌的一种突变，使最常用的抗生素——克拉霉素失效。

淋球菌：淋球菌是造成淋病的病原体，20世纪40年代就发现了具有耐药性的淋球菌菌株。

比如，新冠病毒奥密克戎支系目前的演化及所发生的免疫逃逸，与针对新冠病毒小分子治疗药物、抗体和疫苗的使用，导致其适应这些压力不无关系。以小分子抗新冠病毒药物Molnupiravir为例，Molnupiravir是默沙东开发的抗新冠口服药，该药物攻击靶点是新冠病毒的RNA依赖的RNA聚合酶，致其变异从而抑制病毒RNA复制和传播能力。有趣的是，科学家们在对新冠病毒20多个突变簇序列开展分析时，发现这些突变可以追溯至2022年Molnupiravir广泛使用的国家，如美国、澳大利亚和英国，突变发生率是法国和加拿大等未用药国家的100倍，部分突变株已发生社区传播。研究人员进一步对9名感染者基因组反复测序发现，接受Molnupiravir治疗的人在治疗后10天内体内可携带30个新变异株，远远超过未治疗组，并且警告，Molnupiravir可能促使免疫低下人群体内病毒发生变异，出现使疫情延长的高风险变异株。

再如，由于临床不合理使用抗生素，致使条件致病真菌感染病患的发生率激增。2022年10月，通过流行病学调查和监测，WHO发布了一份关于严重威胁人类健康的真菌名单，按 3 种优先程度，"紧要优先级"（critical priority）、"高优先级"（high priority）和"中优先级"（medium priority），列出总计 19 种真菌。一旦真菌感染进入血液，治疗会更加困难，就像念珠菌属成员的平均血液感染致死率高达 30%，其中耳念珠菌（WHO 报告的 4 种紧要优先级真菌之一）的致死能力更是远高于平均值。

根据医学杂志《柳叶刀》的研究，抗生素耐药性在 2019 年直接导致全球 127 万人死亡。《卫报》称抗生素耐药性成为 2022 年主要的全球威胁。

（3）细菌产生的耐药机制 医学家在研究细菌产生耐药现象后惊讶地发现，原来在和抗菌药物接触多次后，细菌的基因也在进化中随机发生突变，细菌已进化出一整套有效的耐药机制。对抗生素敏感的细菌被杀死了，而基因突变后不敏感的细菌则可能存活下来，经过一次次的"遭遇战"，存活下来的细菌都积累了丰富的"战斗经验"，成为变异的品种。研究显示，原来这些变异基因的产物如功能或药物靶点蛋白，可以通过如下方式逃避抗菌药物的攻击。

通过酶解抗菌药物的方式产生耐药。如金黄色葡萄球菌对青霉素及头孢菌素耐药，是因为该变异菌株通过产生 β- 内酰胺酶，裂解青霉素及头孢菌素结构中发挥抗菌作用的重要结构 β- 内酰胺环，破坏了青霉素及头孢菌素的抗菌作用；同样，通过质粒介导由革兰阴性菌或部分革兰阳性菌产生的三乙酰转移酶（AAC）、核苷转移酶（ANT）和磷酸转移酶（APH），改变了氨基糖苷类抗生素的化学结构，使其失去抗菌活性；氯霉素敏感菌获得编码产生氯霉素转乙酰基酶（CAT）的质粒，编码产生 CAT 灭活氯霉素；一些肠杆菌通过产生红霉素酯酶，或通过 2- 磷酸转移酶催化的磷酸化反应，破坏大环内酯类药物的酯环，使红霉素等大环内酯类抗生素失活。

通过改变抗菌药物作用于细菌靶部位的方式产生耐药。如细菌将靶部位结构或位置进行改变，则药物不能与靶部位结合，从而产生耐药。革兰阳性菌耐药，多为青霉素结合蛋白（PBPs）与药物结合的亲和性下降，PBPs 数量减少或出现新的低亲和性 PBPs 等，上述情况单独出现或二者同时发生，这是细菌对 β- 内酰胺类抗生素耐药机制的又一重要原因。氨基糖苷类抗生素出现耐药，是因为变异菌株可以通过改变基因突变菌株的核蛋白靶位，影响药物与核蛋白体的结合，从而对氨基糖苷类抗生素耐药；肠杆菌、假单胞菌的变异菌株，可以通过改变其本身拓扑异构酶 Ⅱ 的结构，使氟喹诺酮类抗菌药物失去对这些细菌的作用靶点，产生耐药；利福霉素类药物耐药，是因为肠球菌、链球菌、肠杆菌、假单胞菌等变异菌株，降低了 RNA 聚合酶对利福霉素类药物的亲和力，减弱了利福霉素类抗菌药物对这些细菌靶点的作用，产生耐药。

通过增加代谢拮抗物的方式产生耐药。磺胺药与金黄色葡萄球菌接触后，后者可通过增加相应合成酶，使对氨基苯甲酸（PABA）的产量增加 20~100 倍，高浓度的 PABA 与磺胺药竞争二氢蝶酸合成酶，阻止磺胺药对细菌合成叶酸的抑制作用，使细菌自身得以正常生长繁殖，并产生对金黄色葡萄球菌的耐药性。

通过改变菌体膜通透性的方式产生耐药。如细菌通过改变其细胞膜转运蛋白结构，使药物不能与转运蛋白结合，防止药物透过细菌的细胞外膜进入菌体，从而对抗菌药物产生天然屏障，如对四环素产生的耐药菌，通过其质粒介导，诱导其他敏感细菌转成耐药菌，携带耐药质粒细菌的细胞膜，可以减少对四环素类抗菌药物的摄入。

通过加强主动外排系统的方式产生耐药。大肠埃希菌、金黄色葡萄球菌、铜绿假单胞菌、空肠弯曲杆菌等，在与抗菌药物接触后，立即产生相应的细胞膜上的泵蛋白，将进入菌体内的抗菌药物泵出细菌体外。例如，AcrB 蛋白是大肠埃希菌的一个典型介导多重耐药性的外排泵，其泵出底物有四环素、氯霉素、氟喹诺酮类、β- 内酰胺类、红霉素、利福平等；铜绿假单胞菌的 MexB 泵蛋白的底物有四环素、氯霉素、氟喹诺酮类、β- 内酰胺类（除碳青霉烯外）、红霉素、利福平等。

来自美国加州大学圣地亚哥分校的研究人员首次发现，模式细菌大肠埃希菌的基因表达变化，几乎完全发生在细胞生长时的转录阶段。他们提供了一个简单的定量公式，将调控控制与 mRNA 和蛋白质水平联系起来，这种定量关系可以用来解释致病菌如何逃避抗生素治疗和宿主免疫。通过合成生物学实验方法，可以对细菌进行重新设计和重新改造，以便用于检测和清理有毒废物，或被送入体内杀死癌细胞。同时表明，分子生物学的中心法则是线性的，即从 DNA 到 mRNA 再到蛋白质，这在单个基因层面上很简单：启动一个基因，制造 mRNA，利用 mRNA 制造蛋白质，当从系统生物学层面考虑，所有基因都在一起时，这是不正确的，关于中心法则的线性思维方式是不成立的，因为细胞必须处理某些全局约束。例如，细胞中的总蛋白质浓度近似恒定，当环境发生变化，细胞通过调节某些基因的表达来适应时，这些全局约束不仅迫使这些基因的表达发生额外变化，还迫使其他不受直接调控的基因表达发生额外的变化。说明基因改变具有整体特性和联动效应，而非动一变一的简单机械模式。因此，该团队建立基因变化的定量公式时，不仅从基因全局约束开始，而且采用绝对基因测量进行定量陈述，而不是通常使用的相对测量。研究者投入了大量的时间和精力来定量确定这些基因的变化，并且过滤掉那些在全局范围内真正分散注意力的微小变化。如此一来，绝对的定量测量将使得人们能够定量地将 mRNA 水平与蛋白质水平联系起来，反之亦然。控制基因表达是一个复杂的过程，一个好的设计规则是必不可少的，这样同一个遗传回路就可以在多种环境下工作，而非经常看到的在一种环境下花费大量精力开发的遗传回路在另一种环境中失效。该项研究，可以用来破译细菌反应中的基因 - 基因相互作用，并可以用来在合成生物学中更有效地设计遗传回路，帮助解决生物技术和健康科学中的一些世界紧迫问题。

（四）易发生药物不良反应

1. 药物不良反应的出现

发现药物不良反应（ADR），开始于重在临床观察。在 16 世纪，知名的内科医生巴拉赛尔苏斯（1493—1541 年），曾用硫化汞治疗梅毒获得成功。然而这种汞疗法仅仅是减轻了梅毒病人的症状，但却产生了诸多副作用如常流口水、严重消化不良、牙齿松动和脱落、体重减轻、情绪不稳定、甚至死亡。同样磺胺药的诞生，使一度无可奈何的战伤感染得到控制，但是随之而来的是它的副作用：过敏反应，最常见为皮疹、药物热；肾脏损害，由于乙酰化磺胺溶解度低，尤其在尿液偏酸时，易在肾小管中析出结晶，引起血尿、尿痛、尿闭等症状；造血系统的影响，磺胺药能抑制骨髓白细胞形成，引起白细胞减少症；还有中枢神经系统和胃肠道反应。用放射性 ^{131}I 治疗甲状腺功能亢进（甲亢），可以发生药物的后遗效应——甲状腺功能低下（甲减）。精神分裂症病人长期应用神经松弛剂氯丙嗪，引起迟发性运动障碍等。有的可能发生一些毒性反应，像女性用雌激素治疗更年期综合征，有增加子宫内膜癌的可能。病人长期应用烷化剂（一类抗癌药），有增加膀胱癌和非淋巴细胞白血病的风险。肾移植病人长期使用免疫抑制剂如巯唑嘌呤、糖皮质激素等，可使发生淋巴瘤的风险大大增加等。抗菌药物的不合理使用，不仅可能造成肠道菌群微生态的破坏，导致二重感染即继发反应（尤其是广谱抗菌药物），还可以引起毒性反应，如四环素和喹诺酮类药物引起的骨骼和牙齿损害，两性霉素 B、万古霉素和氟喹诺酮类药物导致的心脏损害，氨基糖苷类药物等引起的耳毒性、肾毒性，对乙酰氨基酚、异烟肼、西咪替丁、酮康唑、红霉素等导致的肝毒性，氯霉素引起的灰婴综合征，一些头孢菌素类导致的戒酒硫样反应，还可以引起各种类型的变态反应，针对不同的人群，几乎所有使用抗菌药物者，均有发生变态反应的风险等。

2. 发生药物不良反应的原因

一是由于药物作用机制还有很多未知领域和基础研究层面局限。由于人体的很多生理与病理机制还不十分清楚，药物的理化特性和构效关系也未真正弄清，所以药物靶点的作用范围和功能尚不完全掌握，加之西药作用专注于病因和发病机制的"关键"靶点，对于该靶点广泛作用的研究不足，而且大多数药物作用机制，为一对一对抗而非平衡模式，线性对抗"异常基因及其蛋白质"的药物作用方式，可能会发生尚未认知的风险，往往想象药物能抑制作用靶点的同时，结果可能导致此抑彼兴，甚至引发机体的正常调节功能紊乱，产生药源性疾病，不仅影响药物疗效，给病人造成伤害，新药研发也常常因此而前功尽弃。比如，许多药物可以直接或间接作用于细胞膜上的离子通道，在新药研发时若没有关注到和考查到这一点，就可能因出现严重的药物不良反应而使新药研发"胎死腹中"，其中一个最头痛的安全性问题就是引发尖端扭转性室型心动过速（TdP）。TdP 是一种罕见且致命的心律失常症，它的发生与一些能够引起心电图 QRS 波的尖端围绕基线扭转，典型者多伴有 QT 间期延长。其发生机制与折返有关，有些药物可以作用于心肌细胞膜上的离子通道，改变不同离子在细胞内外的分布，使心肌细胞传导缓慢、心室复极不一致，引发严重的心律失常，常反复发作，易导致昏厥，可发展为室颤致死，很多新药因此止步于临床试验。

二是因为动物实验与人体试验的差异。比如，研制神经生长因子的科研人员介绍，他们想当然地制备出神经生长因子（nerve growth factor，NGF），用以治疗神经退行性病变，如糖尿病性神经病变和肌肉萎缩性侧索硬化症（amyotrophic lateral sclerosis，ALS），结果 NGF 在每一个动物实验中都能促进神经再生。临床验证试验开始招募时，病人都抢着参加，但到了第二次注射时就没人来了，原因是病人因剧烈疼痛而退出了试验。于是在 I 期临床试验期间，作为试验基本前提的双盲（double-blind）规则就难以实行了，因为病人会从其他病人那里知道，接受了 NGF 会有局部疼痛，这种反应在动物实验时未曾出现。为什么会这样疼？进一步的研究证明，相关靶点并非是特异性的。曾被认为只存在于受损并试图再生的神经干细胞的靶点受体Track A，其实也存在于可以被 NGF 活化的巨噬细胞表面，巨噬细胞表面的Track A 受体被 NGF 活化后，巨噬细胞会产生大量的过氧化氢，引起烧灼样疼痛。

三是临床试验的局限。因为研发设计不全面、试验的健康人群和病例少且多样性不足、实验周期短等原因，导致有些新药的不良反应在临床试验阶段没有被发现，若是被发现，只能说运气不好，浪费了资金，如 NGF 新药研发；有些新药上市后才发现有严重的不良反应，则受害者更广。比如，西布曲明（sibutramine），一个新发现的减肥药，它的作用机制为通过其化学结构中的胺类（仲胺类和伯胺类）代谢产物作用于中枢，抑制 NE、5-HT 和DA 等单胺类递质的再摄取，从而降低食欲，减少食物摄入。然而，这些递质的作用绝不仅仅是抑制食欲，加之尚未认知的作用机制，临床上逐渐发现其存在很多较严重的副作用，如心血管系统：心率增快，血压升高；呼吸系统：气管炎，呼吸困难；消化系统：腹泻，胃肠炎，牙病，胃肠胀气；神经系统：不安，肢体痉挛、张力增加，思维异常，癫痫发作；泌尿生殖系统：间质性肾炎，月经紊乱；血液系统：因出血时间延长引起皮肤瘀斑，以上这些还不包括西布曲明与很多具有相关作用的药物相互作用可能引发的药物不良反应。

3. 药物不良反应的发生机制

（1）遗传或体质因素　因遗传药理学的异常，药效学的变化一般来说与用药剂量无关，其原因多是由于体内某些功能蛋白等物质的缺陷，造成机体对某些药物特别敏感。例如缺乏葡萄糖-6-磷酸脱氢酶（G6PD）的病人对磺胺类、丙磺舒、非那西丁、伯氨喹等非常敏感，容易诱发溶血现象。

（2）变态反应　外源性大分子如蛋白质（疫苗）、多肽（胰岛素）、多糖类和右旋糖酐等，本身就是免疫原，具有刺激机体免疫机制，产生抗体 IgG、IgM 和 IgE 的能力；小分子化合物（分子质量 500~1000D），可以看作半抗原，与体内蛋白载体如白蛋白、变性 DNA、细菌代谢产物等结合后，形成抗原复合物，从而具备抗原性，产生异常抗体，发生变态反应。

从药物化学成分分析，具有苯核、嘧啶核及某些杂环的化合物，抗原性较强。如青霉素的半抗原决定簇，主要是青霉噻唑，它是在打开青霉素分子的 β-内酰胺环后，与机体蛋白载体结合，形成全抗原-青霉噻唑结合蛋白，刺激机体免疫细胞产生 IgE，当 IgE 遇到青霉噻唑结合蛋白，立即触发肥大细胞脱颗粒，从而导致机体发生Ⅰ型变态反应（即速发型变态反应）。链霉素、局部麻醉药和含碘药物等也易发生Ⅰ型变态反应。Ⅱ型变态反应常常是作为半抗原的药物，与循环中的 IgG、IgM 和 IgA 结合后，再与靶细胞如血细胞膜蛋白质形成抗原－抗体复合物，在同时引发的补体作用下，使结合的细胞溶解，造成血小板减少、白细胞减少和溶血性贫血等。奎尼丁、奎宁、地高辛和利福平易引起血小板减少；保泰松、卡比马唑片、甲苯磺丁脲、抗痉药、氯磺丙脲、甲硝唑等易引起免疫性白细胞减少；头孢菌素、利福平、奎宁、奎尼丁易产生溶血性贫血。Ⅲ型变态反应往往是作为半抗原的药物，与循环中的 IgG 结合，在补体作用下损伤血管内皮细胞，血清病就是Ⅲ型变态反应的典型表现，如发热、关节炎、淋巴结肿大、荨麻疹、皮疹、哮喘等。引起这种反应的药物有青霉素、链霉素、磺胺和抗甲状腺药等。Ⅳ型变态反应又称细胞免疫介导的或迟发性变态反应，是因为药物与蛋白质形成的抗原复合物，致敏了 T 淋巴细胞，被敏化的 T 淋巴细胞，一旦再与其相应的抗原接触，则产生炎症反应。这种炎症反应多见于因局部用药而引起的皮炎，像局部药膏，如抗组织胺药膏，局部应用抗菌药物和抗霉菌制剂等。

（3）长期用药反应　如长期用药，机体对麻醉镇痛和精神类药品产生的精神和躯体依赖，应用抑制剂会使受体上调，若突然停药就出现停药反跳，使原有病症加重，产生戒断症状。比如，长期使用后突然停用苯二氮䓬类，会出现焦虑；突然停用抗高血压药，如可乐定，则加重高血压；在心肌缺血症时，突然停用 β– 受体阻断剂如美托洛尔，会产生反跳现象，使心肌缺血加重；糖皮质激素长期使用后，突然停药产生的反跳现象，甚至肾上腺功能不全症，更是非常常见。通过药物不良反应发生的临床症状和检查反馈，才得以重新和逐渐认识药物作用与副作用的靶点和环节。如治疗关节炎的药物阿司匹林和布洛芬，其作用机制本是通过抑制 COX，进而减少致炎因子前列腺素。但临床应用发现，它们易引起胃部不适甚至胃溃疡和胃出血，因此，才有针对性的研究揭示：COX 分 COX–1 和 COX–2 同工酶，COX–2 在关节组织有分布，抑制它可以治疗关节炎；同工酶 COX–1 分布在健康的胃组织表面使其免受胃酸的侵蚀，抑制它则可能引起胃组织的炎症等病变。于是又研发出选择性地作用于 COX–2 的抑制剂塞来昔布和罗非昔布，正如所期望的那样，塞来昔布和罗非昔布具有很好地缓解关节炎的疗效而无胃组织副作用。但令人没有想到的是，由于长期服用罗非昔布（Vioxx，万络，美国 FDA 批准默克制药公司生产），引发部分病人较严重的心血管事件，罗非昔布最终不得不撤市。对此，科学家们又开始怀疑：分布在血管及心脏内膜组织上的 COX-1 和 COX-2 之间的平衡，可能具有重要的生理意义。至于 COX-1 和 COX-2 在心血管组织中的具体分布、各自功能以及作用方式尚不清楚。

（4）药物相互作用　影响药物的吸收，如考来烯胺散是一种阴离子交换树脂，它对酸性分子有很强的亲和力，很容易和阿司匹林、地高辛、华法林、甲状腺素等结合成难溶解的复合体，妨碍这些药物的吸收。环磷酰胺（cyclophosphamide）等化疗药物能损害肠黏膜的吸收功能，减少合用药的吸收；影响药物的分布，如阿司匹林可以竞争化疗药氨甲蝶呤与血浆蛋白的结合，增加游离氨甲蝶呤血药浓度，可能导致氨甲蝶呤的毒性增强。同理，磺胺药可以通过竞争与药物结合的血浆蛋白，加重一些口服降血糖药的作用，使病人产生低血糖；影响药物的代谢，如药酶诱导剂苯巴比妥（phenobarbital）与抗凝血药双香豆素合用，可加速双香豆素在肝脏中的代谢并使血药浓度降低，抗凝作用减弱。药酶抑制剂西咪替丁与抗凝药华法林合用，可提高华法林的血药浓度，增强其抗凝作用；影响药物的排泄，如碳酸氢钠通过碱化尿液可以促进水杨酸类的排泄，以防治水杨酸类药物中毒；两种酸性药丙磺舒（probenecid）与青霉素合用，丙磺舒可以通过竞争性占据酸性转运系统，阻碍青霉素经肾小管的排泌，使青霉素作用延长。其他因药物作用机制可能导致的药物相互作用情形，如由于均会引起钾离子丢失，利尿药如呋塞米与强心苷如地高辛合用，它们所导致的低血钾会促进强心苷的心脏毒性；因对细菌的作用部位不同，抑制菌体蛋白质合成的抗菌药物如红霉素等，可以干扰破坏细菌细胞壁合成的抗菌药物如青霉素等的作用，二者同时应用可能产生拮抗作用，从而影响抗菌疗效等。

（5）从化学角度看，相较于西药，小分子西药多为人工合成，结构较简单　中药功效成分多是天然化学分子，结构趋于复杂，其中多环和桥键化合物要比化学合成药物多得多，化学合成药物结构中含有较多的氮原子，天然产物结构中含有较多的氧原子，天然产物的分子要比小分子化学合成药物的分子大。成分和结构上的差别，造成天然产物与化学合成药物不仅在生物活性和作用方式上各异，而且在药代动力学性质方面，中药在体内可能较易代谢和排泄，因此，大多数中药成分的免疫原性和毒性可能较人工合成化学药物低，这也是为什么近年来多从中药中寻找类药性化合物的一个可能原因。

第二节　中药"现代化"研究的努力与困惑

自清朝末年，西医学大量涌入，人们开始使用西方医学体系的思维模式加以检视中医药理论，许多有志之士主张中药西药化等同"现代化"，同属中国医学体系的日本汉方医学、韩国的韩医学亦是如此。采用西药研发模式研究中药，一方面给中药研究注入了新的血液，尤其是中药的生药学研究和化学成分分析，使中药发生的现代医学作用有了可参照的物质基础，迈出了现代化研发中药的一大步，产生了很多成果；另一方面，绝大部分成果尚不能合理诠释中医药思想和基础理论，对中药治疗中的理法方药促进作用很小，与此同时，在西医药的冲击下，传统中医药理论和临床方法面临着逐渐流失。

一、中药"现代化"研究成果

在西方植物化学研究的启示下，20 世纪以来，我国科研工作者应用现代科技方法和手段，对比较常用的传统和民间中草药进行了大量深入的研究。

（一）跟随西方植物药化学成分研究方向和方法，以化学创新模式研发新化合物和新药

示例 1：麻黄素或左旋麻黄碱

1885 年，日本的山梨氏（G. Yamanashi）最先从麻黄中分离得到不纯的生物碱，1897 年，东京大学的长井长义（N. Nagai）分离得到纯的麻黄碱结晶，并证明其化学结构，定名为 ephedrine。之后日本学者通过实验证明，麻黄碱有与阿托品和肾上腺素类似的作用，但功效有限。20世纪 20 年代，中国学者陈克恢等经过药理实验证实，麻黄碱具有拟交感神经作用，与其他类肾上腺素西药不同，该药不与肾上腺素受体结合，而是通过促进肾上腺素能神经末梢释放递质，增强受体周围去甲肾上腺素浓度而发挥作用，并且口服有效。在此期间，1889 年拉顿伯格

（Ladenberg）和奥尔萨格尔（Oelschagel）从麻黄中提取到麻黄碱的异构体伪麻黄碱。1926 年，中国学者赵承嘏根据麻黄碱及其异构体伪麻黄碱在草酸盐液中的溶解度不同，直接从麻黄中分离出左旋麻黄碱即麻黄素，和右旋麻黄碱即伪麻黄素，同时进一步证明，麻黄素具有直接兴奋肾上腺素能 α 和 β 受体，主要用于支气管哮喘的防治；伪麻黄素具有拟交感神经活性，主要用于鼻腔和鼻窦的减充血剂，常与其他抗感冒药制成复方制剂。

📖 示例 2：莨菪生物碱类药物

莨菪（*Hyoscyamus niger* L.），茄科，天仙子属，天仙子种，含莨菪碱（hyoscyamine）、阿托品（atropine）、东莨菪碱（scopolamine）、脂肪油等。同类型的茄科植物还有曼陀罗属曼陀罗、颠茄属颠茄等。19 世纪初，国外学者开始将总生物碱中莨菪生物碱的有效成分左旋莨菪碱即东莨菪碱（又称天仙子碱）和提取过程中很易转化为消旋莨菪碱的阿托品（又称颠茄碱）陆续分离出来。之后，对这些化学成分进行生理学实验研究，发现阿托品能阻断刺激迷走神经引起的心率减慢，还能对抗乙酰胆碱所具有的外周毒蕈碱样作用，且阿托品和东莨菪碱对胆碱能神经的这些作用，是通过阻断胆碱能神经作用的 M 受体实现的。中华人民共和国成立后，中国科研工作者也开始对本土资源和临床应用十分丰富的莨菪类植物开展了系统研究。20 世纪 60 年代初，因为一次偶然的生药鉴定，发现了有别于莨菪的唐古特山莨菪植物。该植物在青海本地俗称"樟柳神"，与中药商陆之俗名樟柳相仿，曾用作商陆使用，在使用过程中，发生过阿托品样的中毒症状。经对原生药进行组织学鉴别，发现它不是商陆，而是茄科植物唐古特山莨菪［*Anisodus tanguticus*（Maxim.）Pascher］，加上具有阿托品样效应，理所当然地也成了研究莨菪类植物的原料。考虑到山莨菪植物的资源保护和长期利用，科研工作者先选择了茎叶进行化学研究，先后分离出山莨菪碱（anisodamine，AT_2，旋光性为右旋）、樟柳碱（anisodamine，AT_3）及其他几种成分。一次在分离成分过程中，研究人员不小心将 AT_2 的结晶崩到眼睛里，立刻引起瞳孔放大，次日却又很快恢复。这一偶然现象引起了药理研究人员的极大兴趣，很快对 AT_2 进行了全面系统的研究，并与阿托品进行了作用比对，实验结果表明，AT_2 的中枢作用比阿托品弱，而外周作用与阿托品相似或稍弱。当时，医院儿科正在用大剂量阿托品抢救小儿中毒性痢疾引起的休克，但有些病例由于阿托品抑制腺体分泌作用较强，产生不良反应，影响了用阿托品抢救休克的治疗，迫切需要有阿托品那样的治疗作用，而不良反应，特别是抑制腺体分泌作用小的药。山莨菪碱的药理作用正符合这种要求，它抑制腺体分泌的作用比阿托品弱几十倍，就这样，山莨菪碱于 1965 年 4 月第一次进入临床试用，这也是山莨菪碱的另一个商品名 "654" 的由来（其天然提取物即 AT_2 制成的氢溴酸山莨菪碱产品为 654-1，人工合成的消旋产品为 654-2）。它的主要机制是改善微循环障碍，当时用于抢救中毒性痢疾、爆发性流行性脑脊髓膜炎和大叶性肺炎的危重病儿，使死亡率大大降低，发挥出同中医异病同治一样的功效。

📖 示例 3：消旋芹菜甲素——消旋正丁基苯酞

旱芹或芹菜（*Apium graveolens* Linn.）可食药两用，最早的药用记载见《神农本草经》和《本草纲目》，民间常用于降血压和治疗癫痫。20 世纪 70 年代，国外学者报道，芹菜生物碱和挥发油有中枢镇静和抗惊厥作用。1978 年中国研究人员从芹菜籽的挥发油中分离出具有旱芹特有气味的芹菜甲素（左旋正丁基苯酞）和芹菜乙素（正丁基 -4, 5- 二氢苯酞）等数十种化学成分，发现芹菜甲素和芹菜乙素对 4 种癫痫模型（最大电休克、最小电休克、戊四唑惊厥、听源性惊厥模型）效果较好，又考虑到芹菜乙素的稳定性差，于 1980 年合成了消旋芹菜甲素（也称消旋正丁基苯酞，简称 NBP），经药效学、药代动力学、一般药理及毒理学等研究发现，它是一种对脑血管缺血性疾病有明显效果而毒副作用低的新药，既能改善脑血流，又具有脑保护作用。并且搞清楚了这些作用：通过改善脑细胞线粒体功能，抑制凋亡，抑制谷氨酸释放，降低细胞内钙，提高脑血管内皮 NO 和 PGI_2 水平，抗氧化损伤和抑制炎症反应等机制而发挥的。经过 I、II 期急性缺血性脑卒中临床试验，结果表明药物组有效率为 85%，安慰剂组有效率为 59%。该科研成果于 1999 年转让给国企药厂，随后完成 III ~ IV 期临床试验，于 2002 年获中国国家食品药品监督管理局批准，丁基苯酞成为治疗急性缺血性脑卒中的一类新药，获新药证书和生产批件。

📖 示例 4：丹参酮与丹酚酸

在 20 世纪 30 年代，日本学者从丹参根部提取分离得到丹参酮 I、隐丹参酮、丹参酮 II-A、II-B 等主要脂溶性成分。中国王序等于 40 年代证明丹参酮 I 的结构为二萜醌类四环化合物；70 年代中国医学科学院药物研究所和上海药物研究所的科研工作者对发现的丹参脂溶性成分与丹参的生理活性关系进行了研究，先后发现丹参的红色色素即丹参酮，是抗菌消炎和治疗冠心病的有效成分，其中隐丹参酮是抗菌消炎的主要成分，丹参酮 II-A 是治疗冠心病的主要成分。80 年代初，中国医学科学院药物研究所的科研工作者又对丹参的水溶性成分进行了系统研究，分离得到 13 个酚酸类化合物，其中含量最高的 2 种成分丹酚酸 A 和 B 活性最强，对脂质过氧化引起的细胞膜损伤有明显的保护作用，具有明显的抗血小板聚集活性，对肾上腺素引起的小鼠肠系膜微循环障碍有明显改善作用，可减轻脑缺血再灌注导致的小鼠学习记忆功能障碍状态；丹酚酸 A 还可保护阿霉素引起的大鼠心肌线粒体损伤，且对阿霉素抗肿瘤活性无影响；局部应用丹酚酸 A 对白内障的形成有一定的抑制作用。

根据国外学者发现的活性成分，中国自主研究合成的新药还有基于具有抗肿瘤活性成分三尖杉生物碱（cephalotaxus alkaloids）和紫杉醇（taxotere），中国科研工作者自行合成的三尖杉酯碱（harringtonine）、高三尖杉酯碱（homoharringtonine）和紫杉醇（paclitaxel）抗肿瘤新药；基于葛根含有的具有降低血压的活性成分异黄酮类化合物，中国科研工作者从葛根中提取出总黄酮，制成抗高血压、治疗冠心病、心绞痛和颈项强痛的新药愈风宁心片。基于其中葛根素（puerarin）活性成分，制备出辅助治疗冠心病、心绞痛、心肌梗死、视网膜动静脉阻塞、突发性耳聋及缺血性脑血管病等单体化合物制剂葛根素注射液（puerarin and glucose injection）；鉴于当时印度进口降血压药寿比南，其主要活性物质是印度萝芙木碱，中国科研工作者发现，萝芙木碱的有效成分为化学药物利血平，通过中国国内资源普查和药效研究，确定使用中国自有植物萝芙木的根，提取萝芙木总生物碱进行新药研发，经过系列基础和临床研究，新药"降压灵"于 1958 年批准正式生产并用于临床。

（二）遵循西方植物药研发方法，进行中草药的系统性化学创新与新药研发

📖 示例1：青蒿素

20 世纪 60 年代中期，疟疾在中国南方多省和越南境内肆虐，已经产生了对氯喹具有抗药性的原虫。为了尽快防治疟疾，保障人民身体健康，尽快取得中国援越战争的胜利，中国以屠呦呦为代表的众多科研工作者，筛选了数万种中草药和化合物，历时数年，最终，屠呦呦科研团队在东晋葛洪《肘后备急方》有关"青蒿一握，以水二升渍，绞取汁，尽服之"的截疟记载的启发下，经过无数次的实验反复，终于发现采用低沸点有机溶剂提取的青蒿成分，对小鼠疟疾模型效果最优且稳定，临床试验证明，该提取物可以使感染间日疟原虫和恶性疟原虫、对氯喹无效的病人症状（如发热和血液中的寄生虫数量指征）迅速消失。后经进一步纯化活性成分，于 1972 年，将该成分鉴定为一种无色结晶物，分子质量为 282D，分子式为 $C_{15}H_{22}O_5$，熔点为 156~157℃，并将其命名为 qinghaosu，英文名 artemisinin。青蒿素（倍半萜内酯）的立体结构，也于 1975 年在中国科学院生物物理研究所的团队协助下确定。药理研究发现，其抗疟原虫的作用机制可能主要是通过干扰疟原虫表膜－线粒体的功能，阻断虫体对营养的摄取，出现氨基酸饥饿，迅速形成自噬泡，并不断排出虫体外，使疟原虫损伤大量胞浆而死亡。之后，中国科研工作者在评估青蒿素衍生物的过程中，又发现和研制出疗效更高、副作用更小、生物利用度更好的抗疟新药，如双氢青蒿素、青蒿琥酯和蒿甲醚等。

📖 示例2：乌头碱

20 世纪以来，中国科研工作者对比较常用的传统和民间中草药进行了大量系统的研究。主要包括中草药的植物学研究，即中草药的原植物及拉丁学名、植物生长特性等，如确定了附子的原植物为乌头（*Aconitum carmichaeli* Debx.），附子是乌头的侧根，以及植物乌头的生长特性等。加工饮片的制作，即各种炮制品的制备，如盐附子、黑附片和白附片的加工制作及质量控制。以及生药学特性，即药用饮片的大体

性状和显微特征鉴别等；植物化学实验证明，在众多提取分离鉴定的化学成分中，具有明显镇痛和毒性作用的化学成分，母体结构是 $C_{19}-$ 二萜生物碱和 $C_{20}-$ 二萜生物碱，其衍生物有数十种，多为酯型乌头碱，其中新乌头碱、乌头碱和次乌头碱是附子的 3 种双酯型乌头碱；动物实验表明，来源于酯型乌头碱水解后的衍生物去甲乌头碱，具有增加心肌收缩力、扩张冠状和股动脉、提高心率等药理作用，发挥强心、扩张冠状动脉、降压、预防缓慢性心律失常等药效。作用机制研究发现，和异丙肾上腺素一样，去甲乌头碱的增加心肌收缩力、扩张冠状和股动脉、提高心率的作用，可以被 β 受体阻滞剂拮抗，说明其对心脏和血管的 β 受体具有激活作用；毒理学实验表明，和去甲乌头碱可以预防快速性心律失常不同，属于 $C_{19}-$ 二萜生物碱的酯型乌头碱，它的严重毒性反应是发生室颤，其引起快速性心律失常的作用机制被认为是，乌头碱作用于心肌细胞膜的钠通道，促进钠通道开放和钠内流，促进细胞膜去极化，引起期外收缩和室颤。临床试验证实，去甲乌头碱对Ⅲ度以下房室传导阻滞和左心室射血分数较低的病人，具有明显改善和治疗效果，据此，上海药物研究所科研团队再从化学衍生物角度研发出新药，如镇痛药延胡索乙素即四氢巴马汀片、乙酰乌头碱片和高乌甲素贴片及其注射液。

📖 示例 3：五味子乙素及其衍生物

20 世纪 70 年代初，中国临床医生发现五味子蜜丸及五味子粉剂有降低病毒性肝炎病人血清谷丙转氨酶（SGPT）的作用，并能改善病人的症状，然而，临床又发现，五味子全粉剂虽能降低肝炎病人的 SGPT，但其水煎剂则无效。研究人员将五味子分成果仁和果肉两部分，分别制成水煎剂和酒提物，并用四氯化碳（CCl_4）中毒小鼠肝损伤模型进行保肝实验，发现仅果仁的乙醇提取物有降 SGPT 作用，并对中枢神经系统有一定抑制作用，其他部分均无效。为寻找五味子中降 SGPT 的有效成分，研究者们从北五味子果仁的乙醇提取物中分离到 7 种单体成分，药理实验证明，这些成分在不同程度上都能使 CCl_4 引起的小鼠高 SGPT 降低，其中五味子乙素含量最高。经北京某医院试用于 7 例慢性肝炎病人，发现疗效较好，不仅能使升高的 SGPT 降低，临床症状也有改善，此项研究为开发合成新的抗肝炎药物提供了重要的先导化合物。

研究者们对五味子乙素及其他 6 种单体成分进行了化学结构与药理活性关系的研究，从所合成的 31 种中间体和类似物中，发现代号为合 −3（即联苯双酯）的化合物，降 SGPT 作用虽不是最强，但毒性很小，且合成步骤不太复杂，适于工业生产。该药经过规范的药理和毒理学实验后，以片剂形式推向临床试用。1978 年起，先后在北京六所大医院试用，都取得较好的降 SGPT 作用，之后，上海、石家庄、长春及宁波的几所医院又进行了临床验证，取得同样疗效，1980 年通过鉴定，同年联苯双酯片剂正式报批生产。在大量用于临床后又发现，片剂的生物利用度很低，口服吸收仅 20%~30%，停药后反跳率高，远期疗效不够理想。于是，又通过药剂学改进方法，制成生物利用度较片剂高的联苯双酯滴丸，临床肯定，用 1/3 片剂剂量的滴丸，取得与 1 片片剂同样疗效，1983 年联苯双酯滴丸通过鉴定，同年报批正式生产。

为了改善联苯双酯生物利用度较低的问题，化学工作者们并没有止步于此，于 1984 年在联苯双酯的基础上，设计并成功合成新化合物双环醇。由于在联苯结构中引入了不同侧链取代基 6− 羟甲基和 6′− 甲氧羰基，促进了体内吸收，大幅提高了生物利用度及生物活性，全溶状态下其口服吸收可达 80%。经药理实验证实，双环醇片对小鼠实验性肝损伤的保护作用比联苯双酯片强 2~3 倍，口服胃肠道吸收可达 80%，并具有一定的抗肝炎病毒作用。其保肝药效研究表明，双环醇对 CCl_4、D− 氨基半乳糖、乙酰氨基酚、卡介苗加脂多糖、ConA 和 D− 氨基半乳糖 / 脂多糖诱导的肝损伤小鼠模型，均显示良好的保肝效应。其作用机制包括：双环醇具有刺激肝细胞蛋白质合成的作用，可以刺激正常大鼠肝细胞蛋白质的合成，对环己亚胺抑制肝细胞蛋白质的合成具有拮抗作用，可以促进 CCl_4 损伤大鼠肝细胞蛋白质合成能力的修复；可以通过对 CCl_4 引起的肝脏微粒体脂质过氧化的抑制作用，对 CCl_4 肝微粒体脂质和蛋白质分子共价结合具有抑制作用，可以清除自由基，稳定肝细胞膜；可以对肝细胞线粒体形态损伤、肝线粒体内谷草转氨酶或门冬氨酸氨基转移酶（AST）及谷胱甘肽（GSH）含量降低起到保护作用，对肝细胞线粒体膜肿胀起到保护作用，对肝细胞线粒体受损害后能量代谢障碍起到保护作用，以及对肝细胞线粒体受损害后释放细胞色素 C 起到抑制作用，从而发挥对肝细胞线粒体的保护作用；不仅如此，实验还发现，双环醇可以通过对 DNA 梯状条带的出现和线粒体细胞色素 C 释放的抑制作用，和对 ConA

诱导 T 淋巴细胞 Fas/FasL 的调控作用，发挥抗肝细胞凋亡的作用；此外，双环醇尚有抗肝炎病毒、抗肝纤维化等作用。由此，双环醇成功发展为新一代的抗肝炎药物。

除了研发中草药的单体化合物，我国科研工作者也尝试根据中医药理论，以及中药药理作用的发挥可能为多成分、多靶点的假设，积极研发尚能质量控制的单味中药材有效化学类别的新药，如主要用于治疗类风湿关节炎的抗炎免疫调节剂，国家二类中药新药白芍总苷（total glucosides of paeonia，TGP）胶囊。

（三）探索中药复方药效学的研究

中药复方是中医药理论和临床用药最重要的特征，在对中草药单体化合物的研究不断深入的同时，中国科研工作者也积极努力地开展中药复方的药效学研究。但是，时下对于药理机制研究，由于中药有效物质成分不能缩小到和西药一样的单体化合物，按照现代植物西药单体 – 单靶点研究模式，不好确定作用靶点，不仅难于"深入"阐明作用机制，更难以用中医药理论证明其功效。以中药冠心Ⅱ号方的药理实验研究为例，20 世纪 70 年代初，北京地区冠心病协作组对西苑医院郭士魁老中医治疗血瘀证（冠心病心绞痛属中医血瘀证）的活血化瘀组方冠心Ⅱ号方（简称Ⅱ号方），进行药效学研究，主要内容及讨论如下。

1. Ⅱ号方及其拆方的药效学实验

临床研究证明，Ⅱ号方治疗心绞痛，主观症状和客观检查均见改善，疗效可靠，排除了心理安慰作用。在临床疗效确实的前提下，通过动物实验以阐明Ⅱ号方的药理作用，并与Ⅱ号方的有效部位作用进行比较，在此基础上，进一步分析方组中各单味药材、单味药材提取物的作用及贡献。

Ⅱ号方方组：丹参 30g、红花 15g、赤芍 15g、川芎 15g 和降香 15g（5 种药材配伍比例分别为 2∶1∶1∶1∶1）。

动物实验大体分两步：第一，进行Ⅱ号方及其拆方的药效学实验。根据现代医学对冠心病发病机制，主要是由于冠状动脉被血管内的脂质斑块堵塞并发生异常痉挛，同时外周血管阻力增加，使该支动脉供应的心肌组织缺血缺氧，发生心绞痛甚至心肌梗死的作用机制，确定药效指标为：抗心肌缺血作用、增加冠脉血流量作用、抗缺氧作用、抗血小板聚集作用。针对每一个药效指标，比较复方与方组中单味药材或单味药材提取物的药理作用，同时，按体重换算给予的复方全药醇提液和水液、单味生药、单味生药的提取物如总黄酮的剂量，以评价方组中各个生药发挥作用的大小。第二，进行配伍药材作用分析。给药剂量按处方比例确定，以评价Ⅱ号方中复方配伍药与方组内各单味药药效学的异同。最终诠释Ⅱ号方治疗心绞痛的现代药理作用。

（1）抗心肌缺血作用　方剂作用：实验以硝酸甘油（5mg/kg）为对照药，采用静脉注射垂体后叶素致大鼠急性心肌缺血（心电图证实）的动物模型，比较给予Ⅱ号方酒浸液（2g/kg）和Ⅱ号方水剂后大鼠心肌缺血的好转或阴性率（药效指标）。结果表明，Ⅱ号方的酒精冷浸液和水剂均有抗急性心肌缺血作用，作用明显高于对照组（表5-1）。推测其作用机制可能和解除冠状动脉痉挛，增加冠脉血流量，降低总外周阻力等有关。

表5-1　冠心Ⅱ号方静注垂体后叶素引起的大鼠心肌缺血的影响

中药方剂	剂量	给药途径	心肌缺血阴性率（%）		P
			对照组（鼠数）	给药组（鼠数）	
硝酸甘油	5mg/kg	腹腔注射	3.3（30）	43.3（30）	< 0.01
Ⅱ号方酒浸液	2g/kg	静脉注射	5.0（20）	40.0（20）	< 0.05
Ⅱ号方水剂	2g/kg	静脉注射	10.0（20）	45.0（20）	< 0.05

拆方实验：为寻找Ⅱ号方中单味药抗心肌缺血的有效部位，以便为改进Ⅱ号方剂型，增强临床疗效提供实验依据，先将赤芍等5种生药水剂，分别按半数致死量的1/7~1/3给予模型大鼠腹腔注射，结果显示，除丹参和降香外，赤芍、川芎和红花，均有不同程度的抗心肌缺血作用。再给大鼠分别腹腔注射赤芍70%酒提后正丁醇提取物、红花聚酰胺柱水洗部分、川芎内酯、丹参总酮和降香挥发油，结果所有有效部位的心肌缺血阴性率都显著高于其原药材，其中赤芍70%酒提后正丁醇提取物和红花聚酰胺柱水洗部分作用较强，结果见表5-2。

表5-2　冠心Ⅱ号方中单味药分离提取部分腹腔注射对垂体后叶素引起的大鼠急性心肌缺血的拮抗作用

药材的有效部位	剂量	心肌缺血阴性率（%）		P
		对照组（鼠数）	给药组（鼠数）	
赤芍70%酒提后正丁醇提取物	2g/kg	0（10）	6（10）	< 0.01

药材的有效部位	剂量	心肌缺血阴性率（%）		P
		对照组（鼠数）	给药组（鼠数）	
红花聚酰胺柱水洗部分	0.5g/kg	0（10）	6（10）	＜0.01
川芎内酯	0.2g/kg	0（10）	4（10）	＜0.05
丹参总酮	0.2g/kg	0（10）	4（10）	＜0.05
降香挥发油	0.25ml/kg	2（10）	7（10）	＜0.05

注：0.2g 川芎内酯相当于生药川芎约 180g；0.2g 丹参酮相当于生药 30g。

（2）增加冠脉血流量作用 方剂作用：通过使用电磁流量计测定麻醉犬冠状动脉左旋支血流量，观测Ⅱ号方作用。药效指标：冠脉血流量，冠脉阻力。结果表明，与对照组比较（对照药同以上实验），静脉注射Ⅱ号方 2g/kg后，冠脉血流有较明显的增加，并且犬经利血平化（使神经末梢儿茶酚胺耗竭）后，此作用仍保留。提示其作用机制，主要是直接扩张冠状动脉，与交感神经功能无关。

拆方实验：分别给犬静脉注射川芎、赤芍、红花、丹参酒提物及降香水剂，观测犬血压、冠脉血流量和冠脉阻力，结果显示，川芎和赤芍增加冠脉血流量和降低血管阻力的作用较明显，红花次之，丹参和降香的作用较弱。进一步对具有较好抗心肌缺血和增加冠脉血流量作用的红花和川芎进行有效部位验证，发现按提取黄酮的方法提取出红花醋酸乙酯部分和红花丙酮部分，以及用离子交换法提取出川芎的乙醚溶生物碱部分，均能增加冠状动脉血流量。

（3）其他药理实验结果 主要包括Ⅱ号方水剂具有的抗缺氧和抗血小板聚焦作用。

2. Ⅱ号方配伍药材作用分析

按照Ⅱ号方中丹参、红花、赤芍、川芎和降香药量的比例 2∶1∶1∶1∶1给药，进行以下药理作用观察。

（1）急性心肌缺血作用 通过Ⅱ号方及其方组中单味药水剂静脉注射时对垂体后叶素引起的大鼠急性心肌缺血的影响实验结果发现，Ⅱ号方有抗急性心肌缺血作用，而方中 5 种单味药按照方组剂量比例对应Ⅱ号方 2g/kg 剂量时，如丹参、红花、赤芍、川芎、降香分别为 0.66、0.33、0.33、0.33、0.33g/kg，其抗心肌缺血作用不如复方明显，说明活血化瘀药经配伍后作用加强，以及中药复方的合理性。

（2）增加冠脉血流量作用　在同一只犬（共6只），分别从冠脉内注射Ⅱ号方水剂12mg/kg和24mg/kg，及相应剂量的单味药（丹参水剂4mg/kg和8mg/kg，其他4味药为2mg/kg和4mg/kg，红花和赤芍为水剂，川芎为70%乙醇提取物，降香为水提取物和挥发油）。动脉注射药物后，冠脉流量立即增加，作用维持3~5分钟。以血流量变化最明显时所增加的百分数进行比较，Ⅱ号方的作用最强，12mg/kg和24mg/kg使血流量分别增加136%（$P < 0.05$）及245%（$P < 0.05$），血管阻力下降55%及72%。单味药中以川芎作用最强，2mg/kg和4mg/kg引起冠脉血流量增加114%和143%（$P < 0.05$），血管阻力下降50%及53%。其次为红花和赤芍，丹参和降香的作用较弱。结果提示，复方增加冠脉血流量的作用大致上是各组成药作用的总和。

上述实验表明，Ⅱ号方具有抗心绞痛和心肌梗死相关的药理作用；中药复方配伍合理，其药理作用近似方组药材作用之和；对于某些药理作用如抗心肌缺血作用，药材提取物较原药材作用强。

（3）讨论　在研究单味中药化学和药理的基础上，重视研究中药方剂无疑是切中"靶标"，然而也有很多值得注意和商榷的地方。

①使用西医对冠心病的发病机制确定的药理实验指标，牵强匹配中药的功效，可能不利于形成符合中医证型的实验方法和动物模型，也许会削弱中医药的传承和发展。如根据冠心病心绞痛的发病机制，制定出的药理作用指标包括"抗心肌缺血作用、增加冠脉血流量、减少血小板聚集等"，可能与中医的"证"不甚相符。中医认为冠心病心绞痛属于胸痹心痛，"证"型包括心血瘀阻、寒凝气滞、痰浊闭塞等标实证，和气阴两虚、心阳不振、心血亏损等本虚证。其病机表现为本虚标实，虚实夹杂，发作期以标实为主，缓解期以本虚为主的特点，其治则为补其不足，泻其有余。在治疗上，当予补中寓通，通中寓补，通补兼施。以冠心Ⅱ号方为例，处方由丹参、红花、赤芍、川芎和降香组成。方义为：使用性微寒、可以入心经，具有凉血清热、通经活血、祛瘀生新的丹参作为方中君药，辅以性辛温，入心、肝经，和性微寒，入肝经，具有活血通经、散瘀止痛的红花和赤芍作为臣药，配以性辛温，入心包、肝经，特有芳香开窍、理气行血作用的降香作为佐药，通过归肝、胆、心包经，可以通行经脉、活血祛瘀的川芎作为药使，载药开胸，共奏胸心行气活血、化瘀止痛、祛瘀生新之功效，缓解冠心病急性发作"标"实证之华章。仅用"抗心肌缺血作用、增加冠脉血流量、减少血小板聚集等"药效指

标，略显零星，且无法完整说明针对"心血瘀阻、寒凝气滞、痰浊闭塞等标实证，和气阴两虚、心阳不振、心血亏损等本虚证以及虚实夹杂"药物作用机制，后者正是中药药理不同于西药的关键所在。

采用垂体后叶素制备大鼠急性心肌缺血的实验方法，是因为垂体后叶素含有的抗利尿激素，高浓度时可以直接收缩血管，升高血压，尤其是冠状动脉收缩，引起急性心肌缺血，导致大鼠出现冠心病心绞痛样反应。由于心肌缺血是结果不是病因，导致心肌缺血的路径或原因也是多种多样，且尚未完全研究清楚，与西医对冠心病发病机制重结果不同，中医的病机重在对病因的理解，如心血瘀阻、气阴两虚等。西医用于研究中药的药理作用指标，可能只与中医的某证型部分类似，如垂体后叶素引起的急性冠脉痉挛性心肌缺血动物模型，可能与寒凝气滞、心血瘀阻型胸痹实证部分类似。该病的其他证型尚无相应的药理作用指标体现，如气阴两虚、心阳不振、心血亏损、痰浊闭塞等。因此，该实验既不能反映病因，也不能反映除垂体后叶素外，其他引起心肌缺血的途径或原因，更不能完整再现中医关于胸痹心痛各个分证型。同样，胶原诱导的血小板聚集实验，也不能概括中医的"血瘀"，更无法反映"气滞"。倘若以现行药理指标研究Ⅱ号方作用及机制，则可能不仅因药物作用机制的认知及研究角度不同，加上方法不完备而以偏概全，从而无法正确阐明中药理法方药的药理作用及其机制。就如同西医药研究思维模式认为，抗心肌缺血作用是冠心病治疗的关键所在，若中药复方具有抗心肌缺血作用，方中每个生药都应该有抗心肌缺血作用，只是作用的强弱程度不等，否则针对这一药理作用，该生药可能是多余的。比如，中药复方即无论Ⅱ号方的水剂或冷浸液均作用明显（表5-1），方中作为主药的丹参和行气活血佐药降香无此作用；同样，在增加冠脉血流量实验中也是如此，"川芎和赤芍增加冠脉血流量和降低血管阻力的作用较明显，红花次之，丹参和降香的作用较弱"；"配伍分析"中增加冠脉血流量实验也得到类似结果，而从中药冠心Ⅱ号方剂的"方义"中，可以明显感觉到丹参和降香的作用非常重要，不是可有可无。

②以西医药理实验为依据，寻找中药功效的"有效分子"模式，恐事倍功半，因为研究的是中药而不是西药。中医药"证"由"症"立，"方"（处方）据"证"建，各有所为，君臣佐使的中药配伍和剂量是"方"的关键，"方"中单味药的功效，随着所配伍的中药性能和自身剂量的不同而有侧重和差别。目前，中药主流现代化单个生药的研究方法和步骤是，按照西医药理论推论

中药功效的药理作用，根据推论制定药理实验以证明该中药"功效"，再根据该药理作用实验，分离提取出该中药的化学类别物质（如冠心Ⅱ号方中丹参总酮、川芎内酯、降香挥发油等）即"有效部位"，再进一步从"有效部位"分离纯化出化学单体即"有效分子"；对于中药复方的研究方法和步骤亦是如此，首先，按照西医药理学推论中药复方功效的药理作用，根据有关药理作用和药效学实验证明并比较该复方与其方中组成的单味生药的"功效"，以期获得复方药理作用大致等同于该方中各个单味生药药理作用之和的结果；其次，采用与单个生药相同的研究思路和方法，根据复方药理作用实验指标，对方中的单个生药实施化学分离提取纯化，以期能确定方中各生药的"有效部位"和"有效分子"，并且最终这些"有效分子"的药理作用之和，大于复方药材的药理作用，为精制和简化中药复方提供实验依据，但实验结果往往不尽如人意，问题的关键就出在"西化"药理与"西化"成分的实验设计上。

单一"有效分子"的药理作用，可能与西医药理作用更相符，而非该生药在中医处方中的功效。如在"抗心肌缺血"作用项下的拆方实验结果，"将赤芍等5种生药水剂，分别按半数致死量的1/7~1/3给予模型大鼠腹腔注射，结果显示，除丹参和降香外，赤芍、川芎和红花，均有不同程度的抗心肌缺血作用"。出现"君药"作用弱于"臣药"的现象，因而不能较好地体现冠心Ⅱ号方剂的方证功效。再则，复方中药作用为其方中组成药作用之和的惯性思维模式，不利于理解中药处方的功效。因为整体与部分的"加合"作用思想，与中医药治病中的药物协同作用不相符，倘若为了验证这种惯性思维，可能会将实验结果尽量套向"部分加合等于总和"的方向，而非体现中药理论的协同作用，如在冠心Ⅱ号方的"配伍分析"中增加冠脉血流量作用结果分析提示，"复方增加冠脉血流量的作用大致上是各组成药作用的总和"；另外，当实验结果发现，复方的药理作用强，复方中单味药的作用弱甚至负作用，会得出发现该方的配伍功能大于单味药作用的结论，但又不知道怎样、也无法用一个个独立的、来源于西医发病机制的药理作用结果来解释中药的这种配伍功能。

③以西药药理指标思维，片面理解中医药理法方药，创新中药，不利于中医药的传承和发展。如有学者，针对活血化瘀可以治疗冠心病，凭借西医药研究思维模式，自选出了组成药味较冠心Ⅱ号方更少、各自都有活血功能的鸡血藤和丹参两味药形成的"鸡参方"，并且通过实验证明，该

方具有增加冠脉血流量、减少心肌耗氧量、增加心肌营养性血流量、增加外周血流量以及抑制血小板聚集的药理作用。然后，将该方制成冠心糖衣片，与医院协作，用于临床试验30例，而且，临床试验表明，有效率为80%。然而，目前并未见广泛应用于临床治疗心绞痛、心肌梗死的"鸡参方"药品。

（四）尝试传承中医药理论的研究试验

寒热特性，既是中医基础理论和临床的基本特征，也是中药药性如寒热温凉特性的重要内涵。基于此，从临床到基础，从宏观到微观，围绕中医与中药寒热特性及其关系的研究层出不穷，在尝试传承中医药现代化研究方面迈出了重要步伐。

1. 中药寒热药性的临床观察

很多学者根据现代医学对于人体相关系统的生理病理学功能及药理学作用，探讨了人体的寒热生理特性和中药药性的寒热机制。

神经系统。中枢神经系统研究发现，热证病人常见中枢兴奋症状，为调其偏性，使用某些寒凉药可以产生中枢抑制作用，如黄芩、黄连、苦参等有降低血压作用，同时出现一定的中枢抑制作用。有些寒凉药如钩藤、羚羊角有抗惊厥作用；相反，寒证病人常常表现为中枢抑制状态，为调其偏性，使用某些温热药如附子、干姜、肉桂、黄芪、五味子、麻黄、麝香等，在增强心脏功能的同时可以产生中枢兴奋作用。自主神经系统，当机体处于寒、热不同证型时，二者的功能状态是不同的。早在20世纪70年代末，有学者通过对寒证和热证病人，经中药治疗前后自主神经平衡状态的测量，以及尿中儿茶酚胺（catecholamine，CA）系统与17-羟皮质类固醇（17-OHCS）的测定，提出抑制交感神经介质的合成及释放，可能是寒凉药的基本作用之一。现代药理实验研究已证明，清热药的清热实质是纠正体内交感神经系统功能异常亢进的病理反应状态，祛寒药的祛寒实质是纠正体内副交感神经系统功能异常亢进的病理反应状态，调整交感与副交感神经的功能活动处于动态平衡，并且推测，交感和副交感神经系统的调节可能是中药药性本质的一个方面。

内分泌系统。有学者认为，内分泌激素水平的高低是形成寒证、热证的病理生理基础之一。热证病人在甲状腺激素、性激素、糖皮质激素及肾素-血管紧张素系统（renin-angiotensin system，RAS）方面的生物效应均增强，而寒证则相反。许多温热药可使动物甲状腺、肾上腺皮质、卵巢等内分泌系统功能增强，如附子、肉桂、紫河车、鹿茸、补骨脂、蛇床子、仙茅、巴戟天、肉苁蓉、海马、刺五加、五味子、淫羊藿等，能增强下丘脑－垂体－性腺轴、下丘脑－垂体－肾上腺皮质轴、下丘脑－垂体－甲状腺轴等内分泌系统的功能；而寒凉药则可使这些内分泌系统功能受到抑制，如黄芩、黄连、黄柏、石膏、知母等，可抑制垂体－甲状腺系统、垂体－性腺系统及垂体－肾上腺系统。

基础代谢。研究显示，热证病人基础代谢率偏高，寒证病人则偏低。寒凉药生地黄、知母、黄连、黄柏、大黄、栀子等，具有抑制红细胞膜钠泵活性的作用，可抑制热证（包括阴虚证）病人的产热；而温热药能增强物质代谢，使产热增加，临床用附子、干姜、肉桂治疗脾胃虚寒证。以糖尿病研究为例，某些寒凉药如葛根、知母、黄连、黄柏、牡丹皮、麦冬、玉竹等有降血糖作用（一些糖尿病人属于阴虚内热证），大黄、桑叶、葛根、黄芩、玉竹、决明子等还有降血脂的作用（一些高脂血症病人可出现肝肾阴虚证），降低病人的基础代谢率。而温热药麻黄、桂枝、附子、干姜、肉桂，及方剂麻黄汤、桂枝汤、麻黄桂枝细辛汤、小青龙汤等，能促进糖原分解，使血糖升高，增加病人的基础代谢率。

免疫系统：抗感染。对感染伴发热证，许多寒凉药具有抗菌、抗病毒、抗感染、解热等多种与抗感染相关的药理作用，如穿心莲、鱼腥草、野菊花、金银花、黄连、牡丹皮等，能增强巨噬细胞的吞噬能力，能加速病原微生物和毒素的清除。气营两清汤（生石膏、知母、玄参、生地黄、地骨皮、青蒿、黄芩、金银花、芦根、生甘草）对持续性高热病人有明显退热作用，明显降低血象，使白细胞、中性粒细胞、淋巴细胞含量恢复至正常。

血液系统：血液流变学改变。研究表明，热证病人血液流变性增强，凉血止血药如大蓟、小蓟、地榆、槐花、侧柏叶、白茅根、苎麻根、羊蹄草性属寒凉，均可明显缩短出血时间和凝血时间，促进血小板聚集和增高凝血酶活性。活血药无论寒性、热性和平性，均能抑制血小板聚集，寒凉药如丹参、益母草、虻虫等，温热药如红花、泽兰、鸡血藤等，能降低血浆黏度，缩短红细胞电泳时间，抑制血小板聚集，增强纤溶酶活性。

2. 中药寒热药性的生物学实验研究

人体的寒热及其变化特性反映机体及其脏腑功能的强弱，可以采用红外热扫描成像（thermal texture maps，TTM）监测，利用红外热辐射接收扫描器，实时接收机体细胞新陈代谢过程中的红外线辐射信号，经计算机处理、分析，基于特定规律和算法，重建出对应于人体所检查部位的细胞相对新陈代谢强度的动态分布图，并加以断层，测量出热辐射源的深度和数值，用以检测和评估机体新陈代谢的强度。同时基于生物信息学的寒热药性研究，可以探索中医寒热本质的基因组学特征，如应用基因芯片技术发现了中医寒热证候的异常表达基因，主要涉及能量代谢、糖代谢、脂及酯类代谢、蛋白质代谢、核酸代谢、免疫和内分泌 7 类基因。热性和温性中药可以激发基因组的活性，增强基因组的演化功能，促进内分泌等，而寒性和凉性中药相反。研究发现，温热药可通过提高腺苷酸环化酶（AC）mRNA 表达，从而导致 AC 活性增强而引起环磷酸腺苷（cAMP）的合成增加，而显示药物的温热作用；而寒凉药相反，它能降低 AC mRNA 表达，从而导致 AC 活性抑制，引起 cAMP 的合成减少，显示药物的寒凉作用。因此，有学者认为，宏观的证候在基因组整体中有特定的微观反映，微观的基因组整体是宏观证候的内在根据。

3. 中药寒热药性的物质基础研究

现代中药化学和中药药理学的研究结果表明，中药性味的物质基础是各种化学物质（蛋白质、糖类、生物碱、黄酮、萜类、矿物质等）的存在；归经的物质基础则是受体（核酸、酶、受体等大分子）的存在，同样的受体存在于不同的组织细胞，激发后引起的效应也不同。中药药性中包含的"四气"或"四性"为寒热温凉，中药"五味"为酸苦甘辛咸，是每味中药发挥功能的基础特性。中药初步研究提示，辛味药物含有较多的萜类及易挥发成分，苦味药物多含有生物碱、皂苷、黄酮成分等。但同一类成分结构的细微改变可能使药效作用的强度甚至性质发生巨大变化。有学者认为，研究药性相同或相近的一类中药化学成分的类群特征，不失为揭示药性实质的有效途径。还有学者从微量元素角度研究中药药性，如用微量元素的丰度和原子序数、水化离子亲电强度等，计算得到的统计学参数作为描述中药药性的指标。也有学者联合应用阴、阳离子交换色谱技术，将特定 pH 条件下每味中药的全部水溶性蛋白质的色谱峰呈现出来，形成全电性离子色谱图，平行比较不同药性中药的全电性离子色谱图，筛选出相同药性中药间共有的药性标识峰，对药性标识峰组分别做十二烷基硫酸钠 – 聚丙烯酰胺凝胶电泳（sodium dodecyl sulfate polyacrylamide gel electrophoresis，SDS–PAGE。用于分离蛋白质和寡核苷酸），比较分析药性相关的共有蛋白质条带，作为中药药性的蛋白质分子标记。中国学者刘培勋等提出四性生物组学，根据药物作用于人体的治疗效应四性生物组学，可分为寒（凉）性物组学、温（热）性物组学。根据中药四性物质组的特点，认为研究应综合应用经典和现代天然药物化学、现代波谱学、基因组学、蛋白质组学、比较基因组学、比较蛋白质组学、生物芯片、生物信息学、数据挖掘等手段、方法、技术，发现并指认四性物质组的组成，表征其在四维世界中的功能及其相互关系（参考黎曼几何观点：四维空间当中的几何结构和物质分布运动存在密切关系），在整体、细胞、分子水平上探讨寒（凉）热（温）证的本质，丰富寒（凉）热（温）证的病理模型科学内涵，尽最大努力复制或建立既有客观定性、定量指标，又符合中医证型的病理模型。

4. 关于中药性味理论及其评价的部分新观点新学说

（1）中药"性－效－物质三元论"　欧阳兵等以中药整体调理寒热病证，和中药多成分共存状态下的药性－药效－物质相关性为前提，提出中药四性的"性－效－物质三元论"假说。认为构成中药四性理论的3个核心元素是药性、功效、物质，三者间相互联系、相互作用、相互依存。表征中药四性理论的基本要素是成分要素、功效要素、性状要素、经验要素；标识要素量、阈区的差异，以及标识要素间关联度的差异，可以并能够作为判定和认知中药寒凉、热温的现代标准与规范。

（2）分子药性论假说　王米渠等提出"中药分子药性"学说，认为分子具有药性，其药性是有规律的。分子是特定中药所含有的有效成分，往往是指一定骨架的同类化合物群体，或不同类型成分组成的分子群。中药化学成分具有分子多样性的特点，即分子骨架的多样性和特定骨架分子个数的多样性。中药化学成分的分子多样性决定了中药药性本质上的多样性，组成中药的分子多样性及其药性的多样性决定了中药对机体的作用是多靶点机制。并且"分子药性假说"将传统中药药性理论中的性味与归经之间的关系上升到分子水平，即阐述了中药中特定分子骨架的有效化学成分"药物小分子"与受体（生物大分子）之间的关系。李爱秀等提出"药效团"药性假说，药效团，即一系列具有相同药理作用机制的化合物中所共有的几个在空间排布上相似或相同的结构部分或集团的总称。将药物微观的三维分子结构特征与其医疗作用的分子机制一一对应起来，以期用分子水平指导中医临床遣医用药。并且提出，当代计算机辅助药物设计理论中，与受体结合的药物分子三维结构，不同于1909年埃里希提出药效团（pharmacophore）的概念，它表示的不是一个具体的原子或基团，而只是一个抽象的概念，是药物分子中某些特定的活性中心（如氢键给予原子、氢键接受原子、正电中心、负电中心和疏水中心等），及其在空间的相对位置和相对取向的集合。"药效团"药性假说认为，具有相同药效团的分子集合中的所有化合物作用于同一受体的相同结合部位；不同药效团分子集合中的分子可能作用于不同的受体或不同的受体结合部位，也可能作用于同一受体的相同结合部位，但作用位点不同或不完全相同。

（3）寒热药性与电子得失相关学说　盛良认为中药的四气五味和能量有关，中药的寒热温凉四性反映了物质在化学反应中电子得失（包括偏移）的能力。一般说来，给出电子而吸收能量者为寒凉，得到电子而放出热量者为温热；给出电子为碱呈寒凉，接受电子为酸呈温热，酸碱有强弱之分，故有四性，酸碱平衡者即为平性。并从量子化学角度提出两个假说：电子得失吸斥阳－酸－气、阴－碱－味说，和中药四气五味宏观化学成分说。

电子得失吸斥阳－酸－气、阴－碱－味说。该假说根据爱因斯坦的量子论、路易斯的广义酸碱电子论、硬软酸碱和前线分子轨道理论，认为中医药与西医药理论虽然不同，但二者对人体的作用机制、物质基础必然相同，其实质主要为化学反应，发生化学反应的实质是电子及带电基团得失吸推能级升降。中药的四气五味是对药物能量阴阳性质和高低的量化，与化合物电子得失吸推偏移能级升降有关，得吸电子为阳－酸－气，失推电子为阴－碱－味。按照中医药观点，能量分阴阳：能供推电子或负离子，或接受质子（H^+），或与正离子加合的物质吸热，为阴；能得吸电子或释出正离子，或放出质子（H^+），或与负离子加合的物质放热，为阳。化学反应中的电子及带电基团，从能级较低的轨道跃迁到能级较高的轨道时，需要吸收能量，为阴；反之，当电子及带电基团，从能级较高的轨道降落到能级较低的轨道时，需要释放能量，为阳。与其相应，中药分气（性）和味：气为阳，释放能量；味为阴，吸收能量。化合物吸收或释放能量具有量子化特征，且能级大小有不同，故形成四气五味。其阳为四气寒凉温热（平）；释放能量又分阴阳：温热为阳，寒凉为阴。其阴为五味：酸苦甘辛咸；吸收能量又分阴阳：辛甘淡为阳，酸苦咸为阴。《本草备要》云："凡药寒热温凉，气也；酸苦甘辛咸，味也。气为阳，味为阴。气厚者阳中之阳，薄者阳中之阴。味厚者阴中之阳，薄者阴中之阴……辛甘发散为阳，酸苦涌泄为阴；淡味渗泄为阳，咸味涌泄为阴。

盛良认为，中药药物治病的实质是药物与受体发生化学反应，通过电子得失吸推偏移能级升降而得到人体电子平衡，即阴阳平衡。20世纪60年代，有人用微电极在味蕾乳头上刺激而感觉的电味，与用相应呈味溶液点注的味感完全一致。微电极刺舌能产生酸苦甘辛咸这一客观事实可以说明，无需特定结构的有味物质存在，仅供给味受体以适当能量的电子，能使受体感受到味觉信息。由此可证，中药四气五味的实质是电子得失吸推偏移能级升降。人体生病时发热恶寒是气之异常，口中味感不同是味之异常，服药是调整气味的异常。人体有病时，为什么没有吃苦、甜的东西，却舌有苦、甜感，这是由于体内电子失去平衡所造成的。

中药四气五味宏观化学成分说。中药的宏观化学成分，是指中药的四气五味在宏观化学结构上的成分。电可生热已是常识，电可生味也已为国外实验室所证实。既然气味都含电性，那就可从电性力的大小来研究化合物，从化合物相互作用力的角度研究化合物的离子、共价性等化学成分的宏观表达。中药同西药一样，生理作用相同的药物，其分子结构往往能找到相同或相似的基本结构。如去甲肾上腺素、去氧肾上腺素、间羟胺、肾上腺素、多巴胺、麻黄碱，它们均含有儿茶酚胺的母体化学结构，均有拟肾上腺素能神经功能；由于它们共性结构中的化学取代基各异，其电性参数、疏水参数、立体参数等物化参数就存在一定的差异，其拟肾上腺素能神经的功能也有不同，去甲肾上腺素、去氧肾上腺素、间羟胺主要兴奋拟肾上腺素能神经作用的 α 受体，肾上腺素、多巴胺、麻黄碱，则可以同时兴奋拟肾上腺素能神经作用的 α、β 受体。一组化学结构完全不同的分子，可以与同一受体以相同的机制结合，产生相同的药理作用，这是药效团构效学说，与中药种类尽管不同，但性味相同，很多会产生相同的药理作用的原理相同相通。

电子等排体理论：凡是在同一标准测试系统中，能引起相等的生化或药理作用的化合物，均为生物电子等排体。两个化合物若为生物电子等排体，其电性、疏水性及其立体性等参数一定相似。这和许多中药性味相同，会产生相同临床功能与主治一样。而且，这些反应化合物宏观特性的物化参数可以定量，如 lg$P$ 值碎片常数加和法，是总结药物疏水性的共性方法。按照电子得失吸推偏移假说，药物失电子为寒，得电子为热，氧电负性强易得电子，故推论寒性药物得氧难，而热性药物得氧易，因此寒性药物能降低耗氧量，热性药物能增加耗氧量。

（4）中药性味拆分 - 组合学说及实验　匡海学等提出，中药性味具有可拆分性和可组合性，遵循中医药学基本理论，提出"一药 X 味 Y 性（ $Y \leqslant X$ ）"的假说，建立基于中药性味可拆分性和可组合性的研究思路。即中药的寒热温凉四性（ Y ），随着中药酸苦甘辛咸五味（ X ）的变化而变化，"四性"是"五味"连续变化的函数。具体示例如下。

①药味的拆分。中药五味是酸苦甘辛咸，药味不同，化学成分不同，功效亦不同。一般来说，一味药不止一种味道，例如辛苦（麻黄、吴茱萸）、辛甘（石膏、葛根）、苦甘（知母、川牛膝）、甘苦咸（决明子、玄参）、辛苦甘（郁李仁）等。

例如，以辛苦味为主的拆分。如麻黄，味辛、微苦，性温，具有利水消肿、发汗解表、宣肺平喘的疗效。王艳宏等研究显示，麻黄发汗和利尿作用的性味化学组分为生物碱，发汗和利尿作用是麻黄"味辛，性温"的体现；麻黄发挥解热作用的性味的物质基础为酚酸组分、生物碱组分和挥发油组分。知母，味苦、甘，性寒，具有清热泻火、滋阴润燥等功效，笔雪艳研究表明，知母发挥解热、抗炎、利水作用的物质基础为多糖组分、正丁醇层组分，是其"味苦，性寒"的体现；知母发挥降糖、止咳作用的物质基础是乙酸乙酯层组分，是其"味甘，性寒"的体现；知母发挥降糖、免疫调节作用，是其"苦"和"甘"味共同作用的结果。

以咸味为主的拆分。如玄参，味甘、苦、咸，性微寒，具有清热凉血、解毒散结、滋阴降火等功效。白宇研究显示，玄参的醇沉组分具有解热、抗炎、抗肿瘤作用，是玄参苦、甘、咸的性味物质基础；进一步物质分离表明，大极性环烯醚萜组分具有解热、外周镇痛、抗炎作用，是玄参苦、甘性味的物质基础；苯丙素苷组分具有中枢镇痛、抗炎、抗肿瘤作用，是玄参苦、甘、咸性味的物质基础；小极性环烯醚萜组分具有解热、镇痛作用，是玄参苦、甘性味的物质基础。

②药性的拆分。以温性为主的拆分。如洋金花，味辛，性温，具有平喘止咳、解痉定痛等功效。李振宇等以自主神经系统相关的呼吸频率、心率、唾液分泌量、血压、体温等作为洋金花药性评价指标，研究洋金花拆分组分的药性归属，结果显示，生物碱组分是洋金花性温的药性物质基础。

以寒性为主的拆分。如关黄柏，味苦，性寒，具有泻火除蒸、解毒疗疮、清热燥湿等功效。张宏伟等采用左甲状腺素钠片诱导大鼠热证模型，考察关黄柏各化学拆分组分，对热证大鼠的能量代谢、中枢神经递质的影响，以及对热证大鼠的治疗作用，结果显示，关黄柏各化学拆分组分，可显著降低热证大鼠肝脏、血清中与能量代谢、中枢神经递质相关的酶类、激素、递质的含量，明显改善热证大鼠的能量代谢与中枢神经递质的释放，并提示乙酸乙酯组分和生物碱组分，是关黄柏性寒的物质基础。

③药味组合研究。例如，酸酸组合研究。有研究表明，酸味中药组合可有效治疗2型糖尿病。朱德增等应用2型糖尿病大鼠模型，分别采用酸味复方（山楂、山茱萸肉、乌梅、五味子）、苦味复方（黄芩、焦山栀、黄柏、黄连）、甘味复方（甘草、党参、茯苓、白术）3个中药复方与二甲双胍为对照进行干预实验。结果表明，酸味中药组合可以通过调节Bcl-2（B-cell lymphoma-2即B淋巴细胞瘤2基因，具有抑制细胞凋亡功能）与Bax（与Bcl-2同源，具有促进细胞凋亡功能）的表达，如上调Bcl-2表达，从而减少靶器官的细胞凋亡，进而保护2型糖尿病模型大鼠的靶器官。周亚兵依据中医五味五行"酸克甘"（血糖味甘）理论，以血清胰岛素、空腹血糖（FBG）、TNF-α、游离脂肪酸（FFA）等作为评价指标。结果显示，酸味复方可有效改善糖尿病大鼠的胰岛素抵抗、糖代谢紊乱，疗效优于甘味复方和苦味复方，揭示"酸克甘"法可有效治疗2型糖尿病。殷桂香等还进一步研究了酸味复方对2型糖尿病大血管病变的防治作用及其机制，结果显示，酸味复方可以调节糖尿病大鼠的糖代谢与脂代谢、减轻主动脉内膜损伤、抑制血管平滑肌细胞（VSMC）增殖、减少主动脉糖化终末产物（AGEs）生成与糖基化终末产物受体（RAGE）基因表达、抑制非酶糖化、提高血清一氧化氮（NO，具有扩血管作用）含量及一氧化氮合酶（NOS，可促进NO生成）活性、降低血清内皮素-1（ET-1，具有缩血管作用）含量、抑制内皮细胞上细胞间黏附分子-1（ICAM-1，促进血管炎症反应）基因表达等，说明酸味复方可有效防治2型糖尿病大鼠动脉粥样硬化病变。

辛甘组合研究。桂枝甘草汤中，桂枝，味辛，性温，入心通阳；炙甘草，味甘，性温，益气补中。二者组合，辛甘化阳、补益心阳。李红辉等通过大鼠实验研究发现，桂枝、甘草辛甘性味组合后，可以通过调节血小板的释放，调控凝血、纤溶系统，从而达到"辛甘化阳"的疗效，有效抑制血小板的聚集，抑制血栓的形成。此外，辛甘性味组合后，提高了桂皮醛等主要化学成分的煎出率，使桂枝温经通脉的作用增强，实现桂枝甘草汤辛甘化阳的疗效。姚凤云等研究显示，桂枝甘草汤是通过桂枝、甘草的辛甘味组合，协同调节低温环境下大鼠血清中三碘甲状腺原氨酸（T3）、胰岛素（INS）、糖皮质激素（GC）、总胆固醇（TC）、葡萄糖（GLU）、甘油三酯（TG）水平，改善低温环境下大鼠的能量代谢而发挥辛甘化阳功效。

④药性组合研究。例如，寒热组合研究。寒热中药组合，有寒热并治之功。如半夏泻心汤中以黄芩、黄连之寒，和人参、甘草、干姜、半夏之温，调和脾胃，且辛开散寒。王江等考察半夏泻心汤及其拆分，实验分全方组、寒热并用组、温热组、温补组、寒凉组、寒补组等，检查对胃溃疡大鼠的修复因子、炎性因子、热休克蛋白70（Hsp70）、Hsp27表达的影响，结果表明，寒热组合可以消除单一药性（寒凉或温热药）的局限与不足，通过不同的途径与作用靶点协同增效治疗胃溃疡。

（5）中医药热力学观及试验　对于中药寒热药性研究，肖小河研究团队凭借建立的正常体质动物（如小鼠、大鼠、家兔等）、寒凉性体质动物（如肾上腺皮质激素诱导的肾阳虚模型）、温热性体质动物（甲状腺素诱导的肾阴虚模型），以系统宏观的物理量测定为基础，通过创建冷热板示差法、微量量热法和药性循证医学分析法等系列研究及评价方法，从基础到临床，从理论到实践，探索了"源于临床，证于临床，回归临床"中药药性理论研究模式和路径，较系统分析了机体在健康及病理状态下的新陈代谢过程中的能量变化，从能量转移和代谢途径诠释药性理论及干预的效用原理，创造性地将热力学观与中医药理论链接起来，并推动中药"品、质、性、效、用一体化"系统工程的实施。

①基础研究。冷热板示差法，通过监测正常动物与给药模型动物，对较低和较高不同温区的趋向性变化，表征药物干预作用差异，考察机体与药物的寒热性质。如肾上腺皮质激素诱导的肾阳虚模型（寒性指征），甲状腺素诱导的肾阴虚模型（阴虚内热型指征）；采用大黄、石膏等大寒中药诱导出寒性药性动物模型，与肉桂、干姜等大热中药诱导的热性药性动物模型；采用连续控制饮食再加冰水游泳而建立的"体虚"（饥寒疲劳）动物模型（寒性指征），与长期喂食高蛋白＋高脂肪饲料而建立的"体盛"（营养过剩）动物模型（热性指征）。模型成功与否的评价，除温度趋向性监测宏观指标外，加上能量代谢指标如耗氧量和ATP酶、琥珀酸脱氢酶（SDH）测定，氧化和抗氧化指标如总抗氧化能力（T-AOC）、超氧化物歧化酶（SOD）、丙二醛（MDA）测定，血浆cAMP/cGMP测定等机体生化和活性分子检测指标的高低变化，不仅对模型的建立提供支持，同时也给中医阴虚、阳虚的寒热特性提供一定的现代化研究指标。

结果显示：正常小鼠长时间大剂量灌服大黄，表现出便溏、食少、倦怠、萎靡等"寒象"，冷热板上的"趋热性"如高温区停留时间比例明显增强；长时间大剂量灌服附子的小鼠表现出，饮水量明显增加，大便量少而干，活动性增多等"热象"，冷热板上的"趋寒性"如低温区停留时间比例明显增强。同时，灌服大黄后的小鼠，肝组织 Ca^{2+}–ATP 酶活性显著降低，Na^+–K^+–ATP 酶、Mg^{2+}–ATP 酶活性有降低趋势；而灌服附子后的小鼠，此 3 种 ATP 酶活性都显著增强。对于"附子无干姜不热"的小鼠实验研究结果显示，附子、干姜配伍给药后，小鼠在热区比例、跨区次数和运动距离均显著降低，"趋寒性"显著增强，从而使动物代偿性地趋向低温区，以补偿机体偏"热"的感知和客观存在，从而确定了附子配伍干姜产"热"增加的趋势。陈锐群等与丁安荣等证明，寒凉药知母、栀子等能抑制 Na^+–K^+–ATP 酶的活性，温热药淫羊藿等能使 Na^+–K^+–ATP 酶活性回升。方剂研究发现，灌服辛凉剂麻杏石甘汤小鼠的体重较空白组迅速下降，饮水量显著减少，皮毛枯槁易脱落，喜热聚集成团，精神萎靡，出现"凉"的特征。其内在表现为机体能量代谢能力下降，从而使动物代偿性地趋向高温区；而温热剂麻黄汤组小鼠体重较空白组增加，毛色光亮，喜动活跃等，具有一定"热"的特点。其内在表现为机体能量代谢能力增加，从而使动物代偿性地趋向低温区。同时，灌服麻黄汤后的小鼠，肝组织 Ca^{2+}–Mg^{2+}–ATP 酶和 Na^+–K^+–ATP 酶的活性都有增强趋势，而灌服麻杏石甘汤后的小鼠，肝组织 Ca^{2+}–Mg^{2+}–ATP 酶活性显著降低，Na^+–K^+–ATP 酶活性有降低的趋势。

肖小河团队研究发现，麻黄汤可使体虚（寒性体质）、体盛（热性体质）小鼠的趋热性减小，表现出其性温热的特点，亦反映出"方之既成，能使药各全其性"；麻杏石甘汤增加了体虚小鼠的趋热性，加剧了其"虚寒"症状，表现出凉性特点。同样体虚、体盛小鼠给药后，麻黄汤能使小鼠肝组织 ATP、SDH、SOD 活性均表现出增强的趋势，麻杏石甘汤与之相反，可能与方之辛温能增加机体能量代谢，方之辛凉能抑制机体能量代谢有关。基于类似方法，他们通过建立小鼠胃寒／胃热模型，验证了寒凉剂左金丸（黄连：吴茱萸＝6：1）及温热剂反左金丸（黄连：吴茱萸＝1：6）的寒热属性。实验结果说明，药物如能刺激机体代谢，增加体内产热，该药大多属于温热药；倘若减少体内产热，该药大多属于寒凉药。

为了多角度验证中药的寒热属性，肖小河团队还采用了微量量热法，将便于质控的生命体如细菌，置入稳定孤立的恒温系统中，实时、灵敏地监测生物体生命活动中热量代谢的变化，并形成动态的热功率–时间（P–t）曲线，即热谱图。其表征生物热动力学参数包括生长速率常数（k）、最大输出功率（P_m）、达峰时间（T_m）、产热量（Qt）、热谱图相似度（S）等。通过观察不同中药对生物体生长过程的干预作用（抑制/促进），并通过热动力学参数的计算，反映体系焓、熵变化趋势，提示药物干预的趋向，定性定量地反映生物体的生命周期及能量代谢变化，从而表征出药物的寒热药性差异。

②临床研究。本着进一步探索中药寒热药性与临床疗效的关系和规律，肖小河团队尝试进行"药性循证医学分析法"。以慢性乙型肝炎和循证医学分析为例，该法将方药药性归结为：某一药物集合（某一类药物所具有的某种相类似的属性或作用趋势），作用于疾病集合（可理解为中医的证候），表现出某一临床作用集合（最佳临床收益）的性质。首先采用回顾性病例数据挖掘分析方法，即通过定性和定量的数理统计参数评估，如连续校正卡方检验（CAj.χ^2）、t 检验等，及相关分析模型，如多元 logistic 回归分析、典型相关分析，考察药性与中医症状、药性与西医生理生化指标以及中医症状与西医生理生化指标的相关性；再经过降维处理，即通过多元统计学方法像因子分析（factor analysis），如探索性因子分析法（exploratory factor analysis，EFA）和验证性因子分析法（confirmatory factor analysis，CFA）、路径分析（path analysis）即互联网日志文件客户访问次数挖掘分析法等，再根据较多指标变量间的内在相关性，从中医症状以及生理生化指标中抽提归纳出较少数的共性变量因子或称为公因子抑或是隐变量（latent factor），作为方药药性的评价指标。该团队进行了临床回顾性分析，除考察一般药理药性指标外，还对神经系统、免疫系统、基础代谢、能量代谢、药物代谢、生物氧化等反映机体基础生命状态的指标进行考察。

实验结果：采用 CAJ.χ^2 对回顾资料中医症状的改善率验证结果发现，寒性方药用药前后比较，有显著统计学意义的中医症状共 28 项，热性方药用药前后比较，有显著统计学意义的中医症状共 13 项。采用优化的 EFA 法，进一步对上述变量指标进行筛选，最后纳入因子分析的变量数为 10 个。对这 10 个变量进行降维处理，得到 4 个具有代表性的公因子。归纳出的 10 个变量和相对应的 4 个公因子分别为"目黄、尿黄、皮肤黄染"对应公因子"黄疸"；"肝区不适、胁痛、情志抑郁"对应公因子"肝郁"；"口干口苦、大便干结"对应"实热"；"腹部胀满、食欲不振"对应公因子"脾虚"。然后，再用 χ^2 检验方法比较，找到哪些症状与寒性方药疗效显著相关，哪些症状与热性方药疗效关系密切，结果显示，29 个相关症状中有 28 个症状是寒性或热性方药疗效重合的症状，只有手足发冷是热性方药疗效的特异性症状。

该团队根据慢性乙肝区分的寒证和热证的主要症状，结合传统中医对慢性乙肝的证候分型如湿热内蕴证、湿邪困脾证、肝郁气滞证、肝郁血瘀证、肝郁脾虚证、脾肾阳虚证、肝肾阴虚证，将中医证候划分为三类：湿热内蕴、肝肾阴虚两证从属Ⅰ类（热证）；湿邪困脾、脾肾阳虚两证从属Ⅱ类（寒证）；肝郁气滞、肝郁脾虚、肝郁血瘀三证从属Ⅲ类（寒热不明显）。

方剂划分，依据寒性或热性中药在方剂中所占的比例数和总剂量，将方剂划分为寒凉方剂和温热方剂，若方药均是平性中药为平性方剂，寒热性不清楚的方药为未知方剂。对337份病例进行回顾性分析，发现Ⅰ类即热证比例占总入组比例的48.73%；Ⅱ类即寒证比例占总入组比例的20.18%；Ⅲ类即寒热不明显比例占总入组比例的31.45%。统计337份病例中的治疗药物（包括单味药、中成药及复方）的药性分布发现，其中寒性方剂病例占75.37%，热性方剂病例占16.91%，平性与未知方剂占7.72%。寒性方药对4个公因子所表征的中医症状〔目黄、尿黄、皮肤黄染 – 黄疸（公因子1），肝区不适、胁痛、情志抑郁 – 肝郁（公因子2），口干口苦、大便干结 – 实热（公因子3），腹部胀满、食欲不振 – 脾虚（公因子4）〕均有显著改善；热性方药仅对公因子2和4表征的临床症状（肝区不适、胁痛、情志抑郁、腹部胀满、食欲不振）改善显著。

结论与讨论：根据中医诊断学理论，以皮肤黄染、目黄、尿黄、口干口苦、大便干结主导的证候为湿热内蕴证，以胁痛、情志抑郁、肝区不适、腹部胀满、食欲不振主导的证候为肝郁脾虚证。本研究表明，寒性方药对湿热内蕴证和肝郁脾虚证均有疗效，其中，寒性方药对湿热内蕴证疗效显著，而热性方药对湿热内蕴证无疗效，这与慢性乙肝疾病主要表现为热证，而寒证的情况较少有关。

与此同时，该团队还考察了中药方剂寒热特性，对慢性乙肝病人血液、肝肾功能、血脂、血糖等25项常见生化指标的影响。结果发现，治疗前后组内比较结果为：寒性方药明显降低总胆红素（TBil）、直接胆红素（DBil）、白蛋白（ALB）、丙氨酸氨基转移酶（ALT）、门冬氨酸氨基转移酶（AST）、碱性磷酸酶（ALP）、总胆汁酸（TBA）、乳酸脱氢酶（LDH）、肌酐（CRE）、γ- 谷氨酰转肽酶（GGT）值；热性方药明显降低TBil、DBil、ALT、AST、ALP、TBA、LDH、GGT值，升高总蛋白（TP）、ALB、球蛋白（GLO）、CRE值。也就是说，寒性方药对ALT、ALP、TBA、LDH的降低较热性方药明显，热性方药对 TBil、DBil、GLO 的改善较寒性方药明显；寒性方药降低 CRE 值，热性方药升高 CRE 值。

已知寒性方药对公因子 1（黄疸）和公因子 3（实热）表征的中医症状的改善较热性药好，热性方药对公因子 2（肝郁）和公因子 4（脾虚）表征的中医症状的改善较寒性药好。公因子与生化指标的相关性分析结果为：公因子 1 黄疸中尿黄与红细胞（RBC）、血红蛋白（HGB）、血小板（PLT）、凝血酶原活动度（PTA）呈正相关；与中性粒细胞（NEU）、凝血酶原时间（PT）呈负相关；目黄与 RBC、纤维蛋白原（FIB）呈正相关，与 PT 呈负相关；皮肤黄染与 RBC、血糖（GLU）呈正相关。公因子 3 实热中口干口苦与胆固醇（TC）、GLU、PT、凝血酶原时间的国际标准化比值（INR）呈正相关，与 FIB 呈负相关；大便干结与 HGB 呈正相关。公因子 2（肝郁）中肝区不适与 PLT、PTA、FIB 呈正相关，与 NEU、PT 呈负相关；情志抑郁与 FIB 呈正相关，与 PT 呈负相关。公因子 4（脾虚）中食欲不振与 WBC 呈正相关，与 PLT 呈负相关；腹部胀满和食欲不振与 PT、INR 均呈正相关，与 FIB 均呈负相关关系。

由相关性统计结果推测：因为尿黄、目黄、皮肤黄染与 WBC、HGB 均呈正相关，大便干结也与 HGO 呈正相关，提示黄疸和实热时 RBC 和 HGB 可能升高，寒性方药可能有降低 RBC 和 HGB 的作用。寒性和热性方药均能改善病人异常的肝功能指标。研究发现，皮肤黄染与 GLU 呈正相关，口干口苦与 TC、GLU 呈正相关，提示黄疸和实热证的血糖和胆固醇可能升高，寒性方药可能有降低血脂、血糖的作用。

③讨论。该团队通过科学研究方法，以热力学观的宏观视角和手段，结合能量代谢指标的变化，研究中医药的寒热特性，的确是中医药学研究领域的一大突破；将病人症状与中医证候和西医疾病血液生化检查的诊断要素结合起来，尝试架起中西医药交流的桥梁，研究方法着实值得肯定和推崇。笔者以为，研究者对中医药理论是否做到了完整把握同样值得商榷；采用数理统计方法没有问题，问题是对慢性乙肝中医症状的简化可能缺乏合理性，导致后续微观研究出现很多无法用中医理论解释的结果，使中医药研究进退维谷。例如慢性乙肝病，中医分型的各个证候，应该各为一组望闻问切的症状和体征的临床表现，病人的症状与舌诊、脉象相互参照，缺一不可。若缺乏对中医理论和诊治过程的真正认知，只将病人不包括舌诊与脉诊的症状作为初始数据（初始值），进行相关性和回归分析的数理统计，将所有表现慢性

乙肝中医各型证候的症状集合，简化成29项症状，再将29项症状简化成10项症状，最后通过因子分析方法，将10项症状精简为4个新确定的"病症"或"公因子"，即"黄疸、肝郁、实热、脾虚"，这样精简得来的"重要或主要病症"，偏离了中医理论；对于高度概括的"病症"，有的可以说是症状如黄疸，有的又是不全证候如"肝郁、实热、脾虚"；西医学病症词"黄疸"，可以是中医学词"皮肤黄染、目黄、尿黄"的概括，但不属于中医的"证"，"肝郁、实热、脾虚"是不完整证候的描述，如"肝郁"是肝郁气滞、肝郁血瘀还是肝郁脾虚证？若此3种证候被精简成"肝郁"一个证候了，中医药还没有对此3种证候同时出现的病人，采用同一种方药治疗的，这与中医辨证施治不符。同样，"湿热内蕴、肝郁血瘀"证都可能出现"实热"病症，"湿邪困脾、肝郁脾虚、脾肾阳虚"证都可能造成"脾虚"病症，况且，依照中医理论对慢性乙肝的证候分型，除"湿热内蕴、湿邪困脾、肝郁气滞、肝郁血瘀、肝郁脾虚、脾肾阳虚"证外，如"肝肾阴虚"证，尚不好归入任何一个新确定的"病症"，而且还存在对慢性乙肝的其他中医证候类型。

中药和方药对慢性乙肝的临床回顾性研究会出现两个问题。

一是中药药理分析，重点依据的是4个公因子及其10个主要症状改变情况，而非针对具体不同的中医证候中药和方药的治疗作用，辨证是用药的前提，每一个证候都有一组相应的症状，不可简单以归纳的共有症状作为现代辨证的依据。中医证候间虽然有些症状相同，但因为证候不同，此症状就非彼症状，而是由代表各自证候的一组症状组成，而非一组症状中的某一、二个症状代表。如尿黄症状，可以是肝经湿热、心经湿热（如情志不遂，肝气郁结而化热火）、下焦湿热（如君相之火移于下焦）、阴虚内热等证，然肝经湿热证的主要症状为口苦、口中自觉口渴，但是饮水后不欲下咽、口臭、黏腻、头晕、双眼红肿、疼痛，小便量少色黄、大便黏腻难解等；心经湿热证的主要症状有口渴面赤，心胸烦热，口渴欲饮冷饮，或口舌生疮，小便短赤而涩，尿时刺痛；下焦（如膀胱）湿热证的症状主要有小便色黄量少，淋漓涩痛；阴虚内热证的症状主要有尿黄，两颧红赤，形体消瘦，潮热盗汗，五心烦热，夜热早凉，口燥咽干，舌红少苔，脉细数等。此"尿黄"证非彼尿黄证，若用"尿黄"作为中医证候一般分型指征，加上不论何种证候所进行的尿黄实验室常规检查指标，难免会出现南辕北辙的现象。建议，归纳演绎的症状，是否应以同一证候的慢性乙肝病人为基础。

二是将中药和方药的寒热药性认作其药理作用的关键枢纽，一开百破，也不完全符合中医药的整体观，如此一来，难免会对临床资料的回顾分析结果造成偏离中医药理论的问题。例如，用寒热理论归纳临床资料中的中医辨证类型，将资料中的中医辨证类型划分为三类：湿热内蕴、肝肾阴虚两证从属Ⅰ类（热证）；湿邪困脾、脾肾阳虚两证从属Ⅱ类（寒证）；肝郁气滞、肝郁脾虚、肝郁血瘀三证从属Ⅲ类（寒热不明显）。这样的归纳恐不甚合理，因为该Ⅰ类（热证）中包括湿热、虚热、肝阴虚、肾阴虚情形；Ⅱ类（寒证）中困脾的有湿邪和寒邪之分等，还包括脾阳虚、肾阳虚；Ⅲ类（寒热不明显）更不能以寒热性加以简单划分。惶论"Ⅲ类（寒热不明显）"，即便有寒热特征的Ⅰ类（热证）也有实热与虚热之分，它们的临床表现不尽相同，用药治疗也各有分别，用西医思维归纳会"走样"，因为寒热性只是中医阴、阳、表、里、虚、实、寒、热"八纲辨证"的一对。中药药性或药理作用也不仅取决于"四性"所体现的寒热性，还取决于"五味"和"升、降、浮、沉"等特性。将方剂划分为寒凉方剂和温热方剂，若方药均是平性中药为平性方剂，寒热性不清楚的方药为未知方剂的方药划分方法也不太合理。中药的寒热性固然重要，但它不是中药尤其是方药的整体药性，如同中医证候是四诊合参的完整表述一样。若割裂中医药整体原则，单独采用寒热性划分中医证候和中药药性来进行研究，就很难找到真正与中医证候相匹配的、简化的临床表现，以及与中医药理论相一致的中药药理作用，微观研究更可能走入不中不西的歧路，导致似是而非的片面甚至偏离中医药理论的"西化"结果和结论。如"比较卡方检验找到的与寒热方药疗效显著相关的症状显示，29个相关症状中有28个症状，是寒性或热性方药疗效重合的症状，只有手足发冷是热性方药疗效的特异性症状""本研究表明，寒性方药对湿热内蕴证和肝郁脾虚证均有疗效，而热性方药对湿热内蕴证无疗效""由相关性统计结果推测：因为尿黄、目黄、皮肤黄染与 WBC、HGB 呈正相关，大便干结也与 HGB 呈正相关，提示黄疸和实热时 RBC 和 HGB 可能升高，寒性方药可能有降低红细胞和血红蛋白的作用。研究发现，皮肤黄染与 GLU 呈正相关，口干口苦与TC、GLU 呈正相关，提示黄疸和实热证的血糖和胆固醇可能升高，寒性方药可能有降低血脂血糖的作用"。这些实验结果和讨论，对乙型肝炎中医辨证施治机制的研究意义十分有限。

二、中药"现代化"研究存在的问题与困惑

问题在于中药"现代化"研发思路的简单西化，惯于按照西医基础理论和化学药研发模式研发中药，会偏离中医药功能。像药物化学主要针对单味药材中的单体或几个单体，药物质量控制针对个别"有效成分"，药理学参照西药研究指标，药剂工艺以西医药认知的"有效成分"进行制备，临床验证试验依据当前西医指标，如此"西化"研发模式，不是真正意义上的"根据中医药理论"进行新药研发，反而可能会放弃对于中医药的诸多传承。

（一）中药化学的"有效成分"西化，不能完整代表中药及其方剂的药性

中药的作用和功效不仅仅在于单味药材的药性，更在于它在方剂中的功能。从某种中药的化学成分中寻找到对某一西医靶标有作用的"有效成分"的新药研发模式，虽然对于某"病"有药理作用甚至疗效显著，但大多不代表传统中药功效，其"有效成分"可能非中药作用的有效成分，将其归类为"西药"更合适，如源自青蒿提取分离出的、具有抗疟原虫作用的青蒿素，并非中药青蒿的主要功能。传统青蒿作用为苦寒清热，辛香透散，善使阴分伏热透达外散，为阴虚发热要药，此外兼有解暑、截疟之功，与其他中药配伍，主治温邪伤阴，如处方青蒿鳖甲汤（青蒿、鳖甲、知母、牡丹皮、生地黄等）；主治阴虚发热，如处方清骨散；主治外感暑热，如处方清凉涤暑汤等；截疟或治疟功能也是针对疟疾发热而清热解毒，且多与其他中药配伍，其中医化有效成分研究，除发现具有抗疟原虫作用的青蒿素外，还应当围绕"清透虚热"的现代药理作用，展开对青蒿的有效成分的研究；又如，从中药五味子中提取分离及结构改造的双环醇片，临床上主要用于治疗慢性肝炎所致的氨基转移酶升高。根据五味子传统功效，性温，味甘、酸，归肺、心、肾经，适用于气津两伤、阴血不足、久泻不止等症，常用于改善和缓解气虚津伤，体倦多汗，气短心悸，肺气不足或肺肾两虚所致的喘咳，或喘咳日久，肺气耗伤；肾气不固，遗精，尿频，久泻不止等症。在发现五味子乙素（双环醇的先导化合物）能明显降低 SGPT 作用的基础上，还应当至少围绕防治肺肾两虚与喘咳遗泻的现代药理作用，展开对五味子有效成分的研究。再如，中药麻黄性温，味辛、微苦，有发汗散寒、宣肺平喘、利水消肿的功效，可

治疗风寒感冒、胸闷喘咳、风水浮肿等病症。除提取分离出具有类肾上腺素样缩血管和一定强心作用的麻黄素外，还应当根据其发汗散寒的现代药理作用，探究麻黄的有效成分。笔者以为，"西化"与"中医化"研究中药的实验设计、方法和产品功效各有不同，也各有千秋，应坚持"两条腿"走路，即从中药的经验单方中发现有效单体化合物，和按方组方义发现方剂中各药味药效物质。

（二）中药药理实验方法的西化，不能完整体现中药及其方剂的药性

药理实验方法"西化"，难以体现中药药效。比较明显的问题包括实验动物的选择、动物病理模型的制备以及药效指标的确定。中医药诊治疾病主要依据个体的症状体征及其改善情况确定，因此，能够反映中医药证候的整体动物实验就显得非常重要。当下中药药理动物模型往往难以准确表达中医病症。如外感风邪引起的风寒证感冒（风寒束表证）、风热证感冒（风热犯卫证）、半表半里证及里热实证型等动物模型，若采用现代医学药理实验的甲型流感病毒感染动物模型，会存在以下问题：一是造模物品是流感病毒，与中医所讲的"风寒证""风热证"等病因不完全相同；二是常用动物模型难以再现与人患流感后的相同症状，也就不可能出现中医所描述的4种证型。能产生与人相似症状的动物是灵长类动物或雪貂，实验费用昂贵，难以广泛开展。鼠兔经济，便于应用，但其为非流感病毒的自然宿主，虽经流感病毒适应后可以用于实验，然而所出现的症状主要为下呼吸道反应如肺炎。姑且不论病毒容易变异的特性，变异后的动物表现又有不同，通过一种病毒制备的动物模型难以体现上述外感风邪4种证型的临床表现；三是有些药效指标可能不符合中医证型指标。如对成模动物的保护作用，采用的是体外抗病毒和抗菌试验，可能与中药非直接杀灭病原微生物的间接作用不同，可以发现，在进行一些具有清热解毒传统中药体外抗病毒和抗菌试验中，不仅作用明显弱于对照的化学药物，还常常显示阴性作用。以上研究中存在的问题，导致中药的现代药理研究结果，常常不能反映传统中医药的真实作用。

药效指标西化的另一个实例是六味地黄丸某些"拆方"药理实验研究与方剂中"有效成分"的认定。方剂配伍本意，重在补肾阴，肾肝脾并补；为求补而不腻且分清阴浊，药材起用"三补三泻"，以补为主的方略，主治肝肾

阴虚之证。方中重用熟地黄滋阴补肾，填精益髓，为君药。山茱萸肉补养肝肾，并能涩精；山药补益脾阴，亦能固精，共为臣药。三药相配，滋养肝脾肾，称为"三补"。但熟地黄的用量是山茱萸肉与山药两味之和，故以补肾阴为主，补其不足以治本。配伍泽泻利湿泄浊，并防熟地黄之滋腻恋邪；牡丹皮清泻相火，并制山茱萸肉之温涩；茯苓淡渗脾湿，并助山药之健运。三药为"三泻"，渗湿浊，清虚热，平其偏胜以治标，均为佐药。通过"西化"的药物化学和药效学研究发现，六味地黄丸的"有效成分"既有大分子物质如多糖，也有众多植物大分子物质的代谢产物小分子物质，由于一些大分子物质如多糖的分子式不固定，分子质量不好控制，而一些小分子物质，如山茱萸中的马钱苷（属于环烯醚萜苷类，还包括莫诺苷等成分）和牡丹皮中的丹皮酚，它们的理化性质和"药理作用"都很明确，不仅可以作为六味地黄丸含量测定的质量控制标准，而且，为了验证该中药为方剂的主要中药，很多药理实验都主要围绕这两种中药或其确定的成分进行，如药理实验表明，山茱萸水煎剂及其山茱萸总苷可以抑制小鼠的非特异性免疫反应和细胞及体液免疫反应；山茱萸水煎剂及其山茱萸总苷可以减轻小鼠或大鼠的急慢性炎症反应。山茱萸水煎剂可减轻自由基对大鼠造成的损害，具有较强的抗氧化和抗衰老作用；体外能杀死全部小鼠腹水癌细胞，有一定的抗癌作用；同时，对于因化学疗法及放射疗法引起的白细胞下降，有使其升高的作用。山茱萸中所含的环烯醚萜总苷＋多糖复合物，可以减轻大、小鼠的糖尿病肾病损伤。此外，山茱萸水煎剂还有抗菌、镇咳、祛痰等作用。山茱萸中的莫诺苷和马钱苷有抗神经退行性病变（包括神经保护作用、抗氧化应激的损伤、抑制Ca^{2+}失衡、抑制细胞凋亡、抗炎作用）、抗血栓、抑制黑素、抗糖作用。山茱萸中的马钱苷，低剂量促进小鼠免疫反应、高剂量抑制小鼠免疫反应。丹皮酚（paeonol）具有镇痛、抗炎、解热和抑制变态反应的作用：对压尾、醋酸等物理或化学因素所致的疼痛，具有明显的镇痛作用；对由角叉菜胶、蛋清、甲醛、组胺、5-羟色胺、缓激肽、二甲苯及内毒素等所致的炎症反应，具有明显的抑制作用；对伤寒菌苗、三联疫苗等引起的体温升高，具有明显的解热作用；对Ⅱ、Ⅲ、Ⅳ型变态反应均具有抑制作用，以及丹皮酚具有镇静、催眠、抗菌、抗氧化、降血压等作用。

  从以上碎片式"拆方"的西化药理研究结果很难发现六味地黄丸滋补肾阴的现代关联药理作用及其组成中药的君臣佐使的功效，那么山茱萸及其所含的马钱苷、莫诺苷，和丹皮及其所含的丹皮酚，是否能较好地代表六味地黄丸的功效，和方中六味中药的君臣佐使功能？不说有没有和怎样研究怀山药、茯苓、泽泻的"有效成分"，只说君药熟地黄的"有效成分"不在质控范围这一点，就说明对六味地黄丸的研究尚不全面，还没有很好地体现出中药方剂的功效传承。

（三）研发与使用产品西化，降低甚至影响中药作用的发挥

很多现代科技方法研制的中成药疗效不及传统的汤药。如银翘解毒片的起效时间和作用发挥，可能不如银翘散煎剂；防风通圣丸的功效可能也不及防风通圣方煎剂等，其原因包括，一是可能中成药的不合理使用。按照辨证施治原则，尤其是对病人初期的治疗，中医药处方往往是因人而异，待判定出如外感风邪引起的证型，是风寒证、风热证、半表半里证或是里热实证等，然后辨证施治，随症加减，若对于感冒千人一方，则有些病人可能不对证，疗效不佳。二是不讲究汤剂与中成药的应用范围。一般来讲，传统中成药如丸剂，常用于一些慢性病症，经过对病体初步调整后的维持治疗，如某些阴虚阳亢导致的头晕头痛（高血压），经平肝潜阳治疗后，一段时间服用的"六味地黄丸"等；或是常用于一些轻症病人，如治疗初期轻度外感风热证候的桑菊感冒片，治疗轻度纳差的"山楂丸"等。汤剂则多用于急重症，因为汤剂进入胃肠道，药物成分溶出较快，吸收较好，发挥作用较佳。三是中成药尤其是按照现代科学技术制备的一些中药材制剂，因为西化的"有效成分"难以应对中医的"证"，而且，一些有效成分可能因不适当的现代制备工艺而被抛弃，像"现代中药"制剂工艺水煮醇沉，可能丢掉某些中药的有效成分，比如，白宇研究显示，玄参的醇沉组分具有解热、抗炎、抗肿瘤作用。所以有些"现代工艺"制备的中药制剂疗效不及同类汤剂，导致虽然中成药服用较汤剂方便，但是疗效欠佳，更不及化学药物的作用来得快。

与此同时，用西药药理学思维及研究结果指导中药的临床应用，无异于东施效颦，不仅可能达不到应有的治疗效果，还可能给病人带来一定的身心伤害。如西医说冠状动脉粥样硬化与炎性因子有关，有人不管所辨何证，就在所开的处方中加上具有金银花等具有抗菌消炎作用的药物；遇到肿瘤的病人，就想到斑蝥、白花蛇舌草、守宫（壁虎，是蜥蜴的一种）、半枝莲等。还有因为不明中医"八纲辨证"，错用中药的现象，像虚证用攻下，实证用滋补，寒证用清热，热证用温阳等。

三、传统中药相较西药的短板

1. 大多起效较慢，作用缓和

中药尤其是传统和时下的中成药，对机体疾病的即时治疗作用不如化学药物迅速，特别是一些慢性病及病症如高血压、糖尿病、失眠症等，起效较慢，药物作用较弱，即便相较于中药传统剂型丸剂、膏剂、散剂等中成药，其发挥作用较快的水煎剂，也比不上很多化学药物的起效快、作用强。

2. 中药材和饮片质量堪忧

在理化及生物学特性尚不完全清楚的情况下，各地移植的中药材很难成为"道地药材"，甚至因为药材种植基地田间管理粗放，药材质量更有下滑的趋势；加之，一些药企对中药饮片的加工炮制缺乏传承规范，致使中药饮片的质量难以保证。

3. 中药"有效成分"模糊

目前，中药"有效成分"的中医化药理属性多不确定，有效性研究没能很好地体现在中药药性和方剂的君臣佐使上，导致化学成分研究似西非中。比如，为了制备"现代药剂"，方便对中药成分的质量控制，有些以化学研究引领药理研究，如将某中药材中含量较高、有些许功效且为常见的中药化学类别像黄酮、皂苷等作为"药效物质"，或者它们的某个单体化合物作为"有效成分"加以开发，不仅使中药药理研究丢失方向，质量控制的意义减弱，也削弱了现代化中药制剂应体现的疗效。加之，以西化的"有效成分"数量、质量为依据，研究中药的地域栽培、采摘季节、炮制工艺及煎药用水等操作方法对中药质量的影响，无疑会增大中药有效成分与西药主成分有效性的差距。

4. 医生用药剂量变化大，且不可量化

这既是中医用药特色，也是目前中药数量、质量准确控制的难点。中药治病多为数味药材配伍使用，除对应某一证型疾病的基本方中的药材外，不仅整方中其他药材加减因人而异，变化无穷，而且处方中每味药材的剂量也因人而异，依证而变，若只借助戥称对粗药材进行称量计算，不能依据药材中的有效化学成分施行定量，仅凭药剂师的感官辨识和戥称称量，药材质量难以准确描述和精准把控。

5. 病人用药的顺应性较低

现在病人对中药的顺应性很低。一是中药汤剂大多气味辛苦，汤色或黑或黄，且服用量较大，一次多则数百毫升，往往给人以难以下咽的感觉，很多病人不想甚至拒绝喝；二是煎药方法繁复，如药材有先放后下、先熬冲服、包煎烊化等不同，煎药用水有井水、河水、江水等分别，根据病情和用药不同，煎药时间各异，每次煎药过程也甚是麻烦，这些用法的机制不搞清，方法不改善，会降低病人用药的依从性；三是有些慢性病尚需长期服药，数周甚至数月、数年煎药下服，难于坚持；四是旅途用药，小包大包，携带不便。

6. 贮藏保管较难

中药材在贮藏时较易发生虫蛀、受潮后霉变，特别是含糖类、黏液质、淀粉类药材容易吸潮霉变、温度较高，会引起一些含油脂成分的中草药酸败泛油，胶类及树脂类药材容易变软而黏结成块，如乳香、没药、阿胶等。温度在 30℃以上，会加快挥发油的挥发；空气接触，药材中的鞣质、油脂和糖类成分易发生氧化，如此均会使药效降低、串味等。

7. 卫生洁净度大多堪忧

尤其中药材在作为中药饮片前的处理较粗糙，药材表面往往存留有杂质和病原微生物，不仅会使病人心理产生阴影，也给药物质量带来隐患。

8. 中药产生的不良反应

尽管只要合理用药，中药汤剂的不良反应较化学药少，然而，目前与化学药相比较，中药化学和药理研究尚不够清晰明确，现代中药制剂尤其是中药注射剂所发生的药品不良反应比较常见，加之，中成药多属于非处方药，无中医药学背景的病人也可以方便获得，以及临床上可能出现的不合理使用中成药现象，在一定程度上都可能提高中药不良反应的发生率。

第六章 中西医药的交融：中医药基础理论的现代化

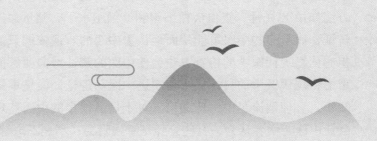

近代生理学、解剖学、胚胎学的奠基人之一威廉·哈维曾说："毫无疑问，我们已知的东西远远少于未知。"无论中医药还是西医药，其从无到有并从小到大的发展过程，都是在不断的质疑中前行，在不断的肯定－否定－否定之否定的循环方式下持续完善。诞生于古代的中医药理论体系以唯象的宏观为基础，治病救人；产生于近现代的西医药理论体系，以实物微观为精要，救死扶伤；它山之石可以攻玉，取长补短方能克难。中西医药看似为和而不同的两种医药学体系，但是，通过现代文明和医学科技的贯穿，一定能相互交融，取长补短，形成各自新的研究模式，从而促进医药学的进步和发展。

其实，西医并非不知道未"病"状态，而是主要精力和研究重点针对的是已病；不是没考虑某个系统发生疾病可能会影响其他系统，而是对疾病的诊治思维模式固化在发病的生理学系统和病灶内；不是没想到对于一些慢性病，可以尝试使用一些维生素类、矿物质、天然药物等，以针对机体功能的全面调理，但目前更多的是考虑其发病机制和药理的分子对抗理念，由此促使其习惯于使用不良反应风险可能较大的化学单体药物。中医十分重视机体功能的整体协调，对于人体的病症见微知著，在西医确诊的"疾病"前就开始中医辨证和中药干预。尽管近现代科技知识和方法已经可以更加清晰地具象化描述人们的感觉和对疾病的认知，但中医药理论仍采用的是古代取类比象化认知水平和文言文描述。实际上，现代中医并非不想用西医的临床检查方法如拍X光片、查血液白细胞和红细胞水平、测量血压等来支持对疾病的辨证，而是有些中医可能片面地认为中医的辨证依据只能是望闻问切，甚至担心依靠现代医学的检查方法会使中医的辨证滑向西医的疾病概念；不是没考虑将现代医学的科技成果充实进中医药理论，而是不知道怎样用现代医学知识，合理地诠释中医药理论，对于目前很多的中医药现代研究结果，常常会让中医药学者认为，有些诠释是牵强附会；不是不想解析中药的有效分子，而是"有效分子"往往更符合西医的有效概念，很难与中医药的辨证施治相符；并非不想如同西药一样，通过提取分离有效成分单体以增强中药疗效，而是如此单体不仅不能增强相应中医辨证的疗效，还常与中医辨证施治无关。

中西医药学研究的交融，就是用现代医学科技知识和方法丰富中医药学的客观真理性，用中医药学认知的思维模式增强西医药学的全面性，使中医药和西医药学理论的逻辑更加完备。中医药通过学习西医药对疾病的认识观、检测技术、物质组成特性及实验方法，可以加强自身基础实验研究，不断充实和发展中医药学理论；西医药通过学习中医药的象数思维、望闻问切及理法方药，能够积极开展医学分子指标，对内外环境与各系统器官之间的关联特性研究，不断创新和发展西医药学理论。若中西医药能够相互品味并能意识到"横看成岭侧成峰，远近高低各不同。不识庐山真面目，只缘身在此山中"的局限，抱着"它山之石，可以攻玉"的态度，相互学习，以救死扶伤、保证人民身心健康为己任，实现局部与整体的生理学与病理学理论的交融，西医"病"与中医"证"的诊断互鉴，西医"病"与中医"证"动物模型的相洽，西药药理与中药药理的互补，西药化学单体与中药"有效成分"治疗的互认，中医药与西医药临床结合，相互取长补短，就一定可以达到中西医药双剑合璧，为人类健康卫生事业作出更大贡献。但前提是中西医药需要思想通、理论通、方法通、结果通。

第一节　中医药理论开拓释理的困囿

中医药理论科学求证是遵循中医药自身发展规律，探讨其理论科学内涵及其临床应用价值，是思维转变、科研创新、临床实践、方药研究相结合，不断探求的实践过程，也是中医药理论和证治体系不断发展完善的过程。中西医药交融，关键是中医药研究和理论的现代化。

中医药植根于中国大地数千年，历经并度过无数病魔瘟疫，防治疾病屡见奇效，使华夏子孙成为世界上最繁盛的一族，即便在现代医学和生命科学高度发展的今天，无论是从中医辨证观对疾病的预防控制，还是在提高人类生活质量、延长人类生存寿命，防治慢性病和老年病，尤其是对目前现代医学病因不清，疗效不佳的各种疑难杂症及高死亡疾病如心脑血管疾病、糖尿病、癌症、肾病综合征、慢性阻塞性肺病等疾病，以及新型的高致病性传染病，如非典型肺炎（SARS）、新冠病毒、禽流感，甚至对 21 世纪有黑死病之称的高致命性传染病如艾滋病等，都显示出了中医药独特的疗效和显著优势。对于患有现代社会文明病及占世界城市人口 70%~80% 的亚健康人群，传统医学及中医养生学不仅作出了重大贡献，而且具有重要的战略地位。同时也应该清醒地意识到，作为中医药理论圭臬的《内经》，成书于 2000 多年前，由于科技水平所限，此书只能从原则和宏观上描述和理解宇宙万物和人，概念多，定义少，常以事物的属性和人的直觉加想象来观察和分析自然现象及人体功能。由于事物的属性是拟人化的，非具象清晰，如阴阳五行；概念的含义与现代不同，如心主神志与现代心脏泵血功能，肝藏血与现代肝脏的解毒功能；每个人的直觉不尽相同，想象力也是千差万别，如什么是气虚，肝阳上亢是什么状态等；传统中医药的整体论，虽然看到描述事物变化的阴阳和五行的不可分割性、其牵一发而动全身的重要性，但尚缺乏对事物变化的客观细微描述、实验检验以及严谨的逻辑论证。因此，遑论促进中西医药无障碍交流，即便使大多数中医药者熟练掌握先贤们建立的中医药理论并非常成功地应用于临床，也绝非易事。这从临床上不同中医对同一病人的诊治结果就可以看出，其一，辨证不同，自然处方用药不同，疗效截然相反；其二，辨证相同，处方用药相似，疗效大抵相近；其三，辨证相同，处方用药不尽相同，抑或处方不同，好似条条大路通罗马，各有千秋，疗效满意，异曲同工；抑或处方相似，用药剂量大有区别，疗效明显不一。说明中医辨证施治的思想贯穿在对疾病诊断和治疗的全过程，辨证思辨，用药亦须辨，就像《伤寒论》中既有辨证，也有方证。作为一名临床中医，一生都在追求看病辨证时的正确无误，遣方用药时的适宜到位，然知易行难，其中一个重要的原因就是客观指标少。

第二节　衷中指导中医药现代化

发展中医药学的重要内容是中医药学现代化。中医药学现代化，首要的是以传承中医药学为己任，对中医药学的理论和方法不宜轻言废弃，正如英国哲学家、《逻辑哲学论》的作者维特根斯坦所说：凡是可以说的事情都可以说得清楚，对于不能谈论的东西必须保持沉默；研究不能照猫（西医药）画虎（中医药），应当遵循传统中医药理论，避免萧规（西医药理论）曹随式研究，尽可能以现代认知弄懂中医药基础理论的精神内涵，如中医所讲的"气"是什么？如何理解阴阳？怎样理解中医所讲的脏腑、经络及其联系？如何看待中医天人合一的生态观与三因制宜的辨证观，以及何谓中药的"理法方药""四气五味""升降浮沉"和"君臣佐使"等。因为中医的"气一元论""天人相应""阴阳五行"和"经络"等，以及中药治疗的"理法方药"和遣方用药的"君臣佐使"，均是不唯一的基础理论，是分析研究疾病的病因、发病机制、药理和临床治疗学的依据。

应当看到，近现代发展起来的科学技术是认识自然规律的一个重要的方法武器，因此，中药的发展研究不仅要以中医辨证思维和方法为准绳，也同样需要结合当代科技知识和手段，格物致知，无论是中医还是中药基础理论，其深入的认知必为物质属性和理化特性，这些"属性"和"特性"的变化规律大多一定能通过科学方法和手段加以定性和定量描述，做到以机体能量和物质变化为基础，思维方式与科研方法相结合，宏观与微观相结合，归纳与演绎相结合，具体与抽象相结合，直观与理化相结合，属性与定量相结合，"形"以"数"绘，"象"以"实"叙，解决好中医药理论独特与方法技术落后的矛盾，用已掌握的现代科技知识支持中医药理论和基础研究，用更清晰明了的语言诠释和论述中医药理论，正如钱学森先生指出的那样："为什么一定要讲'子午流注'，不直说'人体昼夜节律'？"

在一定程度上，中医药学现代化就是中医药传统理论尽可能在一定程度上分子化和数理化，正如恩格斯所说："世界真正的统一性是在于它的物质性。"应该在充分理解传统中医药学的思维方式和知识体系的基础上，广泛利用现代医学和科技方法，如生命科学的四大基石：遗传、发育、细胞和生化，以及系统论、信息论和控制论的方法，真正实现中医化的中药现代研发，尽可能实现原汁原味的中药研发。因为医药不分家是中医药的传统和特色，如同中医的辨证施治及"理法方药"，"理、法"是医在先，"方、药"是药在后，"治"不离"证"，先"证"后"治"，先"辨"后"施"，所以中药现代化的重点是中药方剂的现代化。中药方剂及其变化是中医药临床应用的灵魂，研究中药必要以研究中药方剂为重点；中药方剂针对的是中医证候，研究中药方剂必要研究中医证候；研究中医证候必要研究中医基础理论，中医基础理论的现代化是中药基础理论现代化的前提，只有随着科技发展，中医药基础理论被不断注入的现代化证据所充实并加以论述，中药方剂的化学和药理研究呈现中医化，才能使中医药现代化研究成果与中医药理论发生交融，与中医证候的辨证和现代中药方剂的功效挂钩，从而真正发展中医药。

第三节 中医药基础理论的科学研究

一、气一元论

（一）对传统理论的基本认知

"气一元论"是讲，气是构成万物的本源，是构成天地万物的最基本元素，是生命的重要体现。气聚而成形，散而为气。元气是宇宙和人体的始基，一切有形之体皆赖元气生化而成。人如同宇宙大环境中的小宇宙，与环境相互作用，密不可分。气者，人之根本也。气分阴阳，具有克制和反克制的能力，气是阴阳二气的矛盾统一体，如卫气营血中的卫气，既有宣发的作用，也有固摄的功能，宣发为阳能散邪气，固摄为阴以存正气，一散一存，相得益彰。气之阴阳两端相互感应，产生事物之间的普遍联系如脏腑五行的相生相克。运动是气的根本属性，称为"气机"，上下、升降、动静、聚散、清浊的相互交感（交感即阴阳发生关联）是气运动的基本表现形式；气的变化称为"气化"，即气的运动带来气的变化，如形成推动力和温煦作用。故"气"以运动变化作为自己存在的条件或形式。"炁"为中医"气"的特有之形象词语。中医之气或炁，其物质属性可以表现为气态原子、分子、电子、离子（它们的化学属性可以通过测量其产生的电磁波谱线确定），能量性体现在"气"以分子、原子、电子等为载体所产生的电磁波和机械能如温煦与推动力，广泛性是指各脏腑均具备特有的阳气与阴气。气的来源主要包括肺从外界吸入的清气，脾胃生化生成的精微之气，以及肾脏命门之火蒸腾的"水蒸气"等。

（二）与现代物理学研究的关系

如何理解中医所讲的"气"呢？物理界有一种很有意思的结论，即物质最小的组成单位名称叫"虚子"（把质量为 0 如静止时的光子的物质单元结构称为虚子），这是不能再分割的最小单位，飘忽不定，可以用从"无"中来

（现有最高倍的电子显微镜也观察不到基本粒子），到"无"中去形容，它几乎打破了"物质不灭"的定论。笔者以为，现代物理学的物质时空和粒子研究的一些观点，可以从一个侧面对"气一元论"进行解释，即可以将气的本质看作辐射中的微观粒子或量子及其所形成的电磁"场"，其表现的能量形式如机械能和热能，产生的物质效应如气体反应等。

1. 以微观粒子如光子、电子、质子等的结构和变化规律来认识中医气的组成和形态物理特征

从物质的构成角度理解中医的"气"。关于物质的微观或最基本组成，一种理论认为，根据作用力的不同，构成物质的最基本粒子或微观粒子分为夸克、轻子和传播子。原子核中的质子、中子（质子和中子由 3 个夸克组成，称为重子）、π介子（由夸克与反夸克成对组成）皆由不同种类的夸克组成，通过传播子或规范玻色子即不同种类的胶子引发的强相互作用力而形成诸如质子、中子、π介子等强子；轻子包括电子、μ子、τ子及其中微子（不带电的电子中微子、μ子中微子和 τ 子中微子），以及它们的反粒子，这些基本粒子通过传播子或规范玻色子像引力子引发的引力相互作用、光子如 γ 及 X 射线形成的无质量、高频率不可见的光所引发的电磁相互作用力、W 及 Z 玻色子或中间玻色子引发的弱相互作用（使原子衰变的相互作用）力而形成。气就如同构成物质的基本粒子。

从能量子角度理解中医的"气"。按照宇宙时空论的观点：组成现实世界最微小的物质结构是超光速，超光速的时空是无限的，其小无内，其大无外，超光速是时空的基本单元，为万物的本原。物质最基本的单元结构超光速量子叫作时空量子，简称时空子，时空子即是引力子，也就是说，物质最基本的结构是时空子。时空子相互结合，它们结合的数目越多，能量也就越大，当时空子结合的数目增加到相当量级时，能量值就由负变为 0，称为虚子。虚子的时间与空间的值都为 0，是时空对等的存在方式，由此，宇宙也由一维时空超光速创生出二维时空能量轴，即光速世界。一维时空与二维时空的空间能量为负或 0，它们是以虚子的方式存在，代表先天，是先天物质。由能量轴生成的多维以后物质，具有正的空间能量，为后天物质简称物质。在宇宙中任何像光子（作为物质时）一样大小的空间尺度上，都有大于 1038 个虚子存在，在像虚子同样大小的空间中都有大于 1038 个时空子存在，聚则成形，散则为气。从物质组成的元素看，组成物质的最小单元是基本粒子，虚子便是基本粒子之一。并且认为，物质世界由两种基本粒子组成，其实是同一种物

质结构的两种表现形式即超光速粒子和光速粒子，超光速粒子"沉淀"为原子、分子实体物质，光速粒子发散到外部空间。超光速粒子是相互绕转的粒子对，超光速粒子对绕转速度是质量和引力的主要来源。相互绕转的粒子对，粒子的绕转半径大约在 10^{-18}m 数量级上，绕转速度约在 10^{14}m/s 数量级上，远大于光速，只有在这种状态下才能收敛成原子核。若由于某种作用如电磁振荡、核反应等使原子内部绕转的粒子对绕转半径变大、绕转速度急剧降低至光速时，质量也急剧减小，进而引力减小，做离心运动，脱离原子的束缚，并以带有动能和热能的电磁波形式发射到外部空间。电磁波的速度（光速）是物质收敛和发散的拐点。研究还发现，由于超光速粒子收敛在原子、分子的内部，其粒子对的绕转半径及其运动曲线半径都非常小，因此很难被观测到，就如当前"气"的不可见特性。只有当超光速粒子转化为光速粒子并发射到外部空间如电磁波时，才可以被观测到。这就如同气作为基本粒子的运动和能量属性。

从电磁波角度认识中医的"气"。微观粒子运动所产生的电磁波，是"气"的能量特性，也是"气"的功能体现，如原子、分子吸收能量（气）后，其结构中的电子被激发而跃迁到更高能级的状态，导致原子、分子的化学反应活性增强，此后，电子瞬时返回到较低能级，同时释放出一定的能量，比如释放出光子，并返回基态，准备接受下一个能量刺激。发生以上过程的基础是原子、分子中未配对的电子，通过电子所携带的电荷及其自旋属性承载并传输信息，宏观磁性的起源即基于此。近来研究发现，物质的电磁波不仅体现在电子所带的电荷属性，而且，电磁波还表现在微观粒子运动时磁子的自旋属性。微观粒子量子化的自旋波称为磁子（magnon），自旋波（spin wave）是磁性体系中自旋进动的集体激发态，是铁磁体自发磁化强度随温度变化的重要规律。每个磁子携带一个约化普朗克常量的自旋角动量，因此，磁子可以像电子一样承载和传递自旋信息。自旋波的传输不涉及电子的运动，既可以在磁性金属中传播，也可以在磁性绝缘体中传播，避免了由于焦耳热产生的功耗。研究发现，光可以诱导产生磁子态即自旋波，"光诱导磁子态"（pump–induced magnon model，PIM）可通过其与沃克模式（Walker modes）磁子态强耦合产生的能级劈裂被间接观测到，并能被激励微波调控。该研究结果不仅为磁子电子学和量子磁学的研究打开了全新的维度，也给中医关于"气"的研究提供了方法，拓宽了方向。

2. 对于中医"气"或"炁"的不确定性、气体性以及能量性的现代描述

1924 年，玻色（Satyendra. N. Bose）提出了一种全新的方法来解释关于具有不确定性基本粒子的普朗克辐射定律。他把光看作一种无（静）质量的粒子（现称为光子或光量子）组成的气体，这种气体状态即"气体光子"的描述，不遵循经典的玻耳兹曼统计规律，而遵循一种建立在粒子不可区分的性质（即全同性）上的一种新的统计理论。有趣的是，爱因斯坦立即将玻色的推理应用于实际的有质量的气体，从而得到一种描述气体中粒子数关于能量的分布规律，即著名的玻色－爱因斯坦分布。至此，组成物质的基本粒子犹如气体的粒子数分布具有不确定性，并与其产生的辐射能量具特有的统计规律学说，可以成为探索中医关于"气"的不确定性、气体性以及能量性的有助描述。

3. 关于中医"气"的两面性和质能特性

中医认为，"气分阴阳，具有克制和反克制的能力，气是阴阳二气的矛盾统一体。气之阴阳两端相互感应，产生事物之间的普遍联系，一切有形之体皆赖元气生化而成"的理念，就如同说，粒子与粒子之间具有对称性，有一种粒子，必存在一种反粒子，如电子与正电子，质子与反质子，夸克与反夸克，轻子与反轻子等。一对正、反粒子相碰可以湮灭，变成携带能量的光子（光量子），即粒子质量转变为能量；反之，两个高能粒子碰撞时有可能产生一对新的正、反粒子，即能量也可以转变成具有质量的粒子，进而构成各种原子和分子。事物间的"感应"与"联系"，就像描述物质的"牛顿力" F 与"爱因斯坦"能量 E 的关系："能量是质量的力态，质量是能量的物质态"。正如爱因斯坦所认为的，物质的质量是惯性的量度，能量是运动的量度；能量与质量相互联系，不可分割。或者说能量既有力的形式，就像气可以"形成推动力（通过介质'场'，依靠电磁波传输电磁机械能）和温煦（依靠电磁波所产生的热能）作用，即'气化'功能"；又有质量的表现形式，如由基本粒子、原子和分子组成的物质。物体质量的改变，会使能量发生相应的改变；而物体能量的改变，也会使质量发生相应的改变，其变化的规律可以用爱因斯坦的质能公式 $E=mc^2$ 表示，并且能量与物质的相互转化，可用质能方程表示：$\triangle E=\triangle mc^2$，即产生的能量等于减小的质量乘以光速的平方，遵守能量守恒定律和质量守恒定律。其基本原理正如在宇宙环境中，具有电磁波和辐射能（频率）性质的光量子（光子），可以将能量传递给电子，使其运动从而

形成电流，正如光的电磁波照射到金属上，能够打出金属表面的电子，形成光电效应。电子获得能量将跳跃到较高的能阶，获得的能量越多，跳跃的能阶也越高，电子处在较高的能阶时并不稳定，很快就会把获得的能量释放后回到原来的能阶，即微观粒子的互动过程或者说光电效应产生电磁感应和电磁场，并形成能量（如热能和动能）。能量分正、负，正能量的运动是体积膨胀、频率降低、波长被拉长的能量运动；负能量的运动是体积收缩、不显示频率与波长的能量运动。正能量犹如气之阳性，有 3 个主要特性：膨胀、产生温度和在基态能量空间中传播，并被吸收。负能量犹如气之阴性，有五个主要特征：收缩产生引力、为物质提供能量、充当正能量的传播介质、吸收正能量及具有物质不可屏蔽性；气之阴阳两端相互感应犹如电磁感应和能量诱发化学反应形成原子和分子，即当粒子的大小由微观过渡到宏观时，它所遵循的规律也由量子力学过渡到经典力学。基本粒子的产生和衰变过程不仅遵循宏观事物的能量守恒、质量守恒、动量守恒、角动量守恒等定律，还遵守微观现象中不连续的宇称守恒、电荷守恒定律，以及重子数守恒、轻子数守恒、奇异数守恒、同位旋守恒定律等。

4. 关于中医"气"的基本粒子的运动规律——波粒二象性及量子场论

根据波粒二象性和量子场论，基本粒子的运动状态在一定程度上被描述和量化。不同于具有确定函数关系的水波、声波等机械波，其压力、速度和位移都随时间发生变化，变化可以通过正弦或余弦函数表示，由基本粒子的波粒二象性和量子特性可知，基本粒子如作为光量子的气的运动速度与空间位置是随机的，具有量子运动的不确定性（概意：原子中粒子运动的位置和速度是不确定的和不可能准确计算的）、测变性（量子测量会改变被测量子的系统状态；处于相同状态的量子系统被测量后可能得到完全不同的结果，这些结果符合一定的概率分布）、量子纠缠（是粒子在由两个或两个以上粒子组成系统中相互影响的现象，即使相距遥远，一个粒子的行为也会影响另一个的状态）、量子叠加（指一个量子系统可以处在不同量子态的叠加态上。当你不观测量子时，量子处于叠加态，当你观测量子时，量子表现出唯一状态，称作量子坍缩）、概率统计（说明量子的运动状态，因其不确定性，不是用坐标和动量描述，而是用统计物理的概率统计波函数或量子数来描述）等特性。微观粒子或量子运动状态的描述，与环境整体密不可分，没有孤立的量子状态描述，只有环境中的量子运动，这与中医"天人合一"及"三因制宜"理论异曲同工。基本粒子运动状态的态函数，满足薛定谔波动方程，它是三维空间坐标（x、y、z）和时间（t）的复函数，代表微观粒子状态随时间变化的规律。

基本粒子通过光电效应所引发的电磁感应，可以参考麦克斯韦方程组描述其定量关系，即电场、磁场与电荷密度、电流密度之间的关系与规律。

量子场论则解释了基本粒子如气的运动所不可或缺的介质是"场"，基本粒子的运动可以产生电磁场，同时又可以依赖"场"而引发光电效应和电磁感应。因此，"气"也可以看作是"场"即电场和（或）磁场，如"气场"，不同的人带有不同的电磁场的能量（简称"场能"），不同的组织细胞也有其自身的场能。场能可以由刺激产生而发生变化，并且不同物体的场能间也可以相互影响。

（三）关于中医"气"的现代生理学特性

个体同宇宙一样，组成人体最原始简单的物质形态就是气体和液体。每个个体从胚胎形成开始，气体和液体的成分及其含量就存在差别即个体差异。生物体的运作可以看成是能够自发地由气（基本粒子）变成液（原子、分子），由液变成气的过程。气分阴阳，阳气能使液化气，阴气会致气变液，其变化的能力是个体细胞活力的体现。细胞每时每刻都发生着各种生物化学反应和能量物质代谢。其过程可能先为能量激发，后有物质感应，如电磁波辐射如 γ、X 射线，穿透机体并与体内细胞发生电离作用，电离产生的离子与有机分子像蛋白质、核酸和酶分子上的原子发生相互作用，通过光电效应（如 γ 光子被物质的原子吸收，放出一个光电子）、康普顿效应（γ 光子被原子的壳层电子所散射）和正负电子对（γ 光子的能量转变成一对正负电子及电子的动能）3 种效应，从而引起体内活性物质改变。物质成为能量的载体，能量在转移时表现出能量的性质，而被人们察觉，能量的转移通过做功实现。气的属性不同，由此产生的原子和分子的化学性质各异。正能量的"阳气"，可以促进机体振奋，血流量增加，血流加速，组织细胞膨胀，精神振奋；增加机体热量，发挥温煦作用；其能量被处于基态的基本粒子吸收而形成激发态，改变基本粒子的运动速度，从而使物质的性质发生变化。负能量的"阴气"，显示它的收敛特性，可以减少机体精神和物质的过度消耗，为机体蓄能存养；为正能量的"阳气"提供后备能量和物质支持。这一从微观到宏观的递变过程可以描述为，不同属性微观粒子的运动所产生的气态热能和动能有强有弱，有正有负（犹如同向旋转的两个电子，产生作用相反的磁力或安培力，体现为相互排斥力，进而使体系能量升高；反向旋转的两个电子，产生的安培力是吸引力，进而使体系能量降低），进而诱发由微观粒子变化到原子、分子变构引发化学反应（任何物质的化学特性，均是由其原子和分子的电子结构所决定的），产生新的物质，再表现为宏观物体（人体）变化如生理或病理反应（表6-1）。

表6-1　阳气特征与阴气特征的区别

分类	阳气特征	阴气特征
物态	炁如气态形成	液如促进血液、淋巴液和组织液生成
化学反应	放热反应	吸热反应
肌肉活动	收缩	舒张
神经冲动	快、强	慢、弱
骨骼结构	张力或韧性	硬度
肌腱结构	柔韧	坚实
关节活动	灵活	牢固
眼睛观察	有神	光亮饱满
皮肤感觉	润泽	弹性
皮肤温度	温热	寒凉
皮肤腠理	开	合
脏腑功能	腑，主泄	脏，主藏

综上所述，可以这样理解中医的气，气是构成天地万物的最基本"元素"，像原子内部的超光速粒子，其物质属性为组成物质的基本粒子，其能量属性是如辐射能、电离能等；气聚而成形如原子和分子，散而为气如基本粒子；气具有基本粒子运动所产生的空间加热和膨胀效应如热能和动能，基本粒子总体的运动状态即运动的速度和幅度，决定着热辐射效率和动能产生的效力，其影响的对象可以是气体，也可以是液体和固体。不同体质、不同地区人体瞬时的微观粒子运动的趋势是不同的（三因制宜），因此产生的热象和动力象反应（阴阳）也是千差万别。能量转化为可以做功的力，犹如血管内的活塞运动产生气流，影响人体的生理与病理机制，发挥如行气、活血、通络、产热和散热作用等。既然气表现为气体样温胀凉缩效应，所以气遇热上升，热消回降，就像粒子的能级跃迁与弛豫现象，有升有降，协调运行。通

过宇宙"大爆炸"学说和质能互换定律，可以阐释元气是宇宙和人体的始基，一切有形之体皆赖元气生化（推动力和温煦作用）。中医"气机"所描述的上下、升降、出入、动静、聚散的不确定运动状态，与量子的运动规律异曲同工。正如老子所言："谷神不死，是谓玄牝。玄牝之门，是谓天地根。"在这里，"谷神"如同基本粒子，"玄牝"好比物体，"门"同变化或途径，"天地根"就像"道"或者说是宇宙变化的基本规律。简言之，基本粒子的运动通过宇宙变化的基本规律生成万物，万物有生死，死后复变成永生的基本粒子。

二、阴阳

（一）对传统理论的基本认知

人体乃至所有物体无不经历着从"无"到"有"的物体形成，再从"有"到"无"的物体分解过程。从"无"到"有"始于不觉到感知，其变化机制或运行规律就是"道"。一阴一阳谓之道，道生一，一生二，二生三，三生万物。阴阳相搏，造化万物。"无"之不觉，如同具有阴阳属性基本粒子的相互作用，"视"而不见，然为万物之本原，像人体元气。"有"的感知，是定义物体具有视、闻、尝、触、觉和能够检测到的功能特性及物质基础，是以"体"为"用"的具体体现。物体的功能及物质基础同样具有阴阳属性，如人体五脏产生的具有阴阳属性的气性物质，阴气与阳气，组织细胞中的氧气与二氧化碳；溶化在体液中具有阴阳属性的固体物质，像水谷精微、血液成分、津液成分，无机和有机分子、离子；脏腑的阴阳所谓；经络的阴阳分类；以及中药气与味的阴阳属性，皆万物负阴而抱阳。人体之阴阳互根，如同雌雄之生物体，相生相长，相抑相搏，矛盾统一，决定着人体的生理病理状态，有道是：阴在内，阳之守也；阳在外，阴之使也。阳赖阴养，阴需阳煦。就如同血虚气脱或气虚血脱一样，无阴则阳无以生，阴损及阳；无阳则阴无以化，阳损及阴。阳无阴则飞，阴虚则阳浮；阴无阳则滞，阳需则阴凝。阳盛之处而一阴已生，阴盛之处而一阳已化，阳自至阴之位而升之，则阴不下走，可渐注滋润，下不肿胀；阴自至阳之位而降之，则营卫通畅，阳不上越，心神安宁。万物从无到有，从阴阳到阴阳，皆遵循法于阴阳，和于术数的规律。对于医学而言，法即人体生老病死的基本原理，术即根据阴阳变化原理所创建的针对具体疾患的诊治方式方法。法不变，变在术，是以不变应万变。

中医讲阴阳体现的是事物的属性，可以分为两种，一种是抽象属性，即代表事物的正反两面，如同"气"一样，有阴就有阳，有里就有表，有热就有寒，有升就有降，有泻就有补，有虚就有实等；第二种是相对具体的属性，表示"气"性，则阳代表热性，阴代表寒性；表示物质性，则阳代表"气"，阴代表"物"；阳"无形"如基本或超微粒子，阴"有形"如分子组成的物质。"无形"如人体的精气、元气、脏腑之气、经络之气、食物之气、病邪之气、药物之气等。"有形"如人体的五脏、五窍、六腑、经络、血精津液等；脏为阴，腑为阳；表示方位，则阳为向阳面，如人体的背侧面，阴为靠阴面，如人体的腹侧面等。胸部在上属阳，腹部在下属阴，所以心肺在上为阳，肝脾肾在下属阴；中药分阴阳，部位不同，阴阳各异，作用有别，如麻黄干（茎）为阳，麻黄的节与根为阴。麻黄去节主宣发，麻黄节根主收敛；桂枝皮为阳，桂枝质（芯）为阴。桂枝去皮，是取其阴助麻黄固摄。桂枝汤单用（其中桂枝去皮）也是发挥解表存阴的功效，故可以治疗外感风寒表虚证。中医理论认为，阴无阳不生，阳无阴不长，孤阴不生，独阳不长。万物负阴而抱阳，冲气以为和，如"肝体阴而用阳"，肝的物质属性为阴、藏血，其功能为阳，具有气、风、火的特点，物质性质和组合不同，可呈现润性与燥性作用。若因环境或人体自身的变化，出现阴不制阳或阳不存阴的情况，会引起阴阳失衡，导致脏腑、经络、气血之间的相互关系失调，出现各种临床证候。

（二）用现代知识尝试理解"阴阳"理论

阴阳犹如人体内能量物质变化的状态，阳以"气"或能量为主要特征，其能量属性有阴气与阳气之分，犹如两个相异频谱的光能。其物质属性有"昼阳"与"夜阳"、"实阳"与"虚阳"之别，如同兴奋与抑制性神经递质，像白天维持清醒状态的乙酰胆碱 +5– 羟色胺 + 去甲肾上腺素，夜晚在快速眼动睡眠期只有乙酰胆碱产生意识进入梦境；阴以"物质"为主要特征，其物质属性有"阳物"与"阴物"之分，就像机体存在血管收缩与舒张的分子。其能量属性也有"阴实之气"与"阴虚之气"之别，故阳中有阴，阴中有阳。阴阳的偏颇可以用物理状态如电磁感应中方向相反的两个磁通量、温度中的寒与热、湿度中的干与湿、酸碱度中的酸性与碱性等物理参数加以描述。也可以采用如化学反应像放热反应与吸热反应来体现；化学分子像雌激素与雄激素、甲状腺素与氢化可的松、收缩血管分子与舒张血管分子、去甲肾上腺素与多巴胺（情绪紧张与松弛）分子、炎性分子与抗炎分子等数质量的平衡描述。从细胞组织的发育看，特定区域的发育也会涉及刺激生长的分子和抑制生长的分子，并且它们会交错进行，比如，人体指纹发育的基本分子是由 WNT 蛋白即刺激分子（称为激活剂）负责造成细胞形成指纹脊，而另一种 BMP 蛋白即抑制分子（称为抑制剂）则会抑制指纹脊，二者共同作用形成一层层"水波"状结构；口腔上颚的脊状突起是成纤维细胞生长因子充当激活剂，SHH 蛋白充当抑制剂，二者交错刺激上颚组织发育，形成有地方突起，有地方凹陷的结构。

用现代科学语言描述，阴阳的属性犹如物理学理论中的作用力与反作用力、质子与电子、中微子与反中微子，"无反物质无正物质"；数学理论中的"无正不负无负不正"和"无虚不实无实不虚"；化学理论中的阳离子与阴离子、放热反应与吸热反应、正反应与逆反应等。反应生成物有阴阳，升压物如去甲肾上腺素，降压物如组胺、一氧化氮。致痛物 P 物质（substance P，SP，为神经速激肽的一种）和镇痛物质脑啡肽、内啡肽等；生物学理论中的雌性与雄性、兴奋与抑制反应、兴奋剂与拮抗剂；遗传学理论中的原（致）癌基因及其表达的蛋白质，如 c-ras 家族中 KRAS 基因及其表达的 K-Ras 蛋白［K-Ras 蛋白是 GTP 酶，可以将 GTP 分子转换成 GDP，就如同一个开关，通过影响细胞内信号转导，控制基因转录活动和细胞增殖的循环周期：正常情况下，激活态的 K-Ras 与 GTP 分子结合，通过 MAPK/ERK 信号通路途径之一的 RAS-RAF-MEK-ERK 通路，可以将细胞外的信号传导至细胞核，从而引起细胞的生长、分裂（增殖）、成熟分化；信号传递完毕，GTP 转换成 GDP，K-Ras 蛋白便会进入失活状态，停止相应的基因转录。当 KRAS 基因发生致病性突变，其所编码的 K-Ras 蛋白将处于持续激活的状态，进而细胞增殖失控，导致肿瘤的形成］，与其相对的是抑癌基因及其表达的蛋白，如 p53 基因及其翻译的 P53 蛋白（P53 蛋白是一种转录因子，可以控制细胞周期的启动，决定细胞是否开始分裂。如果 p53 基因判断这个受损细胞的 DNA 变异，p53 基因通过表达 P53 蛋白，与变异 DNA 结合，阻止其复制，以提供足够的时间使损伤 DNA 修复；如果修复失败，P53 蛋白则引发受损细胞凋亡。如果 p53 基因发生了突变，则对细胞的增殖失去控制，导致细胞癌变。与此同时，P53 蛋白的活性又受磷酸化、乙酰化、甲基化、泛素化等翻译后修饰调控），这些特性体现的就是事物的对称性。对称性如同中医理论中的"相生"与"相克"，通过生物化学体系维持机体的平衡或自稳态。比如同样发生在细胞膜上的磷脂分解生物化学反应，一个靶区是血管内皮细胞，反应生成物是舒血管分子前列腺素 I_2（prostaglandin I_2，PGI_2），其作用是诱导血管舒张并抑制血小板聚集；另一个靶区是血小板膜，反应生成物是血栓素 A_2（thromboxane A_2，TXA_2），其作用是诱导血管收缩并促进血小板聚集。PGI_2/TXA_2 比值的波动就是血管舒缩和血小板集散的一个阴阳物质性的表现。机体阴阳平衡或自稳态的本质，正像因物质中电子和核子的运动决定着生物化学反应方向，在原子中，当系统的温度一定时，电子和核子都存在一个恒定的基态速度，当外来的能量或力改变它们的基态速度后，它们的速度总是朝着它们的基态速度回归，导致不论是参与生物化学反应的反应物或生成物，都会通过反馈调节作用达到平衡，不致引起它们任意一方产生过多或过少。中医的人体阴阳合体如同物质是由电子和核子组成的一样，你中有我，我中有你，相互依赖共进退；阴阳如同物质一样，因为不停地运动，其状态或性质始终处在不断的变化当中；外界因素可以干预物质或阴阳变化，而阴阳变化如同温度高低，能量强弱，可以影响基本粒子的运动速度，进而改变物质的性质或阴阳属性；变化的过程符合物质不灭定量，变化的方向则是趋向平衡态。

对于机体阴阳状态的分析，还可以理化和生物信息为基础，尝试利用数学的群论分析，通过群的代数结构，分析阴阳观的对称性。阴阳的活力如同物理所揭示的规则：每一个对称性都对应一个守恒量（能量）。时间平移对称，对应的是一般定义的能量；空间平移对称，对应的是一般定义的动量。无论何种事物，只要满足相应的对称性，就一定满足其能量和动量的守恒。研究这些阴阳属性事物的对称性，能够反映出在某种变化下的某些变化能量如波函数的性质，从而评估个体阴阳的状态，比如，通过分析群（阴阳集）的对称性质，按照投影算符的方法，得到一组不可约基，从而实现对于波函数的分类。

三、经络

（一）对传统理论的基本认知

经络是连接人体表里、脏腑、四肢百骸、肌肤腠理的网络路径，其伴随气血津液而行。经络如同机体内外物质交流运行通道，无论是吸入的气体、食入的营养，还是机体代谢的营养物质和异物废料，均通过经络输布全身或排出体外。经络充当着脏腑表里的纽带，发挥着疾病起愈的反应和经气以及外邪入侵的传导作用。阳经行腑管表，阴经走脏管里：太阳经与少阴经互为表里，见手太阳小肠经与手少阴心经，足太阳膀胱经与足少阴肾经；少阳经与厥阴经互为表里，见手少阳三焦经与手厥阴心包经，足少阳胆经与足厥阴肝经；阳明经与太阴经互为表里，见手阳明大肠经与手太阴肺经，足阳明胃经与足太阴脾经。从空间看，经络如同印照着各地战场地图，穴位就像各地州县，经络上分布着数以百计的穴位，多居于皮下肌肉、筋膜和骨缝之间。四肢经穴，如血液之涓涓细流，从四肢末梢向心汇入大海一般，分出井、荥、输、原、经、合、络、郄等经穴，像手太阴肺经的井穴、荥穴、输穴、原穴、经穴、合穴、络穴、郄穴，分别为少商、鱼际、太渊、太渊、经渠、尺泽、孔最；头面躯干部的经穴，如各路战马归营，五脏六腑之气聚集形成输注于胸背腹部的特定穴——俞募穴，分为背俞穴像心俞穴、肺俞穴等，和腹募穴像膻中、巨阙等；不仅如此，还有众多的交会穴，如三阴交为脾、肝、肾三经所交，能治疗脾经、肝经和肾经的病证。再比如"百脉于此交汇"、全身阳气汇集之地百会穴等。经络或经脉按大小、深浅的差异，分别称为"经脉""络脉"和"孙脉"。《灵枢·脉度》说："经脉为里，支而横者为络，络之别者为孙。"除十二正经之外，还有奇经八脉延附，即督脉、任脉、带脉、冲脉、阳跷脉、阴跷脉、阳维脉和阴维脉。正经主疾病之常，奇经主疾病之变，也是中医针灸治疗疾病的基石和路径。

从时间看，人体的气血流经手足三阳与三阴十二经络，每日依照十二地支时辰和五脏六腑的对应关系交替循环运行。依据 23 时到 1 时为子时，11 时到 13 时为午时，将每日气血在阴阳经络的循环运行称为子午流注，其运行顺序：从 23 时开始，阳去阴来，交替环行 24 小时，每 2 小时代表一种脏或腑的地支时辰，即子胆、丑肝、寅肺、卯大肠、辰胃、巳脾、午心、未小肠、申膀胱、酉肾、戌心包、亥三焦。其经络运行顺序为足少阳胆经开始（23 时至 1 时）→足厥阴肝经（1 时至 3 时）→手太阴肺经（3 时至 5 时）→手阳明大肠经（5 时至 7 时）→足阳明胃经（7 时至 9 时）→足太阴脾经（9 时至 11 时）→手少阴心经（11 时至 13 时）→手太阳小肠经（13 时至 15 时）→足太阳膀胱经（15 时至 17 时）→足少阴肾经（17 时至 19 时）→手厥阴心包经（19 时至 21 时）→手少阳三焦经（21 时至 23 时），再开始一轮新的循环，构成"如环之无端"的人体气血运行的子午流注学说。由于经络系统的这种联系，使生命有机体的各个部分相互联系，相互协调，相互促进，相互制约，从而成为一个统一的、内部协调而稳定，并与外部环境息息相关的有机整体。经络受阻，则气血津液运行不畅，根据手足三阳三阴经络被侵袭路径所定，由表及里或由此及彼，损阴折阳，导致机体呈现气行不畅、湿积痰饮、气滞血瘀、脏腑受损等证。

（二）"经络"的现代医学研究

笔者以为，经络为循行血管且主要包含血管、神经及细胞间质的组织系统。如平时摸脉搏动的血管就位于手太阴肺经上。

1."经络"与生理病理学关系

吴以岭团队以经络的解剖、生理和病理研究为例，根据传统中医学经络理论和临床研究，结合现代微循环实验过程，从空间、时间和功能的统一性，对网络全身的络脉系统进行了概括：络脉是从经脉支横别出、逐层细分、纵横交错、遍布全身，广泛分布于脏腑组织间的网络系统。络脉的空间概念包括别络、系络、缠络、孙络的网格层次，与阳络（外即体表：浮络）-经脉（中即肌肉之间）-阴络（内即脏腑之络）的空间位置；气血在络脉中运行的时速和常度特点为气血行缓、面性弥散、末端连通、津血互换、双相流动、功能调节；络脉通过这种立体网络系统，和类神经内分泌免疫调节网络（即 NEI 网络）之气的效应，及组织微循环通路之血的供给方式，发挥"气主煦之，血主濡之"的作用，按一定的时速与常度，把经脉运行的气血津液输布、弥散、渗灌到脏腑周身，发挥"行血气而营阴阳"的生理功能。与此同时，临床上还归纳出络病的久病入络、久瘀入络、久痛入络的发病特点，指出易滞易瘀、易入难出、易积成形的病机特点，提出络气郁滞（虚滞）、络脉瘀阻、络脉绌急、络脉瘀塞、络息成积、热毒滞络、络脉损伤、络虚不荣八大病理变化，创立络病辨证"八要"和络以通为用的治疗原则，将通络药物按功能分为流气通络、化瘀通络、祛痰通络、祛风通络、散结通络、解毒通络、荣养络脉 7 类，制定络病证候与脏腑络病辨证论治规范，初步形成络病证治体系。

2."经络"的实在及物质属性

尽管现代医学实验已能将血管和淋巴管及其内容物看清，但尚未见识可能与神经、血管和淋巴管的经络组织。然而，关于经络的物理学和生物学特性研究已取得重大突破。

一是经络的物理学特性探测。20 世纪 70~80 年代，中国祝总骧教授团队按照经络路径，采用电激发的机械探测法，探测到隐性循经感传线（LPSC）。

其方法是在受试者的经典经脉线的"井"穴（大脚指趾端的第一个穴位）上，放置一个小电极（刺激电极），再把另一个大电极放在对侧小腿的脚踝部，通上微弱的脉冲电，受试者在井穴处就有麻的感觉，说明这是一个高敏感点，用红笔在这些点上做上标记，如此反复实验。当把这些点连接起来后发现，它正好与经典经络图上经络的分布相吻合，这条敏感线就命名为 LPSC。依照此法，该团队第一次揭示了人体体表普遍（人群中 95% 以上）存在 14 条与古典经脉线相吻合的、连续而均一的、能够重复而确切定位的、高度敏感的 LPSC，其宽度仅为 1~3mm，其位置稳定不变。之后，该团队又自创皮肤电阻抗测试法，该法采用电阻测定仪发现，经络上的穴位存在低电阻特性，即穴位处为低电阻点，把所有低电阻点连成一条线时，正好与古典经脉线一致，被称为循经低阻线（LIP）。国外有学者研究发现，皮肤电阻为 $3 \times 10^{6}\Omega$，碰见有穴位的地方是 $10^{5}\Omega$，穴位下面可以测到微弱的电流。

20 世纪 80 年代的大量实验研究揭示，经络穴位部位的各种性质与其他部位不同，特别是电导性和热导性。2021 年，研究人员清晰观察到沿人体经络穴位迁移的连续荧光线，这项工作为证实中医经络的存在提供了有力佐证，中国中医科学院和美国哈佛大学医学院的科学家们参与了协作与验证。

实验不仅证明了经络的存在，还发现经络会发声，产生机械能。祝总骧教授领导的团队采用叩击声音探测法，发现了与古典经脉相吻合的循经高振动线（PAP），即精准叩击到经脉线，会听到高亢洪亮的声音。

二是经络的物质基础研究。1998 年，中国费伦教授等在《科学通报》上公布了课题组的三大成果：第一，经络穴位是有物质基础的，是结缔组织中的胶原纤维。具体结构是由三条胶原纤维构成纤维条，再由 5 条纤维条卷成一束，数量繁多的这种线束结成片状。分子层面是由数种不同蛋白质分子构成的一种生物液晶态的物质。胶原纤维连带其中的血管、神经丛和淋巴管等交织成经络的复杂体系，称为结缔组织结构。第二，穴位对应的深层结缔组织结构中，富集有钙、磷、钾、铁、锌、锰、铬元素，特别是钙，较经络之外区域高 100~200 倍。第三，经络结构中的液晶态胶原纤维具有高效率传输红外光的特征波段。实验证明此种胶原纤维对 9~20μm 的远红外线在径向方面具有近 100% 的透光率，横向方面则几乎完全不透光，具有光纤维的物理学特性。2000 年，中国丁光宏教授等发表论文，展示人体穴位的红外辐射有稳定而特异的频谱特性，并不仅仅是热量导致的。2018 年，纽约西奈山医学院的团队在《科学报道》上发表显微核磁共振观察细胞间质的结果，发现身体各个部位都存在这种结构，在胶原纤维束的外围还包裹着特殊的细胞层，就像光纤外面的塑料皮层一样，这些间质通道也并不是整体连通的，而是分段链接的。美国科学家通过基于探针的共焦激光显微内镜技术，在活体组织上发现了中医人体经络，这个错落有致的网络如同"流动流体的超级高速公路"，遍布人体的致密结缔组织薄层，是互相连接的间质，这些间质组织位于皮肤之下，以及肠道、肺部、血管和肌肉内部，并连接在一起形成由强大的柔性蛋白质网支撑的网络，其间充满了液体。研究发现，经络只有在活体组织液充盈的时候才能够被观察，而解剖方法造成了组织液的流失，使它们被忽视了。

在细胞间质通道的具体结构被公布以后，中国针灸研究所的张维波团队采取多样本重复试验，证明了茶叶与经络激发的对应关系。研究人员还尝试拍摄"子午流注"的效应，曾在1周内重复试验3次，发现每个时辰的身体红外辐射基本符合"子午流注"规则，每进入下一个时辰，身体的影像会迅速转变，误差不会超过8分钟，十二类茶叶激发的人体红外辐射影像与经络模型吻合。

综上所述，通过实验研究，已对记录中较大经脉的路径进行了理化佐证，但尚远未涉及经络的诸多功能，以及经络与脏腑和体表之间的联系，经络与经络之间的不同属性和差别等。我们只知道，经络是一个系统，现代医学的血管、神经和淋巴等通路，可能只是经络系统的一部分，在这些通路上，经络内血管周围组织如神经组织，常常成为针刺的穴位，而放血疗法则针对的是血管组织。血管虽然不处在常用于针刺穴位的经络上，但它是经络系统的组成部分，是运行气血的主干道，并与其周围组织交通，共同形成对组织细胞新陈代谢的通路。正如《灵枢·本脏》所言："经脉者，所以行血气而营阴阳，濡筋骨，利关节者也。"徐灵胎的《脉诀启悟注释》中也说："十二经中皆有动脉。"对经络的刺激，可以改变经络气血津液的运行状态，这种改变可以通过理化手段加以监测。

3. 用现代知识尝试理解"经络"的功能

中医的经络作用很多，其最基本的是对气血和物质运行的调节功能。人体气血精津液的产生，来自于各种组织细胞对吸收环境"原料"（如氧气、食物、营养物）后，进行加工生产即生物化学反应，制备出机体细胞生活所需的各种气血精津液分子。气血精津液在血管、经络中的循环，一是通过心脏泵出，将气血精津液输入组织；二是血管、经络适宜扩张，将气血精津液灌溉入组织细胞的同时，带走各类细胞新产生的能量物质和代谢废物。其过程可能因为相较于气体而言，循行于经络中的液体为不可压缩的流体，压强和温度对其密度和体积影响很小，气体是可压缩的流体，压强和温度对其密度和体积影响很大。由理想气体状态方程（低压下的实际气体接近于理想气体）：$pV_m = RT$［式中 R 为摩尔气体常数，其值为 8.3144J/（mol·K）；p、T 和 V_m 分别为压力、绝对温度和摩尔体积］可知，热能使温度升高，分子间运动空间幅度增大，体积增大（密度减小），气体膨胀，压强增大；反之，温度降低，体积减小（密度增大），压强减小。根据伯努利方程，在流动的流体中，流速大的地方压强小，流速小的地方压强大。经络血管（可看成是"流管"）中，流动着气体和液体，形成气流面和液流面。面对温度升高，气流面压强增大，流管扩张，加之液流面相对气流面的压强改变较小，使液体的流动性增强，流线（流体运动轨迹）的空间增大，流速加快，促进脏腑和组织细胞得到充分的营养供给，同时有效带走细胞代谢废物并排出体外；三是在地心引力的作用下，气血精津液自然下行，再通过血管平滑肌和经络间质细胞组织的舒缩挤压作用，将新产生的气血精津液注入心脏，供心脏再次泵出到全身。同时代谢废物一路经皮肤、肺、肠、肾等排出体外，从而完成一次气血精津液的全身循环，如此周而复始追随人的一生。细胞通过能量物质代谢，产生的热能、机械能以及血管活性物质等，不仅使自身组织如心肌、血管平滑肌、纤维结缔等组织的功能发生改变，还使经络血管内的流体动力学发生变化，进而改变人体的生理与病理状态。

四、天人相应

（一）对传统理论的基本认知

古人认为：人是大自然的一份子，好比大宇宙内的小宇宙，人体与宇宙同构，与大自然息息相关。太阳、月亮、28 星宿及金木水火土五大行星的运行规律，以及它们同地球、昼夜、节令变化和灾情间的关系，直接与人的生长发育有关。"人禀天地之气以为生"，比如当人出生时，在正上方有 28 星宿（西方有星座相对应）相伴并辐射，故每个人都有各自所生的星宿或星座；"人赖天地之气以为长"，比如人的整个经络系统随着时间的先后、年、月、日、时辰，周期性地气血流注，盛衰开闭，人应时辰，人应月令，人应岁运。

气在宇宙天地间回荡，物于宇宙天地间形成，人体之气物与自然之气物相互交流，生生不息。也就是说，天人相应是指自然界和人互相感应互为映照，天地之气与人相交，合于"气"，天地人三者是一气分布到不同领域的结果。人与万物，生于天地气交之中，人气从之则生长壮老已，万物从之则生长化收藏。人体与大自然有相似的构成和变化，如同天有日月，人有阴阳；天有五行（星），人有五脏；天有 28 星宿，人有督脉 28 穴位，双手 28 关节，满口 28 颗牙等，自然界存在不同的地理地貌、气候变化和时候节律，人亦有脏腑形体、寒热虚实和子午流注等。人虽有自身特殊的运动方式，但其基本形式如升降出入、阖辟往来，是与天地万物相同、相通的。《灵枢·邪客》："此人与天地相应者也。"

天人相应至少有 3 层含义，一是自然与人的同一。与自然界其他生物一样，人也是自然的产物；二是自然事物属性与人的相像。如人及其经络、脏腑等的阴阳属性，木火土金水五行属性及其相生相克的关系等；三是自然现象和环境对人的影响。意思是说自然现象的时空如四季节气的气候、一日十二时辰等，自然环境如海拔高低、寒热地带、干湿环境，以及人类社会环境如文化氛围，会对不同体质人群的生理和心理产生类似共振效应，如导致强者愈强，弱者愈弱现象。像炎热气候，可能使太阳体质人群本就阳气十足，遭受热邪侵袭，则可能会发生火性炎上，头痛头晕，口舌生疮；梅雨季节，可能使本就阳气不足的太阴体质人群更易受到湿邪侵袭，食呆纳差，肢困体乏等。更为精深的预测是，通过对当年五运六气的分析，可以对不同体质人群，可能遭受侵害和所致证候进行趋势和风险评估。又比如，十二地支时辰表明，随着昼夜阴阳交替，人体十二脏腑依次相继当令，各脏腑当令时辰便是其养护的最佳时机。若脏腑养护受到影响，导致十二时辰紊乱，则会引发病症。中医中药对人的影响也如此，中药受天地之精气成药，不同的中药成长吸纳的精气不同，其药性各异；中药遇病人相对之气即起效，病气与药气相对应才有效，辨证施治的灵魂也在于此。

（二）物理学实验对"天人相应"理论的注释

天体物理学实验证实，地球如同一个大磁场，天体宇宙是更大的磁场，人类生存的空间充满了热辐射、光和电磁波，这些辐射包括宇宙中原子释放的光、电磁波和热，以及空间存在的宇宙微波背景辐射。人生活在这个磁场中，时刻受到如电磁波辐射的影响，同时人体也是一个磁场，它们所辐射出的电磁波，可与自然空间的电磁波相互作用，并且与大自然相互影响，说明人类是自然界进化的产物，大自然的变化与人体变化息息相关。不仅如此，病原体变异的类型可能也受地理气候的影响，如总体上，2022年下半年中国南北方新冠病毒株奥密克戎亚型的特点有别就是例证，广州流行毒株为BA.5.2，北方流行毒株为BF.7。量子论所讲的量子纠缠效应或量子相干效应，也从量子学角度阐释了自然与人及其组织细胞之间的整体关联性，只是这种效应人体很难察觉得到。量子力学中叠加态的退相干原理部分解释了难于觉察的原因，就如同环境中的微观粒子若发生变化时观测，会影响到箱子（薛定谔的猫实验）中放射性物质的叠加态或相干（不确定性），使其不再具有叠加态或退相干（波函数坍缩），拥有了宏观物体的特性，进而呈现出从微观世界的性质退化（或降维）到宏观世界性质的"退相干"过程，只是退相干的时间非常短，人们感受不到这种极细微的变化而已。这为中医"天人合一"及"五运学说"提供了一定的物理学实验依据。

（三）"天人相应"的生物学基础

从生物学角度看，人类是自然界进化的产物，和其他生命体有相似的生理过程。现代研究发现，人体的基本元素来自于大自然的无机物，组成人体的有机大分子如蛋白质、糖、脂肪等，也与自然生物相似，组成自然界各种生物的基因，与人类均有不同程度的共享：如人跟一棵植物所共享的基因大约有17%，跟苍蝇所共享的基因是39%，跟同是脊椎动物的鱼的共享基因是63%，跟老鼠是80%，跟猴子是93%，跟猩猩是96%。从生命的角度看，人来自大自然，通过吸收大自然的能量物质及其吐故纳新的体内代谢功能，以维持生命活动，同时将代谢废物排泄到大自然，循环往复，直至生命终极回归大自然，完成个体的一个生命轮回。

那么自然是通过什么与人进行交流，又是怎样影响人体生理功能，人体对自然影响的反应方式是什么，现代生物学研究给出了一些答案，基本方式就是为了适应自然和社会的环境变化，机体这一庞大的细胞群体通过信息交流使细胞在物质和能量代谢上协调行动，保持个体的生存、发展和繁衍。机体自然形成的信息交流体系称为生物信息系统，生物信息系统协调物质和能量代谢有序进行。生物信息系统由信息、信号和信号转导构成。信息是将体内固有的遗传和环境变化因素，传递到功能调整系统的消息或指令；信号是传递信息的载体，包括物理性（光、声、语言、温度、电、机械力等）、化学性（许多小分子和大分子化学物质）和生物性（细菌、病毒、寄生虫、其他动植物及其产物）载体；信号转导是指经过不同信号分子（信号源）转换（如外源信号激发机体细胞产生第一信使如激素，第一信使再进一步转换为第二信使如 cAMP，从而引发细胞内生物化学级联反应），将信息纵向如级联反应（cascade）和横向如网络结构（network）方式传递到下游或作用部位，产生纵向和横向效应。生物信息具有多样性，即各种信号分子、细胞、组织、生物种属之间存在特异性，形成同一信号有多种多样的表现形式。生物信息也具有可逆性，即体内存在信号终止系统，使信息传递完成后，能够恢复到原来状态，这是保持自身稳定状态的必要条件。从整体上看，通过生物信息调控机体物质和能量代谢，是人与环境的对话基础。

　　细胞是能量物质代谢的场所，信息调控机体物质和能量代谢的过程，主要包括细胞的信号接受、细胞内信号转导和细胞效应。信号接受分子的主要化学组成是不同的蛋白质，比如 G 蛋白偶联受体（其配体为神经递质、神经肽、趋化因子等）、细胞膜离子通道蛋白（包括电压门控、化学门控、机械力敏感离子通道。离子通道介导 Na^+、K^+、Ca^{2+}、Cl^- 等主要离子的跨膜转运）、酶活性受体（其配体如细胞因子和生长因子等）、细胞核内的受体［一些疏水性小分子配体如甾体激素、甲状腺素等，能够直接进入细胞内，与细胞内相应受体如糖皮质激素受体（GR）、雌激素受体（ER）、甲状腺素受体（TNR）结合，配体 – 受体复合物进入细胞核，与核内靶基因顺式元件即启动子发生启动的一段 DNA 序列结合，并与基本转录因子即能与启动子顺式元件结合，从而启动靶基因转录的一类功能蛋白相互作用，进而促进或抑制靶基因的转录。故核内受体也属于一类转录调节因子］。细胞内信号转导主要指 G 蛋白和第二信使物质介导的信号转导，以及基因转录的调节。前者接受信号的分子是 G 蛋白，G 蛋白通过第二信使物质如 cAMP、环磷酸鸟苷（cGMP）、甘油二酯（DG）、三磷酸肌醇（IP_3）、Ca^{2+} 等，激活有关蛋白激酶，发动化学级联反应，将生理信号放大。第二信使 / 蛋白激酶有 cAMP/PKA（PKA：蛋白激酶 A）、cGMP/PKG（PKG：蛋白激酶 G）、DG/PKC（PKC：蛋白激酶 C）、IP_3–Ca^{2+}/CaMPK（CaMPK：Ca^{2+} 钙调蛋白依赖性蛋白激酶）等多种方式。基因转录的调节，其细胞内信号转导的共同途径是激活转录调节因子，包括活化、移位、与核内受体结合、调节靶基因转录。细胞效应的类型包括瞬间效应，由离子通道介导的生物电变化，没有繁多信号转导过程，在数毫秒内发生，如神经冲动和心肌动作电位；快效应，主要由蛋白激酶介导的生理和生化效应，像酶活性受体（胞内有蛋白激酶活性或偶联蛋白激酶）和 G 蛋白偶联受体介导的效应，如肌肉收缩、肝糖原分解等；慢效应，由转录调节因子介导基因转录变化，其效应由功能蛋白表达后才能发挥，需要数小时或数天。细胞具有整合效应或宏观特性，分为空间整合效应，即各种行为变化或脏器活动，都是由多细胞参与的生理活动，对此信息系统起了协调各种细胞功能的作用，其中有神经、内分泌和免疫系统的调控和相互作用，以及时间整合效应，这种整合不仅表现为各种生理效应的时间过程，还表现为各种生物节律，像短于 24 小时的快节律，如心率、呼吸频率等；长周期节律，如昼夜节律、月节律和年节律，是生命体适应环境的一种基本方式，而且还发现了机体调控节律的有些部位和基因，像哺乳动物昼夜节律调节中枢位于视交叉上核（SCN），和人体位于细胞内的昼夜节律调节基因（rigui gene）等，并且成为天人相应理论中"人应时辰，人应月令，人应岁运"的部分科学依据。

五、五行与五脏及其相生相克的关系

（一）对传统理论的基本认知

五行指代木火土金水，喻五脏即肝心脾肺肾的习性。木曰曲直，寓意春风吹动，凡具有生长、升发、舒展、能屈、能伸等性质或作用趋势的事物及现象，都归属木；火曰炎上，寓意夏热炎上，具有燃烧发热、升腾向上的特性；土爱稼穑，寓意长夏湿热，凡具有生化、承载、受纳等性质或作用趋势的事物及现象，都归属于土；金曰从革，寓意秋肃刀吏，凡具有肃杀、收敛、沉降等性质或作用趋势的事物及现象，都归属于金；水曰润下，寓意冬寒水润，凡具有滋润、下行、寒凉、闭藏等性质或作用趋势的事物及现象，都归属于水。

五行相生，代表世间 5 种属性的事物之间存在着相互促进且为母子的关系，即**木生火**，表达肝脏对心脏的滋养作用，比如，肝贮藏血液和调节血流量的功能正常，有助于心主血脉功能的正常发挥；肝的疏泄升发有助于心阳的旺盛；肝的疏泄功能正常，肝气条达，能辅助心主神志的功能，达到血气和顺，心情舒畅，故有肝为心之母，心为肝之子之说。**火生土**，心的气血阴阳充盈，对脾胃具有滋生促进作用，从而维持脾胃功能的正常运行；反过来，脾胃功能健硕，有助于充养心脏，促进心火与心阳功能的发挥，故心为脾之母，脾为心之子，母壮儿肥，子孝母健。同时火有两种：君火与相火，君火源于心脏，寄于心；相火源于命门，寄于肝、肾、胆和三焦，充于心包络。由于肝肾同具相火，所以肝肾同源。相火生脾土，心君与包络火生胃土。命门相火生，则脾阳升发，脾才能运化吸收，转输水谷精微，充养君火。火少则升发无力，脾阳不运，水湿滞留，反之，若君火阳陷，相火妄动，则可导致相火灼肺，肺痿喑哑；火旺液（心液及肾水）亏，心肾不交；肝胆不宁，虚劳骨蒸；脾胃阴伤，燥热内炽。**土生金**，脾属土，肺属金，脾土旺盛，能散精上输于肺，以滋生、助长肺金（如金属光亮纯净）。由此可知，脾为肺之母，肺为脾之子。若脾病不能散精归肺，可患土不生金之病；脾失健运，或心阳不振，气不化水，则湿聚成痰，上贮于肺，故"脾为生痰之源，肺为贮痰之器"。**金生水**，金属可掘水以用，且有金的地方必伴有水的存在，所以金生水，故有肺为肾之母，肾为肺之子之说。**水生木**，因为水流润泽则树木生长茂盛，所以水生木，故肾为肝之母，肝为肾之子。五行相生，生生不息，正如肾（水）之精以养肝，肝（木）藏血以济心，心（火）之热以温脾，脾（土）化生水谷精微以充肺，肺（金）清肃下行以助肾水。

相生关系的传变或病理联系，是指在异常情况下，机体自身平衡调节体系不及，五行相生关系由生理变成病理，出现如"母子相及"的病理改变。像"母病及子"：一种情况是母行虚弱，累及其子行也不足，导致母子两行皆虚，即所谓"母能令子虚"，如肾虚及肝，若肾精不足，累及肝脏而致肝血不足，或肾阴亏虚引起肝阴不足而肝阳上亢的病变；另一种情况是母行过亢，引起其子行亦盛，导致母子两行皆亢，如肝火亢盛引起心火亦亢，出现心肝火旺的病变。"子病及母"，一种情况是子行虚弱，上累母行，引起母行不足，终致子母两行皆虚，如心虚及肝，若神耗伤心，导致心气不足，心血亏虚，可引发肝血不足，心肝失养，形成心肝血虚证；另一种情况是子行亢盛，引发母行亢盛，结果是子母两行皆亢盛，即所谓"子能令母实"，一般称为"子病犯母"，如心火过亢引起肝火亦旺，结果导致心肝火旺的病理变化；再就是子行亢盛，劫夺母行，导致母行虚衰，一般称为"子盗母气"，如肝火太盛，下劫肾阴，导致肝阴肾阴皆虚的病理变化。

五行相克，表示世间5种属性的事物之间存在的相互制约关系，只有相互制约，才能防过而达平衡。五行相克为木克土，肝（木）的条达，可以疏泄脾土的壅郁，故土过旺，以木克之；土克水，脾（土）的运化，可以制止肾水的泛滥，故水过旺，以土克之；水克火，肾（水）的滋润，可以防止心火的亢烈，故火过旺，以水克之；火克金，心（火）的阳热，可以制约肺金清肃的太过，故金过旺，以火克之；金克木，肺（金）气清肃下降以助肾水，可以抑制肝阳的上亢，故木过旺，以金克之。

相克关系的传变或病理联系，是指在异常情况下，机体自身平衡调节体系紊乱，五行相克关系发生过强或逆转，分为相乘和相侮。相乘是五行相克关系出现过强的情况，一是我强强克，如"木亢乘土"。木克土是五行相克的生理制约状态，木乘土则是病理状态，即木过于强盛，造成克土太过，致肝气横逆犯胃，出现肝厥胃痛等症；二是乘虚而克，如"土虚木乘"。因为土本身衰弱，使木克土的力量相对增强，土无力承受木的克制，造成"土虚木乘"，临床出现脾虚泄泻等证候。相侮是五行相克关系发生逆转即反克，一是被克者亢极，不受制约，反而欺侮克者。如金应克木，若木气亢极，不受金制，反而侮金，即为木亢侮金或木火刑金，临床上出现常见的"左升太过，右降不及"的肝火犯肺证，像急躁易怒、头晕、面红、口苦、咳嗽痰黄、咯血等。二是克者衰弱，被克者因其衰而反侮之。如金本克木，若金气虚衰，则木因其衰而侮金，即为木侮金衰或金虚木侮，临床出现肝郁犯肺证和慢性肺痨病等。

认识五行相乘与相侮，是理解脏腑疾病传变和相互影响的基础，以肝为例，肝病可以传脾，是木乘土；脾病也可以影响肝，是土侮木。肝脾同病，互相影响，即木郁土虚或土壅木郁；肝病还可以影响心，像母病及子；影响肺，像木侮金衰；影响肾，像子病及母等。

五行相生相克的关系，正如徐大升在《元理赋》总结的"反生为克"或"反克"的道理：金赖土生，土多金埋；土赖火生，火多土焦；火赖木生，木多火塞；木赖水生，水多木漂；水赖金生，金多水浊。金能生水，水多金沉；水能生木，木多水缩；木能生火，火多木焚；火能生土，土多火晦；土能生金，金多土虚。金能克木，木坚金缺；木能克土，土重木折；土能克水，水多土荡；水能克火，火多水干；火能克金，金多火熄。

（二）通过示例浅析五行相生相克

一个人因为事多烦心，而心主神志，故导致人心火上炎。因为心与小肠相表里（表里脏腑），心火累及小肠生热，故口舌生疮；烦事多，脾气大，不仅引发心火，而且还因怒伤肝，子病及母，致肝气郁结，郁久化火（相火），一则因为木生火，有助心火炎势；二则心之君火与肝之相火燔灼，使肾水不足，阳不能潜于阴，浮阳上越，扰动天庭，且不能发挥降火平肝作用，导致水火不济，加重心烦、失眠等症；表里脏腑（肝与胆相表里），胆热口苦。正所谓怒从心头起，恶向胆边生。火克金，心火灼肺金，表里脏腑，大肠郁热，大便干结；肺金不能生肾水，膀胱热蒸，尿少色黄；同时肺热生痈（肺主皮毛），可以出现皮肤疖肿。金克木，肺金克肝木，加之怒伤肝，致肝气郁结，胸胁胀满疼痛，横逆犯脾土，木乘土即肝气乘脾，脾胃受伤，出现纳差、腹胀等症；脾土虚不能生肺金，肺金虚不能生肾水，肾水不足，不能降心肝之火……如此因果循环，环环相扣，是谓病机。因此，五行相生相克是中医"病机"分析的核心，而把准病机方能判断病情进展，适时进行自我和（或）药物调理干预，以恢复机体的阴阳五行平衡。

（三）尝试借鉴量子物理学特性理解五行相生相克

脏腑系统中五脏间不可分割与相互关联的特性，就好像量子信息的关联特性如量子纠缠和量子叠加，即在量子物理学领域，不同的物理量之间可以存在很强的关联，粒子的行为是量子化的，它们在数学上是相连的，它们不再是相互独立的，如果忽略其他粒子，就无法有意义地描述出一个粒子。一个量子系统中的不同粒子或者部分粒子，可以"共享"一定量的信息，称为"互信息"。"互信息"的测量，不取决于子系统的大小，只取决于子系统的外部边界，温度和相干长度（代表一种距离范围，在这个范围里，粒子会有相似的量子行为，从而它们知道彼此）可以影响"互信息"。正像海德格尔说的一样，事物的意义，事物的存在，取决于"我"与事物怎么发生关系的，我与事物和事物相互之间的观念，构成了一个世界，构成了一个概念。五脏相生相克关系是中医药理论的灵魂，是理解中医藏象和病机的依据，也是认知中药作用的基础，应当成为中医药现代化研究的重点之一。

六、五脏功能及藏象内涵的现代研究

中医脏腑的概念主要是从其功能角度描述，尽管中医有脏腑的分类，藏精气而不泄者为脏，传化物而不藏者为腑，若仅以西医当下解剖学认知，还无法完全理解中医脏腑之意位，会以为三焦"有名无实"，肝位左腹，心居中央有误等，更不好理解脾除统血功能外，还具有现代医学中小肠的吸收、胰腺的内分泌与外分泌等功能；还有，足太阳膀胱经，并非只涉及膀胱的贮存与排泄尿液功能，还与全身皮肤腠理、五官九窍的气血运行和免疫功能息息相关。该经的生理病理不仅与肾表里相配，而且，尚关联具有类肾单位、输尿管的集尿、浓缩、输尿和水盐代谢功能的小肠，和具有排泌食物糟粕的大肠部分功能，足太阳膀胱经疾病传变的太阳经证－蓄水证及太阳腑证－蓄血证即是例证，脉象诊断也说明，通调二便的大小肠征象均在"尺部"审察，正所谓："膀肾小肠，左尺为应；命门大肠，应在右尺。尺内两旁，则季胁也，左外以候小肠膀胱，内以候真阴肾水；右外以候大肠魄门，内以候真阳相火"（《脉诀启悟注释徐灵胎》）。

（一）中医的五脏功能

中医的五脏功能概述：心，为阳中之阳脏，以阳气为用，主血脉，精气化藏为神，为五脏六腑之大主；心与四时之夏的岁运（流年大运，喻旺盛期）相通应。肺，精气化藏为魄，为阳中之阴脏，主气司呼吸，一呼一吸有赖宣发与肃降协调运行，上下一出，通调水道；肺朝百脉，助心行血，故有心为君主，肺为辅相之喻；肺与四时之秋的岁运相应。脾，为阴中至阴脏，精气化藏为意，主运化，统血，输布水谷精微，为气血生化之源，人体脏腑百骸皆赖脾以濡养，故有后天之本之称；脾与四时之长夏的岁运相通应。肝，精气化藏为魂，主气机与情志疏泄，通畅血液运行；喜条达而恶抑郁，通调脾胃功能；主藏血，以血为体，以气为用，加之内寄相火，故肝为体阴而用阳、阴中之阳脏；肝与四时之春的岁运相应。肾，精气化藏为志，为阴中之阴脏，主藏精，促生殖生长，故有先天之本之称，如肾藏精，精生髓，髓养骨，故有生髓和肾主骨之说；主水液，调节水液的气化（如蒸腾作用）与开阖；主纳气，"肺为气之主，肾为气之根，肺主出气，肾主纳气，阴阳相交，呼吸乃和"（《类证治裁·卷之二》）；主一身阴阳，肾精化为肾元（或真）气；肾元之气分为肾阴和肾阳，肾阴又称为元阴、真阴即命门之水，为人体阴液的根本，对机体各脏腑组织起着滋养、濡润作用；肾阳又称为元阳、真阳即命门之火，为人体阳气的根本，对机体各脏腑组织起着推动、温煦作用；五脏六腑之阴，非肾阴不能滋助，五脏六腑之阳，非肾阳不能温养。肾阴和肾阳，二者之间，相互制约、相互依存、相互为用，维持着人体生理上的动态平衡；肾与四时冬季的岁运相应。

（二）五脏功能的现代化研究示例

根据现代生理和病理学对中医五脏六腑的研究认知，仅以肾脏部分实验为例，认识中医肾阳虚与肾阴虚的生理病理学特征，以及"肾主骨"和"肾生髓"的实验依据，管中窥豹，以观其理。

肾阳虚的神经体液调节机制研究，如沈自尹等动物实验发现：肾阳虚可能是下丘脑－垂体－肾上腺皮质轴功能紊乱所致。因为，将补肾精、益肾气的中药方药给予老龄大鼠，可以延缓老龄大鼠下丘脑儿茶酚胺类神经递质的释放，使垂体促肾上腺皮质激素分泌降低，肾上腺皮质激素分泌减少，从而改善因老年性下丘脑功能紊乱，致促肾上腺皮质激素释放，激素分泌增多，导致腺垂体代偿性增重和功能增强，进而促进肾上腺皮质激素分泌，临床出现向心性肥胖，腹部脂肪堆积，骨质疏松，肌肉减少，还容易引起高血压和低血钾，糖尿病及糖耐量降低等症状和体征。

肾主纳气的现代实验研究支持证据：第一，肾组织可以产生前列腺素 E，具有扩张支气管，增加肺血循环量及速度，有利于肺的气体交换和组织的气体代谢；第二，肾小球旁细胞分泌肾素即一种蛋白水解酶，进入血液，将血液中肝脏产生的 α 球蛋白水解为血管紧张素 I，后者通过肺毛细血管分泌的血管紧张素转化酶的作用，将血管紧张素 I 转化为血管紧张素 II，通过血管紧张素 II 的血管收缩作用和刺激肾上腺皮质激素，从而增加肾组织对水、钠的重吸收作用，增加外周血循环量，使血压升高，以加强肺及组织中气体交换过程；第三，肾组织产生的促红细胞生成酶，可以调节骨髓内红细胞的生成和成熟，增加血液循环中的红细胞数量，增强机体对吸入氧气的利用，促进肺和组织的气体转运；第四，中医认识的肾可能包括现代医学解剖结构的肾和肾上腺，而肾上腺皮质促进肾小管对水、钠的重吸收，进而增加血容量，升高血压，和肾上腺髓质产生的肾上腺素类缩血管物质，升高血压，以及肾上腺皮质分泌的雌激素促进肾脏对水、钠的重吸收功能，和雄激素促红细胞生成的作用，从而增强血液中红细胞的携氧与运氧的效能，也都部分解释了中医"肾主纳气"的现代功能。

"肾主骨"和"肾生髓"的现代实验和基础理论分析。现代生理学、生物化学和病理生理学实验证实，肾是调节钙、磷代谢的重要器官。肾通过调节钙、磷代谢来影响骨的结构和功能。一是肾的"保钙排磷"作用。生理情况下，甲状旁腺分泌的甲状旁腺素和甲状腺的滤泡旁细胞分泌的降钙素，可以调节钙磷代谢，维持骨的正常发育。当肾的疾病导致肾小管功能不全时，肾小管对钙离子的重吸收和磷酸盐的排泄功能降低，血钙含量减少。低血钙刺激甲状旁腺素分泌增多，促进破骨细胞的溶骨活动，引起骨组织脱钙，发生骨组织软化病变。二是肾组织活化维生素 D 作用。生理情况下，维生素 D 经过先肝脏后肾脏的羟化作用，生成活化的 1，25- 羟维生素 D，则可以促进肠道对钙的吸收，增加血钙含量；促进食物中的有机钙和磷转化为有利于吸收的无机钙和磷，并使钙磷结合，促进骨组织钙化；促进骺软骨细胞成熟和骨组织的形成；促进成骨细胞聚集磷酸钙，加速骨组织钙化。慢性肾疾病，1，25- 羟维生素 D 合成减少，导致血钙降低，骨组织的形成和钙化障碍，可以引起肾性骨质软化病。三是肾对甲状旁腺素的抑制和灭活作用。甲状旁腺素的作用是引起骨质溶解和脱钙，但甲状旁腺素主要在肾脏降解，肾脏可以灭活其功能；同时，1，25- 羟维生素 D 及其代谢产物也可以抑制甲状旁腺素的分泌作用，从而维持正常的钙磷代谢和骨组织生成。若肾功能明显减弱如肾虚证，则肾脏对甲状旁腺素的制约作用降低，可以发生骨组织溶解、脱钙病变。

倘若在以上基于西医理论认知中医肾功能的活性物质研究之外，还可以从宏观征象入手，结合活性物质变化，探索"精气化藏为志"的科学内涵，探究肾阳即命门之火怎么理解？为什么元阳可以对机体各脏腑组织发挥推动、温煦作用？肾阴是什么？肾阴如何对机体各脏腑组织起滋养和濡润作用？肾阴与肾阳是如何协调一致地工作等，尽可能用物理学方法检测这些征象，用生物化学反应和物质能量代谢证明这些过程，用生物信息学的技术和方法分析中医肾脏这些功能之间的关联，并将这一思路延伸至肝心脾肺等脏腑功能的现代化研究，无疑对中医脏腑功能的传承研究获益良多。可以看见的是，科学家们已经为此努力并初见成果，如有科研团队为了证明中医五脏的特殊功能，通过探究人体表型组特征，研究了人体 25 类不同器官相关的蛋白质标志物，其中就找到了 88 种只与肝脏有关的蛋白质，并且发现不同的器官其蛋白质标志物不同，发生疾病亦有特征蛋白质反映。这为中医五脏的不同功能研究提供了依据和启示。

（三）藏象内涵

1.藏象的概念及内容

藏象是指机体内脏的生理活动和病理变化反映在人体表面的征象。其内容在人体五脏功能统领的基础上，主要说明人体中的五脏即肝心（包括心包络）脾肺肾，与六腑即胆、小肠、三焦、胃、大肠、膀胱，还有奇恒之腑（脑、髓、骨、脉、胆、女子胞，皆藏于阴而象于地，为腑却藏而不泄）、形体（脉、筋、肉、皮毛、骨）和五官九窍（眼、耳、鼻、口、舌、二阴）整体关联等。脏与腑是表里关系如肝与胆、心与小肠、心包络与三焦、脾与胃、肺与大肠、肾与膀胱相表里。脏与奇恒之腑可显示主调关系，脑由心肝肾主调，因为心主神志、肝主疏泄而调畅情志、肾藏精而生髓充脑；脉由心脾主调，是以心主血脉而运行，脾主生化而生血；骨、髓由肾脾主调，因为肾主骨而生髓，脾主生化而充精以化骨髓；胞宫由肝肾主调，可见肾藏精以成天癸，肝主疏泄以调气机，肝藏血以调血流。脏与形体是主养关系，心主血脉，肝主筋，脾主肉，肺主皮毛，肾主骨。脏与五官九窍是人体的通道表征关系，肝开窍于目，肾开窍于耳和二阴，肺开窍于鼻，脾开窍于口，心开窍于舌。藏象的变化反映的是伴随五脏相生相克的过程，是研究中医病机的要素。

2. 藏象的现代化研究

藏象的系统现代医学研究较少，结合脏腑五行关系的研究更少，但从个别相关研究中可以得到一些启示。

（1）五脏与六腑的表里关系，以心与小肠和肺与大肠示例。

心与小肠表里的关系研究。 一是心脏对小肠的推动和温煦作用。实验发现，心脏可以促进小肠吸收功能，提供小肠吸收所需要的能量，包括动能和热能，能量的供应可以强化肠黏膜细胞新陈代谢，细胞的新陈代谢需要快速的氧气、水和其他营养物质的供给，这些源源不断的营养物质来源就是血液，加速血液的运行靠的是强有力的心脏舒缩功能。同时，正是基于心脏强有力的舒缩功能，通过血液运输使命必达，才有助于全身各系统器官组织功能协调配合地经小肠吸收反哺机体，维持细胞的能量物质代谢及各系统的正常运行。

二是心主神志的神经学证据。实验表明，心与小肠外周的自主神经有联系，如迷走神经和肾上腺素能神经，迷走神经感觉纤维可被胃肠道及肝脏门静脉循环系统中的营养物质、代谢产物及代谢调节因子激活，提示心与小肠联系存在"外周通路"，临床上功能性胃肠道紊乱常伴随神经系统疾病。中医经络理论也表明，主神明与主运化功能的脏器在经络走势、发病症状上相互联系，小肠经、胃经、大肠经三者脉络走向与心经、心包经，均为从鸠尾以下走行至脐上二寸的脘腹等区域，《直指方》说："心之包络，与胃口相应"，《灵枢·经别篇》指出："足阳明之正……属胃……上通于心。"

三是心主神志的精神分析和心与小肠关系的研究。实验证实，心与小肠同受情绪影响而发生相互作用。中医讲脑由心肝肾主调，"心为神之舍"，即人的精神状态归心管辖，因为心与小肠相表里，情绪变化必然影响小肠功能。现代医学认为，上层中枢神经系统下丘脑及至大脑皮层，可以影响或调控自主神经，进而影响小肠功能，反过来，肠道微生态系统的变化也可以影响"心主神志"功能。有研究：冠心病病人与健康人群的肠道菌群结构差异较大，致病菌数量多，而拟杆菌数量低；"脑－肠轴学说"认为，肠道菌群可通过免疫系统影响大脑及思维意识活动，压力改变肠道菌群，影响压力激素和脑源性神经营养因子（BDNF），菌群调控 5-HT 在血液和大脑中的水平，引发焦虑行为。精神疾病病人的肠道菌群常会发生变化，其代谢产生的短链脂肪酸可作用神经系统，而色氨酸代谢可影响 5-HT 水平而影响个体行为。研究发现，胃肠道迷走神经信号可促进由海马体介导的记忆，抑郁症、自闭症、阿尔茨海默病、亨廷顿病等都与肠道微环境密切相关。克利夫兰医学中心首次提出调节肠道菌群治疗心脏病的策略。中国吴焕淦等从经络、腧穴、神经科学等方面发现，小肠通过 S 细胞分泌促胰液素，促使心排出量增高，并结合为脑肠肽－神经肽 Y（neuropeptide Y，NPY）。NPY 广泛分布于中枢和外周神经系统，在体重调节中起到重要的作用，NPY 最主要的作用是增加食物的摄入，降低饱食动物的产热效应）和 5-HT，参与腹泻型肠激惹综合征（diarrhea irritable bowel syndrom，D-IBS）脑－肠轴异常机制的调节，最终导致腹痛等症状，证实了"情志"与"胃肠"联系的神经科学事实，与"经脉"表达的联系内容颇为一致。

此外，应当重新审视并分析研究中医关于心与小肠对尿液代谢的功能性作用，如，中医认为，食糜经小肠分别清浊，将精华供应全身后，似分行两道，一道将糟粕传至大肠，最终形成粪便；另一道将水液下通于膀胱，终为尿液，这一过程好像"小肠"还具有肾单位尤其是肾小管对尿液的浓缩功能。鉴于心与小肠相表里，故临床上常常出现心火旺，则尿少、尿黄症；心阳不振，则尿频、清长。

肺与大肠的表里关系。中医认为，肺与大肠的表里关系体现在三方面。一是功能上体现"气机升降"，肺肠通过气机的升降出入而相互为用。肺主气，司呼吸；大肠主津传导糟粕，二者在气机上"升降相因"。"腑气不通则肺气不降"，同时肺主宣发与肃降，输布津液于下以濡润肠道，保证机体水液代谢的正常进行。大肠主津，濡养肠道以通畅腑气，有益于肺气之肃降和"通调水道"功能的正常发挥。二是物质基础体现在气血津液。肺主通调水道，为"水之上源"，大肠主津，为下输传导之官，二者在机体津液代谢方面相辅相成。三是沟通渠道体现在经络相通。《灵枢·本输》云："肺手太阴之脉，起于中焦，下络大肠，还循胃口，上膈属肺""大肠手阳明之脉，起于大指次指之端……下入缺盆，络肺，下膈，属大肠。"

从发育生理病理角度讲。第一，动物组织发生与免疫功能具有相关性，气管组织起源于原肠的一个皱襞，人体胚胎学也证明，呼吸道和消化道组织均来源于原始消化道的内胚层，拥有共同的黏膜免疫系统，肺肠病理上发病具有相关性，如组织形态和生化指标的改变和微生态菌群变化具有同步性。肺表面活化蛋白A（SP-A）在肠道疾病过程中的表达，被认为是肺肠发育同源性的物质基础。胃肠道和呼吸道的黏膜同属于公共黏膜免疫系统的一部分，二者通过免疫细胞的游走，实现生理上互动，病理上相互影响，分泌型IgA（SIgA）是二者免疫互动的重要的免疫球蛋白分子。中国叶建红等通过建立大鼠便秘模型发现，与正常组比较，模型组大鼠的肠道和肺部一样，需氧菌、真菌显著增多，厌氧菌明显减少，出现同步化改变，可以说是"肠病及肺"病理过程的证明。第二，从气体排泄途径看，肠内气体经肠壁血液循环吸收再由肺部排出的量，较由肛门排泄的量高出20多倍（口中气味发生变化），如肺部排泄气体功能因肺炎和支气管哮喘等病变而发生障碍时，胃肠道气体的排泄也受到影响，因而引起腹胀。此时若泻下通便，排出气体，使肠道气压下降，不但对肠道组织和功能恢复有利，而且可减轻肺部排泄气体的负担，间接改善微循环和肺功能，促进病灶清除。第三，从肠源性内毒素的作用看，大肠的实热积滞等病态，可致肠腔内的细菌与毒素大量繁殖并吸收入血，通过肠源性内毒素导致肺损害。有报道表明，以大剂量肠源性内毒素静脉注射大鼠时，可以引起急性肺损伤。从解剖生理学角度看，肠源性内毒素经下腔静脉回到右心房，并经肺动脉和毛细血管首先到达肺脏，而后才经左心房和动脉灌流到其他脏器，所以肺脏受内毒素的影响较大。实验结果也为中医临床关于肺热导致便秘，便秘引起肺热病机提供了依据。第四，从神经支配看，肺支气管和肠道的分泌与舒缩功能都受迷走神经管理，且肺的呼吸活动和肠的蠕动都受大脑皮层和扣带回区的调节控制。

（2）五脏与奇恒之腑的关系，以骨髓源性中性粒细胞在癌症免疫治疗中的作用研究为例。

研究人员发现，在人体血液中最丰富的中性粒细胞，本可以通过其细胞毒作用杀灭外来病原体和内生的肿瘤细胞，但是，对于某些癌症病人而言，其增多可能不是好事，因为有些中性粒细胞可以促进癌组织的血管生成和肿瘤生长，并且可能成为其他免疫疗法治疗癌症失败的一个原因。通过动物实验发现，体内中性粒细胞是多样化的，既有抗肿瘤的中性粒细胞，也存在亲肿瘤的中性粒细胞。抗肿瘤或抗病原体的中性粒细胞不可或缺的分子标记物包括干扰素反应转录因子 1（IRF1）、碱性亮氨酸拉链转录因子 ATF-like 3（BATF3）依赖性人树突细胞、IL-12 和 IFN-γ 等，这些分子标记物在亲肿瘤的中性粒细胞中则是缺如或部分缺如。而且认为亲肿瘤或抗肿瘤中性粒细胞的命运似乎已经在骨髓中就决定了。若将中性粒细胞作为人体免疫力的一个指标，则从一个侧面反映出脏腑五行关系对个体异质性反应及正气盛衰的影响，中性粒细胞的品质至少与肾脏和脾脏功能有直接关系，肾主骨生髓，为先天藏精之本，中性粒细胞的出生和成熟在髓；脾主生化，乃后天精气血之源，中性粒细胞的出生和成熟离不开脾脏的支撑与维护，土能克水，水多土荡，从一个侧面说明肾脏与脾脏的功能相互影响，影响着中性粒细胞的基因及其表达，导致体循环中的中性粒细胞品质各异，使得个体在癌症的发生及对治疗反应不尽相同。

总体而言，脏腑与奇恒之腑、形体和五官九窍的关系是观察判别脏腑疾病的重要窗口和特征体现，目前对此研究还比较局限，可能与对中医相关学说的认可度不高或理解不到位有关。未来藏象内涵研究，或可从经络入手，如对于呼吸系统的感染性疾病，可以分析在手太阴肺经和手阳明大肠经线路上，涉及的体内与体表器官组织如肺组织、上呼吸道和结肠，及其神经 - 内分泌 - 免疫的能量物质代谢的联动变化上加以研究；同时根据中医疾病传变规律，分析足太阳膀胱经、足阳明胃经、足太阴脾经、手少阴心经与足少阴肾经等，如同肺经与大肠经藏象内涵实验内容一样的相应改变，再现"里脏"功能改变，可能引起相应的"表腑"、奇恒之腑、形体以及五官九窍的变化，如肺部感染，引起大便秘结或泄泻（"表腑"大肠功能紊乱），心率增快（奇恒之腑"脉"受累，因为"肺朝百脉，助心行血"），皮温升高发热（形体表现，因为肺主皮毛。肺之宣发功能与皮毛的散气及汗孔的开合密切相关），鼻塞（五官九窍受累，因为肺开窍于鼻），通过系统变化及其规律的研究，为中医藏象内涵学说提供科学依据。与此同时，可以根据脏腑相生相克以及与藏象关系，按图索骥，发现相关指标，并研究分析这些指标间的关联及相互作用，为中医脏腑与藏象体系整体论奠定物质基础。

七、精、气、血、津液、神

（一）关于"精"

中医认为，精分先天之精和后天之精。先天之精，是禀赋父母之精气，诞生新生命的原始物质；后天之精，来源于生命体吸收的水谷精微，不仅具有延续充养先天之精的作用，并与先天之精一起构成生命体的原精或本原。中医认为，气由先天和后天之精所化，精可以化生气血，气血也可以转化充精。精是有形物，如水液、津液、半固体脂肪（能量储备）等，可以将"精"看作基础物质，气聚而成形，所以五脏皆有真气或精气。

基于现代医学理念，"精"可以理解为受精卵所包含的遗传基因和能量与物质信息的先天之精，和以先天之精为基础，受精卵分裂形成人体组织细胞及其发展演化所包含的能量与物质信息的后天之精。"精"既有能量属性，也有物质属性。能量属性可以通过基本粒子能级跃迁的监测加以认识，物质属性可以将精视为遗传物质分子，通过基因转录与基因表达加以认知。精不仅是气血津液的物质模板，也是"气"能量的起源。血、津液、神的物质分子都是由精这个遗传物质分子的表达生成的。精作为遗传物质分子的表达，要受到"气"能量的影响，会造成像血、津液物质分子生成的差异，生成的血、津液再充养精气以循环往复。

个体同宇宙一样组成人体最原始简单的物质形态是气体和液体。每个个体从胚胎形成开始，气体和液体的成分及其含量存在差别即个体差异。生物体的运作可以看成是能够自发地由气变成液，由液变成气的过程。

（二）关于"气"

中医认为，精气可以互化，也分先天与后天，先天之精化生的为元气，后天水谷精微化生的为谷气，吸入的自然界空气为清气。谷气和清气统称为宗气，元气和宗气构成生命体一身之气，元气有赖宗气的充养。故中医讲，肾为生气之根，脾胃为生气之源，肺为生气之主。气分布于脏腑为脏腑之气，分布于经络为经络之气，行于脉内为营气，称营阴之气；行于脉外为卫气，称卫阳之气。阳气与阴气相互协调，发挥机体动静相宜，温润相约，外防御侵，内固脏腑等功能。气性动，气的运动称为气机，升、降、出、入是其运动的基本形式。气的运动而产生的各种变化称为气化，即气机引起的精、气、血、津液等物质与能量的新陈代谢过程，通过气的推动和温煦等功能，促进精气、精血、血津同源互化，在精气共同作用下，源源不断地化生血、津液，并且表现为神韵（精神状态）；反过来，血液和津液又可以提供营养，持续滋养精气；如同《素问》所言："无阳则阴无以生，无阴则阳无以化。"精、血、津无气不化，无气不生，精、血、津反哺以生气。人体气、血、精、津液的续生，来自于各种组织细胞对吸收环境"原料"后，通过生物化学反应，进行加工生产而得。

（三）关于"血"

血液的生成，除先天精气化血外，后天水谷精微中产生的营气和津液，是补充后天血液的物质基础，血和津液均赖脏腑精气之助所化。其主要功能为输送营养物质、排泄废物和濡养脏腑。血在脉中的运行，有赖阳气的推动、温煦和阴气的宁静、凉润协调作用，以及气的固摄作用；心主血脉，肺朝百脉，即心气为推行血液的动力，肺气辅助心气发挥布达百脉的功能；肝主疏泄，使血运的先行之气条达通畅，加之贮血功能可以调控血量；脾主统血，为摄血之柄，可防血逸脉外，发挥濡养机体、化作精神的物质基础。阳邪侵入，血液妄行，血逸脉外而可能导致出血；阴邪侵袭，血行缓慢，可能出现瘀血。

中医的血液功能和物质基础与现代医学有许多相似之处，如心脏泵血，肺循环充氧，血循环向全身输送营养物质和将废物带出体外等。然而，中医认为，不仅心肺对血液循环有影响，而且肝脏和脾脏对血液循环同样有干预作用。同时，从整体而言，机体各个脏腑、器官的组织细胞外液中的物质成分不尽相同，血液是全身运行这些物质的共同载体，因此，经脉中的气血不仅可以成为全身组织细胞能量物质的营养库，而且通过血液供应，无论机体的哪个脏腑的组织都会受到来自其他脏腑物质分子的影响，并作出反应，出现物质分子的相应变化，反过来又通过血液影响其他相关脏腑。现代医学将分析血液成分作为疾病诊断和评估防治效果的依据，即是最好的证明。

（四）关于"津液"

津液指除血液之外的体液。水谷精微化生的津液通过脾，借三焦通道的转输作用布散到全身。在此过程中，脾气将津液上输于肺后，肺气肃降而行水，故肺为水之上源；脾气将津液下输于肾，肾为水脏，对津液代谢发挥重要作用。津液主要通过其化生的汗液和尿液排泄。尿液的生成和排泄离不开肾阳之气的蒸化，肺气宣发，将津液外输于体表皮毛，津液在肺气与卫气的蒸腾激发作用下，形成汗液，由汗孔排出体外。《景岳全书·肿胀》说："盖水为至阴，故其本在肾；水化于肺，故其标在肺；水唯畏土，故其制在脾。"津液的功能在于滋润濡养脏腑，充养血脉。中医津液的物质基础部分类似现代医学的细胞间液。

现代医学对人体尿液、精液、汗液、泪液、呼吸液、唾液、脑脊液、胃液、肠液、胰液、粪液等中所含的物质成分分析，也是作为除血液之外一项重要的疾病诊治手段。同血液一样，这也已成为中医药现代化研究应用的常见方法。若能进一步研究这些"津液"成分的来源、性质和与中医五脏的变化关系，就可以加深对中医津液功能的理解。如肺水与肾水的物理状态和化学特性有什么不同？肺水肿与"肾水肿"病机的物质基础有什么不同？肺气如何通过宣化功能排汗？如何通过肃降作用行水？脾又是怎样运化水湿？肾对津液蒸腾功能的理化基础是什么等问题。

（五）关于"神"

神包括神色、神态、神情，体现的是个体的脏腑精气对外界环境刺激产生的反应，是一个人的精神状态，表现为精神、意识和思维活动。神分为五神，分别为神（包括所有精神、意识和思维活动）、魂（阳神）、魄（阴神）、意（意念或思维活动如思维和记忆）、志（精力和意志），分别归藏于五脏，即心藏神，肝藏魂，肺藏魄，脾藏意，肾藏志。五神产生的物质基础是五脏所藏的"无形"精气及其所化生的"有形"血和津液，正所谓："无形则神无以附。"与血、津液充养精气不同，神驭精气，正所谓："无神则形无以活。"说明神韵不仅是气、血、精、津液状态的综合体现，还可以调制气势即神驭精气。笔者理解，"神"代表"活"性，赋予精、血、津液以生成力和转运力，反映的是"气"的功能强弱。

心、肝、肺、脾、肾所含的精气对外界刺激的应答可以产生不同的情志活动即情绪——喜、怒、悲、忧、恐。情绪又可以影响精、气、血、津液的代谢，改变脏腑的生理功能，以及主宰人体的生命活动：大喜过望，散神；怒发冲冠，乱魂；悲伤过度，消魄；思虑缠绕，伤意；惊恐万分，丧志。可以这么认为，中医的"神"，既是讲人的精神状态，也分别代表人的具体情志。健康人的精神状态，情绪饱满而不溢，平和中庸而不极，思维敏捷而不燥；反之则精神不佳。尤其是中医认为，管理"神"的司令部在心脏，"心主神志"；五脏各有其特性，个脏功能改变会引起人体不同的情绪波动，会影响人的精神状态，同时，人的精神状态和情志改变，也可以引起人体五脏功能发生变化。同时，神可以反映人体元气的盛衰，发生微观和宏观的变化。比如，气同能量，元气也可以有声、光、电的表现；元气充盈，则声音洪亮，面色和毛发光润，眼神如一道电光，虽柔和而带光亮，常能正视他人；反之，若元气不足，则声音低轻，面色和毛发无光泽，眼神无力甚或迷离，常不敢直视他人。

现代神经－内分泌－免疫分子研究可以部分解释中医关于"神"的物质支撑——气、血、精、津液，如血细胞、神经递质、血液中运行的各种酶、激素和免疫活性分子等。现代心身疾病研究成果可以较好解释中医有关"神驭精气"，即"神"对上述支撑物质的影响及病理改变，如良好的心态和轻松的心情，人体内神经－内分泌－免疫相关分子平衡，会减少人罹患躯体和心理疾患；焦虑和抑郁情绪，会使儿茶酚胺、肾上腺皮质激素等物质分泌增加，可能导致人体患上或加重高血压病、冠心病和消化性溃疡病等。临床调研提示，社会心理应激能诱发和加重冠心病，比如社会心理应激因素中的 A 型行为：非常好胜、急躁而缺乏耐心、警觉不安、安排任务过多，总感时间不够用、求成心切，永无暇日、多言好辩、语速快、手势与躯体动作多等，是引起冠心病发生的一个危险因素。流行病学和动物实验均发现，精神紧张与情绪应激，可以使有高血压病易患倾向者大脑皮质、边缘系统功能失调，从而进一步通过自主神经和神经内分泌途径，使全身小动脉痉挛，血压上升。动物实验和临床研究均发现，焦虑状态可使胃酸分泌增加，随着应激的增加，溃疡病的发生率上升等。

八、体质和性格

（一）对体质论的基本认知

体质包括人的身体素质和性格特质。《灵枢》第六十四篇说，因为土地宇宙之间的一切事物都禀受五行之气，离不开五行运动变化，人也如此。根据每个人先天禀赋不同，如体形、肤色、认识能力、情感反应、意志强弱、性格静躁，以及对季节气候的适应能力等方面的差异，将体质分为木、火、土、金、水五大类型。然后又根据五音（角徵宫商羽）的太少即阴阳，以及左右手足三阳三阴经，气血多少的生理特征，将每一类型再分为5类，统称"阴阳二十五人"。反映出体质不同，体态性格各异，阴阳内涵有别，对季节、病邪、情志等的适应和反应能力不同。看病先辨体质，从外部表现去测知内部的生理、病理情况，是中医诊治疾病很重要的部分，也是动物实验需要考量的内容。以5种大体体质人群中的木型为例。

木型。属于木音中的上角，形态特征是皮肤呈青色，像东方的苍帝一样，头小面长，肩背宽大，身躯挺直，手足小，有才智，好施心机，体力不强，经常被事务困扰。对时令季节的适应是，耐受春夏不耐秋冬，秋冬季节容易感受病邪而发生疾病。此类人，类属于足厥阴肝经并足少阳胆经，性格特征是修美而稳重，是禀受木气最全的人。另外还有禀受木气不全的人，分左右上下4种在木音中属于太角一类的人，在左上方，属于左足少阳经之上，其特征有柔退而畏缩不前的缺欠，在木音中属于左太角一类的人；在右下方，属于右足少阳经之下，其特征有过于随和顺从、唯唯诺诺的缺点，在木音中属于右太角一类的人；在右上方，属于右足少阳经之上，其特征是急功近利，在木音中属于上太角一类的人；在左下方，属于左足少阳经之下，其特征是刚正而缺乏灵活，在木音中属于下太角一类的人。肝型少阳体质者易患少阳经证，如外邪入侵，容易直入位于表里之间的足少阳胆经，为头部两侧疼痛为主，后背肌肉酸痛，或以脊柱两侧疼痛为主，两肋部疼痛等症状，可以清解少阳给予小柴胡汤等口服；或者容易出现足少阳胆经郁热，多会出现发热，两侧头部疼痛、头晕、厌食、油腻，面部周身发黄，双目肿痛流泪，可以疏肝利胆给予龙胆泻肝汤等治疗。

（二）尝试对阴阳类体质的理解

《内经》体质论，不仅揭示个体身体与心理的特征，而且表明不同体质个体对不同疾患的易感性和抵抗力。对此，《伤寒论》从病理生理的角度，根据人体中阴气与阳气的多少程度不同，将人分为三阴即太阴、少阴、厥阴和三阳即太阳、阳明、少阳六种体质类型。三阴三阳经的强弱状态，根据《素问·至真要大论》云："据其气多寡，一分为三：一阳指少阳，二阳谓阳明，三阳曰太阳；一阴曰厥阴，二阴言少阴，三阴谓太阴。"

为便于理解，笔者根据阴阳互根，阴赖阳生，阳依阴化，以及不同体质人群阴气与阳气的多寡理论，将 6 种体质人群的阴阳比数假定为：无论三阴或三阳体质，最高数值为 18，其次为 12，再少为 6；其共同组成的次要相对成分阴或阳的最高数值为 9，其次为 6，再少为 3。如三阴比较，太阴体质者的阴气与阳气之比为 18∶9，少阴体质者的阴气与阳气之比为 12∶6，厥阴体质者的阴气与阳气之比为 6∶3；三阳比较，太阳体质者的阳气与阴气之比为 18∶9，阳明体质者的阳气与阴气之比为 12∶6，少阳体质者的阳气与阴气之比为 6∶3。其中包含 4 层含义，一是阴阳不是绝对的，有阴无阳，或有阳无阴，而是阴中有阳，阳中有阴。对于三阴者而言，阴气多，与其配比的阳气也相对较多，如厥阴与太阴体质。对于三阳者而言，阳气多，与其配比的阴气也相对较多，如少阳和太阳体质；二是总数观，阳质者阳多阴少，阴质者阴多阳少，然而，无论是三阴或三阳的哪一种体质，它们阴气与阳气或阳气与阴气都有一个平衡比值，如阴气∶阳气或阳气∶阴气的比值为一定数如 2；三是尽管阴阳比值皆为 2，但是，随着阴气与阳气或阳气与阴气的原比数逐渐增大，总体阴气与阳气或阳气与阴气的含量均逐渐增多，如厥阴体质者的阴气与阳气之比为 6∶3，少阴体质者的阴气与阳气之比为 12∶6；少阳体质者的阳气与阴气之比为 6∶3，阳明体质者的阳气与阴气之比为 12∶6，反之，阴气与阳气或阳气与阴气的原比数逐渐减小，总体阴气与阳气或阳气与阴气的含量均逐渐减少。如从太阴到厥阴，不仅太阴阴气多于少阴，少阴阴气多于厥阴，从太阳到少阳，太阳阳气多于阳明（此句存争议，且以《内经》为准），阳明阳气多于少阳，而且太阴阳气也较少阴多，少阴阳气也较厥阴多，或太阳阴气也较阳明多，阳明阴气也较少阳多；四是少阳与厥阴多为阴阳转换的中转枢纽，体现出在特定条件下，本就阳气不丰的少阳体质，易由阳渐变为厥阴体质状态，或者本就阴气不丰的厥阴体质，易由阴渐变为少阳体质状态的特性。总体看，三阳体质尤其是太阳和阳明体质的人正气或元气较充实，感受外邪后，病位多在表，病症多为实证和热证，如果发热，往往是高热，抗病能力较强；三阴体质的人正气或元气较三阳体质者弱，感受外邪后，病位易入里，病症多为虚证和寒证，一般是低热不退，很难发展成高热，抗病能力较弱。人的体质虽为先天禀赋，但后天也可以被改变，而且与疾病的易感和传变相关。如阳明体质者外感后易出现阳明证，如高热烦躁、大便秘结等；少阴体质外感后易患少阴疾病，如心肌炎、肾炎（阳明病证和少阴病证都呈现炎症，但在中医看来，炎症出现在三阳腑经为热，在三阴脏经为寒。前者中药治则是开、清、通，后者则以温补为主）；太阴体质感受外邪后易出现太阴证，如腹泻、腹胀等，是因脾虚气弱而内陷，即病邪直接从太阳经直侵太阴经。体质的转变特点，从三阳转变成三阴者，说明体质下降，从三阴转变成三阳者，表明体质增强，患病易好转。

（三）现代医学研究对中医体质论的注解

体质人类学（Physical Anthropology）或人体学，是研究人类群体体质特征及其形成和发展规律的一门科学，主要技术包括测量及观察等手段。以西方 16 世纪人体解剖学和人体生理学的诞生为标志，出现了从对人的发色、发型、眼色、肤色、面部平度、鼻部形态、唇部厚度、头型、身高等外显的体征形态进行测量、分类和研究，到基因遗传频率和生物化学等领域，如 ABO 血型在不同人种之间的变异和差别研究，以及人种进化过程的研究，即对于不同人种之间和人类与其他动物之间的遗传密码、染色体、线粒体中 DNA 进行比较分析等。尽管体质人类学是以人类体质特征及形成和发展规律为研究方向，但是，其方法值得研究中医体质理论（如禀赋遗传和环境制约论）借鉴，比如，中医体质现代化研究，可以在此基础上，结合中医"望闻问切"的现代化研究成果，通过人体遗传差异、生理与病理反应差异、心理学特征的分析等方面加以认识。

1. 人体遗传差异

遗传多样性又称为基因多样性，是生命进化适应的基础，不仅每一物种都是一个独立的基因库，而且，同种个体间因为其生活环境的不同，经历长时间的天择、突变产生的结果也不尽相同。基因研究发现，人有 30 亿个碱基对，任何两人的基因的差异不会超过 0.5%，但就是这不到 5‰的差别，造就了人群中的体质不同。有研究认为，导致基因差异的原因，除了基因碱基对中的单核苷酸多态性（single nucleotide polymorphism，SNP）外，人与人之间的差异，尤其是在疾病易感性上的差异，是由一些隐藏的基因拷贝数的多态性（copy number polymorphisms，CNPs）所引起，而且主要是由于 CNPs 的差异，才造成了不同个体在疾病甚至性格等方面的差别，CNPs 可能与神经疾病、癌症、肥胖等疾病都有关。除此之外，表观遗传学或表型组的差异导致的体质特征和对疾病的易感性越来越引起人们的重视。正如中医所讲的“体用一源”，即万物所隐藏的本原与其表露的现象之间有相涵统一的关系，即以体为基，以用为显，体在用中，用不离体，体用一源。

例如，指纹是区别人与人不同的一个特征。根据《周礼》记载：“以质剂结信而止讼。”文中的“质剂”指的就是买卖双方的文书，而按上手印后，证明彼此全都认同，而避免了纠纷争讼。由金力院士领衔的科研团队，研究了手指花纹表型的形成与肢体发育相关基因的关系。研究数据显示，出现两个完全相同指纹的概率是一百五十亿分之一，说明出现两个人指纹相同的概率是微乎其微。研究发现，决定指纹的主要基因及影响指纹的主要基因，与影响肢体发育的相关基因具有强关联性，而非皮肤发育的相关通路。也就是说，指纹相关基因通过调控肢体发育影响了最终指纹花纹的形成。人与人不同的另一个特征是对环境变化的反映，有专家通过研究发现，不同个体对环境暴露的反映存在遗传易感性，机体携带易感点位越多的人群，患病风险也就越高。为了进一步探索人类体质的差异，中国科学家 2019 年在上海张江建立了首个跨尺度多维度人类表型组精密测量平台，有超过 800 位来自上海 20~60 岁的志愿者在该平台完成了每人测量超过 3 万个指标的全景表型测量，全球首张“人类表型组导航图”也已初步绘制完成，其中发现了 150 万个强关联，其中跨领域的强关联占了近四成，很多都是科学家的首次发现。通过对人体表型组系统的精密测量，积累了海量的生物信息数据，从而发现基因 – 表型 – 环境之间的关联机制，并且佐证了人与人之间的遗传差异。

那么，个体先天及后天的遗传差异是怎么形成的呢？一是，从人体基因角度分析其原因，人体细胞有细胞核和线粒体 2 个基因组，它们分别来自于父系和母系，所以，个体是否患病以及发病特点与双亲遗传特征有关，只发现和研究个体问题基因，而不追溯其双亲基因特征，往往难于寻到“病根”；二是，基因变异的多态性具有不确定性，与众多影响因素有关。已知疾病遗传因素由成千上万个各自影响很小的基因变异组成，如已记录的 SNP 与性状［单点氨基酸多态性（single amino acid polymorphism，SAP）］之间的关联超过 7 万个，除了个别明显家族史提示的单基因遗传病外，绝大多数成年期发病的成因非常复杂，不仅表现为是否发病，而且临床症状也不尽相同。这是因为有很多因素可以影响基因的调控，比如，癌症基因组谱分析发现，其编码基因蛋白只占 1%，剩余基因中的 94% 为驱动突变基因，作用就是调控编码基因蛋白，大约编码一个蛋白的癌基因都有 4~5 个驱动突变基因。驱动突变基因影响调控的方式之一就是通过产生各种基因剪辑蛋白而发挥不同的调控作用。DNA 是遗传信息储存库，通过对其剪辑提取出 RNA，再表达为蛋白质而发挥功能。剪辑有很多种方式，因此，基因片段剪切部分及其片段的重新拼接方式是各种各样，形成的蛋白质也不尽相同，发挥的功能也千差万别。人类基因约有 2 万个，蛋白质却有几十万种，原因就在于此。研究表明：35% 的人类遗传紊乱和多种癌症，均与 RNA 剪辑的异常和剪接体蛋白的突变有直接关系。剪接体由上百种蛋白质组成，好比机器的零部件，不同的组合发挥不同的剪接方式。剪接体就像基因调控器，而且本身也受内外环境影响而发生变异。不仅如此，到了 mRNA 翻译阶段仍然可以被一类非编码小 RNA 分子即 microRNA，在基因转录后水平通过对靶 mRNA 的翻译抑制或降解，继而调控基因的表达。而无论是基因剪辑蛋白还是 microRNA，都会受到细胞内环境影响；三是，在某些未知因素影响下，机体细胞通过基因表达正常产生的具有某功能分子，可能成为另一功能的异常分子。比如，由小鼠 N- 丁基 –N（4- 羟丁基）亚硝胺（BBN）诱导的 APOBEC3 致癌实验结果推测，人体中有一类胞嘧啶脱氨酶家族名叫 APOBEC3（载脂蛋白 B mRNA 编辑酶催化亚基 3）。目前这个家族中有 7 个成员，它们在抗病毒的天然免疫中起重要作用，如在人体感染 HIV–1 等逆转录病毒时，可以使病毒单链 DNA 的碱基脱氨基产生突变，从而抑制逆转录病毒复制。然而，这类酶也可以在宿主的基因组中发挥脱氨基作用，使 TCW（W=A 或 T）基序中的 C 转换成 T 或者 G，即发生 APOBEC3 诱导的突变，而这种突变在人类癌症中广泛存在，并且多与癌症的恶性进展有关。四是，除了自身细胞基因组外，还有与机体并存的肠道菌群基因组参与和助调机体的能量物质代谢，进而影响个体的生理病理反应。

2. 生理与病理反应差异

（1）"正常"生理指标存在的个体差异　在西医"病"的诊断标准中，检测指标超过生理指标的正常数值是一项重要依据。正常数值是近现代医学认为的一个群体正常值范围，如肺活量（成年男性为 3500~4000ml，成年女性

为 2500~3500ml)、心率（60~100 次 / 分）、体温（36.0~37.0℃）、基础代谢率
（正常值 ±10%，不超出或不低于正常值的 15%，均属正常）等。事实上，每
个人的生理或病理指标，不应只看平均值，而应观察自身的基础值和改变值。
若以西医生理学平均指标作为参照，平常个体的体质差异可以从相对个体间
指标"正常值"范围内数值的高低加以区别，并与中医对个体体质的认知相
联系，如同一性别和年龄，个体甲的基础代谢率为 -5%、体温 35.8℃、肺活
量是 3500ml，个体乙的基础代谢率为 +5%、体温 36.8℃、肺活量是 4000ml，
再结合心率等其他生理指标的差别，是否可以作为参考判断，该体质属于阳
较盛还是阴较盛体质，其阳盛或阴盛的程度是趋向太阳、少阳还是太阴、少
阴体质？若某个体患有疾病，可结合西医的病理学指标，并与病人症状和平
素体质相联系，更好地理解中医辨"证"的综合考量。

现代研究发现，正常范围的体温差异与人体的抗病能力相关，阳气成分
较多，代表个体的能量和物质代谢能力较旺盛，抗病能力较强。体温每升高
1℃，基础代谢会提高 13%，免疫力会提升 5~6 倍，固有免疫、适应性免疫均
显著增强；日本医学博士石原结实曾在《36.5℃决定健康》一书中提到，体温
每下降 1℃，免疫力就会降低 30% 以上。研究发现，内耳半规管中流动的内
淋巴黏性液体与体温有关，温度越低，内淋巴越黏稠。体温中枢下丘脑通过
发送血管收缩或扩张指令，引起产热或散热活动，使身体打冷颤或出汗，维
持体温在 37℃。体温低，通常说明基础代谢率比较低，血流减慢，白细胞工
作效率降低，因此即便发现如病毒、细菌等，反应也会变得迟缓。暂时性的
体温升高或降低，会在一日不同的时间段、激素变化、年龄大小、情绪变化、
不同活动环境和状态时发生。同时，体温升高，表示血液流速增快。若将疾
病比作是机体内异物或废物的短期大量或长期堆积所致，则高效率地代谢掉
机体产生的这些异物或废物，使机体恢复健康或达到平衡，就是抗病能力的
体现。人体大约有 60 万亿个细胞，血液的任务除了向这 60 万亿个细胞输送
营养和氧气，并带走二氧化碳等废物外，还将送达白细胞等免疫物质，监视
和识别体内的异物和（或）废物，通过免疫应答，及时将它们破坏分解掉。
体温高时，血流速度增快，白细胞工作效率增强，就能更加迅速地发现侵入
体内的病原体、坏死的细胞碎片、异常蛋白质和变性脂肪等异物和废物，并
有效地把它们清出体外。基础代谢率低，体温下降，血液流速放缓，白细胞
的工作效率也随之变低。研究发现，基础代谢率下降，内脏脂肪会增加，它
们会分泌出超过 20 种不良激素（或者脂肪细胞因子），引起血管炎；会削弱

胰岛素的功能，引起糖尿病等；若机体免疫力下降，机体自身产生的具有异常功能的癌细胞，就不能被有效清除体外，使其从1变2、2变4、4变8……最终演化成肿瘤，据科学家推算，如果体温下降1℃，免疫力降低30%，每天免疫系统可能会漏掉近1500个癌细胞。

（2）病理反应的个体差异　一个人是否患某种疾病或患病后的严重程度也存在个体差异。比如，生活在同样大家庭中，有人健康，有人患癌等。正像是外源性异常刺激没有恢复至正常刺激，抑或是内源性异常神经递质、激素、免疫分子及其他能量物质代谢产物未能清除（吐故），构成了新的持续刺激源如炎症分子，或二者兼有，则全身各器官组织细胞一定会产生各种病理反应，呈现不同程度的物理影像、能量和化学分子指标的异常变化，并反映在个体的症状和体征上。刺激与反应的迁延程度不一，病理反应也定然各异。正如西医传染病流行的3个环节，除了传染源和传播途径，就是易感人群。例如，来自阿姆斯特丹自由大学的Henne Holstege和阿姆斯特丹大学医学中心的Jeroen J.M. Hoozemans团队，通过对85位百岁老人和2131位不同年龄段（16~103岁）的AD病人、非AD痴呆病人以及认知正常对照人群的脑部AD病理状态与认知功能评估发现，尽管百岁老人同样是随着年龄的增长，会出现目前确定的AD认知障碍指标升高，即大脑中神经细胞表面β淀粉样蛋白（Aβ）的沉积，和细胞内神经元纤维磷酸化tau蛋白（p-tau）缠结的逐渐增加，并且与正常人群差异很大，但是不同于AD病人，百岁老人的这两个指标与认知功能之间未发现有明显的相关性，这些百岁老人仍可以保持很好的认知功能。这些结果不仅说明个体对于人体衰老的反应不同，还提示Aβ和p-tau作为AD生物标志物的作用在老年人中可能不适用，说明研究工作者应从整体思维和体质因素探究AD相关个别指标波动的背后原因。

3. 性格即心理特征与病理生理学反应

（1）气质与人格的心理特征　关于人格在生理心理学上的差异，西方学者也早有认知，公元前5世纪，古希腊哲学家、医学家希波克拉底就提出，每个人有每个人的气质，这是因为他们各自的体液不同，概括起来分为4种体液气质：多血质、黏液质、胆汁质和抑郁质（黑胆汁占优势者）。1927年，巴甫洛夫通过动物实验，首先提出了气质是高级神经活动的反映。它的形成既决定于遗传的神经过程，也决定于生存条件，是先天特征与后天变化的合金，并与希波克拉底气质类型对应，提出4种典型的神经活动类型：兴奋型–胆汁质：易激动、热情、好斗，神经过程强而不均衡；活泼型–多血质：精力充沛、均衡稳定、神经过程强，均衡性和灵活性也高；安静型－黏液质：沉静稳重、神经过程强而均衡，但灵活性低；抑制型或弱型－抑郁质：对生活缺乏乐观精神，忧虑、暗淡、神经过程较弱。20世纪60年代，心理学家艾森克在巴甫洛夫神经气质的基础上，认为个体气质与人格存在脑生理的差异，首先表现为皮层兴奋性水平或称之为神经系统唤醒水平（arousal level）的差异。皮层兴奋性水平制约于脑干网状结构上行激活系统的功能特性，这种功能特性又是遗传因素所决定的，皮层兴奋性水平或阈值低者，表现为外向型人格特征，主动活跃地寻求刺激，以提高皮层的唤醒水平弥补先天之不足；皮层兴奋性较高的人，表现为内向型个性特征，沉静稳重，与外界接触少，以避免过多刺激而导致更高的皮层兴奋性水平。其次是条件反射能力不同，他认为在形成条件反射的速度、强度和维持时间等方面，存在着先天的个体差异，比如，人们的道德观念、良心、法制观念等是通过社会化条件反射机制形成的后天变化：（先天）条件反射能力强的人，形成较强的法制观念和社会道德感，而（先天）条件反射能力弱的人，则表现出相反的个性特点。最后是驱力即情绪性差别，情绪性受制于交感神经系统和副交感神经系统的功能平衡，如交感神经系统功能占优势者，其个性特征具有神经质的特点，表现为焦虑、过敏、易激动，这种过敏的情绪反应类似一种驱力，促使人们产生过多的行为反应。因此，人格反映了生理现象、心理现象和社会存在的统一。为了增强人格心理学测评的客观性，除了主观测评方法如艾森克人格问卷，被评者填报自陈量表又称人格量表（personality inventory）外，还可以通过仪器记录神经生理学数据作对照，如脑电描记技术、皮肤电记录等。

（2）心－身反应的相互影响　大约在21世纪，一些心身医学实验证实，人的精神活动可能不止于精神神经系统，如肠道中的自然菌群变化，可以对人体精神和神经系统产生影响如脑－肠轴学说。可以这么说，人是由细菌控制着的，一个人肚子里有2~3kg细菌，体内细菌比细胞多出数倍，每个人肠道内的细菌品种、数量和质量是不一样的。你所想吃的、感觉的，可能是细菌所想。肠道菌群伴随个体出生和成长，犹如机体的预处理加工工厂的伙伴，具有与机体相协调的另一个物质能量代谢场所和神经－内分泌－免疫调节系统。从某种角度讲，机体难受代表肠菌不舒，治病先调菌，菌康才体健。同样，心脏活动与精神神经系统的相互影响亦是如此，人一焦虑，就会感到胸闷气短、心率加速；反过来，当人心率加速时，也会变得焦虑，但若放慢呼吸会减轻焦虑。对此，斯坦福大学的科学家利用光遗传性技术和小鼠实验证实，小鼠在心率加速后，焦虑水平（探索迷宫欲望增强和求水行为停止）升高了，此时扫描发现，小鼠大脑的"后岛叶"区域活跃，这跟小鼠们在遇到来自环境的威胁变得焦虑时触发的脑区一样，当使用相反试剂对该脑区进行抑制后，小鼠不再表现得很焦虑，说明心脏可以直接控制大脑，进而影响情绪。受此启发，科学家们也在考虑进一步实验，以探究既然心率的增加会加深焦虑，是不是也能引起其他情绪的波动？其他器官的变化是否也会引起情绪的波动？心脏与精神神经实验，也为中医理论"心主神志"提供了一定的支持，其进一步的实验构思，同样勾勒出中医五脏生五志的机制图。

有趣的是，个体的性格特质所表现出的情绪变化，也可以引起生理学和自我感觉指标的改变。比如，Nummenmaa 等创建的 emBODY 技术，可以通过要求被试者们在发生情绪变化时，于所提供的身体轮廓图上，根据各器官部位活动增强或减弱，分别涂上不同的颜色，从而描绘出人们出现不同情绪时的身体反应活跃图，为理解身体与情绪的关系提供了新的视角。

检测情绪变化除了电磁波方法观测体温改变外，像脑电图检测可以直接反映大脑的活动规律，比如监测 α 脑电波，可以反映大脑中某些情绪相关的皮层与丘脑之间的电生理变化（如下丘脑是产生紧张反应的主要结构）；观察 θ 脑电波，可以反映大脑中某些情绪相关的新皮层与边缘系统之间的电生理变化（如海马体与上瘾、焦虑和抑郁有关）。因为，α 形脑电波由皮层椎体细胞顶树突电位总和形成，在总和过程中，又受着丘脑－皮层回路，特别是丘脑非特异投射系统的调制，所以，α 节律的变化直接反映丘脑－皮层的功能状态，与此相应，由于 θ 节律对海马体是特异性的电活动，所以，θ 节律变化反映边缘系统－新皮层的功能状态。

个体情绪变化的间接检测指标如中枢神经系统变化引起的外周组织细胞及生理反应，分为交感神经活动亢进或副交感神经活动亢进，如呼吸、心率、皮电和瞳孔的变化，以及消化、泌尿和皮肤血液充盈度等。当机体处在紧张、恐怖、悲哀、痛苦和愤怒等阴性情绪状态下，或喜悦、激动等阳性情绪状态下，都伴随交感神经系统活动亢进，表现为心率加速、血压上升、血液重新分配，内脏和皮肤的血液减少，大量血液流入肌肉以便作出有效的行为反应；内脏活动抑制，食欲减退，皮肤汗腺活动增强，竖毛出汗，瞳孔散大等，这些交感神经活动的亢进表现，与下丘脑后部和内侧区的功能优势有关。相反，当下丘脑前部和外侧区功能占优势时，外周的副交感神经活动亢进，常伴随着安逸、满足等阳性情绪状态和心率变慢、胃肠道活动增加等外周生理指标的变化。

（3）个体性格与免疫力 美国宾夕法尼亚州州立大学和内布拉斯加州大学经调查研究认为，人体免疫力与性格有关，性格较为强悍的男子拥有较强的免疫力，因为在他们体内有两种有助于增强免疫系统的淋巴细胞含量较高，而在性格懦弱或过分强悍的男子体内，类似的淋巴细胞含量却相对较低。爱尔兰利默里科大学心理学系、美国西弗吉尼亚大学心理学系、德国洪堡大学心理学系和美国佛罗里达州立大学医学院的科学家合作研究发现，免疫系统在人格特征和长期死亡风险之间的联系中，扮演着一个以前未知的角色。该研究借鉴了美国中年研究的数据，样本包括 957 名来自美国中年调查的参与者（35~86 岁），随访 14 年。分析结果显示，较高的责任心与较低的死亡率风险相关，部分原因是由于他们的免疫系统更健康，特别是由于 IL-6 的生物标志物水平较低（在发生炎症、坏死或由于肿瘤细胞抗原刺激时，免疫细胞如单核 - 巨噬细胞以及淋巴细胞 IL-6 分泌增加）。

九、中医病因

不同于西医有众多常见多发病的病因不清，中医辨证，无论病情如何变化，都可以用阴阳五行的原理分析出病因，万变不离其宗，没有解释不了的临床表现，只有被错误判定的诊断和治疗，但是对中医病因的准确辨识却绝非易事。过去中医准确辨识病因，依靠的是坚实的理论功底和丰富的临床经验，如今，通过对中医病因的深刻理解，采用现代医学理论和科技方法，一定能在传统理论和经验的基础上，提升广大中医对病因的辨识度，这不仅可以更好地服务于辨证施治，还可能促进西医对中医病因学的认知，并促进西医病因学的发展。中医病因可以概括为 4 个方面：病因基础如体质，外因如风寒暑湿燥火，内因如喜忧怒悲思恐惊，不外不内因（不内外因）如饮食劳欲、跌仆损伤、虫兽咬伤等。

（一）体质

个体体质是病因基础即先天禀赋，不同的体质和性格，其脏腑组织结构、功能以及对疾病的免疫力是有差别的。俄罗斯科学家研究发现，每个器官都有独特的振动频率，人体振动频率介于 1.8~8.2Hz。《灵枢·本脏》曰："五脏者，固有大小、高下、坚脆、端正、偏倾者，六腑亦有大小、长短、厚薄、结直、缓急，""人之有常病者，亦因其骨节皮肤腠理之不坚固者，邪之所舍也，故常为病也"。就像年年冬春季节都有常见的呼吸道病毒感染性疾病发生，但多数人并未发病，即便疫疬流行如 2020—2022 年世界范围内的拉尼娜气候变化与新冠病毒性肺炎，即气候加病原体刺激，同样的环境条件，接触新冠病毒者中，有的人因此患重症肺炎，有的人成为无症状感染者，体质差异不容忽视。

（二）外因

外因即天地之气如自然环境因素诱导形成的病因如风寒暑湿燥火。地理位置不同，气候条件各异，对人与物的影响也不尽相同，正所谓：橘生淮南则为橘，橘生淮北则为枳；年份不同，阴阳盛衰之气运有别；四时节气不同，生发收藏气机各有特点。若成病因，必是年衰月空之时卫气衰，再遇虚邪之风；或为运气客主胜复之时，有风热湿燥寒火六气太过或不及来袭而伤人致病。像 2022 年下半年，是厥阴风木在泉，木气太过，金不能克木，木侮金，由肝火太旺引起咳嗽。鉴于笔者对中医天地"运气"篇认知浅薄，具体内容可以参阅中医五运（行）六气的对应关系及其变化规律对人体健康的影响。下面略述"风"和气候对生物的影响。

风为百病之长，除自然刮的风外，中医也把肝木（喻树）的特性形容为风。现代气象学认为：风就是空气在水平方向上的流动。是由于空气受热或受冷而导致的从一个地方向另一个地方产生移动的结果。太阳照射在地表的不同区域，有的地方空气热，有的地方空气冷。热空气比较轻，向高处飞扬，上升到了周围的冷空气之上；而冷空气比较重，会向较轻空气的地方流动，于是空气就发生了流动现象，这样就产生了风。由大气运动产生的风能为动能，可对机体产生侵袭。风力的形成主要是由不同区域大气的压力差、地球自转形成的地转偏向力也称科里奥利力（Coriolis effect）、以及地上物体对空气流动产生的摩擦力 3 个力合力形成的。一年四季，我们几乎每天都在和风打交道，有和煦或躁动的春风，火辣的热风，萧瑟的秋风，也有刺骨的寒风。风既是动力源又是载体，携带着寒热湿暑燥时气，来影响着人体，所以"风为百病之长"。因为不同地区、地势各异，其风性及其所夹带的寒热湿暑燥性也不尽相同，而且，由于大气压力差和科里奥利力还可以改变运动物体如树木枝叶摆动的方向，不仅表明肝木如风"动"的性质，也体现了肝主生发特点，结合中医阴阳理论，为中医五脏气机升降理论提供了风性即随风而动、动而有向特性的支持。

现代研究也表明，我们每个人所处的大气圈（atmosphere，是地球外层的气体包围层，又称大气层）、水圈（hydrosphere，是指由地球表面上下，液态、气体和固态的水形成一个连续的但不规则的圈层）、生物圈（biosphere，是地表有机体包括微生物及其自下而上环境的总称），与地球内部相互作用所产生的气候差异都是不同的，这些差异可能会成为人类患病的一个因素，比如，根据 WHO 的报告，气候变化有助于扩大某些真菌感染的分布范围，提高其流行程度，提示环境气候变化可以改变病原体的感染特性。一项对肠道寄居的古菌病毒的研究表明，人肠道的古菌病毒与人的居住地有关系，有些肠道寄居的古菌病毒，在亚洲、欧洲和美洲人群中经常能检测到，但是在非洲人群中较少能检测到；反之，有些肠道寄居的古菌病毒，在非洲和欧洲人群中具有更高的检出率。

（三）内因

1. 对传统理论的基本认知

内因即心神志意如家庭社会因素诱导形成的病因。《内经》多处提到，"志意治"则不易患病，"志意不治"则病不易愈。特别是心神志意所生的"七情"过度，成为疾病发生的重要原因。情志与"气"的状态有直接关系，《素问·举痛论》云："百病生于气也。怒则气上，喜则气缓（散），悲则气消，恐则气下，思则气结，惊则气乱。"说明不同情志变化，对人体气机活动的影响是不相同的，所以出现的症状亦各异；反之，内脏变化也可引起精神情志的变化，如《素问·宣明五气篇》中说："精气并于心则喜，并于肺则悲，并于肝则怒，并于脾则思，并于肾则恐，是谓五并，虚而相并者也。"《灵枢·本神》中又说："肝气虚则恐，实则怒""心气虚则悲，实则笑不休。"正如《素问·阴阳应象大论》中说："喜伤心，忧伤肺，怒伤肝，思伤脾，恐伤肾。"即情志的改变引起机体的生理和病理变化。

中医对人的情志这一病因非常重视，常常会将情志病因与人的体质和环境病因结合在一起通盘分析，作为辨证施治的重要依据，传统中医很早就形成的祝由即心理治疗和临床应用便是例证。不仅如此，中医有很多治疗身体疾病的心理疏导方药或方剂，如治疗情志不畅、失眠、胸肋胀闷的中草药合欢花、香附、夏枯草、柴胡、芍药等；治疗情志不舒、肝气郁结者的中药方剂如逍遥丸、柴胡疏肝散、平肝舒络丸、百草香解郁安神胶囊；治疗情绪低落、食欲不振的越鞠丸；治疗气结于肝、月经不调的丹栀逍遥丸等。

2. 关于情志－躯体性疾病的现代研究

比如，美国科学家从某些大脑皮层定位与机制层面探究心－身反应的机制：当危险或压力来临时，你会感到心率加快、出汗、身体紧张，甚至"胃里像有蝴蝶在飞"，这些反应要早于你展开任何行动。生活中我们也会观察到一些令人困惑的现象，例如，为什么焦虑会让一些人想要来回踱步？为什么刺激调节消化和心率等内脏器官功能的迷走神经可以缓解抑郁？为什么经常锻炼的人对生活的看法更积极？他们通过特定的行为实验设计和功能性磁共振成像（functional magnetic resonance imaging，fMRI）检测发现，这些生理反应源于皮层的"身心界面"。大脑运动皮层中的"身心界面"，分布在早先发现的控制身体不同位置精确运动的区域之间，不仅参与运动规划，还和血压、心率等生理反应有着很强的功能连接。为什么会这样？借助 fMRI，他们首先构建了不同个体的大脑地图，参考 20 世纪 30 年代，神经外科专家彭菲尔德（Wilder Perfield）绘制的大脑运动皮层和躯体感觉皮层的拓扑地形图（cortical topography），以及皮层对应的脚／手／嘴 3 个"特定效应器区域"所形象刻画的"运动小人"及"感官小人"，通过 3 个大型、公开可用的 fMRI 数据集，即人类连接组项目、青少年大脑认知发展研究和英国生物库（数据集含来自大约 5 万人的大脑扫描）的图形分析发现，3 个"特定效应器区域"正是"身心界面"，触发了心身反应，与彭菲尔德所研究的不同的是，这些"特定效应器区域"不是线性的对应方式，而是遵循"同心"结构，即在每个脚／手／嘴区域内，最远的身体部位（例如脚趾）位于该区域的中心，周围是更近端的身体表位（踝－膝－臀部）的同心环，这些中枢关联的躯体结构，与中医经络的井荥输经合穴位十分相似，也与藏象不无关系。并且还发现，在彭菲尔德发现的 3 个特定效应器区域之外，还间隔分布着另外 3 个相互联系的区域，与特定效应器区域相比，它们的皮层更薄，和扣带盖网络（cingulo-opercular network，CON）联系更为紧密。虽然成像实验表明，它们在运动过程中不活跃，但在人们考虑运动时确实变得活跃，因为这个网络在大脑中负责思考、计划、精神唤醒、疼痛以及控制内部器官和功能（如血压和心率）等，被认为与注意力缺陷多动障碍、抑郁症、焦虑症、强迫症等多种精神疾病有关。研究团队将这个网络命名为"躯体感觉－认知活动网络"（somato-cognitive action network，SCAN），它位于上述同心环的交点处，而近端身体部位（腹部、眉毛、吞咽）在这个区域呈现非特异性表达，即当这些部位激活时，所有 3 个 SCAN 区域都共同激活，并且与 CON 相连，同时，研究发现，SCAN 在新生儿中无法检测到，但在 1~9 岁儿童中明显可见，说明 SCAN 形成于后天。实验表明，身体和精神确实存在联系，控制中心在运动皮层，分别由彭菲尔德特定效应器区域和 SCAN 组成，前者支持精确运动控制，后者协调全身运动，而且，SCAN 对于整合目标和生理学功能更为重要。

以上实验结果为中医"五志"与五脏的疾病关系提供了神经解剖学依据，如"肾志为恐，恐伤肾"的机制或许为：大脑皮层存在与肾相关的特定效应器区域，当恐惧到来，激活皮层特定效应器区域的同时，激活相应的 SCAN 连带的 CON，通过经络如足少阴肾经导致气机不畅，传递并影响肾脏等效应器（中医肾的概念）的功能如肾和肾上腺的血液循环等，产生像滋养肾上腺的血液供应减少，肾上腺皮质如盐皮质激素分泌减少，保钠排钾功能减弱，水钠潴留作用降低，促尿排出作用增强，加上肾脏的血液供应减少，肾小管的重吸收及浓缩功能减弱，出现小便清长，尿量增多，尿比重降低；供应前列腺的血液减少，血液循环减慢，细胞间液增加，前列腺肿胀，刺激尿道，出现尿频、尿急等。同样，当肾脏虚弱或功能减退，也会引起人的"志"变如白日易受惊吓，晚间睡眠易做噩梦等中枢神经系统的改变。值得研究的是，或许联系大脑皮层与脏腑之间的纽带或信息通路或是经络，不只在头面体表，每条脏腑经络可能还存在与大脑皮层等中枢连接的通路。

3. 西医"心身医学"临床实践对中医内因病因的注解

正像很多西医也非常重视身体疾患的心理治疗，如胡大一教授认为，心血管疾病和心理障碍互为因果，基于此，提出"双心医学"（心血管医学和心理学），即把精神心理的评估干预，有机融入心内科的医疗实践。其循证医学思路起源于以下几点。

第一，西药干预的局限性。以室性早搏心律失常的药物治疗为例，认为如不治疗，可能存在室性心动过速甚至心室颤动的风险。因为治疗疾病的目的，一是改善预后，控制风险；二是缓解症状，提高生活质量。然而，通过循证医学的心律失常抑制试验（cardiac arrythmia suppression trial，CAST）表明，对于心肌梗死后左心室射血分数下降，并存在频繁复杂室性早搏和短阵室性心动过速的病人，与安慰剂相比，积极使用抗心律失常药物，虽然可以明显减少室性心律失常，但显著增加了心血管死亡与总死亡率，这从预后的角度看，从根本上动摇了抗心律失常药物治疗室性早搏的传统模式。

第二，"病"与"症"分离。通过认真分析众多动态心电图记录，发现病人日记中描述的主观症状，常常与室性早搏的出现并无因果关系。临床工作中，经常遇到不少室性早搏的病人，在常规体检或因其他疾病就诊时，医生听诊或记录心电图发现室性早搏的，事前并无症状，但后续接受治疗过程中，得知室性早搏的危险包括猝死风险后，开始出现心有不安的症状，随之出现心悸、气短、胸闷等不适。在胡教授接诊过的 200 多例 24 小时动态心电图记录室性早搏数 1 万 ~4 万多的 13 岁以下儿童病人中，无一例说自己有症状；在冠心病门诊中，月经正常、无危险因素与家族史、有胸部不适需大喘气，严重者夜间有濒死感等症状的中青年女性，S–T 段与 T 波改变，居然占了半数以上，其中运动试验阳性者不乏其人，但仔细问症状，有些根本不是心绞痛的特点；冠状动脉造影也证明，这些以胸痛为主诉的病人的冠状动脉正常，当时就将这些病人诊断为"心脏神经官能症"或"自主神经功能紊乱"，口服谷维素对有些病人有一定效果。深入仔细地与这些病人沟通，发现很多人有睡眠障碍，症状发作与情绪波动或精神创伤有明确先后与因果关系。

第三，受中医"心主神明""心主血脉"理论的启发，研究者开始试用抗抑郁药百忧解，治疗一些排除冠心病或其他器质性疾病，症状频发的严重胸痛病人，获得显著效果。很多病人的临床症状完全消失，并且睡眠改善。研究者越来越体会到，在心内科和消化科融入精神心理评估与干预的必要性与紧迫性。

"双心医学"从根本上突破了单纯生物医学的局限，推动了由单纯生物医学模式向心理 – 生物 – 社会医学综合模式的实践转变。"双心医学"也是以病人为中心跨学科合作会诊（MDT）的经典成功案例，并且由此提出正确诊断和治疗的"四问"：一问病情（症状）；二问心情；三问工作生活经历与事件；四问性格，以及现代心血管医生理念：医者，看的是病，救的是心，开的是药，给的是情。

阿尔斯·科拉曼曾给医学提出过一个基本理解，即医学是两个世界的对话，医生的世界和病人的世界，医生的世界是"病"的世界，病人的世界是各种躯体和精神上的痛苦感觉。"病"不仅仅是病灶本身，也不只表现为现代生理及病理的过程，而是包含更多的社会和心理的投射。医学比科学的半径大，科学的半径是有知、有理、有用、有效、有利，但是医学除了这几个"有"之外，还要有德、有情、有根、有灵。

（四）不外不内因

如跌打等意外所伤，以及《素问》总结的日常生活工作中的"五劳七伤"，"五劳"：久视伤血，久卧伤气，久坐伤肉，久立伤骨，久行伤筋；"七伤"：大饱伤脾，大怒气逆伤肝，强力举重久坐湿地伤肾，形寒饮冷伤肺，形劳意损伤神，风雨寒暑伤形，恐惧不节伤志等。

十、中医病机

病机，即疾病发生、发展、变化及其结局的机制。以阴阳五行、气血津液、藏象、经络、病因和发病等基础理论，探讨和阐述疾病发生、发展、变化和结局的机制及其基本规律，是为病机学说。当致病因素或诱因作用于机体，则机体发生疾病。由于人体正气强弱不一，病变部位有深浅，阴阳平衡状态亦有别，邪气性质与盛衰亦有不同，在疾病过程中的病机也是随着正邪消长而不断变化。为了由大至小逐层分析疾病发生的机制，中医病机可以分为病机总纲，即先辨别疾病的阴阳性质和邪正盛衰情况。阴阳不可见，寒热见之，故以寒热辨别阴阳属性；致病因素属邪，因邪伤正，正邪交争以致邪正盛衰变化，从正邪交争的角度探讨疾病病机虚实变化，故总纲为首先掌握疾病的寒热虚实。基本病机主要指气机失调和气化失常。任何病机变化不论是产生于局部，还是发生于全身，都必然要引起气机运动的失调和气化功能的失常。具体病机是说任何疾病的发生、发展都有具体的病变部位性质、致病因素，都会表现为具体的病证，都存在具体的病机变化。比如按病变部位性质可以将具体病机分为脏腑病机、精气血津液病机、经络病机等；按致病因素可以将具体病机分为六气病病机、七情病病机、内生五气（风寒湿燥火）病病机、痰饮与瘀血（病理产物性病因）病机；按病、证、症层次可以将具体病机分为"病"层次的外感病病机，主要包括六经病病机、卫气营血病病机和三焦病病机，及内伤病病机如失眠病病机、郁证病病机等；"证候"层次的肝气郁结证候病机、痰浊头痛证候病机、瘀血头痛证候病机等；"症状"层次的食欲不振症病机、头晕症病机、大便燥结症病机等（症状是病人主观感觉到的异常变化，或为医生通过各种诊察手段而获得的客观异常所见，包括中医的"望闻问切"和西医的"主诉"及"查体"即症状和体征），总之，病机总纲好比渔网的"纲"即渔网上的总绳，基本病机犹如举绳之力，具体病机如同"目"即渔网上的网眼，举力到位，纲举目张。中医病机如同西医的发病机制，是中药药理的基本且重要依据。

（一）病机总纲

中医认为，人体发病主要取决于两个因素，一是致病因素包括各种内外病因（邪），二是机体因素包括个体体质和当时的身体状态（正）。发病的基本表现是阴阳失衡，阴阳失衡的趋势与个体体质密切相关。是否发病或发病的轻重，取决于邪正交攻，孰盛孰衰，正气内存，邪不可干。正如《灵枢·阴阳二十五人》中说，木形和火形之人，"能春夏不能秋冬，秋冬感而病生"（"能"通"耐"），土形、水形和金形之人，"能秋冬不能春夏，春夏感而病生"。

比如外感疾病，美国科学家的一项研究，为中医"三因制宜"中"因时、因地"即外界环境和邪正（如机体免疫力）盛衰的变化学说提供了部分依据。研究表明，冷空气会损害鼻子中的免疫反应，是冬季更容易患呼吸系统疾病的生物学原因。研究发现，呼吸系统病毒或细菌通过鼻子入侵时，鼻子的前端会立即检测到病原体，而鼻子后端要很久之后才意识到病原体来袭。鼻子是病毒或细菌进入人体的主要入口，当病原体来袭时，鼻腔里的细胞会立即开始产生数以十亿计的自身副本，即外泌体 - 细胞外囊泡（extracellular vesicles，EVs，粒径 30~150nm，可利用纳米流式检测仪测定），细胞外囊泡无法像细胞那样分裂，但可以充当诱饵，当人吸入病毒时，病毒会附着在诱饵上，而不是附着在细胞上，而且，一旦机体受到病毒或细菌的攻击，鼻腔中的细胞外囊泡会增加 160%。然后，这些吸附着病毒和细菌的"迷你细胞"，会被细胞驱赶到鼻腔黏液，就是鼻涕中，排出体外，导致病原体受到阻挡，无法到达目的地并且繁殖。研究人员还发现：与原始细胞相比，细胞外囊泡的表面受体要多得多，阻挡病毒的能力也因此增强；加之，鼻腔中细胞外囊泡所含的微核糖核酸序列是正常细胞的 13 倍，会攻击入侵的病原体，如杀死病毒。同时，研究发现，如果暴露在冷空气中，鼻子里的温度可能下降 5℃，这足以破坏鼻子拥有的 3 个免疫优势，一是鼻尖上的一点点冷气就能让近 42% 的细胞外囊泡退出战斗；二是细胞外囊泡上的受体数量最多会减少 70%，从而大大降低细胞外囊泡的黏性；三是每个细胞外囊泡中作为病原体杀手的微核糖核酸也几乎减少一半，最终会让免疫系统抵御呼吸系统感染的能力减弱一半。这与中医所讲"邪之所凑，其气必虚"如出一辙；而个体分泌细胞外囊泡的能力和鼻子局部的温度，就像机体的"正气"如卫气盛衰，体现着抵御"邪气""疫疠"之气的屏障强弱。

"三因制宜"中的因人则为体质因素或个体差异，反映出某些疾病发生的易感人群，即受到同样的环境刺激，较非易感人群容易患某些疾病，而易感人群往往与遗传特性有关。

同时，越来越多的现代医学研究也证实，疾病的发生是病因与机体相互作用的结果。人体内不同器官组织定居的微生物，是外来入侵的很多病原体如病毒等，最终有少量也会潜伏在一些特定的组织细胞中如嗜神经的疱疹病毒。当机体免疫力降低时，免疫细胞生长繁殖环境不佳，而内环境适宜一些病原体生长繁殖，将造成天然定居的微生物迁移到非定居组织，或潜伏的外来病原体、异常突变大量繁殖而引发感染性疾病，也会使新的外来病原体更易侵入机体而致病。如从引起肿瘤复发与转移的因素看，就是正邪之争，邪胜于正的结果，也反映出肿瘤的侵袭力与机体的内环境改变有关。

1. 肿瘤因素

肿瘤早期微转移：部分肿瘤具有早期微转移的特点，例如研究发现 I 期乳腺肿瘤即可在骨髓发现肿瘤细胞。

肿瘤肝细胞的潜伏：肿瘤肝细胞通常对化疗耐药，而且可以长期潜伏在体内，当机体内环境适宜其生长时，即可引起肿瘤复发。

2. 机体因素

内分泌紊乱：内分泌紊乱营造了肿瘤生长的内环境，这在内分泌依赖性肿瘤如乳腺肿瘤中表现得尤为突出。

其他：肿瘤的生长需要促进肿瘤细胞分裂的生长因子与促进血管生成的生长因子。许多因素如创伤等可以导致体内产生大量生长因子，有助于肿瘤细胞的生长。

（二）基本病机

基本病机是中医病机的内核，是所有其他病机的始动因子和变化力量。气机运动，如太极一般，即气之上下、升降、出入、动静、聚散、清浊的相互交感形象，主要体现"气机"运行的方向，气行出现问题，必会影响机体和脏腑功能。气行是有规则的，脏腑阴阳二气的上下规则，如同中医脏腑气机升降太极图（图6-1）所示，阳主升，阴主降；左主升，右主降，如肝从左而升，肺从右而降（正像《易经》八卦图一般，上南下北，左东右西，东升西降，春生发/秋收），心在顶宜降，肾在底宜升，水升火降，水火相济。脏位在图下面的以上升为顺，脏位在图上面的以下降为和，心肺位上，其气以降；肝肾位下，其气以升，阴阳二气交感；升降相宜，交感始得；脾胃中央，脾升胃降，为一身气机的转换枢纽。正所谓心肾相交济水火，脾升胃降转中轴，肝升肺降助中央，气机升降圆运动，五行生克相协调。

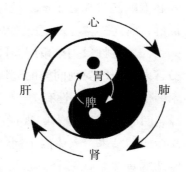

图 6-1　中医脏腑气机升降太极图

　　天为上气，地为下气，地气上为云，天气下为雨；阴阳二气的升降如同天地之气更替，升已而降，降者为天；降已而升，升者为地。升降息，则气立孤危。非升降，则无以生、长、化、收、藏；阴阳二气的出入废，则神机化灭。非出入，则无以生、长、壮、老、已；阴阳二气的动静，指阴阳二气动态变化的相对状态，如阳气相对于阴气动盛 - 肝阳上亢等；阴阳二气的聚散，如气聚而成形，散而为气，气郁久而成形，虚化向实。无论在脏腑或是在血管、经络，都是从功能变化到器质性改变，如从心功能、肾功能指标异常到心脏肥大、肾脏萎缩，从血管痉挛到动脉硬化、动脉壁增厚等；阴阳二气的清浊，指阴阳二气的升降出入，如清阳为天，浊阴为地。清阳出上窍，浊阴出下窍。清阳发腠理，浊阴走五脏。清阳实四肢，浊阴归六腑。气机失调会出现：气机不畅（气的运行受阻而不畅通）、气滞（气在局部阻滞不通）、气逆（气的上升太过或下降不及）、气陷（气的上升不及或下降太过）、气脱（气的外出太过而不能内守）、气闭（气不能外达而郁结闭塞于内）。无论是自然因素如气候，还是人与人之间的社会因素如生气，干预"气"的运行，导致气行不畅，出现气滞气虚；或食源不足，导致"物"不养"气"，出现气虚气短，不仅使精食无法营养五脏六腑，还使废毒物质滞留体内，使人生病。

　　气的运动而产生的各种变化称为气化，其途径是通过影响机体细胞的生物化学反应，从而改善机体的能量物质代谢。也就是说，不同的环境、语境语义，会产生不同的能量形式即气机，刺激机体器官组织，与组成机体细胞的分子发生相互作用，促进或降低机体功能分子的化学反应即气化，使反应物、中间产物、最终产物的数质量发生变化，增强或减弱机体细胞的能量和物质代谢，产生细胞乃至人体功能的兴奋和抑制状态。

气化过程的基本原理可能是，气的推动和温煦能力对细胞生化反应的促进作用。其过程可能为，环境的能量变化作用于机体组织细胞分子，使细胞相关组成分子的基本粒子运动状态及其所产生的动能及热能发生改变，从而影响这些细胞分子可能参与的生化反应。如当基本粒子的运动及其有序性增强时，可以促进核外电子从基态跃升至激发态，进而改变原子的位能曲线，增加原子的平衡核间距离，使生化反应活性增大。而生化反应的完成需要合适的反应条件，如温度、压力、反应物浓度等，而温度取决于热能，压力来源于分子力（动能）。若分子力发生变化，热量太过或不及，会影响正常生成物的浓度，可能使不需要的中间产物增多，从而影响人体的正常生理功能。反应物浓度不仅取决于外供，也取决于内生；不但要有原料，还需要合适的化学反应；不仅需要生成反应物的化学反应，还必需促进底物反应的条件和催化剂如温度、压力、酸碱度、酶、金属离子等。

以机体的热量和动能变化为例，自然界的外能源像振动机械能如微波和声波振动（声源振动，人耳能听到的声波的波长 0.017~17m，频率是 20~20000Hz）以及热辐射能（一般的热辐射主要靠波长较长的可见光和红外线传播，其中红外线对人体的热效应显著）等，作用于机体，通过能量转换，可以被机体有机物吸收，激发有机物内能如分子力（如发生于离子化合物之间的取向力，发生在极性分子与非极性分子之间以及极性分子之间的诱导力，以及发生于非极性分子之间的色散力）。在分子力的作用下，发生化学分解和氧化反应，将外源性碳水化合物、脂肪和蛋白质分子等大分子物质，分解为单糖、脂肪酸和氨基酸等小分子，再进一步对这些小分子物质氧化反应时产生热能，热能通过电磁波，机械能通过分子振动，在分子或物体间传递形成热量（阳气的温煦作用）和新的振动波，完成将自身内能转化成振动机械能和热辐射能的同时，也使新的能量成为其他相关化学反应的化学能，在新的反应温度（热能）、压力（分子力）等条件和反应物浓度等条件具备下，构成机体细胞及细胞间连锁化学反应，从而影响机体的能量物质代谢。若外界能量的基本粒子运动异常，不仅干扰人体基本粒子的运动（气机运动），还会使人体细胞驱使化学反应的分子力发生变化（气化活动），可能改变生成物性质，或使反应不完全导致的中间异常产物增加，进而改变人体细胞的能量代谢，以及细胞的正常生理功能如肌肉细胞的舒缩能力，免疫细胞的识别能力（如细胞膜受体改变）、吞噬能力和产生特异性抗体的能力等，将不利于病理产物的吸收和消散并影响正常的生理功能。

气机与气化功能源于基本粒子的始动学说，就如同气功调理现象，在外界电磁能量（气功）干预下，人体内的生物分子出现电子定向运动，进而形成微粒流运动，化学递质和细胞膜受体的相互作用加强，对传入信号的敏感性增强，人体有序性如空间结构序、时间结构序和功能序增大，人体功能趋向整齐划一，负熵增加，能量物质代谢活力增强，有利于缓解或解除亚健康或病理状态。

十一、望闻问切

（一）对传统理论的基本认知

望闻问切，最早应源于《难经》第61难。**望诊**，是对病人的神、色、形、态、舌象等进行有目的的观察，以测知内脏病变。观察病人神韵、面部与五官颜色（青红黄白黑五色，分别对应于五脏肝心脾肺肾）、舌象、形体、步态、神情等。其中舌象诊察即舌诊是中医长期实践积累的独特察病手段，主要观察舌质和舌苔，舌质是舌的肌肉部分，舌苔是舌面附着的苔状物，舌质可以反映五脏的虚实，舌苔可以诊察外邪侵入人体的深浅，正常人是淡红舌，薄白苔。若舌质淡白主虚、主寒，舌质红主热，紫舌主瘀血。白苔主表证寒证，黄苔主里证热证，黄而厚腻是湿热或痰热，苔薄病情轻，苔厚病情重，舌苔由薄增厚，表示病进，由厚变薄表示病退。**闻诊**，包括听声音和嗅气味两个方面。主要是听病人语言气息的高低、强弱、清浊、缓急。嗅出病人的口臭、体臭等气味变化，以分辨病情的虚实寒热。**问诊**，指询问病人感觉和主要痛苦所在即症状，并且通过问诊了解既往病史与家族病史、起病原因、发病经过及治疗过程，饮食喜恶等情况。如传统中医诊病的"十问歌"：一问寒热二问汗，三问头身四问便，五问饮食六胸腹，七聋八渴俱当辨，九问旧病十问因，再兼服药参机变。女性尤必问经期，迟速闭崩皆可见。再添片语告儿科，天花麻疹全占验。**切诊**，主要指切脉又称诊脉，指医者用手指按其手腕内侧桡动脉搏动处，借以体察脉象变化，辨别脏腑功能盛衰，气血津精虚滞的一种方法，是中医重要的独特诊病方法。正常脉象是寸、关、尺三部都有脉在搏动，不浮不沉，不迟不数，从容和缓，柔和有力，流利均匀，节律一致，一息搏动四至五次，谓之平脉。异常脉象包括浮脉、沉脉、迟脉、数脉、细脉、弱脉、微脉、实脉、洪脉、弦脉、紧脉、滑脉、涩脉、濡脉、芤脉、结代脉等，此外，切诊还包括触摸皮肤关节有无肿胀，腹部有无痞块等。

（二）现代化研究启示

1. 望诊

望诊的现代化研究，可以结合病人证候，将个体的临床表现如目光无神、脸色暗黄、体形瘦弱、身体倦怠、舌质红少苔等，与其健康状态时的检查（包括物理、生理、生化、分子生物学等）结果作对比，提升望诊的客观性和可操作性的同时，帮助证候的评估。尤其有不少对中医舌诊的现代化研究方法值得借鉴，如检测舌苔，可以从舌苔传统的色泽形态描述，到舌苔表面（刮取物）分子的定性定量研究。舌苔传统的色泽形态可以采用客观测量，如将学习矢量量化（LVQ）神经网络分类器用于苔色的自动检测，利用数字化中医舌象分析仪，从舌苔与舌质的相对色泽对比来判定舌苔的厚薄程度，运用二分光反射模型和图像处理技术，进行舌苔润燥分析，采用 CIE-L*u*v* 彩色空间模式，利用分层 K-means 聚类方法确定色彩类别，并结合 Gabor 滤波器彩色对比特征与线性判断函数，分析舌象的纹理特征，以评价苔腐腻状态等。舌苔表面（刮取物）分子的定性定量研究，可以采用类似指纹图谱的相似度的定性研究方法，包括已知分子和未知分子的变化趋势，从而增加对中医望诊的客观依据。除了舌苔还可以对舌质变化加以研究。

2. 闻诊

闻诊的现代化研究，可以分析和研究不同证候病人患病前后的声音强弱、清浊辨识，各脏器大小与功能比较，以及它们在神经、血液、内分泌系统的组织细胞形态学差别，尤其是对血液免疫分子、神经递质及内分泌分子的定性定量研究并加以比较；对口味、汗味、尿味等气味进行分子层面分析。分子定性研究，如可以采用类似指纹图谱的相似度研究方法，包括已知分子和未知分子的变化趋势分析；还可以进行肠道菌群分析，并与健康人基础菌群比较等方法，提升对中医闻诊的现代医学认知。

3. 问诊

问诊，因其主要目的是获悉病人症状主诉和补问，了解病史，其中重要的是对病人症状的中医现代化研究，因为病人的症状是中医辨证很重要的依据，准确分析病人的症状，是正确辨证的重要环节。如对于不同部位、不同疼痛性质的头痛或腹痛及其伴随症状，像前额及太阳区头痛较重、头痛无汗

（可能是风寒头痛证）、头痛头沉，灼热感伴有发热（可能是风热头痛证），胁肋胀痛、胸闷、饮食减少、得嗳气则痛胀见宽，情绪波动则疼痛加剧（可能是肝气郁结证），小腹胀痛，小便量少色黄，排尿有灼热感（可能是膀胱湿热证）等临床表现，结合不同的伴随症状和中医证型，针对每一证候，先对其生理功能研究再物质基础探索，对各种头痛或腹痛等的物理、生理、生化、分子生物学等特性进行分析研究，提供更多有关这些症状的检测指标，增强人们对病人症状客观性的认知，增进中西医之间问诊的可交流和互补性。

4. 切诊

切诊，中医认为，脉象可以反映人体五脏六腑的生理与病理状态。从气动血行和精血养气的角度讲，宗气推动心脏搏动和血液在血管中运行；肺主气，肺气助血液布散全身；脾气统摄血液在血管循环，且为气血生化之源；肝藏血，肝气主疏泄，可调节血量；肾藏精，精化气，是人体阳气的根本，为各脏腑功能活动的动力，精化血，是血、津液的物质基础。故脉象的形成与机体的气血状态有关，更与五脏功能密不可分，而五脏与六腑呈表里关系，所以，脉象的变化也反映六腑的变化。因为天人相应，脉象还与季节相关，如四季正常脉象为春弦、夏洪、秋浮、冬沉等。从病理分析看，像太阳经受邪，阳气浮表与之抗争，而见浮脉。浮脉的征象常见于如因风、寒伤表，人体正气为了抗邪而气浮于上（体表），血随之上浮，鼓脉于外，则显浮脉（见于表证）。同时，由于精血不足，阳气不能相附于阴，而为虚阳；或因久病，阳气微弱而无力合之于阴，亦为虚阳，虚阳浮越于表，也可表现为浮脉，而此时之浮脉必然是浮而无力的。实证多表现为弦、滑、沉、涩，虚证多表现为细、弱等脉。

可以这样认为，将心脏和血管的舒缩作为血液波动运行的质点，正是因为质点的活动引起血液运行的变化即受扰动物理量——脉搏的变化，如位移、密度、压强等物理量的改变。反映血流状态的脉搏波动，既可为依赖质点与介质的机械波，也可为依赖"场"的电磁波（在地球的电离层内，随流体运动的磁感线可以对流体施加磁压，血液流动可以激发沿着磁感线传播而形成一种磁声波），还可以是物质波，因为血液含有多种物质成分，任何粒子（物质）都具有波粒二象性，均可产生物质波如电子波、中子波等。由于血流波是在复杂介质中传播，个体及病情的差异会产生血流波不同的反射和折射特性；出现不同的脉动波的叠加特性；和血流波的相长干涉（相互增强）和相消干涉现象；血流传播路径上遇到的障碍物（脂蛋白、糖蛋白、元素离子等）

不一样，血流波还会出现不同的衍射现象等。这些特性和现象可以被监测。脉搏的快慢可以用波的时间周期函数描述，体现在波速、频率与波长之间的关系。脉搏形态的大小强弱可以用波的空间周期函数描述，它与波的振幅和相位（相位各点连接成的曲面称为波面。根据波面的形状可以把脉搏的波动分为平面波、球面波和柱面波等）有关。而且，波的传播总伴随着能量的传输，像气与血一样，气如同能量，血如同营养物质，气为血之帅，血为气之母，气行血行，气滞血瘀。脉搏波动是否有力，一定程度上体现在"气"或传输的能量，"脉贵有神"即包含此意。能量强弱或脉搏波动的强度可用能流密度（单位时间内通过垂直于传播方向的单位面积的能量）表示。

目前对于切脉的现代化研究：一是对于脉象的描记分析，根据中医切诊机制，利用手指的感觉来分析脉搏的"位、数、形、势"等特征，研制如脉象仪，通过现用的示波技术，结合不同的探头和传感器，研制脉搏仪，记录桡动脉脉搏波谱，尽可能确定各个脉象如滑脉、弦脉、浮脉、涩脉、弱脉等图的特征和参数的数值范围，建立判别式，使脉图辨识进入定量分析，从而实现无创诊断的特点。参数分析可采用时域分析法，直接通过脉图的形态分析来阐明动脉血流体量与时间和空间的函数关系，从而了解脉动频率和节律、脉力的强弱、脉势的虚实和脉象形态特征等；频域分析法，把脉搏波分解成为一系列频率为基本频率整数倍的简谐振动，构成一个频率谱，用频谱与倍频的差异来分析脉象的不同；速率分析法通过分析脉搏斜率图的改变可更灵敏地反映各种脉象的变化趋向。二是对脉诊机制提供物理实验依据，如通过实验所得结论：脉的洪细是由左心室的总泵力、有效泵力和大循环容量、动脉压力梯度容量所决定的；脉的弦软是由动脉壁的体积弹性模量和动脉内的容量与压力所决定的；脉的长短是由心脏的泵力、流量及其所造成的动脉内容量与压力所决定的；脉的滑涩是由心肌收缩功量、动脉弹性模量及终端阻抗所致的血管动力学状况决定的；脉的迟数取决于控制心动周期的神经体液机制，心率的变化受多种因素影响，同时也是心脏适应与代偿功能的一个综合表现；脉的浮沉机制从统计部分病例中看出，其沉脉组的压力梯度容量及动脉壁张力大于浮脉组，故认为其与血液的分流及局部解剖结构有关。三是脉诊的动物实验依据，如研究人员通过给狗注射去甲肾上腺素、异丙肾上腺素、酚妥拉明、低分子右旋糖酐、盐酸普萘洛尔、甘露醇等药物，及结扎部分血管和放血等措施，复制出类似于人的弦、滑、缓、涩、芤等脉波图，揭示了脉波的特征，与心血管血液动力学的一些参数特征间有密切的关系，之后研究将会朝着运用人工智能进行脉象信息存储及自动判别的方向发展。

通过中医化四诊合参的现代研究，依据传统中医理论，建立中医现代诊断方法，并将该方法用于评估个体的体质及其所患证候，以进行大数据的临床检验，不仅能够增强中医切诊客观认知的可能性，也必将极大推动中西医结合的步伐。

十二、中药药性及其理化特性

中药药性，包含中药的性状和中药性能。性状是指中药材及其饮片的形状、颜色、气味、滋味、质地（包括轻重、疏密、坚软、润燥）等，是以药物为观察对象。性能是对中药作用于人体后的性质和特征的概括，是依据用药后的机体反应归纳出来的，如四气五味、归经、升降沉浮、有毒无毒等。中药性能，犹如以"四气五味"为纲，"升降浮沉"为力（举），"归经"和"毒性"为目，纲举目张。

（一）中药性状

中药性状，不仅是中药材和饮片质量的鉴别依据，而且与中药性能密切相关。性状的质量描述与鉴别，如全当归：根呈圆柱形或类方圆形，下部有支根数条，全长 15~25cm。表面浅黄棕色，具纵皱及横长皮孔。质坚硬，易吸潮变软，断面黄白色，皮部厚。气清香浓郁，味甘、辛微苦。性状与性能相关，如中药五色——绿或青、红、黄、白、黑，与肝、心、脾、肺、肾五脏的归经和作用颇有关联；中药质地轻重，与中药作用于机体后所产生的升降浮沉功能有关，一般讲，质轻主升，质重主降等。中药的形状、颜色、气味、质地等属性，可分别以其物理化学特性和信息处理技术加以定性和定量。中药"滋味"即"五味"，因其与"四气"的关系突出，成为研究的关注重点。

（二）中药的"五味"

1. 对传统理论的基本认知

五味，是将中药材和饮片归纳描述为酸、苦、甘、辛、咸 5 种基本味道（实际尚有淡味、涩味以及复合味如独活辛、苦等，味越多，可能作用越广泛），是"四气"药性与作用关联认识的组成部分，如白芍味苦、酸，性微寒，是重点对中药"味"属性与治疗作用认知的诠释。具体说，**辛**："能散、能行"，即具有发散、行气、行血的作用。如解表药、行气药、活血药多具有辛味。如紫苏叶味辛，性温，可发散风寒；木香味辛、苦，性温，可行气止痛；川芎味辛，性温，可活血化瘀等。**甘**："能补、能和、能缓"，即具有补益、和中、调和药性和缓急止痛的作用。"能补"，像补虚药，如人参味甘、微苦，性微温，可大补元气。熟地黄味甘，性微温，可滋补精血等；"能和"指调和脾胃、药性和药味，像和中的消食药，和味的调和药，如"国老"甘草味甘，性平，能调和药性并解药食中毒。神曲味甘、辛，性温，能消食和胃等；"能缓"指缓急止痛，缓和药性，缓解毒性，如饴糖味甘，性微温，能缓急止痛。**酸（涩）**："能收、能涩"，具有收敛、固涩和生津的作用，多用于治疗自汗盗汗、肺虚久咳、久泻久痢、遗精滑精、遗尿尿频、崩带不止等滑脱不禁的病证。如五味子味酸、甘，性温，可固表止汗；乌梅味酸涩，性平，可敛肺止咳；五倍子味酸涩，性寒，可涩肠止泻；山茱萸味酸涩，性微温，可涩精止遗；金樱子味酸涩，性平，可固精缩尿止带。酸味尚能生津，有合甘味以化阴的作用，可用于治津亏口渴，如乌梅、酸枣仁。**苦**："能泄、能燥、能坚"，即具有清泄火热、降泄气逆、通泄大便、燥湿、坚阴（泻火存阴）等作用，多用于治火热证、喘咳、呕恶、便秘、湿证、阴虚火旺等证。"能泄"具有"泄、降、通"之意，像清泄火热证，如黄芩味苦，性寒，栀子味苦，性寒，可清热泻火。"降"指降泄气之上逆证，像降肺气，如苦杏仁（味苦，性微温）、葶苈子味苦、辛，性寒，均可降气平喘；降胃气，如陈皮味苦、辛，性温，可降逆止呕。"通"像通泄大便便秘证，如大黄味苦，性寒，芒硝味苦、咸，性寒，均能泄热通便；"能燥"指苦能燥湿，如苍术、厚朴味苦，性温，均能散寒燥湿。龙胆草、黄连味苦，性寒，具清热燥湿之功效；"能坚"指能存阴固阴，以治疗阴虚火旺证，如黄柏味苦，性寒，"泻火存阴"以平抑相火亢盛证，知母味苦、甘，性寒，"滋阴降火"以治疗阴虚火旺证等。**咸**："能软、能下"，即具有软坚散结、泻下通便的作用。咸味药多用于治疗大便燥结、痰核、瘿瘤、癥瘕痞块等证。如海藻、牡蛎味咸，性寒，可软坚散结，消散瘿瘤。鳖甲味咸，性寒，可以软坚散结，消散癥瘕；此外，《素问·宣明五气篇》有"咸走血"之说。肾属水，咸入肾，心属火而主血，咸走血即以水胜火之意，如大青叶、玄参、紫草、青黛、白薇都具有咸味、均入血分，同时具有清热凉血解毒之功。咸味尚有引药入肾和补肾作用：紫河车、海狗肾、蛤蚧、龟甲、鳖甲等具有良好的补肾作用；知母、黄柏、杜仲、巴戟天用盐水炮制以引药入肾，增强作用。**淡**：后世医家主张"淡附于甘"，

213

故只言五味，不称六味。淡味"能渗、能利"，即具有利水渗湿的作用，多用于治水肿、脚气浮肿、小便不利之证，如茯苓、猪苓、泽泻、薏苡仁、通草、灯心草等。中药之味，既是气化而来，也自带独特气性。正所谓，味归形，形归气，气归精，精归化，精食气，形食味，化生精，气生形，形具味。

2. 中药"五味"药理研究示例

生理与药理研究表明，味觉是人类重要的生理感觉，受体是味觉感受器的关键分子。实验发现，舌头味蕾细胞上存在酸甜苦咸鲜 5 种味觉受体，味觉受体属于 GPCR，第一类味觉受体家族（TAS1Rs）包括 2 种甜味受体和 1 种鲜味受体；目前发现的 25 个苦味受体（type 2 bitter taste receptors，TAS2Rs）与其他味觉受体的序列同源性低，因此，苦味受体自成一个家族被单独归类为 Class T 亚家族。刘志杰研究团队不仅首次破解了 TAS2Rs 中人源苦味受体 TAS2R46 的结构，填补了 Class T 亚家族 GPCR 结构的空白，还将进行针对苦味受体的化学感知和药物候选分子的探索。因为除了口腔舌头的味蕾，苦味受体 TAS2R46 在呼吸道、肠道、脑和心脏等组织也有显著表达，动物实验研究证实了苦味受体的功能，临床观察认为苦味受体可以成为哮喘的潜在药物靶点。有了苦味受体 TAS2R46 的精准结构，将可以促进苦味受体 TAS2R46 的配体识别模式、受体激活及信号转导机制的研究，有助于新药研发者针对该受体，设计亲和力更强更有效的药物候选分子。由于中药材大多具有苦味，加之苦味受体 TAS2R46 在人体组织器官上的分布较广，这将给验证中药"五味"与"五脏"的关系如归经，味苦中药性能的药理作用带来研究启迪。苦味化合物可以激活 TAS2R，成为 TAS2R 激动剂，而且一个苦味化合物可以激活多个 TAS2R；同时也发现了数个 TAS2R 抑制剂，且没有一个 TAS2R 抑制剂可以抑制所有的 TAS2R，反而有些 TAS2R 抑制剂可以激活某个 TAS2R，说明同具苦味但性质有别，苦味性质不同可能作用有别。

3. 中药"五味"药理研究建议

中药"五味"的药理研究，可以人体自我调控系统为基础、物质能量代谢为主线以阐明中药产生的作用。作为与人体共生的天然化学物质，中药分子进入机体，与组织细胞接触，通过其原子中基本粒子的运动和能量变化，调控生物化学反应方向（从基因复制、转录、表达到各种生物化学级联反应），使人体自我调控系统的生物化学反应方向发生改变，促进或者抑制机体组织细胞相关分子的产生；或通过内环境的理化特性改变，或间接增加抑或减少化学反应的生成物如神经递质、活性分子以及细胞受体分子的数量和质量等机制，改变病理及心理学反应，如体温、呼吸、心率、基础代谢率、血压、疼痛、情绪等变化，以及表现为体液和细胞间质的酸碱度、温度、渗透压、表面张力等改变。

以酸碱度改变为例，人体液酸碱度改变与生理、心理及其病理反应有关。已知健康人的体液（主要是血液）应呈微碱性（pH 为 7.35~7.45），这样有利于机体对蛋白质等营养物质的利用，并使体内的血液循环和免疫系统保持良好状态，人的精力也就显得较为充沛。现代医学证实，呼吸中枢的调节作用与体液酸碱平衡有关，体液 pH 值高，呼吸就会加快，呼出更多的二氧化碳；体液 pH 值低，严重时可以引起机体酸中毒。肾的排泄作用与体液酸碱平衡有关，体液酸性时，经肾可使酸性尿从小便中排出。肝的中和作用与体液酸碱平衡有关，当体内酸过剩时，肝细胞在蛋白质代谢过程中会产生氨，以中和过剩的酸，同时，体液 pH 过低，血管扩张，有利于二氧化碳排出；偏碱时，体液 pH 高，血管收缩，有利于二氧化碳中和碱性物质。有些孩子表现脾气暴躁、多动，学习精力不集中，常感疲乏无力，且易患感冒、龋齿及牙周炎等疾病，其原因可能与体液 pH 偏低有关。研究发现，人体体液的酸碱度与智商水平有密切关系。在体液酸碱度允许的范围内，酸性偏高者智商较低，碱性偏高者则智商较高。科学家测试了数十名 6~13 岁的男孩，结果表明，大脑皮层中的体液 pH 大于 7.0 的孩子，比小于 7.0 的孩子的智商高出 1 倍之多。生理是这样，药性也如此，中药材的五味不仅体现酸碱特性，更展现具有调节温热寒凉"四性"即生理功能。以碱性中药为例，如属于温性的碱性中药有何首乌、砂仁、人参、黄芪、当归、肉苁蓉、杜仲、白术等；属于热性的碱性中药有肉桂、生姜等；属于寒性的碱性中药有石斛、芦根等；属于凉性的碱性中药有菊花、薄荷、地黄、白芍、西洋参、沙参、决明子等；属于平性的碱性中药有黄精、天麻、党参、茯苓、甘草等。

中药五味的研究还可以通过物理化学和信息处理方法，对中药味觉的主次程度与化学成分进行定性、半定量和定量分析，接着研究中药味觉及其相关化学成分在脏腑富集的关系，同时研究味觉变异机制，如味觉与个体脏腑功能状态相关，患疾与健康状态时味觉的差异，提供味觉与脏腑亲和力的证据，从而分析五味与五脏的理化和生理病理关系。

（三）中药的"四气"

1. 对传统理论的基本认知

四气，就是寒热温凉4种不同的药性，又称四性。它反映了药物对人体阴阳盛衰、寒热变化的作用倾向，是中药的基本属性。温热属阳，寒凉属阴，温热与寒凉是程度上的差异。"四气"以用药反应为依据，病证寒热为基准，能够减轻或消除热证的药物，一般属于寒性或凉性，如黄芩、板蓝根对于发热口渴、咽痛等热证有清热解毒作用，表明这两种药物具有寒性；能够减轻或消除具有寒证的药物，一般属于温性或热性，如附子、干姜对于腹中冷痛、四肢厥冷、脉沉无力等寒证具有温中散寒作用，表明这两种药物具有热性。如病人表现为高热烦渴、面红目赤、咽喉肿痛、脉洪数，这属于阳热证，用石膏（味甘、辛）、知母（味苦）、栀子（味苦）等药物治疗后，上述症状得以缓解或消除，说明它们的药性是寒凉的；反之，如病人表现为四肢厥冷、面色苍白、脘腹冷痛、脉微欲绝，这属于阴寒证，用附子（味辛、甘）、肉桂（味辛、甘）、干姜（味辛）等药物治疗后，上述症状得以缓解或消除，说明它们的药性是温热的。"四气"和"五味"结合起来，才能准确地辨别药物的作用。一般来讲，气味相同，作用相近，同一类药物大都如此，如辛温的药物多具有发散风寒的作用，甘温的药物多具有补气助阳的作用。

2. "四气"的现代化研究尝试

以肖小河研究员率领的团队，努力先从宏观研究角度，证实中药的寒热温凉特性。所建立的对中药寒热属性评价方法，不仅研究单味中药和两两中药配伍的寒热属性，还努力研究中药方剂的阴阳或寒热属性。并且以方剂寒热特性为纲领，分析研究方组中各味中药对于寒热特性的体内外贡献比例，通过加减处方中药味，测定各药在方剂寒热特性中的贡献率，以及与他药配伍在方剂寒热特性方面的贡献率，进一步分析其剂量波动与寒热程度的关系。同时从微观角度，进一步分析具有寒热特性的一些中药化学类别至化学单体数目，为中药药性研究提供了药理和化学启示。

以生姜的药性研究为例，针对生姜辛温，可宣开皮肤腠理，发汗解表，祛风除寒的药性，可以通过建立一些客观指标来证实生姜的药性：一是"性温"指标，能量物质代谢指标，因为服药后有热感，说明机体的能量代谢增强；能量代谢增强的机制形成的指标，可以考量生姜所含化合物，首先或通过对肠道菌群的刺激作用，引起肠道菌群的代谢物发生变化，产生某些活性化合物（指标）进入体循环，刺激机体的神经－内分泌系统，导致促进如肝脏和骨骼肌细胞能量代谢的相关激素和神经递质增加（指标），像可能促进甲状腺激素分泌，从而使机体的能量物质代谢增强（指标），出现发热感（指标如红外辐射）。二是生姜"宣开皮肤腠理"指标，如生姜所含化合物，通过刺激交感神经节后控制汗腺和骨骼肌血管纤维，促其分泌乙酰胆碱（指标），使位于真皮和皮下组织的汗腺分泌增加而出汗（指标）；使控制皮肤和骨骼肌的小动脉舒张，动－静脉吻合支开放，皮肤和骨骼肌的血流量增加（指标），从而使机体的散热量增加。三是"辛味"指标，以上述建立的"性温"和"宣开皮肤腠理"指标为基础，辨识生姜产生辛味的化学组分及其主要成分如萜类挥发油、姜辣素类化合物，以及产生辛味的辅助功能成分。通过以上研究，最终为"生姜辛温，发汗解表，祛风除寒"药性提供实验依据和物质基础。

（四）中药归经

1. 对传统理论的基本认知

归经，归：作用的归属，经：脏腑经络的概称，是指中药对于脏腑的选择性作用，即某药对某些脏腑经络有特殊的亲和作用，因而对这些部位的病变起着主要或特殊的治疗作用。药物的归经不同，其治疗作用也会存在差异。如"酸入肝经，苦入心经，甘入脾经，咸入肾经，辛入肺经"。肺热咳喘证，常用桑白皮、地骨皮等肺经药，泻肺平喘；胃火牙痛症，常用石膏、黄连等胃经药，清泻胃火；心火亢盛、心悸失眠症，常用朱砂、丹参等心经药，清心安神；肝热目赤症，常用夏枯草、龙胆草等肝经药，清肝明目。黄芩、黄连、黄柏同为清热中药，具有清热燥湿泻火的功效，虽然它们在传统记录中归属经络较杂，但在临床应用上，常以黄芩清上焦湿热如肺热等；黄连除清心火外，常用于清中焦湿热如胃热等；黄柏以清下焦湿热为主如肾火。麻黄、黄芪、附子、猪苓均为利水药，因为归经有侧重，麻黄为宣肺利水，黄芪为健脾利水，附子为温阳利水，猪苓为通利膀胱之水湿。羌活、葛根、柴胡、吴茱萸、细辛都有治头痛之功，羌活善治太阳经头痛，葛根可治阳明经头痛，柴胡常疗少阳经头痛，吴茱萸专治厥阴经头痛，细辛多除少阴经头痛。中药组方亦是如此，如肾阴不足，水不涵木，肝火上炎，目赤头晕症，选用黄柏、知母、枸杞、菊花、地黄等归肝、肾两经的黄柏知母汤加减，益阴降火，滋水涵木；肺病久咳，痰湿稽留，损伤脾气，肺病及脾，脾肺两虚证，需肺脾兼顾，采用党参、白术、茯苓、陈皮、半夏等归肺、脾两经的六君子汤补脾益肺，培土生金方药治疗。

2."归经"的现代化研究尝试

有学者对 23 味中药作了归经与有效成分体内分布的比较，结果发现，杜鹃花（杜鹃素）、鱼腥草（鱼腥草素）、丹参（丹参酮）、冰片（龙脑）等 14 味药的归经所属脏腑，与有效成分的分布最多的脏腑基本一致，占 61%；鸦胆子（油酸）、莪术（莪术醇）等 6 味药的归经所属脏腑，与有效成分的分布大致相同，占 26%；符合以上两种情况者占实验中药总数的 87%，无关系者占 13%，故认为归经与有效成分在所属脏腑的高度分布可能有关。现代中药归经理论的研究，进一步阐明归经的物质基础是受体（核酸、酶、受体等大分子）的差异，并且，同样的受体存在于不同的组织细胞，激发后引起的效应也不同。"分子药性假说"将传统中药药性理论中的性味与归经之间的关系提升到分子水平，即中药中特定分子骨架的有效化学成分"药物小分子"与受体（生物大分子）之间的关系。李爱秀等直接提出"药效团"药性假说，将药物微观的三维分子结构特征与其医疗作用的分子机制一一对应起来，以期用分子水平指导中医临床遣医用药，可为中药归经研究提供参考与借鉴。

中药归经研究还可以在中医化中药有效成分分析的基础上，以中药特性如五味为参考，以脏腑经络为依据，以临床疗效为标准，除了研究单味中药的归经外，可以从中药配伍及其在方剂中的引药入经作用着手，研究某中药单用、在与其他中药配伍或在方剂中，自身与其配伍药和方剂中其他中药的相关化学成分组，在特定脏腑经络中的相对浓度，探索中药归经的多样性。

（五）中药的升降浮沉特性

1.对传统理论的基本认知

中药升降浮沉指中药作用的趋向而言，为中药作用的性质和方式。"升"如上升性，上升提举，趋向于上，可用于治疗脱肛、遗尿、崩漏等病症；"降"似下降性，下达降逆，趋向于下，可用于治疗呕吐、呃逆、喘息等病症；"浮"如发散上行，向外发散，趋向于外，可用于治疗表证未解而入里等病症；"沉"似泻利下行，向内收敛，趋向于内，可用于治疗自汗、盗汗等病症。升降浮沉的临床意义在于，一是药势与病势相对，纠正人体气机的升降出入失调；二是顺应气机趋向，因势利导，驱邪外出；三是使药势与所治脏腑气机运行的正常趋势相应。如此便是中医药治病救人的要义——辨证施治，正所谓"药逢气类方成象，道合希夷即自然（宋代张伯端）"。

2. 中药"四气"和"五味"与升降浮沉的关系

对于"四气"而言，温热升浮，寒凉沉降；对于"五味"而言，辛甘升浮，酸苦咸沉降；对于药材质地而言，轻清升浮，重实沉降；李时珍在《本草纲目》中引述王好古之说："夫气者天也，温热天之阳；寒凉天之阴，阳则升，阴则降；味者地也，辛甘淡地之阳，酸苦咸地之阴，阳则浮，阴则沉。"汪昂《本草备要·药性总义》云："轻清升浮为阳，重浊沉降为阴。"升浮药上行而向外，有升阳、发表、散寒、疏散解表、宣毒透疹、解毒消疮、宣肺止咳、温里散寒、暖肝散结、温通经脉、通痹散结、行气开郁、活血消瘀、开窍醒神、升阳举陷、涌吐等作用，凡气温热，味辛、甘的药物大多有升浮的作用，如麻黄、升麻、黄芪，解表药、温里药、祛风寒湿药、行气药、活血祛瘀药、开窍药、补益药、涌吐药等。花、叶、皮、枝等质轻的药物大多升浮，如苏叶、菊花、蝉蜕等；沉降药下行而向内，有清热泻火、泻下通便、利水渗湿、重镇安神、平肝潜阳、息风止痉、降逆平喘、止呕、止呃、消积导滞、固表止汗、敛肺止咳、涩肠止泻、固崩止带、涩精止遗、收敛止血、收湿敛疮、收敛固涩等作用，凡气寒凉，味苦、酸的药物大多有沉降作用，如大黄、芒硝，清热药、泻下药、利水渗湿药、降气平喘药、降逆和胃药、安神药、平肝息风药、收敛止血药、收涩药等。种子、果实、矿物、贝壳等质重的药物大多沉降，如苏子、枳实、牡蛎、代赭石等。某些药物具有特殊性：如旋覆花质轻，但能降气消痰、止呕止噫，能治气逆、止咳、平喘，药性沉降而不升浮；苍耳子为果实，能通窍发汗、散风除湿，药性升浮而不沉降，故有"诸花皆升，旋覆独降；诸子皆降，苍耳独升"之说。部分药物具有双向性：如川芎上行头目、下行血海，白花蛇内走脏腑、外彻皮肤等。

3. 中药炮制与升降浮沉功效

中药炮制可以转变其升降浮沉的性能。酒制可提中药的"升"性，姜炒可增中药的"散"性，盐炒可助中药的"下行"性，醋炒不仅增强引药入肝的作用，尚可促进中药的"收敛"性。大黄：峻下热结、泻热通便，属沉降药，酒炒可清上焦火热，治目赤头痛。李时珍："升降在物，亦在人也……升者引之以咸寒，则沉而直达下焦，沉者引之以酒，则浮而上至巅顶。"《素问·宣明五气篇》云："五味所入，酸入肝。"如醋制香附、柴胡增强疏肝解郁之功。

4. 中药配伍与升降浮沉功效

中药配伍的异同也可以转变其升降浮沉的性能。一是从众效应，方药中，少量升浮药在大队沉降药中能随之下降；少量沉降药在大队升浮药中能随之上升。如升浮药升麻配当归、肉苁蓉等咸温润下药，虽有升降合用之意，实成润下之剂，使升麻可以下达其归经的大肠，一来清解便秘时久导致的郁热，二来升举阳气，有益于气虚型便秘的治疗；又牛膝引血下行为沉降药，与桃仁、红花及桔梗、柴胡、枳壳等升达清阳、开胸行气药同用，也就随之上升，发挥其逐瘀通经，引血下行的功效，主治胸中瘀血证。二是引药归经，如吴茱萸为肝经引药，石膏引诸药入阳明经，细辛可以引导少阴经寒邪出于太阳经之表，而使其方剂诸药发挥功效。引药至病所，如升麻、柴胡引清气上升，升举下陷之脏器；川芎引药上行；牛膝引药下行；桔梗开提肺气，载药上浮；肉桂引火归元；砂仁引气归元；上肢痛用桂枝、桑枝、羌活；下肢痛用牛膝、独活等。

5. 中药升降浮沉性能的药理研究浅议

升降浮沉与中医病因、病机和辨证施治紧密相连、一脉相承，是中医化现代中药药理研究十分重要的内容。中药升降浮沉性能研究，可以从中医基本病机即气机的运动与气化活动改变入手，分析评估中药升降浮沉功能及其作用机制。比如根据气机运动评估和气化活动监测项目，建立药理作用研究指标，观测采用中药干预后，气机与气化活动的改变。变化数据采用信息处理技术，可以采用系统论、信息论和控制论的研究方法，进一步评估中药升降沉浮的性能。如《药性歌诀四百味》对中药黄芪的药性描述：黄芪性温，收汗固表，脱疮生肌，气虚莫少。可以将黄芪药性作为一个系统研究，输入信息：包括黄芪药材性状如表面灰黄色、皮部黄白色、质硬而韧、气微、味微甜及其显微（组织细胞观察）和理化（化学类别如多肽、多糖、生物碱、皂苷、黄酮、甾醇等检测）鉴别数据等，性味归经如性微温，味甘，归脾经、肺经（提供中医化的现代研究指标）；中间过程：根据中医病机，建立肺气虚兼卫气不固和脾气虚兼中气下陷证候动物模型，给予黄芪，引起机体发生生化和生理反应；输出信息：涵盖生理如基础代谢率、体温、红外显像等电磁波变化，和化学反应如口服黄芪在胃肠道被肠道菌的化学分解反应，被分解小分子进入血液到组织细胞，像发生在细胞线粒体中三羧酸循环偶联呼吸链产生化学能 ATP 反应等数据，同时为黄芪功效如补气升阳、固表止汗增加现代研究依据。分类收集信息，分析数据性质和趋势，构建与数据性质和趋势相适应的、有关黄芪药性系统的数学模型，模型经大数据反复训练和迭代得到优化，从而提供黄芪药性中医化现代研究的科学依据，建立黄芪防治肺气虚兼卫气不固和脾气虚兼中气下陷证候功效的药性认知体系。

（六）中药毒性

1. 对传统中药毒性理论的认知

古代《内经》对药物毒性的理解是，药物不论其毒性大小，都是有毒物质。中药功效在于纠正机体的阴阳失衡，毒性表示药物的作用纠偏性能即偏性，中药偏性较小，其毒性也较小，如甘草、远志、天冬、地黄等，可以作为纠正机体一般阴阳失衡的常用药；有些中药偏性非常大，其毒性也非常大，可以作为纠正机体极度阴阳失衡的特殊用药，"以毒攻毒"，如传统中医有用雄黄治疗疔疮恶肿，水银治疗疥癣梅毒，大枫子治疗恶疮麻风，斑蝥治疗癌肿癥瘕，砒霜治疗瘰疬痔漏等。中药毒性不仅在于中药药性强弱，更在于应用的正确与否。例如，在《伤寒论》四逆汤中的附子具有毒性，但通过与甘草和干姜的合用，便可减低其毒性，并增强全方回阳救逆、温里固脱的功效。中药若配伍不当甚至出现配伍禁忌，则可能导致人体中毒，如甘遂与甘草同用，乌头与瓜蒌配伍而致中毒。

2. 中药毒性产生的主要机制

中药毒性的强弱主要取决于该药材化学成分的"异物"和"毒物"的分子特性。一是"异物"分子特性，即个体先天遗传和后天均未经历的物质或分子，容易引起机体变态反应；二是"毒物"的分子特性，通过直接破坏或终止基因（烷化剂）、功能蛋白（酪氨酸激酶等）、生物化学反应中间环节如氰化物终止细胞呼吸链等，严重干扰细胞能量和物质代谢，影响人体正常的生理功能。

3. 对于中药毒性研究的实验方法建议

对于毒性较大中药的研究，可以剂量分级为依据，以动物毒理学实验为参考，在研究单味药材、炮制饮片、两两配伍用药的基础上，开展中药方剂毒理学研究，模拟相关人群体质和证候，通过增减方剂中药味，研究服用相同主方方剂以及方中个别毒性中药的毒性增减情况，以及方剂中增减毒性中药的配伍用药发挥作用的程度差异，设计方剂中偏性较大中药的毒性研究，如附子理中汤（方药：附子、干姜、炙甘草、人参、白术）中附子的毒性增减情况，组方中能增减附子毒性的中药作用大小排序，大活络丹中包括天南星、附子、全蝎、细辛的毒性研究等。

毒理学实验方法除了急性、长期和特殊毒性等整体动物实验外，还可以充分利用体外器官组织、细胞和基因相关实验，分析和评估特殊中药和方剂，对机体、器官、组织、细胞的毒性及其毒理学机制，举例如下。

（1）新型体外试验系统　通过体外重建含有多种细胞类型的 3D 器官，深入研究系统性毒性和靶器官毒性。如三维皮肤、眼角膜模型重建。目前，循环、内分泌、胃肠、免疫、表皮系统、肌肉 – 骨骼、神经、生殖、呼吸和排尿系统的器官芯片已有商业化产品。

（2）组学技术　包括基因组学、转录组学、蛋白质组学、代谢组学、细胞组学。组学技术的优势主要体现：①利用人源细胞或干细胞进行体外试验，与人的相关性更高，有助于推动建立更有效的安全性评估策略和毒性预测技术；②将基因表达作为了解生物学过程的指标，有可能在亚临床水平或低剂量下进行体外测定，发现不同于以往病理学或临床效应的指标，可能更直接和更适宜；③如果不同的试验系统具有相同的基因表达，那么，动物实验就会减少，相对增加体外试验，而且后者更易标准化和广泛应用。

十三、辨证施治

辨证为认证识证的过程。证是对个体在疾病发展过程中某一阶段病理反映的概括，是比症状更全面、更深刻、更理性地揭示疾病的本质。具体讲，就是根据四诊（望诊、闻诊、问诊、切诊）所收集的资料或表现的临床症状，通过分析、综合，辨清疾病的病因、性质、部位，以及邪正之间的关系（病机），概括、判断为某种性质的证。论治，又称为"施治"，即根据辨证的结果，确定临床的治疗原则和治疗方法。中医辨证后的施治方法有很多，如针灸、推拿、外法、祝由即心理治疗等，中药是中医施治的一个重要组成部分，中药施治的依据是理、法、方、药。辨证是决定治疗的前提和依据，论治是治疗疾病的手段和方法，临床疗效是检验辨证论治正确与否的试金石。辨证论治是诊治疾病过程中相互联系不可分割的两个方面，是理论和临床相结合的真实体现，是理法方药在临床上的具体运用，是指导中医临床工作的基本路径。不同于西医药，一旦"病"被确诊，药物治疗方案是规范的，辨证施治是中医药诊治疾患的灵魂，具体病例具体用药。1957 年，北京流行乙型脑炎，名医蒲辅周先生治好了 167 例脑炎，用了 98 个不同的处方。因此，若要理解和掌握中医药的辨证论治，就必须认识其基本理论和过程。

（一）中医辨证

中医辨证，辨的是临床证候。证，是指对疾病所处的一定阶段的病机概括；候，是指这种病机或状态可被观察到的外在表现。中医辨证重在"辨"字，一是辨病因，不仅要辨识原始病因如是"六淫""情志因"，还是"五劳七伤"，还需分辨病因的转化，像外在病因如"六淫"转化成内在病因如"五邪"；二是辨体质，不仅要辨识先天禀赋，还需分辨患病后的体质改变；三是辨证候，不仅要以八纲辨证总览病势，尚需根据外在与内生病因，掌握像反映病邪走向的六经辨证，反映病邪由表及里的卫气营血辨证，反映病邪导致物质基础变化的气血精津液辨证，以及反映病邪伤及部位的三焦和脏腑辨证等。辨证的资料是病人的四诊合参的症状体征，复杂病情应能鉴别病人真假征象，时有舍症从脉，时有舍脉从症，仔细诊察，减少误诊。以八纲辨证和六经辨证为例。

1. 八纲辨证

八纲辨证，通过综合分析四诊取得的材料，研判疾病的性质、病位的深浅、阴阳的偏颇、邪正的盛衰等情况，归纳为阴、阳、表、里、寒、热、虚、实 8 个纲目证候，在诊断疾病过程中，可以起到执简驭繁，提纲挈领作用。一般来说，无论疾病的表现多么复杂，首先辨别表里，确定病变的深浅。表证即病在肌表，病位浅而病情轻；里证即病在脏腑，病位深而病情重。结合其他纲目，可以分为表寒、表热、表虚、表实证；然后观察阴阳的偏颇，辨别寒热，确定病变的性质。寒证是感受阴寒之邪（如寒邪、湿邪）或阳虚阴盛即脏腑阳气虚弱、功能活动衰减所表现的证候，可分为表寒证和里寒证。热证是感受阳热之邪（如风邪、热邪、火邪等）或阳盛阴虚即脏腑阳气亢盛和阴液亏损、功能活动亢进所表现的证候，可分为表热证和里热证；再依据邪正的盛衰，辨别虚实，同寒热一样确定病变的性质。《素问·通评虚实论》说："邪气盛则实，精气夺则虚。"比如，邪气盛为主导而正气不甚虚，则为实证；若以正气虚为主导而邪气不甚盛，则为虚证。虚证依据气血阴阳脏腑因素，可分为气虚、血虚、阴虚、阳虚、肺气虚、心血虚、肝阴虚、脾气虚、肾阳虚等。实证或是由病人体质素壮，因外邪侵袭而暴病，或是因脏腑气血功能障碍引起体内如气滞血瘀、痰饮水湿凝聚、虫积、食滞等，实证可以分为实寒症、实热症、燥症、内燥症或者风症、痰症、便秘、癃闭等；最后确定疾病总的性质如阴证、阳证。《类经·阴阳类》说："人之疾病……必有所本，或本于阴，或本于阳,病变虽多,其本则一",指出了证候虽然复杂多变,但总不外阴阳两大类。一般表证、实证、热证属于阳证,里证、虚证、寒证属于阴证。

阴阳、表里、寒热、虚实八纲,彼此互相联系、互相转化,存在着"相兼",指两个纲以上的症状同时出现,如表寒证和里热证;"夹杂"指病人同时出现性质互相对立的两纲症状,如寒热夹杂、虚实夹杂、表里夹杂病;"转化"指某一纲的症状向其对立的一方转化,如外感风寒见恶寒发热、头痛等表寒证,若因病情发展或治疗不当,则病邪可由表入里,病变性质可由寒转热,最后由表寒证转化为里热证,即表寒里热,如既有发热恶寒的表寒证,同时又有黄痰、便干、口渴、舌红等里热证。再比如,实证可因误治、失治等原因,致病程迁延,虽邪气渐去,而正气亦伤,逐渐转化为虚证;反过来,虚证可由于正气不足,不能布化,以致产生痰饮或水湿、气滞或血瘀等实邪,而出现种种实证等。例如,肝郁化火实证型不寐,主要病机是因肝郁化火,上扰心神所致。其主症为不寐多梦,甚至彻夜不眠,急躁易怒,伴头晕头胀,目赤耳鸣,口干苦(口苦为胆气上逆),便秘溲赤(小便黄为湿热蕴结肝胆),舌红苔黄,脉弦数。辨证先分病症的表里,此不寐的肝郁化火证在"里"证(肝脏);再分疾病的性质,根据该证不寐的临床表现,属于"热"证如目赤耳鸣,口干苦,便秘溲赤,舌红苔黄,脉弦数,和"实"证如急躁易怒,伴头晕头胀,便秘溲赤(小便黄为湿热蕴结肝胆),舌红苔黄,脉弦数;且是里实热证的相兼证候,总体为"阳"证。再比如,心脾两虚证型不寐,是因脾虚血亏,心神失养,阴虚不能纳阳,神不安舍所致。其主症为不易入睡,多梦易醒,心悸健忘,神疲食少,伴头晕目眩,四肢倦怠,腹胀便溏,面色少华,舌淡苔薄,脉细无力。此不寐的心脾两虚证在"里"(心、脾);疾病的性质属于"寒"证如腹胀便溏,面色少华,舌淡苔薄,和"虚"证如神疲食少,伴头晕目眩,四肢倦怠,舌淡苔薄,脉细无力;且是里虚寒证的相兼证候,总体为"阴"证。

2. 六经辨证

六经辨证,它不仅反映脏、腑与机体间气血循行的途径,而且还说明病邪由表及里、由浅入深发生的阴阳变化,进而导致的病理反应。

(1)六经与脏腑及六气的关系 六经联系六脏(包括心包)六腑(包括三焦),阴阳禀性各异,又各自负责调节以适应自然界六气(风热湿火燥寒)变化,如《素问·天元纪大论》曰:"厥阴之上,风气主之;少阴之上,热气主之;太阴之上,湿气主之;少阳之上,相火主之;阳明之上,燥气主之;

太阳之上，寒气主之。"说明六经与六气相感，只要个体通过六经系统调节相应脏腑气化状态，与内外所生的六气变化相适应，则身安体健；若六气太过或不及，超过了六经的调节能力，个体不能适应，就会发生疾病，轻则经脉病，重则累及相应脏腑。

脏腑之于经络中气血的作用和方式可以这样理解：肾、脾、肺如同生产气血的工厂，原料是气、水、食物。肺从自然界吸入清气，脾在肾水和肾阳蒸腾作用下，将食物化生精气和血液，精气上升与清气交融成宗气，温煦和推动血液一道循行于血管经络，滋养全身。肝胆是气血的批发商，肝脏负责将贮存的血液批发给心脏，胆将肾阳之气化为相火以辅助心之君火；心（包括心包）为供应商，将热血供应至全身，得到心之气血的肺主宗气，助力心之气血敷布脏腑全身（客户）。供应客户的途径便是通达四肢百骸及脏腑三焦联网的血管经络，同时，依循三阳三阴六经运行模式，五脏通过其表里之腑疏泄气血的盈余。手三阴与三阳六经主要关联胸腔上焦心（包括心包）肺及其腑的功能；足三阴三阳经主要关联腹腔中焦脾与下焦肝肾及其腑的功能。

（2）六经传变的规律　以六经外感淫邪的病机为例，根据六经的传变秩序和六经的"开""阖""枢"机制，和中医六经与脏腑表里学说，太阳经为对外门户即"开"，阳明与厥阴为"阖"，即阳明为三阳之里，厥阴为阴之末。少阳为太阳至阳明即由表及里的转换"枢纽"，正所谓：阴中阳生为少阳，升而不已化热则为太阳，阳极生阴为阳明，故太阳为表，阳明为里，少阳枢机在半表半里。同时，少阳也是阳转阴、阴转阳的中转站，如气不足则"阳去入阴"（厥阴），厥阴若现阳则转入少阳。少阴居太阴与厥阴之中，正所谓：阳中阴降为少阴，降而不已化寒则为太阴，阴极生阳为厥阴，故厥阴为表，太阴为里，少阴为半表半里，是厥阴至太阴的中转站。少阴可外以助太阴之开，内以助厥阴之阖。同时，因为水火相临（足少阴肾经与手少阴心经），少阴也为阴阳转换的枢纽，其动则生阳，少阴转太阳（足太阳膀胱经），静则生阴，少阴转太阴（足太阴脾经与手太阴肺经）。

六经传变总的规律为邪气由表至里，由阳至阴，在经为寒，在腑为热。一般来讲，阳经多自表传里，而由阳经传到阴经，多由实变虚。比如结合体质差异与外感风寒的通常传变过程：寒邪先侵入足太阳膀胱经，若机体门户（包括皮肤腠理、口、鼻、耳、尿道、魄门、阴道等）没能抵御住并清理出寒邪，使阴阳恢复平衡，气机恢复正常，则病邪深入至少阳或阳明经（根据体质不同，少阳体质者，邪易侵少阳经；太阳或阳明体质者，邪易侵阳明经）。

始入少阳经者，是以足少阳胆经和手少阳三焦经，从表里论，少阳居三阳经表里之间，内可通阳明之里，以助阳明之阖；外可连太阳之表，以助太阳之开。若少阳受累，症见寒热往来，两胁胀痛，口苦，痰饮三焦。入阳明经者，若是足阳明胃经受寒邪所伤，中焦气阻，则腹胀腹痛。若邪气郁久化热，则体感发热恶热，出汗便秘（阳明气化应里，其气入于阴而主阖，阳气不阖则见大热、大汗、大渴、脉大等热证之象）。若少阳不愈，病邪经少阳枢纽也会转入阳明经。足阳明胃经乃气血之海，阳经之阖，邪气多止于此。若邪侵未止于此，正不及邪，阳经之邪就会传向阴经。寒邪或从太阳经、或从少阳经、或从阳明经传入太阴经和少阴经。邪入太阴则肺胀满，膨膨而喘咳等（手太阴肺经），腹满而吐，食不下等（足太阴脾经）；邪入少阴则现水火不济征象，邪犯手少阴心经和足少阴肾经，从火化热而伤阴，症见气短口干，心烦不寐，舌红，脉细数；若邪从水化寒，症见无热恶寒，四肢厥冷，脉细微等。手少阴心经之症正是足少阴肾经之患，如肾阴亏虚或肾阳虚弱所致。此时，若主十一脏腑阳气升发的足少阳胆经平素不壮，又被病邪所伤，久而久之变得更加虚弱，导致手少阳三焦经也无力正常运行，精血不能敷布，浊气不能排出，则个体无力战胜病邪，病邪最终将侵入厥阴经（足厥阴肝经和手厥阴心包经），导致出现肝阴衰竭，肝血不充，心血不足，心阳不振，邪侵心包的危重征象，如手足厥冷与发热交替，烦满消渴，舌卷囊缩，谵语便秘等阴竭阳亡的表现。若病邪至厥阴后转入少阳，是为阴病阳出，里邪出表，正气渐复，病有向愈。

（3）六经传变的形式　六经的病机反应或传变形式多种多样，一般来讲，阳经如同具有腧穴和原穴之分（阴经无），六经病证有阳经证和阳腑证，而阴经如同腧原同穴，没有经腑证之分。如风寒证，太阳经的风寒阳经证候像头身疼痛、身惰乏力，及至太阳风寒的阳腑证有太阳蓄水证和太阳蓄血证。若呈阳明经证像身热而大便不结，和阳明腑证像身热而大便秘结；若风寒侵袭，阴经多为虚证，如太阴证多为脾肺阳虚的寒证。少阴证，可出现心肾阳虚气衰或心肾阴虚阳亢的证候。厥阴证则现阴阳对峙，厥热胜复的证候。

临床上，由于致病因素与人体质的差异，六经病的传变有很多种形式，如循经传：按六经秩序相传，如上述外感风寒的通常传变过程；越经传：不按上述循经次序，隔一经或隔两经相传，如太阳病不愈，不传少阳，而传阳明，或不传少阳、阳明而直传太阴，原因多由病邪旺盛，正气不足所致；表里传：是相互为表里的经相传。例如太阳传入少阴，少阳传入厥阴，阳明传入太阴，是邪盛正虚由实转虚，病情加剧的证候，与越经传含义不同；合病：

两经或三经同时发病，出现相应的证候，而无先后次第之分，如太阳经病证和阳明经证同时出现，称"太阳阳明合病"；三阳病同病的为"三阳合病"；并病：凡一经之病，治不彻底，或一经之证未罢，又见他经证候的，称为并病，如少阳病未愈，进一步发展而又涉及阳明，称"少阳阳明并病"等。

中医辨证法各有特点，如何应用，依"病"而定。一般认为，外感伤寒病多用六经辨证，外感温热病多用卫气营血和三焦辨证，内伤杂病多用脏腑辨证，亦可以用气血津液辨证，探求疾病发生的原因可以用病因辨证，每一种辨证方法都是从疾病的某一个方面揭示疾病的特性。在临床上，要想全面客观地辨证论治，就不能只运用一种辨证方法。例如，运用气血津液辨证方法，将临床上表现有乏力、气少懒言、自汗、舌边有齿痕、脉虚无力诊断为气虚证，但若不进一步结合脏腑辨证，就难以确定是何脏气虚；又如，六经辨证不只适合外感伤寒病，同样适用于内伤杂病。若能利用现代科技方法，客观阐释各种辨证之间的关系和性质，就可以进一步看清它们之间的关联模式和相互影响的程度大小，以便正确把握各种辨证组合，并且娴熟地应用于临床疾病的诊治。

（二）中药施治——理法方药

施治是根据辨证的结果，确定临床的治疗原则和治疗方法。治疗原则简称治则，指用于指导临床治疗所确立的原则，如三因制宜（因时制宜、因地制宜、因人制宜），病治异同（正治反治：正治如寒者热之，热者寒之，虚则补之，实则泻之等；反治如热因热用，寒因寒用，塞因塞用，通因通用等），扶正祛邪（包括单纯扶正或祛邪，扶正与祛邪兼用，先祛邪后扶正，先扶正后祛邪等），调整阴阳或燮理阴阳（损其偏盛如热者寒之，补其偏衰如滋阴以制阳，补阳以制阴，阴阳并补，回阳救阴等），治病求本（如缓则治本，急则治标，标本兼治等），调和气血，调理脏腑，病证相参，预防为主等；治疗方法简称治法，是治疗疾病的基本方法，是治则的具体化，如采用贯穿君臣佐使配伍原则的辛温解表、辛凉解表、调和营卫、和解表里、温中散寒、清热解毒、平肝潜阳、滋阴补肾等中药方剂的治法，或言汗、吐、下、和、温、清、补、消治法。理法方药是指针对君臣佐使方药配伍的正确实施，是中药施治的依据和规范。理、法、方、药，所谓"理"，指根据中医学理论对病变机制作出的准确解释即"辨证"；所谓"法"，指针对病变机制所确定的相应的治则和治法；所谓"方"，是根据治则治法选择最恰当的代表方剂（如经方

227

派依据的《伤寒论》方剂）；所谓"药"，指对方剂中药物君、臣、佐、使的配伍及其剂量的最佳选择。

例如，对于病毒感染，西医治疗方法是根据引发感染的病原体决定，若是病毒引起炎症为发病机制，针对病毒株研发西药进行抗病毒治疗，必要时配以抗炎药物，对感染群体实施方案统一的治疗。中医药则认为，无论是何种病毒感染或病毒变异成怎样的亚株，都将其视作外邪（病因），辨证所依据的是"三因制宜"，即结合当地气候、饮食习惯和个人体质因素，所引起的个体反应证候；论治便是根据证候用药。就像患病机体主要表现症状：如为头身疼痛、怕冷发热、无汗而喘；体征：如为面色黄白、舌苔薄白、脉浮紧，据此症状和体征，辨析证候为外感风寒表实证。病因：外感风寒，肺气失宣；病机：风寒伤人肌表，毛窍闭塞，肺气不宣，卫气不得外达，营气涩而不畅，所以外见恶寒发热、头痛、身疼、无汗、脉浮，内见喘逆，这是欲用方证之"理"。治则：为扶正祛邪之单纯祛邪，燮理阴阳或病治异同正治之寒者热之，治病求本之急则治标；治法：当发汗解表，宣肺平喘，使肺气宣，毛窍开，营卫通畅，汗出而在表之风寒得解，诸症悉除，这是欲用方证之"法"。欲用的基本方剂或主方如麻黄汤，方证的主症是无汗、恶寒、身疼痛，主要针对表实证，这是"方证"之"方"。"药"即方药：麻黄（去节）9克、桂枝（去皮）6克、苦杏仁（去皮尖）12克、甘草（炙）3克。方药中君臣佐使的配伍功能或作用权重：麻黄味苦、辛，性温，为肺经专药，能发越人体阳气，有发汗解表、宣肺平喘的作用，是方中的"君"药；由于病机尚存营涩卫郁，用麻黄发汗，主解卫气之郁，配以温经散寒，透营达卫的桂枝为"臣"药，加强发汗解表而散风寒，除身疼；本证之喘，是由肺气郁而上逆所致，麻黄、桂枝又都上行而散，所以再配降肺气、散风寒的苦杏仁为"佐"药，同麻黄一宣一降，增强解郁平喘之功；炙甘草既能调和宣降之麻、杏，又能缓和麻、桂相合的峻烈之性，使汗出不致过猛而伤耗正气，为"使"药而兼"佐"药之义。四药配伍，表寒得散，营卫得通，肺气得宣，则诸症可愈。同时，根据病人病情随症加减（化裁），若喘急胸闷、咳嗽痰多、表证不甚者，去桂枝，加苏子、半夏以化痰止咳平喘；若鼻塞、流涕重者，加苍耳子、辛夷以宣通鼻窍；若夹湿邪而兼见骨节酸痛，加苍术、薏苡仁以祛风除湿；兼里热之烦躁、口干，酌加石膏、黄芩以清泄郁热，这是依据各药药性专长或"药症"兼施的化裁之中药，为辅助主方以临证应对的灵活方式。

再比如胃、十二指肠溃疡，不同于西医结合腹痛、黑便等病史，最终通过胃镜检查到胃及十二指肠黏膜溃疡，可以诊断为胃、十二指肠溃疡病，再根据病因和发病机制，治疗方法规范统一。如早期认为该病是胃、十二指肠黏膜被胃酸侵蚀所致，故治疗多使用中和胃酸和保护胃黏膜的药物，如胃舒平片和氢氧化铝凝胶；后在胃及十二指肠部位发现了幽门螺杆菌，认为胃溃疡是该细菌破坏了正常的胃及十二指肠的黏膜屏障，导致异常分泌的胃酸侵蚀胃及十二指肠黏膜，引发溃疡，故治疗主要是针对性采用抗幽门螺杆菌的药物，如甲硝唑、阿莫西林、克拉霉素，和抑制胃酸分泌的药物，如质子泵抑制剂奥美拉唑、兰索拉唑。

中医认为，消化功能疾患不仅与脾胃和小肠有关，还与肝胆肾大肠等脏器功能的异常有比较密切的关系，不只是胃镜检查可见的"胃炎"以及"胃、十二指肠溃疡"的病灶范畴，可能包含有胃炎、胃十二指肠溃疡和肝脏、胰腺功能紊乱等不同的脏器病理变化，并且可以出现各种与这些脏腑相关的证候和施治的方药，应当辨证施治。如肝胃不和型，表现为胃脘痛，胃胀，有嗳气，可因恼怒或情绪波动而疼痛加重。治法：疏肝理气，和胃止痛；方药：如柴胡疏肝散。脾胃虚寒型，表现为胃部隐隐作痛，喜暖恶冷，可因劳累和受寒而发作，空腹疼痛急剧，进食后疼痛减缓，食欲不振，吐清水。治法：温中健脾，和胃止痛；方药：如黄芪建中汤。胃阴亏虚型，表现为胃部出现隐痛或灼痛，在午后加重，嘈杂心烦，口燥咽干，纳呆食少，大便干结或干涩不畅。治法：益胃养阴；方药：如一贯煎。瘀血停滞型，表现为胃脘疼痛有定处，如针刺或刀割，痛而拒按，食后痛甚，或见呕血、黑便，舌质紫暗，或见瘀斑。治法：活血化瘀，通络止痛；方药：如丹参饮。湿热壅阻型，表现为胃脘热痛，胸脘痞满，口苦口黏，头痛重着，纳呆嘈杂，肛门灼热，大便不爽，小便不利。治法：清化湿热，理气和胃；方药：如大承气汤。肝胃郁热型，表现为胃脘灼热疼痛，痛串两胁，每因恼怒加重，面红目赤，口干口苦等。治法：泻肝降火，和胃止痛；方药：如化肝煎。

同时应当承认，传统中医的辨证施治能力，主要依赖于医生个人的认识层次、理论水平和临床经验，即便是脾胃病的专家或妇科病的专家等，也并非病病精准，因为传统的中医药诊治方法难以被大多数医药工作者熟练掌握和运用。就拿常见的便秘来说，中医辨证分实证与虚证，实证包括肠胃积热型便秘、气机郁滞型便秘、阴寒积滞型便秘，虚证包括气虚型便秘、血虚型便秘、阳虚型便秘和阴虚型便秘。若以实证中的气机郁滞型便秘与虚证中的气虚型便秘的诊治比较，气机郁滞型便秘的证候包括大便干结，或不甚干结，欲便不得出，或便而不爽，肠鸣矢气，腹中胀痛，胸胁满闷，嗳气频作，食少纳呆，舌苔薄腻，脉弦。治法：顺气导滞；方药：四磨汤或六磨汤加减。气虚型便秘的证候包括粪质并不干硬，虽有便意，但临厕努挣乏力，便难排出，汗出气短，便后乏力，面白神疲，肢倦懒言，舌淡苔白，脉弱。治法：补气润肠；方药：黄芪汤加减。临床诊断时，无论是气机郁滞型还是气虚型便秘病人，他们共同的表现是排便不畅，排便难，病人的大便形态往往变化无常，据此不容易区分是气滞还是气虚；腹中胀痛、肠鸣矢气、嗳气也不是气滞证的特有表现，气虚证也有，肢倦懒言、便后乏力也非气虚证的特有表现，气滞证也有；有些气滞便秘病人无明显胸胁满闷、食少纳呆症状，有些气虚型便秘病人不但无明显舌淡苔白，还可能舌质红苔少，那么如何确诊病人是气滞型便秘抑或是气虚型便秘？是舍症从脉，以脉弦定气滞，以脉弱定气虚？显然，还有更多个体不同的症状需要了解和分析，只是要仔细甄别，去伪存真，四诊合参，通过主要临床表现抓住主要矛盾，以确定证型。况且病人可能不只是一种证型，还需考虑存在兼证的可能，如病人为老年且因缓解便秘长期使用中西药泻剂，如此，不仅可能伤阴引起阴虚型便秘，导致水浅舟止，欲便不得出，阳气也可能受损，自行排便无力。若将虚证气虚型、阴虚型便秘误判为实证气机郁滞型便秘，使用导滞下气的中药治疗，则有可能便秘不解，反增腹痛。因此，辨证没有错，关键是如何精准识证，精准识证就需要科学方法和手段的帮助，识证正确才能用药施治无误。

中医化的中药现代药理研究，即以识证为前提的中药有效成分群组作用的实验研究，用现代医学知识认知中医的辨证施治过程。可以通过实验研究，从论证方证的功能和效应入手，先具体再一般，先个性再共性。借鉴现代科技方法，先从每一个个体研究具体的中医证候和中药功用，建立一个个证候的现代生理生化和中药药理指标，逐渐积累这些现代医学科技内涵和药理的认知，再探索中医药可能存在的共性，以及可能与西医药的汇通点。中药方证与药症的正确和灵活运用，是中药辨证施治的灵魂。通过传统理论与科学方法相结合，逐一研究中药经典方剂，形成中医化的中药方剂的理法方药现代认知理论，才能为合理阐释中药药理作用、机制、药代动力学、毒理学、中药和方药的有效成分，中药和方药的质量控制，中药和方药新剂型的开发，以及中药和方药在现代临床应用的研究等提供理论依据。

第七章

中西医药的交融：
通识中西医药世界观

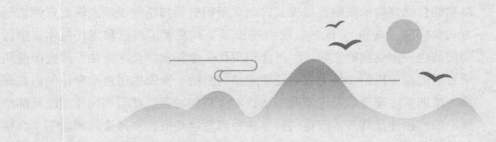

　　文化各有千秋，文明则有进步与落后之别。既拥抱文明，又守护文化。不畏浮云遮望眼，只缘身在最高层。应当承认医学发展的多样性，正如英国哲学家、《逻辑哲学论》的作者维特根斯坦所说：世界是什么？世界是世界。就是在说，因为观察的角度和分析不同，呈现在人们面前的世界是多姿多彩的，形式与内容，不拘一格，气象万千。中医药学和西医药学都为人类的健康事业作出了伟大贡献，无论是基础理论还是临床实践，都各有所长，也各有所短。中西医药均是以探索人体疾病与康健为己任，拥有各具特色的世界观和方法论，而且，中西医药理论有共通的基础内核，中西医药交融可以取长补短，相得益彰。尽管经历了自然哲学和科学的进程，中西方学者最初对事物的认识升华，从感性认识到理性认识的过程基本相似，如我国和古希腊先贤们，都具有从包罗万象的具体事物中发现和抽提其本质，即从普遍到一般的特质和智慧，如中医，从人体纷繁复杂的生命现象及活动中，归纳出气、阴阳和五行脏腑等抽象概念，推演出气机、阴阳生化和五行相生相克的运行规律；古希腊自然观可见，万物的基础是原始物质——水、气、火、土，物质由非物质的神秘不易察觉的"以太"构成，诸如气的稀散和凝聚，是自然事物不断产生、发展和消灭的过程，自然界的运动是从本原产出万物，万物又复归于本原的合乎规律的过程。只是当时科学尚未形成，中西方学者对于事物本质的认知和描述，只能赋予朴素的哲学观，大多止步于心理活动，或以顺其自然规律的象数思维模式，创立阴阳五行理论，或以逻辑推理的诘问方式，构建"真知"。既然文明的进步诞生并发展了科学和现代医学，中医药应该也一定会拥抱文明，尽可能用现代医学和科学技术方法，研究中医药学背后的科学机制，努力以实证和定量的方法，探索中医药学理论的内在规律，精准描述理论学说像望闻问切诊断疾病的特征，证明和阐述中医药抽象概念的实在性及其基本理论的科学性，毕竟这些概念和理论都来自于生命现象及其活动。中西医药的理念和理论，无论是东学西渐抑或是西学东渐，都需要守正创新，既要继承传统文化，保持文化的独创性和民族性，又需吸收世界文明，相互交流，保持文明与文化的时代性，与时俱进，不断发展。为此，应当也必须开创中医与西医、中药与西药交汇共进的新时代，从哲学思维、系统论观点、物理学原理和现代医学进展方面，构建起中西医药理念相通，认识相近，相互欣赏，相互促进的思想体系。

第一节　哲学思维互鉴

　　中西医的哲学思维特点可以概括为西医强调唯物论，中医擅长辩证法；西医重视各个事物的定义及事物间确定的逻辑关系，如确立事物概念，推导事物间成因与结果的定律，中医则关注事物间的普遍联系和具体事物的动态变化关系，如取类比象和阴阳五行的相生相克。中医药属于自然哲学范畴，继承中国文化追求"大同"，遵从天人合一、此消彼长和互通有无的思维方式，中医药对于人体及其疾病的认识，擅长从取类比象到抽象总结；西医药虽产于自然哲学，但中西方文化颇有不同，西方对于世界的思维方式重在看"异同"，而且"异同"之处是具体的、可见的实体或事物，实体或事物变化的精准体现为数字，加之，西医药成长成熟于自然科学，因此，对于人体及其疾病的认识，更重视和期望从想象到实体，从宏观到微观的精准描述。哲学和科学都是以认识真理即事物本质特征和事物发展规律为己任，因为看事物的角度（哲学善于从事物的概念、关系和变化趋势的角度看问题，科学习惯从事物相对固定的构成要素剖析问题）、方法（哲学善于运用归纳和推理的方法，科学更注重实证和逻辑的方法）和描述词语不同（哲学多采用人文和社会学词语，科学多采用技术和专业术语），便构成了各具特色的中西医药学。就像中医的五行相生相克、脏腑经络及理法方药学说与西医的肺循环、体循环、细胞、核酸、蛋白质、受体－配体理论，进而从感性认识达到理性认识，都具有各自完整的知识体系。

　　自然科学脱胎于自然哲学，自然哲学帮助人们认知世界像什么（感觉经验），如人像自然界的一分子，遵从一切生物生长的基本规则，参照天地万物行为，取类比象，可给予人类生命规律的探究以灵感和启示，人体的生理与病理变化就像自然界的其他生物一样，是机体与环境相互作用的结果。自然科学是有异于朴素自然哲学的另一种思维方法和手段，是朴素自然哲学认识深化的有力武器，追求事物的物理化、化学化、数学化等量化和实证的认知，帮助人们理解客观世界是什么？为什么？比如人体是如何构成的，构成成分是什么？如何用实验证实机体发生物质和形态的正常及异常变化？对于创新思维来说，"像什么"可以成为"是什么"认识的基础和方向，"是什么"引导出"为什么"的过程认知，过程认知的实证客观性离不开科学方法，但前提是形象正确的过程认知。正像古希腊的亚里士多德认为："感觉经验对于理解世界具有重要的意义。感觉经验乃是人类知识的起点，离开感觉，没有人能够理解任何东西。"就像是，为了确定一个算法有效与否，人们需要有外在的洞察，在适当的环境下从错误中判断出真理的能力，正是意识的标志。灵感和直觉在发现真理方面比逻辑推导重要得多，比如假设（assumption）错了，逻辑再严谨也不对。爱因斯坦曾说，他的科学思想往往首先以形象和直觉的方式创造出来，然后再转化为数学、逻辑和文字。其实"感觉"就是一种意识联系，"经验"就是对时空中物质普遍联系的认识，自然哲学是认识真理的最基本方法，科学是以自然哲学为基础，是认识真理的重要路径及手段，是开发应用技术的基石。

很多西方科研工作者倾向形而上学的物质观，而中国人的思维更重视以物质观为基础的辩证法，以客观（物质实在）、全面（一分为二）、动态（运动变化）、均衡性（普遍联系）为特点。就像观察一个圆柱体，西方学者会将圆柱体分解为"形"的研究，体就是体，面就是面，矢状面、冠状面、横断面分门别类；"质"的研究，从分子到原子，从原子到原子核、电子……再分别探究圆柱体和各个"面"的计算公式，以及微观分子与原子的形成规律。传统中国文化，除了关注圆柱体与面、面与面、体与"质"、面与"质"之间的各个逻辑关系，更注重观察各个"形"间、各个"质"间以及各"形""质"间的普遍联系和动态变化规则。如西医的高血压病和中医的眩晕证（高血压病属中医的眩晕证范畴），西医通过研究已明确，其发生机制是由于机体产生的活性物质如去甲肾上腺素、血管紧张素等作用于血管，导致血管收缩，血压升高。影响血压升高的因素很多如遗传、饮食、情绪等，但引起高血压病唯一或者说确切的病因尚不清楚。中医认为，眩晕证的病因是多方面的，如肝阳上亢证、肝火上炎证、痰浊上蒙证、瘀血阻窍证、气血亏虚证、肝肾阴虚证等，并且，因时因地因人处于不断变化之中（这是不确定的），每一个病因具有相对应的病机即"发病机制"（这是确定的），不确定中有确定，确定寓于变化之中，不可一言以明之，需要根据"三因制宜"，辨证分析，这便是中医描述的"妙"或"玄"。

若中西医在认识上能够交融，定可实现辩证法与唯物论的有机结合，如现代医学描述的细菌、病毒、化合物，可以给中医药病因、病机、药性等理论带来更清晰的客观实在性；而中医的辨证论特点如普遍联系，则有助于拓展西医病因学理论，像很多病因不清的慢性病，可以参考中医病因学理论，将各个慢性病的影响因素纳入病因学研究，将阴阳均衡理论应用到各个病因相关的发病机制研究，揭示"病""证"内部阴阳物质相互联系又相互竞争的对立统一规律。毕竟，自然界的一切都是辨证地发生，物质有其客观实在性，然而，由于动态变化与普遍联系，其表现形式丰富多样，当具体问题具体分析，任何真理都是相对于特定过程来说的。

第二节　系统论互映

一、系统与要素、线性与非线性思维

若从系统论角度看中西医药"是什么"可以发现，中医强调，自然界如同大整体，是大系统，人体是自然界的产物，与自然界互相交流。经络是联系脏腑与外界的纽带；人与自然和社会相互联系，无论是风寒暑湿燥火，抑或是喜忧怒悲思恐惊，都可能导致人体功能改变；阴阳和五行相生相克学说，既是人体发病的机制所在，也是人体自我调节的理论基石；不同体质的个体、地区和时间，及发生在其脏腑和经络气血精津液的变化，是阐明人体正常和异常状态的物质基础和具体因素。中医药学原理更符合现代耗散结构与协同学原理，属于依靠与外界不断进行能量和物质交换的开放系统，可以通过系统内部各层级（从分子、细胞、组织、器官到机体的多层级，与微观粒子、原子、分子、化学类别等各种物质形式）或子系统的非线性相互与协同作用，以涨落或突变的方式自组织形成动态时间－空间有序结构或状态。中医理论体系与系统论的有机整体性原理非常相近，中医药系统论中的处理对象是健康人和病人（不是疾病）；要素是木火土金水或肝心脾肺肾，五行相生相克反映它们之间的层次关系；环境变化包括外部环境如风热湿燥寒气候变化，以及人所接受的社会信息，而导致的怒喜忧悲恐的情绪变化和内部环境如气血精津液的变化。变化的信息可以通过系统的能量物质代谢的改变来反映，变化的规则可以依据系统的阴阳五行相生相克的关系来建立。中医药基础理论

强调系统内各要素之间的关系及其作用，它们相互联系、相互作用、相互依赖，相辅相成，不可分割，构成一个动态的有机整体。人体的脏腑与脏腑、脏腑与组织之间，相互联系，犹如小整体，是子系统；重视其动态联系和不确定性，通过复杂系统的计算评估，揭示人体生理病理的内在规律。若人与自然交流柔顺，脏腑间运行通畅，就呈现出人体的健康状态（稳态），反之就可能呈现出病态（失稳态）；健康与疾病的基本病机是阴阳失衡，在一定范围内，机体可以自动调整以维持平衡；医疗诊治便是明确诊断和调理阴阳。医学是调节而非对抗，正如毕达哥拉斯说：和谐就是一切。西医药的研究在系统论中强调要素观，认为"要素"是组成系统的基本单元，是描述客观世界中的具有共同特性和关系的一组现象的抽象，通过事物简单的、确定的线性关系，反映事物的普遍性，是系统产生、变化、发展的动因；可证可测，是认识客观世界的重要途径，正如物质世界的变化，先是依据粒子之间的关联构成原子，原子之间的联系组成分子，分子之间的结合构成物质的规则，方可进一步观测物质分子的组成和结构，进行物质分子的测定和计算一样，生物学是先了解和明确生物分子的组成和结构规则，再有目的地进行生物分子的动力学计算，把握生物分子的变化规律（还原论），多由静态体系组成，规则确定统一，常用简单系统的线性计算评估，揭示人体生理病理的内在规律。

二、中西医药的线性与非线性思维模式

西医药诊治疾病的特点为大众化，一套诊断标准，一套治疗方案和药物；中医药诊治疾病的特点为个体化，同一疾病个体证候不同，诊治方法各异，辨证施治。

西药作用对象相对单一，单点对单点，作用方式直接，就像串联电路，如呼吸道病毒感染，被认为是病毒作用于呼吸道黏膜上皮细胞，通过细胞受体进入胞内增殖后散播体内，引起机体的免疫炎症反应，造成呼吸道组织细胞功能紊乱甚至器质性损害，整个过程体现的是线性逻辑模式。因此，依据呼吸道病原体感染发病机制的线性思维模式，西药作用多是针对病原体与人体细胞受体蛋白、核糖核酸等靶点的点对点侵染方式，采取对病原体或其作用于机体细胞靶点的对抗治疗方法。一是通过作用靶点，直接破坏病原体，如发现由革兰染色呈阳性、具有细胞壁结构的链球菌、金黄色葡萄球菌等引起上呼吸道感染性肺炎，即设计制备能够破坏细菌细胞壁、具有母核为 β- 内

酰胺环结构的青霉素类化学药物，通过青霉素类药物与细菌细胞壁上的青霉素结合蛋白结合，青霉素的 β– 内酰胺环竞争结合菌体中转肽酶活性中心，抑制转肽酶催化细菌细胞壁主要成分黏肽的合成，导致细菌胞壁缺损，因菌体内高渗透压外渗致细菌死亡。然而，为了抵抗细胞壁被破坏，这些革兰阳性球菌开始产生 β– 内酰胺酶，分解青霉素的 β– 内酰胺环结构，破坏青霉素抑制细菌胞壁酸的合成。药学家再研发出能够耐受 β– 内酰胺酶的青霉素衍生物如苯唑西林等；同样，因视呼吸道病毒感染性疾病的病因为某种病毒，随即设计制备的西药，或是通过阻断病毒特异蛋白与机体细胞受体结合而进入细胞，或是阻断细胞内病毒的核酸复制、转录和蛋白质合成等生物化学反应环节，直接阻止病毒发挥作用以达到治疗呼吸道感染的目的。一旦病毒发生变异，再根据变异后的靶点特性，设计制备新药，如此循环往复地与细菌和病毒做不懈地被动斗争。

若为很多非感染性疾病的病因不清，西药则对抗发病机制中可能的活性分子，点对点对抗，以控制病情。一如基因药物，像利用基因工程技术，敲除或重新编辑被认为的异常基因，或是通过与异常基因结合而封闭其表达，或在细胞分裂间期，通过基因的缺失突变、插入突变、碱基置换突变等方式，或是通过制备相关疫苗激发机体免疫反应，消除某"病理蛋白"基因，如抑制人类巨细胞病毒 mRNA 表达的反义寡核苷酸类药物福米韦生，可用以治疗艾滋病（AIDS）病人并发的巨细胞病毒性视网膜炎。阻碍新冠病毒 mRNA 复制的 mRNA 疫苗，如只需注射一次的"重组新型冠状病毒疫苗（人 5 型腺病毒载体）"等；二如抗体药物，像治疗银屑病的药物古塞奇尤单抗，是一种靶向炎症介质 IL–23 的全人源化单克隆抗体；三如小分子药物，对于像绝大多数慢性病如高血压病，则针对不断发现的致病机制的某些"关键"环节分子，即导致血管平滑肌收缩的多种分子含量或活性增加，像交感神经（肾上腺素能神经）末梢释放的兴奋性化学递质如去甲肾上腺素、钙离子，以及肾素、血管紧张素与血管紧张素转化酶等刺激或辅助血管收缩的活性分子增加等特性，研发治疗新药。并且由于这些不同的化学递质反映的是不同的高血压体质人群，所以，研发的抗高血压药及其作用机制也是各取所需，有的表现为抑制肾上腺素能神经受体，如 α1 受体阻断药像哌唑嗪、特拉唑嗪，β 受体阻断药像普萘诺尔、美托诺尔；有的表现为拮抗钙离子像硝苯地平、氨氯地平；有的为肾素抑制药像雷米克林、普萘诺尔；有的是血管紧张素 Ⅱ 受体拮抗剂像缬沙坦、氯沙坦；有的是血管转换酶抑制药像卡托普利、依那普利，以此降低血管收缩引起的血压升高的反应。又比如，根据实验发现的肿瘤细胞靶点，抗肿瘤药吉非替尼，通过竞争表皮生长因子细胞受体 EGFR-TK 催化区域上 Mg-ATP 结合位点，可以抑制酪氨酸激酶的活性，阻断其信号传递，进而抑制有丝分裂原活化蛋白激酶（AMPK）的活化，从而抑制细胞增殖和肿瘤血管生成，促进肿瘤细胞凋亡。

中药作用可能多呈间接作用方式，如针对机体内环境，调节不同作用途径、不同作用环节的相互作用，好比并联电路。以外感风寒六经传变过程为例，中医的病机诠释不是集中在呼吸系统，更不是直接针对病原体，而是以天人相应、脏腑五行相生相克和六经辨证等中医基础理论为依据，可能涉及现代医学的呼吸、免疫、消化、神经、心血管、泌尿、内分泌等多个系统，其作用机制发生于这些系统之间的相互作用，整个过程呈现非线性逻辑模式。

从作用机制看，不同于化学合成药，多通过直接对抗或消除病理效应物而发挥药效，如针对糖尿病人体内葡萄糖增多的问题，为了减少糖尿病人对于葡萄糖（葡萄糖作为刺激因子或病理效应物）的吸收，研发新药糖苷酶抑制剂，通过干预糖尿病人体内底物像多糖、寡糖，催化寡糖降解的糖苷水解酶，使葡萄糖生成减少；或者如磺脲类降糖药，通过与细胞受体结合，促进胰岛 β 细胞释放降糖激素胰岛素，增加葡萄糖的利用和转化以降低血糖。即便是中药单体如黄连素也是通过不同环节的关联作用方式发挥抗糖尿病作用，如提高胰岛素受体的表达、促进糖酵解、增强胰岛素敏感性、增加肝细胞对葡萄糖的消耗等多方面的间接作用，减少病理效应物的产生，从而改善病情。若是中药有效部位制剂，多靶点作用机制则更加明显。如白芍总苷胶囊（内含芍药苷、芍药内酯苷、羟基芍药苷、苯甲酰芍药苷等单萜苷类化合物），不同于西药如布洛芬，是通过抑制环氧化酶，从而直接抑制 PG 的合成，减轻炎症，其抗炎机制可能不仅通过下调如滑膜组织细胞中 *Bcl-2* 基因的表达，上调 *Bax* 基因的表达及降低 Bcl-2/Bax 的比值，抑制滑膜细胞的过度增殖和分泌炎症因子，减轻胶原性关节炎的发病过程；而且可能通过影响 MAPKs 信号通路、PI3K/Akt/mTOR 信号通路、JAK2/STAT3 信号通路、TGFβ/ Smads 通路和 NF-κB 通路等级联生物化学反应，抑制相关炎症因子生成，增加相关抗炎因子产生如 PGE2、TGFβ 等，促进抑制性 Th2 细胞增生，减少辅助型 Th2 细胞分泌致炎因子，抑制 B 淋巴细胞分化增殖和自身抗体的生成，发挥抗炎和免疫调节作用，从而减轻自身免疫性实验动物的炎症反应。

有学者从数学角度分析后提出，系统中要素动态互联的方式（非线性模式）比系统各部分组成（线性模式）更重要。就像人类大脑包含 860 亿个神经元，而这些神经元之间所发生的突触连接超过 100 万亿个，人体组织器官的构成尚且如此，其系统功能自然需重视器官与器官间、组织与组织间、细胞与细胞间的关系研究，尤其对于非线性系统而言，整体中的要素间相互作用不是线性叠加，不宜把研究结果的判定放在局部或要素的单项因果决断上。

三、生成论与构成论

中医药理论对系统论中"变化"的对应更倾向"生成论"，反映出变化是在不确定的"产生"和"转化"的过程中形成的；西医药理论系统论中"变化"的对应更倾向"构成论"，主张变化是不变的要素之分离与结合。比如，中医药关注在环境、药物与机体相互作用的动态过程中，阴（如阴性生化反应）转向阳（如阳性生化反应），或阳转向阴的趋势；西医药关注某时刻生化反应中某致病因子的作用靶点是否被改变。就如同物理学中量子世界具备系统对变化的"生成论"特征，经典物理学理论更符合系统对变化的"构成论"特征。对疾病"过程"的认识像疾病诊断过程，不同于西医药的某些经典物理的认识体系是由"因"决定"果"，如 1+1=2，就像病原体 + 组织细胞 + 细胞效应分子 = 疾病（症状体征），导致病原体感染人而患病；中医药认识更倾向量子物理的认识体系即由"果"决定"因"，如 2=1+1，或证候（疾病的症状）= 病原体 + 环境 + 人体体质，即由病人的临床表现揭示病原体与人的相互作用。

实际上，医学中研究组织器官的构成和它们之间的运行规则即关系，与组织器官的实验证实及其能量物质的检测分析同样重要。无论是要素观还是系统观，都是现代科学观的重要内容。只有"要素"观与系统观有机结合，才能跨跃式提升对人体功能规律的认识；无论是西医观还是中医观，都不可否认：世界是物质的，物质是运动的，运动是有规律的。没有物质学的关系学，难以再现事物精细的本质特征，如号脉可诊断出类似现代医学的疾病高血压、糖尿病，但测不出具体血压和血糖数值，不能精细判别病情程度；只有在关系学引导下的物质学研究，才会更接近研究目的，如参考"木克土"可能导致的"肝郁脾虚"证学说，拓展研究肠激惹综合征的发病机制。用文字语言阐释各个事物的具体特性和发展变化，相较用数学公式描述特定情形下事物的变化规律，前者更具体形象，后者更简洁严谨，"形"精于"数"，

"数"源于"形"，只有能量物质与信息表示的"形"与"数"、变化与规律、普遍性与特殊性相结合，对人体的认识才能更全面、更接近真实的客观世界。正如钱学森所言，系统论是整体论与还原论的辩证统一，人体是开放的复杂巨系统，研究人体科学，就要应用"从定性到定量综合集成法"。

第三节　物理观互补

　　微观量子物理学与中医理解的一些临床现象十分相似：第一，就像"过程发生"，疾病是在环境与人体相互作用的过程中发生的，是中医药理论的特点，诚如莱布尼茨时空物质观：时空反映的是事物间的关系，关系则在事物变化中产生，事物的性质不同于实物成分"element"，只有在它们起变化时才能显示出来。量子物理学证实，放射性物质发射的电子，它不是作为原子核的结构要素存在着的，而是在过程中产生的。原子或分子发射的光子，它不是作为原子或分子的结构存在着的，而是在过程中产生的。在微观世界，物质有两种形态：粒子和场，过程就是基本粒子在磁场中碰撞的现象，符合生成论的"转化"观念，正如夸克模型的建立，是根据粒子碰撞现象的整体表现推测强子的内部结构要素及其行为。量子场论属于构成论特征的数学理论，因为它可以描述粒子的产生和湮灭。第二，人是自然环境里的一个生物，人体变化与环境息息相关。微观粒子活动的描述离不开环境，因其背景辐射和自旋特性，光子或电子间运动所形成的能量差异，可以呈现不同能级的叠加态和量子关联的纠缠特性。当两个物质粒子同时处于某一状态即尽量使之处于基态或能量控制编码态，它们在相互作用时产生了电磁能量惯性互动及量子纠缠现象，人们只能从物质的相互作用中获得并得到利用。就像研究人体科学离不开环境（包括自然和社会）与人的相互作用。第三，粒子的叠加态说明，时空粒子可以处于多种动量的本征态，是为运动状态的不确定性，若被外力作用如测量，叠加态粒子则只能显现测量一种瞬时动量的本征态，或者说坍缩到测量时的本征态动量，正是观测引起了坍缩，呈现出片面观，所以说，"你看见的是你所想和所能看见的"。就像人体所患的疾病一样，并不是非黑即白，很难由某个疾病概念精准定义所有该疾病病人，个体间症状体征、治疗结果与病程预后不尽相同，就像微观粒子测量的波函数坍缩一样，需要从一个个具体病例入手，分析研究该疾病的各类面貌特征（各项本征态）。可以说对个体化的医学认识，不仅是医学理论发展成熟的基础，也是临床诊治的前提。难怪在科技还十分匮乏的时代苏格拉底说："True insight coming from within，"即要不懈追求"来自内心的真理洞察力"。而量子纠缠是组成世界的基本的关联关系，量子纠缠是物质与信息间的桥梁，说明粒子间失去个性而呈现的是整体性，是能量物质间相互作用的最好注脚。宇宙中的每一个粒子作为宇宙能量的一分子，它本身的能量惯性状态始终与宇宙环境保持一致即能量的稳定性，它们的电磁能量波始终存在着相互作用，其量子力学作用的结果包括出现正负概率和能量（见光衍射实验出现的亮、暗条纹及其波函数值的正和负）。

西医药以牛顿时空物质观为基础，将时空看作是物质的舞台和机器，赋予物质运动和变化，物质可证，运动可测，变化可算（有精炼的数学公式加以计算）。将整体分解为局域，将运动暂置为静态，可以更清晰地观察、了解人体，从解剖、生理、病理、生化逐步深入阐释医学原理，这是医学研究的重要维度，是深化医学认知的一个重要方法。然而，通过降维处理，使用代表符号进行逻辑运算，可以使复杂信息或问题简单化，但只能描述和揭示一般平均状态的通用规律，因为降维意味着丢失掉大量信息。中医药学针对和研究的是个体，为多重信息的复杂系统，需要从多维度即高维分层处理大量信息。

中医药可以借鉴现代科技丰富自身内涵，可以采用 AI 神经网络与深度学习的技术和方法辨识个体。系统的复杂度越高，AI 表现的功能越聪明。这与中医诊断某疾病、遣方用药及疗效，百人不同，其结果好似"八仙过海"，各有千秋的不确定和不断精进状态非常相似。传统中医药理论应吸收现代医学理念、方法和成果，格物致知，探赜索隐，提升对经验的深刻认知，尽量使阴阳学说、五行脏腑学说、气运学说、病因病机学说、理法方药等学说，可视、可证、可定性定量、可确切描述，深化中医药理性认识，用系统论的方法实现整体论与还原论的辩证统一，至广大而至精微，创建现代唯象中医药学。唯有如此，感性认识才能通过科学方法得到深化，方能更清晰地透过现象看清本质，更加清晰地把握事物的运行规律。正所谓"至远至近东西，至深至浅清溪"；西医药可以东学西渐，拓宽思维模式，不刻意单纯追求一种不变的、确定的、永恒的真理，即唯一病因，而使很多疾病难以找到确切病因，从中医关系论的思维模式中汲取营养，摆脱机械还原论的束缚，用自然和系统论的观点，丰富和发展尤其是病因学和发病机制，说不定"它山之石，可以攻玉"，正所谓"横看成岭侧成峰，远近高低各不同。不识庐山真面目，只缘身在此山中"。医药学就像光量子具有的波粒二象性，既有中医药像"波"的不确定性，也含西医药似"粒子"的确定性；光量子态坍缩前是不确定的波，坍缩后成为确定的粒子，中西医药交融如同对光量子态的多维描述，必当促进医药学发展。当前，尽管中西医药如同神经网络运算与符号逻辑运算，分属两个不同的算法过程，然而，可以向大自然学习，将这两种运算结合，使中西医药理论融通，只要善于观察并发现其中的规则，大自然就有解决复杂问题的思维源泉。

第四节　医学认知趋近

由于西医药学的发展进步，中西医药理念越来越接近，比如，现代医学近来出现的系统医学流派，主张应关注和研究病人的健康状态，而非疾病本身，不再只针对现代仪器检查结果得出来的"病"，而是机体出现的各种症状体征所反映的健康状态；认为"病"只是机体状态的一种表现形式，机体天然存在恢复健康的能力称为自愈能力；机体的健康状态如同一个大的系统，始终处在动态平衡之中；治疗疾病，只需根据病人症状体征，顺势而为。并且用现代科学方法加以阐释：系统医学的理论将人体健康状态看作是与自然系统相对应的一个系统，人类与自然系统不断地相互作用，促使人类与自然耦合系统的形成与发展，并且揭示出人类与自然耦合系统在组织、空间以及时间上耦合的复杂性，如在相互作用方面从直接演化到更间接；在联结方面从邻近演化到更远距离；在尺度上，从局部演化到全球；在模式和过程上，从简单演化到复杂，由此形成机体的自我纠偏机制，运用系统论的原理和方法，可以摆脱现代经典医学机械因果论的束缚，解决关于人类与自然耦合系统的基本问题，即依据系统论、信息论、控制论建立系统医学体系，进而确定医疗干预的合适程度。其强调的不是如何祛除"病因"，而是通过辅助微调机体的自耦合系统，维持机体的稳态。辅助微调的对象不是细胞信号转导通路上的某一靶点，而仅仅是微量增加或减少机体自身的基本营养物质。

系统医学的公理认为：健康和疾病中最基础的单元是稳态；维持稳态最基础的单元是自耦合系统，同时，人体具有康复能力，即自愈力。并且还罗列了现代经典医学与系统医学的区别（表7-1）。

表 7-1　现代经典医学与系统医学的区别

内容	现代经典医学	系统医学
方法论	还原论	系统论
思维逻辑	因果关系	系统耦合
基本分析对象	器官、细胞和基因	自耦合的稳态
治疗	去除病因	保持稳态
适合场景	直线因果问题	复杂问题
临床应用	找出治疗靶点	评价和预测

针对"病"的概念，功能医学的创始人 Danny Hills 就提出，疾病非如我们所想是真实的，它们看似存在，但事实上，它们是上游生理功能改变后，产生的下游症状或是征兆。我们以为自己生了许多不同的疾病，这些表面看起来互不相关的疾病，实际上是同一个生理功能改变后的不同表现。并且强调，功能医学是一种个体化医学，是一种整体的医学，是将所有生理的异常串联在一起，是"追根究底"的医学。功能医学就像是一张地图、一个导航系统。透过评估生理功能来探讨病症，而不是只给一个诊断标签"病"。功能医学寻找症状的模式与背后的连接，因为同一种疾病可以有许多不同病因，像是阿尔茨海默病。或反过来说，一个麸质过敏可以造成许多不同的疾病。并且认为，目前疾病分类的概念实际上是过时的。疾病的分门别类，让人误以为我们已经掌握了它的核心，但其实疾病的分类是根据"症状"而非根据疾病发生的原因，所以需要改变这种分类。目前统计有约 12000 种疾病，但这并不是正确的分类方式。这些疾病是如何产生的呢？疾病名称只是给这些症状的一个统称、一个标签而已，而不是这些症状的原因。这就是功能医学与传统医学（现代经典医学）不同的地方。他还说，不再有治疗重大疾病的药物，因为疾病实际上并不存在。功能医学对"病"的一些看法与中医非常相近，关注疾病的整体变化，讲究对病因和发病机制的溯源研究。

　　总之，医学是简单与复杂、决定论与不确定论的统一体，可以用量子物理学来形容医学的不确定性，以莱布尼茨的时空观即事物间的非线性关系规则来把握医学的复杂性。同时，可在相对静态下，根据基因组成及其表达特性对人体质进行区分，分解环境因素及其物质属性，实时测量由刺激引发的生物化学反应，表现出静态医学的简单机械原理和可预测性，以经典物理学形容医学的确定性，以牛顿的时空观即时空中事物变化的线性关系，定性定量分析物质属性和变化规律。复杂中有简单，不确定中有确定。复杂不确定犹如拍照时的"景观"，简单确定，好比拍照时的"像素"，只要想看的"景观"确定，则"像素"越高看得越清晰。复杂不确定论和简单决定论，就像中西医药的认识论和方法论，看问题和解决问题的角度不同，各有所长。医学原理不只是一种逻辑思维模式，自我感知和仪器检测结果都是重要的信息来源，定性与定量分析同样不可或缺，而且定性分析是定量分析的前提。中西医药应像文科（中医药）与理科（西医药）的双螺旋结构，相互扶持，螺旋式上升。没有理科，缺乏技术创新，医学的生产力很难提高；但缺乏文科，医学的发展可能会失去方向，医学会单纯为了技术而技术，而不以人为目标的发展，是不完备和不可持续的。若中西医药能够以医疗实践为圭臬，相互交流，取长补短，从认识到认知，从认知到认可，从认可到认同，相互欣赏，促进现代医药学抽丝剥茧的纵向思维与中医药学普遍联系的横向思维相结合，现代医药学的逻辑思维与中医药学的形象思维相结合，现代医药学的实证和数理化思维与中医药学的自然属性思维相结合，现代医药学的直接清除对抗治疗思维与中医药调节阴阳平衡思维相结合等，则必将对人体生理及其疾病的发展规律，形成比较完整的认识，并带来医学的巨大进步。

第八章

中西医药生理病理与药理的沟通

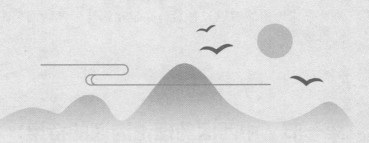

因为中西医基础理论不同，对于一种疾病在病因及发病机制上的论述各异，即一病各表，但只要研究到位，相互学习，并非不能沟通。传统中医药学，因其整体观的思维方式和当时科技水平所限，其理论学说多是原则性的，阐释是象数模式，需要依靠经验去想象和理解，非悟性不能参"道"，比如描述传染病的"疫疠"，只能形容为一种非常见的"邪"气，而不可能清楚地描述为能引起爆发流行性的病原体如病毒、细菌；中医证候如肝肾阴虚，只有主诉和望闻问切的临床表现，尚不能用科学实验加以说明；辨证施治与理法方药，采用古文描述，意境深邃，但缺乏明确和易掌握的客观指标，也不便中西医药交流。中医药应当充分学习和有效利用现代医学的系统理论、实证方法、理化分析和数学手段等，西学东渐，尽可能证实和诠释传统的中医药理论，发展和形成中医化的中医生理学、中医生物化学与分子生物学、中医病理生理学，以及中医化的中药化学与分子生物学、中药药理学等，为提高中医药辨证施治的辨识度和临床应用效率奠定基础，从而更好地传承和发展中医药学。同时，西医药可以东学西渐，根据中医药天人相应和脏腑关联理论，顺势而为的自然诊疗方法，突破定势思维，拓展西医药病因、发病机制与药理学研究领域，将病理生理、药理研究和新药研发工作推向一个新的维度。而这一切都需要中西医药交融，中西医药交融的前提是拥有共通的"桥梁"或理论基础。倘若中西医药基础研究能够相互促进，临床诊治能够取长补短，必定在医药学领域展现出"柳暗花明又一村"的盛景。

第一节　中西医药理论沟通的桥梁："刺激"与"反应"

对于中西医药的基础理论而言，若要相互促进，必先相互理解，若想相互理解，必须有相互认识沟通的桥梁。笔者以为，中西医药对疾病的产生和治疗方针，均可以质量或数量异常的"刺激"，导致机体内能量物质代谢的生物化学反应发生改变，进而引起机体的病理"反应"，引发疾病并对纠正的过程加以描述。正如中医的气机与气化过程：刺激因素引起机体的气机改变，继而导致气化功能发生变化，出现不同的细胞和机体的生理或病理反应，治疗便根据病机辨证施治。因此，可以巴浦洛夫的"信号系统理论"即反映刺激与反应过程的经典性条件作用为基础，以生理情况下个体的感觉、表现和病理状态下出现的症状体征的比较为抓手，机体及细胞的刺激与反应为主线，细胞进行的生物化学反应为实质，细胞发生的物质能量代谢为核心，以及所发生的以机体气血津液运行交通为枢纽的生理病理变化为指示，作为中西医药理论相互沟通的桥梁和基础。

一、"刺激"与"反应"的表达与再现

1. "刺激"的表现形式与机制

刺激，可以理解为体外与体内刺激人体细胞的能量及物质，体外包括自然和社会环境的物理、化学和生物的初级刺激的能量物质，也包括意识流和药物；体内如细胞代谢产生刺激物，或体外刺激引起体内细胞的内环境改变，产生次级刺激导致细胞被激发的能量及物质。刺激，源自自然环境和社会因素所展现的力或能量，自然环境因素表现为如电磁波（热辐射、微波等电磁波辐射）、声波等机械波、温湿度、病原体、明暗视线等光学改变，社会环境如静默和言语状态下，他人电磁场信号如电磁波对除他之外的个体产生的刺激，包括巴甫洛夫的第一信号系统，即直接作用于具体刺激物建立起来的条件作用，又被称为本能刺激与反应，刺激物如声光电味等第二信号系统，即以抽象刺激物像语言和文字建立起来的条件作用。比如，尽管研究显示抑郁症存在人格特质，但即使是在同卵双胞胎中，也不完全会同时发生抑郁症，与社会环境影响密不可分；刺激形式包括急性（短期）与慢性（长期）刺激等；刺激对象是细胞受体等信号转导蛋白；刺激分子及能量与功能蛋白相互作用，激发连锁生化反应。适当的自然刺激，可以促进机体细胞生长，增强细胞功能，促使机体充分吸收营养物质，排出废毒物质（产生废毒物质是熵增的多余效应），保持细胞自组织代谢功能的动态平衡，是人体正常的生理需求，如通过吸纳少量刺激物质，可以促进机体的免疫系统成长成熟；异常的大量或长期刺激，超出了机体以代偿方式维持正常的生理反应，就会引起机体的病理变化。

2. "刺激"的客观再现

以中医外感证候的刺激与反应的可视化为例，观测环境对人的影响，

可以按照中医以天干地支划分的不同年份，及其五运六气在正常和异常状态下的对应关系，通过实时监测并定性定量描述不同地区、不同年份和一年四季节气时，空气的风力、风速，以及空气中的电磁波、温湿度、大气压、氧气与二氧化碳浓度、酸碱度、化学成分、颗粒物、悬浮的微生物等物理、化学及生物学特征，再结合同时期不同体质和患病人群的经络与脏腑功能、气血精津液神等中医化现代研究数据分析，加深对自然环境因素如中医风寒暑湿燥火诱导形成的病因的认识，以及特殊时节疫疠之气的产生原因、规律等。

方法如**电磁波检测**：地球是一个大磁场，天体宇宙是更大的磁场，人生活在这个磁场中，时刻受其电磁波辐射的影响，这是人与自然共存的物理基础。人们生活的环境电磁波可以测量，人体产生的电磁波也可以用电磁波测量仪测定，而且还可以观测环境电磁波对人体电磁波及其生理功能的影响。或许还可以观测声能、语言能对人体及其组织细胞电磁波和机械能的影响。**机体热能检测**：可以参考热成像仪原理，所有不处于绝对零度的物体，均会发出不同波长的电磁辐射，物体的温度越高，分子或原子的热运动越剧烈，则红外辐射越强。辐射的频谱分布或波长与物体的性质和温度有关。**势能检测**：如线粒体膜势能的检测，线粒体跨膜电位（DYmt）的存在，使一些亲脂性阳离子荧光染料，可结合到线粒体基质，其荧光的增强或减弱说明线粒体内膜电负性的增高或降低。DYmt 的下降，被认为是细胞凋亡级联反应过程中最早发生的事件。具体像外感风寒和外感风热证候刺激与反应的尝试证明：一是自然环境刺激的证明，如可以采用量子电动力学（缩写为 QED）实验，不仅可以测量出电子和磁场的作用强度，同时还可以证实，真空不空，到处充斥着小的电磁涨落，表现为自发辐射，说明刺激无处不在，时刻影响着人体；根据波动学的多普勒效应，利用仪器可以测量物体辐射光波的红移或蓝移现象，展现出物体的寒热（红移显热，蓝移显寒）和动能（频率与振幅）特征；参考纹影成像法（schlieren photograph）如纹影摄影技术，可以将人们周围流动的空气可视化；二是对于细胞内环境刺激因素的反映，可以温度、pH、氨基酸等电点、电解质的离子浓度、液体的渗透压、黏滞性、流动性等检测指标进行表征，从而建立起一定的内外环境刺激的客观指标。

3."反应"的生理表现与机制

刺激必然引起反应。刺激的物理和化学本质是基本粒子如光子、电子的运动，粒子运动产生电磁场，近距离其产生的电磁波通过电磁感应，引发其他原子和分子中的粒子的运动状态发生改变，在产生电磁辐射和动能如吸收负熵产生熵增的同时，改变原子和分子的化学性质，引发生物化学反应。刺激因体质和机体内环境的不同，可以产生不同的生物化学和生理病理反应。

比如视觉反应。光线可以抑制人体松果体分泌褪黑素（melatonin，MT）并促其分解，引发觉醒（MT 助眠）；夜幕降临后，光刺激减弱，松果体合成MT 的酶活性增强，体内 MT 的分泌增加，在凌晨 2~3 时达到高峰，能缩短睡前觉醒时间和入睡时间，改善睡眠质量，减少睡眠中觉醒次数，缩短浅睡阶段，延长深睡阶段，并降低次日早晨的唤醒阈值。再比如声波引起听觉反应过程。外环境的物体振动，使周围的空气分子也随之发生压缩与宽松交替变换式的振动，引起空气中传播出声波。声波以 340m/s 的速度沿其振动方向向远处传播开来，声压（每平方米面积上空气受到的压力变换值）越高，声波振幅越高，则传播得越远。当作用于人类听觉器官，便可将声波转换为神经信息，传入脑内听觉中枢，从而产生听觉，声波刺激同样可以引起机体产生不同的生物化学和生理病理反应。声波传入人体的具体过程为：外部声波经由耳郭与外耳道构成的外耳，聚音并传入由鼓膜和鼓室构成的中耳。通过鼓室中锤骨、砧骨和镫骨构成的传导和调节声压的杠杆系统，使声波经镫骨连接的内耳卵圆窗进入由前庭、耳蜗和 3 个半规管组成的内耳。期间振动声波首先传给前庭阶的外淋巴液，外淋巴液的振动波分别通过前庭膜和耳蜗基膜传给内淋巴。内淋巴振动波导致固着于基膜的毛细胞顶部上的盖膜与纤毛间发生振动。此时，在毛细胞与盖膜毗邻的纤毛附近，大量钾离子通道门开放，内淋巴的高浓度钾离子进入毛细胞内，导致毛细胞去极化，使毛细胞兴奋，产生感受器电位。感受器电位触发毛细胞释放兴奋性氨基酸递质（谷氨酸和天冬氨酸），这些递质再与神经双极细胞外周纤维的突触后膜上的受体结合，引起兴奋性突触后电位。这些兴奋性突触后电位发生总和而导致双极细胞的上传神经元单位兴奋。双极细胞将这些信息沿其中枢支神经纤维即听神经向脑传递，首先到达延脑的耳蜗神经核，交换神经元后，大部纤维沿外侧丘系止于下丘，另一部分纤维从耳蜗核经过延脑的上橄榄核与斜方体，再达于下丘。从下丘向左、右两个内侧膝状体传递信息，最后由内侧膝状体将听觉信息传送到颞叶的初级听皮层（41 区）和次级听皮层（21 区、22 区、42区），产生听觉。同时，毛细胞还通过神经双极细胞接受从中枢橄榄核发出的传出纤维，这些传出纤维通过其神经末梢释放的胆碱能神经递质，对毛细胞的兴奋性产生抑制性调节，从而终止此次听觉。

反应有快有慢。快反应如通过电磁信号与细胞离子通道引起反应，慢反应如化学分子与细胞内受体结合引发的级联反应；细胞是发生反应的基本单元，由此引发的反应，不单指某一生理学系统反应，像呼吸系统反应、泌尿系统反应等，而是指从微观的局部到宏观的全身反应，包括正常反应和异常反应。适当的刺激，促进机体进食排废、运动防御等，通过引起机体组织细胞必要的能量和物质分子变化，如热能和动能改变，神经递质、激素、免疫分子及其作用的糖、脂肪、蛋白质等能量物质代谢的变化，进而完成吐故纳新的新陈代谢活动。体现了一种从机体吸收负熵（"新"的能量物质）到排出正熵（"故"的废气物质），再吸收负熵到再排出正熵的循环过程。这种变化以连锁反应的方式，从分子形态改变到细胞功能或形态改变，从一种或数种组织细胞辐射影响整体组织细胞及组织器官功能或形态改变，直至出现人体各种生理反应。当面临异常刺激，机体会以同样的方式，出现组织细胞的微观和全身的宏观反应即症状和体征，只不过呈现的是异常反应或病理反应。另外，处于叠加纠缠态的粒子，或许可在远距离甚至超远距离发生"同时感应和测量坍缩"效应，导致天体与人体或超远距离处于纠缠态的两个甚至多个个体间同时发生反应，因研究未至，在此不做深究。

从生物物理角度分析，机体对刺激的反应从根上讲，可能都是由于电磁感应和光能转换存在差别，以及能量物质代谢能力不尽相同所致。美国、日本联合团队对于人类感知地磁场的能力进行研究后发现，部分人可能拥有视觉、听觉、触觉、味觉以及嗅觉之外的第六感——磁觉。于是，美国加州理工学院的研究团队使用改进版"法拉第屏蔽笼"装置，并通过一个高均匀度的可控磁场，对笼内 34 名被试人员进行了实验性脑电波分析。的确，当改变法拉第笼中的磁场，受试者脑电图中的 α 波减少，证实人体对磁场变化会作出反应。进一步结合人类细胞在实验室测试中会对磁场产生感应及相关的动物实验推测，人体内存在引起反应的磁感应器，磁感应器就像鸟及果蝇视网膜中的隐花色素，其分子中存在着一个黄素腺嘌呤二核苷酸（FAD），FAD 在吸收一个蓝光光子的能量后会产生一系列电子反应，最终引起电子转移，此时被分离的电子会同时具有两种状态，而这两种电子状态的平衡则是由磁场决定，然后通过信息传递给大脑，让机体作出反应。因为，人体内的 FAD 等能量物质的代谢水平不一，所以，人们的磁感应和生理及病理反应也不尽相同。

思维反应。当人体感官接受到语言刺激后的反应，就像电磁场由近及远地传播，影响其他电磁体产生感应电磁场一样，会发生同频共振，并经过大脑认知（精神心理过程）后，对接受信号加工处理，形成增强或减弱电磁波，通过神经－内分泌－免疫系统，改变组织细胞的能量物质代谢，产生人体生理或病理反应。从语义能和意识流的角度看，语言理解功能是由位于颞叶的语言理解中枢（威尔尼克区）主管。最新的脑科学研究表明，当语言理解中枢从声音中解析出语言（词汇）后，大脑中与该语言（词汇）相对应的部分就会被激活。根据俄国生理学家巴甫洛夫的"第二信号系统"学说，语言理解属于在"第一信号系统"（本能的刺激－反应）的基础上建立起来的"第二信号系统"即人类所独有的条件反射，如词汇刺激产生原有经验的条件反射。理解就是在大脑内部不同区域之间创建联接的过程。大脑对于语言的理解取决于大脑各种神经元中所存储的与该语言相关联的"非语言"信息。这个"非语言"信息既可以是视觉信息（包括"想象"出来的场景）、空间信息，也可以是一连串复杂的动作程序，也包括情感信息。语言理解形成的感觉和想法即语义能或意识流，通过电信号、化学信号刺激中枢神经系统，进而引起人的情感和外周组织细胞反应，如听闻"勇士"与"胆小鬼""你好帅"与"你好丑"的语言后，产生的语义能量性质（正与负）和能量效应（积极与消极），以及精神（振奋与萎靡）和细胞活力（增强与减弱）是不一样的，会出现不同的情绪反应，诸如哭泣、笑声和悲伤之类的动作来响应感官信息。声音的高低固然对人的听觉有着不一样的穿透力，但语义对人的情绪更能产生震撼力，能量变化值可能更大，思想和行为是密不可分的。大脑中的化学变化结果通过神经元发出信息，这些思维信息决定了心理过程。

4."反应"的客观再现

内外环境刺激引起的**个体反应或状态**，像外感风寒或风热证，可以针对病人出现的症状体征，如参考肺活量测定，充实胸闷和气虚症状的依据；参考心率和脉搏波谱学监测，丰富心慌与浮紧及浮数脉的依据；参考体温测量及红外热成像扫描等技术，丰富发热症状的描述，参考基础代谢率和热能检测，以及病体四肢末端红外影像和微循环状态显示，部分提示个体的体质和疾患的阴阳状态等；参考"辉光放电"（glow discharge）现象和原理以及"利希滕贝格图形（Lichtenberg Figures）"，使人体表面电力活性可视，以观察人体表带电反应；思维变化可以通过 fMRI 观测，研究者可以根据个体的情绪改变，准确确定大脑中思维过程发生的位置，正电子发射拓扑扫描还可以记录一系列思考过程中大脑的图像。

器官组织状态。 可以利用基础研究，参考工业用"光弹性试验（photoelastic test）"方法，结合 3D 打印技术，模拟人体器官组织之间发生相互作用，导致其内应力出现改变，通过反映全场应力分布的干涉条纹图，用以观测机体处在不同温度、湿度和压力的外界环境变化下，人体器官组织出现变形、疲劳（功能减弱）、损伤的反应；中国科学家张帆团队试研发的透视人体健康的新技术，只需在活体内注射会发光的近红外分子"探针"，即可自动定位到某个器官、肿瘤或是血管，再通过对人体没有伤害的近红外光学成像仪，就能隔着皮肤和肌肉组织清晰地观察到肠道的蠕动、肿瘤的边缘、细胞的游走等动态视频。

细胞反应。 如以前记录一个神经元的活动很困难，现在通过人工智能神经网络的技术和方法，可以同时记录数十万个神经元的活动，这让科学家们能更全面地了解不同神经元是如何协调工作的。用于检测脑功能的 3D 基于非线性介电光谱（NLDS）的新型诊断方法，通过发射微幅的声波与光波频率，和人体各器官、组织以及细胞分子的生物磁场所发出的频率共振，从而得到生物反馈。能预设脑神经元的生物电子活动状态，利用此作为背景值，将共振回应出来的生理性的或病理性的讯息频率，传送回主机，由非线性系统解读后，呈现出细胞、组织、器官及全身及时的功能状态。据此原理，可以检测人体各器官经大脑协调的统合功能，预估人体大脑与身体、器官组织的协调或感统能力；可以利用细胞内氢原子能量波的变化（振动频率），侦测细胞早期的衰变，对心血管、内分泌疾病、肾脏病、肝胆病及肿瘤皆有很敏感的早期诊断效果。

细胞形态。 如使用布里渊显微镜（由德国和美国的两个研究小组研发），可以测量细胞硬度。这种光学检测方法让研究人员无需触摸即可"看到"细胞的硬度，不仅可以观察外感病态下的有关细胞形态改变，也为癌症、阿尔茨海默病等疾病的早期诊断提供了强有力的工具。

细胞器反应。 如通过对线粒体膜势能的检测，分析细胞的能量产生与物质代谢的效能。

活性分子的数质量。 可以结合 PET–CT 检查，和汗液成分、病体激素和神经递质、糖、脂、蛋白质、水与电解质、维生素、炎症与免疫因子等的定性定量分析，掌握机体能量物质代谢的变化信息，评估病人的病理状态；可以通过核磁共振技术间接测量，也可以通过"液体活检"，直接测定血液中来自神经元胞外囊泡颗粒中的 NAD^+ 浓度，以评估阿尔茨海默病患神经细胞外 β 淀粉样蛋白增加的机制。

　　功能基因及其蛋白质动态检测。根据功能基因组学原理，通过基因和氨基酸测序技术，利用结构基因组所提供的信息和产物，在基因组和系统水平上全面分析，从而发现基因的功能、基因的表达及突变检测。基因的生物学功能，如作为蛋白激酶对于特异蛋白质进行磷酸化修饰；基因的细胞学功能，如参与细胞间和细胞内信号传递途径；基因的发育功能，如参与组织器官的形态构建等。基因测序方法包括单细胞全基因组测序、靶向测序（对感兴趣的基因区域设计芯片和探针，进行区域 DNA 富集后高精确度的序列分析）、外显子测序、甲基化测序（DNA 甲基化是表观遗传学的重要组成部分）、ChIP 测序（也称结合位点分析法，是研究体内蛋白质与 DNA 相互作用的有力工具，通常用于转录因子结合位点或组蛋白特异性修饰位点的研究）、RNA 和 mRNA 测序、微小 RNA 测序（miRNA-seq，主要通过与靶 mRNA 结合使其降解或抑制其翻译，从而达到调控基因表达、细胞生长、发育等生物学过程的目的。能够快速鉴定出不同组织、不同发育阶段、不同疾病状态下已知和未知的 miRNA 及其表达差异，为研究 miRNA 对细胞进程的作用及其生物学影响提供了有力工具）、RIP 测序（用于研究细胞内 RNA 与蛋白质结合情况，是了解转录后调控网络动态过程的有力工具，能帮助我们发现 miRNA 的调节靶点）等；蛋白质测序方法，最常用 Edman 降解法并有自动序列分析仪，此外，尚有酶解法和质谱法等。浙江大学冯建东团队提出基于固态纳米孔的氨基酸识别方法，他们所构建的直径为 1nm 左右的人工纳米孔，可进行单个氨基酸分子的精准识别，分辨率达到 0.94D，可用于单分子蛋白质的测序。除了序列分析，研究人员还通过该方法检测了蛋白质的化学修饰，实现了用纳米孔来识别氨基酸的磷酸化，下一步，他们希望能够一次性识别更复杂组合的多肽链以及复杂的化学修饰。

二、"刺激"与"反应"的发生机制

　　外环境"刺激"包括自然和社会动力，引起个体行为的"反应"快慢由神经反射弧的构成特性决定，行为反应的基础是细胞反应，细胞反应的快慢则是由细胞信号转导及其生物化学反应的方式决定的，改变细胞信号转导及其生化反应的物质是功能蛋白。简言之，个体言行受控于各种功能蛋白，功能蛋白来源于相应 RNA 基因的翻译，RNA 基因起因于 DNA 功能片段的转录，DNA 的转录由 DNA 调控基因指导。基因调控可以发生在 DNA 水平、转录控制如转录及转录后修饰和翻译控制如翻译及翻译后修饰。外环境因素或压力，则可以通过影响内环境，从而对"基因调控"的三个环节进行干预，使个体适应环境。基因调控的方式及其影响因素包括但不限于如下几点。

DNA 甲基化，指在 DNA 甲基化转移酶的作用下，在基因组 CpG 二核苷酸的胞嘧啶 5 号碳位共价键结合一个甲基基团。DNA 甲基化能引起染色质结构、DNA 构象、DNA 稳定性及 DNA 与蛋白质相互作用方式发生改变，从而控制基因的表达，如肿瘤抑制基因 *P16* 甲基化后，该基因失活，发生肿瘤，去甲基化可使其恢复抑制肿瘤的活性。对基因的甲基化和去甲基化是细胞调控基因表达的重要方式之一。

基因组印记，指基因根据亲代的不同而有不同的表达，其分子机制之一便是 DNA 甲基化。印记基因的存在能导致细胞中两个等位基因的一个表达而另一个不表达。基因组印记病主要表现为过度生长、生长迟缓、智力障碍、行为异常，基因组印记缺失是引起肿瘤最常见的遗传学因素之一。

RNA 干扰，指在进化过程中高度保守的、由双链 RNA 诱发的、同源 mRNA 高效特异性降解，导致目标基因沉默的现象。基因沉默包括转录前水平的基因沉默，即由于 DNA 修饰或染色体异染色质化等原因，使基因不能正常转录；及转录后水平的基因沉默，即启动了细胞质内靶 mRNA 序列特异性的降解机制，使基因不能正常转录。

母体效应，指双亲的表型影响其后代表型的直接效应，是子代对环境异质性的一种表型反应，说明除了外界环境以及个体自身的基因型之外，母亲的基因型也会对个体的表型产生影响。个体的表型是由基因型及其在整个发育过程中所经历的环境条件来决定的。通过数量遗传学的发展及表型可塑性现象的发现提示，个体的表型不但表现为基因型与环境相互作用的结果，而且还是一个弹性过程。表型的个体反应便是各种各样的临床表现，通过基因组检测可以了解个体的先天体质状况，和个体受刺激后基因组与环境相互作用的改变，再反映为表型组变化，出现个体的病理生理反应，表现为临床的症状体征。

三、"刺激"与"反应"的个体化特征

不同体质者，刺激包括药物引起的反应各异，如中医伤寒病，体质不同，证型有别：伤寒少阴病，本质是里虚证，但可以因病人体质不同出现少阴寒化证和少阴热化证，寒化证方用四逆汤加减，以温经回阳；热化证治以黄连阿胶汤化裁，以滋阴清热。又，伤寒太阳（经）病可以分为太阳表实证和太阳中风即太阳表虚证。"表实之人，不易得邪，设得之，则不能泄卫气，而反以实阳气，致表不得通，闭热于经，则脉紧身痛，不汗出而烦躁也。"再比如，太阳蓄血证的发生和部位也与个体平素的脏腑疾患有关，倘若膀胱素有瘀血，则易血蓄膀胱；大肠素有瘀血，则易血蓄大肠；子宫素有瘀血，则易血蓄子宫。若以"刺激"为函数关系中的自变量，"反应"为应变量，则"体质"即为一个十分重要的协变量。人与人的体质有差别，这个差别不仅在于性别，还涵盖个体的基因、蛋白质、细胞和组织的差别，对刺激源产生的生理和病理反应也不相同。

1. "刺激"与"反应"的个体化物质基础

以情绪反应的神经－体液调节为例，有些环节主要在中枢内发生作用，如神经递质和调质引起的生化和生理反应；有些环节主要在外周发生作用，如内分泌激素等引起的生化和生理反应。像去甲肾上腺素在脑内的分布所形成特定的化学通路，与多巴胺、5-羟色胺通路平行地分布，相互制约地调节着情绪活动（中医的阴阳平衡）：若5-羟色胺分泌不足，去甲肾上腺素浓度较高，可以引起愤怒、恐惧情绪并产生侵略性，5-羟色胺的作用则正好相反；由于有能量的输入和输出变化，导致物理刺激激发机体内发生电活动和化学反应；反应产生的化学分子，除发挥传递功能引起连锁反应外，还可以改变能量物质代谢过程，如去甲肾上腺素和肾上腺素，在血液中发挥激素的体液调节作用，使心率加快、血压升高，同时又作用于脂肪组织和机体存储的肌糖原和肝糖原，分别使它们转变为游离脂肪酸、甘油和葡萄糖，用于提高能量供应以满足情绪表现时对能量物质的需要。神经递质离不开激素的辅佐，通过交感神经引起肾上腺髓质分泌去甲肾上腺素和肾上腺素增强的同时，还必须由下丘脑分泌促肾上腺皮质激素释放激素（CRF），经垂体分泌促肾上腺皮质激素（ACTH）至血液，作用于肾上腺皮质，促进肾上腺糖皮质激素——可的松分泌到血液，与肾上腺髓质激素协同作用，增强机体的能量物质代谢

等。通过神经内分泌的理论和临床发现，下丘脑－垂体－肾上腺轴和下丘脑－垂体－甲状腺轴，在情感性精神病的机制中具有重要作用。再比如，情绪变化的性激素研究表明，健康状态下，雌激素可以通过增加血清素和内啡肽的能力，产生积极的情绪状态；消极情绪持续时，雌激素增加，可能导致雌激素和孕激素失衡，而引起失眠、焦虑和偏头痛。因为雌激素可以抑制大脑中的抑制性神经递质 GABA，对大脑产生兴奋作用，而孕酮可以激活 GABA，具有镇静、抗焦虑作用，有助于放松和睡眠。内源性睾丸激素水平高的人，额叶前脑区域的活动明显减少，额叶前脑与杏仁核（大脑的情绪控制区域）之间的交流较少，最终增加了攻击、沮丧、冲动、愤怒、情绪波动和同理心降低。睾丸激素过少也会对男性的情绪活力产生有害影响，导致更容易被感动、沮丧、愤怒、易怒、不安全感、焦虑感等。与此相对，多巴胺、5-羟色胺、催产素、内啡肽就是四种快乐神经递质。多巴胺给人以欣快感和行动力；5-羟色胺可以改善心血管和胃肠道的紧张状态，帮助人们放松心情；催产素可以抑制与恐惧和焦虑行为控制相关的大脑区域，减轻压力，增加信任、同情心和社交互动；内啡肽不仅可以阻止疼痛，也负责我们的愉悦感等。研究发现，机体通过一组约 10 个分子（也许是大分子物质如蛋白质的代谢产物）和 50 多种神经活性蛋白形成神经递质，和几种金属离子以及几种脂肪酸，与特异受体结合，经过神经传导，最终产生人的情绪变化，而这些活性蛋白和分子又是基因表达的产物。这些现代理论和实验研究，对认知和分析中医理论"心主神志"，说明机体存在一个"司令部"，五种情志由五脏所生，五脏的阴阳属性不同，物质基础定然各异等颇有帮助。中西医有关情志的这些认识，不但可以加深人们对于中医的情志从神经解剖及化学角度的理解，也可能为西医精神神经学的认知开辟新的领域。

众所周知，个体对治疗存在不同反应。以抗肿瘤免疫疗法为例，本因免疫疗法通过增强 T 细胞抗肿瘤效应，给癌症病人带来福音，但是，仍有很多癌症病人疗效不佳，这是为什么呢？美国科学家通过小鼠实验分析推测了一种原因，即对免疫疗法产生反应和不产生反应病人之间的差异，可能是因机体缺少 $CD5^+$ 树突细胞。有的病人肿瘤组织中的树突细胞上缺失 $CD5^+$ 蛋白，削弱了抗原递呈效能，则肿瘤组织中浸润的 T 细胞就不能有效发挥抗肿瘤作用，反之，肿瘤组织中含有较多 $CD5^+$ 树突细胞的病人，对免疫疗法效果就好。同样，临床治疗发现，许多种类的癌症病患对抗 PD-1、PD-L1 抗体等免疫检查点抑制剂不产生应答。美国加州大学洛杉矶分校的科学家与 PACT

Pharma 公司合作，通过其开发的专有 ImPACT Isolation Technology 平台技术（该技术能够自血液与肿瘤组织中识别并分离对癌细胞突变有反应的 T 细胞，即那些能够辨认新抗原位点或新表位的细胞，并对其所辨认的突变蛋白序列进行分析，从而获得病人体内癌细胞突变种类、产生抗肿瘤反应的 T 细胞种类、数量等信息）研究发现，理论上，免疫系统中的 T 细胞能够通过癌细胞表面人类白细胞抗原（HLA）所呈现的新抗原多肽片段（neoepitope，neoE）来识别癌细胞，进而对其发动攻击以消灭肿瘤。然而，每位病人体内的肿瘤细胞所带有的 neoE 是不一样的，在实体瘤病人之间，仅存有不到百分之一相同的 neoE，这可为同类癌症施行相同药物治疗出现不同疗效的原因之一；再者，研究团队从 T 细胞角度对 11 位转移性黑色素瘤并同时接受抗 PD-1 抗体治疗的病人样本进行临床观察发现，其中 7 位病人对 PD-1 产生应答，另外 4 位则产生了耐药。样本分析显示，虽然所有病人肿瘤细胞中所含的突变数差距极大（突变数范围 31~3507），但能够为 T 细胞所辨认的突变数却不多（突变数范围 1~13）。其中，应答病人体内所具专一辨认 neoE 的 T 细胞种类多元（T 细胞种类范围 7~61），相反，不应答病人中仅有能够辨认少数 neoE 的 T 细胞（T 细胞种类范围 2~14），显示 T 细胞的活力降低。此外，研究人员还发现，在病人接受抗 PD-1 抗体的疗程中，无论是在血液还是肿瘤内部，应答病人体内都可以持续分离出那些能够识别肿瘤突变的 T 细胞，相反，在治疗过程中，无法自不应答病人体内反复侦测到这类 T 细胞。这可能是同类癌症施行相同药物治疗出现不同疗效的另一个原因。

从基因角度分析，上述细胞、蛋白质和活性分子的变化，一是因为人体基因的遗传差异如"基因组印记""母体效应"等。二是除了先天差异，有些基因在各种因素的影响下，也会在后天发生基因表达的变化，从而影响体质反应。也就是说，易感基因的激活需要内部或外部因素的共同影响，正像压力等环境因素有时也会导致基因组的"表观遗传"变化，如激活或关闭基因表达程序，从而影响后续的基因表达。其机制除了基因组的甲基化修饰的改变外，至少从真核基因的结构和自调控特点就可以看出，基因的编码序列所占比例远小于非编码序列，像基因调控序列即顺式反应元件如增强子（enhancer）、启动子（promoter），或反式反应元件如沉默子（silencer），编码基因间隔序列即内含子，虽然不是编码转录 RNA 和表达蛋白质的结构基因，但可以调控这些过程。高等真核生物基因组含有大量的重复序列，如反向重复序列和卫星 DNA 等高度重复序列，可以参与基因的调节、基因表达的调控以及染色体配对。中度重复序列如短分散重复片段和长分散重复片段，很多是酶切位点，可以调控基因表达。而且，大多基因具有可变剪接，80% 的可变剪接会使蛋白质的序列发生改变。

主要组织相容性复合物（major histocompatibility complex，MHC），它的遗传变异会在携带者的免疫系统中出现实质性的后果即发生疾病。据估计，人类可以根据遗传变异性，划分为 1300~2000 个单体型，日本人的基因型是最均一的，而非洲人是基因型最异质的人群，这也反映出任何一个疾病（表型）病人群体都不可能有相同的致病靶点。

2. "刺激" 与 "反应" 的个体化观测指标

尤其对中医体质差异的研究，可以从以下几个方面提供证据支持。

（1）宏观生理指标差异　测评无创生理指标如体型、体温尤其是四肢末端的温度、红外显像、呼吸、心率、基础代谢率、血压、经络显像强弱、微循环等，以提供不同阴阳体质人群的物理特征。

（2）肠道微生物差异　如进行肠道菌群株别与数量差异分析，提供不同阴阳体质人群的肠道微生态特征。

（3）体内活性物质差异　如通过对血液中免疫相关细胞如单核细胞、T细胞、B 细胞、NK 细胞等，免疫相关分子、神经递质及内分泌分子等的定性与定量研究，提供不同阴阳体质人群的神经 – 内分泌 – 免疫相关活性物质特征。

（4）体液成分差异　像血液中血细胞及组织代谢物等差异。如通过测评血液中红、白细胞的数质量，激素、神经递质及其代谢物，电解质，糖，脂肪，蛋白质，非蛋白氮，酸碱度，炎性分子浓度等，以及采用类似指纹图谱的相似度研究方法，分析和鉴别唾液、胃肠液、尿液、口气味、腋气味中，已知分子和未知分子的变化数据，提供不同阴阳体质人群的物质能量代谢特征。

有学者通过人体不同系统不同器官生物衰老率的综合生物学指标评估，尝试建立个体体质差异评估的方法。该方法系通过采集人群血液、粪便、面部皮肤的图像包括体能测试的结果等 403 个指标，进行了多因素分析，为此开发了一种用于测定器官和系统生物学年龄的工具，用于分析各种至今能想到的指标，通过这些所对应的具有组织器官特异性的指标，去估计所谓具有组织器官生理功能的退化和下降的程度，采用一个多维度的生物学指标和多组学的方式，评价不同器官和系统的生物学年龄。结果发现，不同器官和系统的生物学年龄的确不同，而且器官与器官之间的特性也不一样。

（5）性格与人格差异　通过心理测评和基因组与蛋白质组学研究，分析个性与中医体质关系的物质基础，提供不同阴阳体质人群的心理文化属性及其理化基础特征。比如，基因与基因表达差异。为何抑郁症人群存在人格特质或易感特性，在超大人群的全基因组关联研究中，就发现了 17 个与重度抑郁障碍（major depressive disorder，MDD）高度相关的致病基因。利用人类表型组研究方法，结合中医体质 – 性格、体质 – 疾病等理论，进一步开展基因 –性格表型 – 易感疾病表型 – 自然环境 – 社会环境之间的相关和因果关系分析，以及这些关系机制背后的物质基础，可以提供不同阴阳体质人群的基因与基因表达特征。其检测方法包括采用高通量测序（high–throughput sequencing）又名下一代测序（next generation sequencing，NGS），进行具有个体特质的遗传病筛查和预测服药反应的药物基因组学检测等；通过表观遗传学研究，即在不改变 DNA 序列的情况下，观测某些机制引起可遗传的基因表达或细胞表现型的变化，包括 DNA 甲基化、RNA 干扰、基因组印记、母体效应、基因沉默、核仁显性、休眠转座子激活和 RNA 编辑等。

四、"刺激"与"反应"的化学过程及作用

外环境压力导致机体内环境变化，引起功能细胞的调控基因，或者周围辅助细胞基因表达并释放信号分子的方式，调控和辅助功能细胞产生并释放功能分子如酶蛋白，促进或者抑制特定的生物化学反应及能量物质代谢，产生生理病理效应如发热与降温、血管收缩与舒张。

1. 生物化学反应与能量物质代谢

（1）生物化学反应过程　刺激与反应作用的基本对象是细胞，不同类型的细胞如同人体内的各类型工厂，对外界吸收的气体如空气、液体如水和食物像米、面、油、蔬菜、水果等进行加工及加工成营养物质的利用。工厂的主要工作就是进行能量物质代谢与吐故纳新，如减少多余熵增与吸收负熵；工作内容是进行生物化学反应，反应的实质是原子、分子间的相互作用，反应的基本过程是原子、分子间产生的电磁感应，通过化学键合作用产生新的化合物，反应过程受到促进和抑制因素的影响（如酶的属性及活性），方式为通过细胞信号转导的各个环节影响生物化学反应；生物化学反应的结果是产生能量和各种人体生长必需的营养和活性物质，如热能、化学能〔包括三

磷酸腺苷（adenosine triphosphate，ATP）、糖、蛋白质、脂肪、维生素、一氧化氮、神经递质、激素等]，从而发挥生理效应，就像很多蛋白酶，其性质和数量直接影响着基因转录、蛋白质翻译以及细胞信号转导通路的走势，同时，生物化学反应会产生代谢副产物或废物，如二氧化碳、氨气、乳酸、尿素、尿酸、烃、丙酮、苯、醛等 400 多种代谢废物以及过量的生理活性分子，若不及时被机体代谢或排出体外，可能导致机体的生理功能紊乱，出现病理反应。细胞的活力表现为其产生能量和制造营养物质，以及吐故纳新，即利用营养物质和分解或排出废物及多余的功能代谢物（水、无机盐、糖、脂肪、激素、活性氧等）的工作能力和效率。当然，除饮食外，外来物质均是以这种方式进行体内代谢。

（2）细胞生物化学反应的变化过程　生物化学反应的过程和结果之所以变化多端，是因为分子间基本粒子的空间量子物理学改变不尽相同，但基本过程就像主体光运动的能级跃迁与弛豫，放出辐射电磁波，引发客体电子转移，并在完成能量转移的同时触发客体的化学反应。以视觉形成的"视黄醛循环"的生理和生化的转变过程为例：静息状态下，视网膜中的视杆细胞内，视蛋白与 11- 顺式视黄醛结合形成视紫红质；光线照射可通过光电转换，使 11- 顺式视黄醛发生异构化，转变为全反式视黄醛，从而与视蛋白分离，同时，激活视蛋白（视蛋白是一种 G- 蛋白偶联受体），进一步使异三聚体 G 蛋白激活，使磷酸二酯酶活化，催化 cGMP 水解为 $5'$-GMP 而减少 cGMP 含量；细胞内受 cGMP 调控的离子通道关闭，导致细胞膜电位出现变化，最终传导至视觉中心而实现光的感知。瞬变感知之后，全反式视黄醛可被运输到视网膜色素上皮细胞内，伴随感知后的能量改变，经过几步化学反应重新生成 11- 顺视黄醛；11- 顺视黄醛回到视杆细胞再次与视蛋白结合形成视紫红质，从而完成一次视觉感知过程。

（3）生物化学反应改变机体的能量物质代谢与生理病理功能　体内发生的生物化学反应及能量物质变化，与中医的气机学说如出一辙。中医药理论认为，先有炁的变化，再有"形"（血津液）的变化，如同先有能量（微观粒子）变化，再现物质变化。以实验检视植物的能量转移过程为例：剑桥大学的科学家们，利用超快瞬态吸收光谱技术，"入侵"了光合作用的最早期阶段，以飞秒（10^{-15}s）级的超快时间尺度，通过自然界普遍存在的、非常容易接受和给出电子的分子醌的介入，观察到活细胞蓝细菌的光合作用过程。研究发现，发生光合作用初始化学反应的蛋白质支架是有漏隙的，能让电子逃逸，即生物在发生光合作用的分子结构中，先吸收光能，通过光诱导提取电子即光 – 电转换（反映能量运动），继之发生光合磷酸化、碳同化等光合化学反应，把二氧化碳和水合成富能的有机物如糖。实验提示，"炁"的能量改变引起"场"变，促使酶蛋白分子中组成原子的电子运动方式发生改变，同时调动其他因素如金属离子参与，引起酶分子构型发生变化，驱动酶催化底物的生物化学反应；"场"变可以改变生化反应，如产生放热反应增加热能，维持人正常的体温，或者促进产能反应生成化学能如 ATP 等，这些能量又可以进一步激发生物化学级联反应，引起组织细胞的功能改变，如增强心肌组织和血管平滑肌组织的收缩功能，推动血液循环；增强内脏平滑肌组织收缩功能，促进胃肠蠕动等。

研究表明，高血压、糖尿病、冠心病、过早性衰老等疾病，都源自于细胞层面的破坏和细胞代谢功能障碍。人体若比作工业园，则细胞如同各种小型工厂，为机体产生能量和必要的物质，细胞器就像各个车间。如果有什么物质损害了细胞内的线粒体、细胞核、细胞膜，就可能产生自由基。自由基对细胞损害的时间短，能量产生下降；损害的时间长，就会造成细胞破坏；损害的范围广，就会影响人体健康（工业园），如过度的氧化应激就是破坏线粒体的罪魁祸首之一。氧化应激本质上是因为机体内自由基与抗氧化剂失去平衡，是自由基包括超氧化物、羟自由基、一氧化氮自由基等发生强势时的状态。当细胞利用糖和氧气产生能量、水和二氧化碳时，就会产生这些副产物即自由基。适当的氧化应激，人体可以自行调节，并且有助于增强人体对内外环境的适应性，如一定量的自由基可以增强人体免疫力和预防疾病等；适量运动产生的自由基，可以增加红细胞生成，帮助肌肉生长，但长期的氧化应激，可以损害细胞、蛋白质和 DNA，导致衰老和很多疾病。当我们过多摄入不恰当的饮食、压力增大、接触更多环境污染和毒素、缺乏运动、睡眠不足时，就可能导致过量的自由基产生。而一些病原体感染可能增加某些体质个体的病理性自由基产生，如美国 Wenbin Tan 团队通过小鼠实验研究表明，低密度脂蛋白胆固醇（LDL–C，一种易被氧化成"坏胆固醇"、易继生自由基的脂质，可以诱发血管内膜炎，参与形成动脉粥样硬化）可以增强新冠病毒进入细胞的能力，高脂饮食诱导的肥胖可以导致病毒在心脏、主动脉和脂肪组织中的选择性积累；帮助病毒的 S 蛋白引起线粒体呼吸链基因家族的长期转录抑制，包括线粒体呼吸链（MRC）的 ATP 合成酶、NADH、泛醌氧化还原酶家族（NDUFs）和细胞色素 c 氧化酶基因家族的转录抑制，使自由基产生增加，能量产生障碍，导致心肌代谢异常，心肌纤维化增加，功能受损，心脏射血分数（EF）和缩短分数（FS）显著下降，而左心室收缩末期直径和容积则显著增加，引起心肌炎甚至心衰。这可能成为高脂血症病人感染新冠后的一个风险警示。

（4）能量注释的气机与气化活动　能量给力，生物化学反应完全；能量不足，生物化学反应不完全或出现歧化反应，中间或异常产物增多，出现人体功能紊乱如中医讲的"热毒壅盛""气滞血瘀"等，出现"湿饮""痰阻""血瘀"等证，或如西医认为的炎症反应，反映在肝脏解毒、肾脏排毒功能下降，以及血液和组织中的炎性介质等异常分子浓度升高等。针对以"湿饮""痰阻""血瘀"的"实证"或急性炎症期反应，中西医均以减少异常代谢产物和减轻组织细胞物质能量代谢负荷为防治重点。依据证型中医药治疗方法多样，像清热解毒、行气止痛、祛痰除湿、活血化瘀等。尤其表现为通过调整机体的气机升降，促进机体产生更多、更有效的能量，加速物质能量代谢，清除异物分子。对此，某些维生素有关促进机体生物化学反应的研究，可以从一个侧面提示中草药，关于气机与气化功能可能的物质能量基础及机制。如维生素辅酶 Q_{10}（coenzyme Q_{10}）又称泛醌（ubiquinone，UQ），一种存在于自然界的、促进生化反应的脂溶性醌类化合物，是 3 种线粒体酶（多酶复合体Ⅰ、Ⅱ和Ⅲ）的辅酶。其分子通过从泛醌式氧化型结构到泛酚或醇式还原型结构的互变，能够在线粒体膜发挥氧化呼吸链中传递电子和质子的作用。通过转移和传递电子参与三羧酸（tricarboxylic acid cycle，TCA）循环产生化学能 ATP，供细胞代谢使用，是细胞代谢的启动剂，参与人体细胞内能量制造及活化。若以 UQ 作为气化活动的作用物质，则气机的运动变化，如同中草药中的某些化学成分，能够引发像 UQ 从泛醌式氧化型结构到泛酚或醇式还原型结构的互变，从而在线粒体膜发挥氧化呼吸链中传递电子和质子的作用；气化的一个基础性作用，则体现为通过转移和传递电子参与 TCA 循环产生 ATP。从理论上讲，根据原子核与电子的相互作用和量子力学原理，并经过一些近似处理后采用直接求解薛定谔方程的算法，就可以去计算分子结构和分子能量（或离子能量），然后就能评估物质的很多物理和化学性质，从而得到体系基态的基本属性。这种作用不仅是所有生命形式必不可少的，而且，辅酶 Q_{10} 还是细胞自身产生的天然抗氧化剂。实验证明体内辅酶 Q_{10} 变成醇式后通过直接与过氧化物自由基反应，还可以再生维生素 E，独力并协同维生素 E 发挥抗氧化的作用。体外实验还发现抗氧化剂辅酶 Q_{10} 可以保护哺乳动物细胞免于线粒体氧化应激引发的凋亡，具有保护和恢复生物膜结构的完整性、稳定膜电位作用，是机体的非特异性免疫增强剂。临床研究表明，口服辅酶 Q_{10} 有助于为心肌提供充足氧气，预防突发性心脏病，尤其在心肌缺氧过程中辅酶 Q_{10} 发挥关键作用。对于治疗帕金森综合征、亨廷顿舞蹈症及阿尔茨海默病等与线粒体功能障碍及衰老有关的神经退行性疾病有显著疗效。实验不仅从一个侧面说明，细胞能量即"气机"产生的生物化学机制，以及能量产生的物质基础，而且还反映出，增强有效能量的产生，可以防治因能量不足所导致的细胞内氧化物（也属于炎性分子）增多滞留而引起的各种疾病。

　　那么，如何知道气机与气化活动呢？首先，人体是一个可以被感知和测量的电磁体，比如热能是生命力的体现，就像活的地质星球会有岩浆喷发一样，只要是活体，就有能量变化，有能量变化，就会有放射或辐射性能，可以作为观测气机与气化活动的物理指标。比如可以尝试用细胞分子的基本粒子运动状态，和气体分子如氧气、二氧化碳气体等的动能状态进行实验，以观测气机运动；气化活动，可以尝试以躯体、大脑、血液、器官等电磁波的频率和振幅、热效应进行实验，根据具体的实验方法，选择不同的实验指标。同时生物能量代谢，可以监测线粒体功能，作为研究中医"气机"与"气化"的生化武器。已知生物能量代谢包括能量的合成代谢和能量的分解利用代谢，二者结合，使机体保持正常的生理状态。生物能量是以高能磷酸键的形式贮存于如 ATP 之中，ATP 的合成主要依赖于线粒体内的 ATP 酶，ATP 酶利用线粒体呼吸链形成的电化学势能作为能量来源（呼吸链在进行氧化还原反应的过程中，通过酶传递电子，而将 H^+ 释放到线粒体膜外，由此形成了线粒体膜内外 H^+ 的浓度差。当 ATP 合成时，H^+ 内流，H^+ 跨膜浓度差发生变化，使呼吸链开始氧化还原反应，向膜外提供更多的 H^+，使膜电位维持在正常水平，保证了 ATP 合成过程的能量供应），使二磷酸腺苷（ADP）磷酸化合成 ATP，能量合成的代谢过程就是线粒体进行氧化还原反应和磷酸化反应（氧化磷酸化）过程。据计算，生物机体总耗氧量的 60% 以上为线粒体所消耗的。

　　因此，评价线粒体的能量代谢的变化，在一定程度上可以反映气机与气化功能的良莠。若气机运行不畅如气滞、气虚，将引起线粒体的能量产生出现障碍，导致气化功能减弱，物质代谢发生异常。评价线粒体的能量代谢状况，既要评价组织中能量物质含量的变化，也应该评价组织内能量合成功能的改变。评价组织中能量物质含量的变化即能量贮存的变化，可以通过测定不同生理、病理或药物作用条件下，组织内 ATP、ADP、一磷酸腺苷

（AMP）、磷酸肌酸（PCr，辅助 ATP 能量贮存形式）、肌酐（Cr，形成 PCr 的原料）以及乳酸（LA，能量代谢的中间产物）等能量相关物质的含量变化，部分和间接反映组织内能量代谢的状态和药物的作用。评价组织内能量合成功能的改变即测定线粒体功能，是研究能量代谢的一个重要方面。主要是观察线粒体的呼吸功能和 ADP 磷酸化的能力变化。通常以氧化磷酸化效率即 ADP/O（或作 P/O）比值，作为评价 ATP 合成能力的指标，它表示线粒体通过氧化还原反应消耗一摩尔氧气所能合成的 ATP 摩尔数。线粒体的呼吸功能可以通过测定呼吸链中各酶的活性来评价，如测定多种氧化还原酶组合成的酶复合体活性如 UQ 活性测定。另外，还可以通过测定线粒体膜的完整性（形态学观察）、流动性（细胞膜稳定性测定）和通透性（膜两侧电位差测定），评价线粒体膜的功能。研究发现，引起能量贮存减少的原因有两个方面，一是由于线粒体受到损伤而使能量合成能力降低，导致能量合成减少，造成能量供应的缺乏状态；二是由于相关组织病变，局部组织物质供应减少，使线粒体缺少能量合成的基本原料而导致能量合成减少，使局部组织能量供应缺乏。线粒体损伤可发生在多个环节，如线粒体 DNA 损伤，膜结构和膜功能损伤，呼吸酶损伤以及其他酶活性的变化。损伤线粒体的因素有很多，氧自由基是一个重要因素，而线粒体是氧自由基的重要来源。因为，多种生化反应过程都可以产生氧自由基，如黄嘌呤氧化酶的作用、花生四烯酸的代谢过程、激活的中性粒细胞反应的作用等，第一个与痛风机制有关，后两个与炎症过程相关。在病理条件下，当超氧阴离子产生过多或抗氧化物质减少，使氧化和抗氧化的平衡状态遭到破坏，由此产生的自由基就可以对线粒体和机体组织产生损伤作用。从线粒体实验角度看，气滞如同线粒体受损，气虚如同能量合成的基本原料缺少；气滞可以导致气虚，气虚同样也可以引起气滞。

2. 生物化学反应的基因及其表达的调控

生命体的统一性源于基因，生命的复杂性源于蛋白质。生物体内进行的各种化学反应都离不开蛋白酶，其底物具有多样性，不论是基因转录还是蛋白质翻译后的化学修饰，皆是通过不同属性及活性的酶的变化而实现的，正是由于蛋白酶的作用，才使得生物体内的化学反应的类型和过程千变万化。

（1）生物化学反应的基因调控　像干预基因转录的化学修饰，如通过酶体复合物对初级转录基因的 5′ 端加帽，像 7- 甲基尿苷、3′ 端装尾像切一旧段加一新段核苷酸、剪除内含子与蛋白质编码区拼接过程的转录后修饰作用，以调控产生不同的功能蛋白；影响转录表达的蛋白质发生化学修饰的过程，如蛋白质磷酸化、糖基化、乙酰化和泛素化等翻译后修饰的化学反应，调控产生各种功能的蛋白质，从而决定功能蛋白质的活性、在组织细胞中的定位以及与其他细胞分子（如脂质等）发生相互作用。同样，正是因为通过翻译后修饰的能量物质代谢反应，才改变了转录调控因子及合成途径，得到不同的化合物，也正是由于化学反应和蛋白质的千变万化，方才造就人与动物、人与人之间出现生理功能上的千差万别。

气机与气化功能的异常，可以从异常蛋白和基因的一些研究结果得到解释，即长期的气滞或气虚，会引起蛋白质和基因异常，导致尤其是一些慢性疾病的发生。如细胞蛋白质处理机制发生故障可能会导致错误折叠蛋白质的积累，从而阻塞细胞，干扰其功能，并且随着时间的推移，加速疾病的发展，其中包括神经退行性疾病，例如肌萎缩侧索硬化症（ALS）和阿尔茨海默病。从基因的角度看，物种的变迁与环境的相互作用密切相关，人的编码基因主要承袭父母的遗传信息（vertical inheritance），但是出生后的环境改变，可以使某些非编码基因产生并活化某些跳跃基因，从而影响编码基因而改变某些遗传信息，这种遗传方式也被称为水平遗传（horizontal inheritance）。实际上，这些跳跃基因或称转座子，是一段可以从原位上单独复制或断裂下来，环化后插入另一位点，并对其后的基因起调控作用的 DNA 序列。之所以被称为跳跃基因，是因为它们可以引入自己的拷贝，或改变它们在遗传密码中的位置。研究发现，一半的遗传密码是转座子。大约有四分之一转座子负责基因开关的工作，这些开关可以关闭和打开某些功能基因，也可能导致基因突变，从而改变功能蛋白质的合成，在对物种的生长、发育和进化发挥重要作用的同时，也可能引发遗传、退行性和癌症等疾病。一项大型国际哺乳动物基因组学比较资源的研究显示，基因有进化约束，正是通过基因的进化约束作用调控基因表达。人类基因组中经过数百万年进化后保持不变的部分，正是维持人类正常功能至关重要的关键区域，被称为进化约束（是衡量基因组中特定区域在生命进化树上的变化程度）。虽然这些区域不产生蛋白质，但可能包含指导蛋白质产生时间和数量的指令，一旦这些基因区域发生突变，将可能产生两种结果，一是通过突变基因表达，驱动功能基因产生新的蛋白质等分子，人类获取适应环境新的功能；二是导致罕见的遗传及常见疾病（包括癌症）的发生。前者是人类进化所需，后者在正常情况下，可以通过生物体自发的DNA 修复达到解毒，DNA 修复基因或机制异常则致病。

（2）生物化学反应的基因表达差异　基因及其表型差异反映了基因相关的物质能量代谢差异，进而产生个体对同一刺激引起的反应差异。个体细胞基因研究显示，每个个体细胞核及其细胞器线粒体所携带的，来自于父母遗传的基因组是不同的。核基因组，具有父系遗传特征，主要负责构建细胞、细胞器如编码组成线粒体的绝大部分蛋白质，以及组织器官的结构，协调生物合成过程；细胞器线粒体基因组，则具有母系遗传特征，主要负责编码与能量代谢相关的酶蛋白，如发生在线粒体上生物化学反应中的三羧酸循环的柠檬酸合成酶、异柠檬酸脱氢酶、$\alpha-$酮戊二酸脱氢酶、琥珀酰辅酶 A 合成酶等；细胞呼吸链反应中的由 NADH 脱氢酶（一种以 FMN 为辅基的黄素蛋白）和一系列铁硫蛋白（铁－硫中心）组成的辅酶 Q 氧化还原酶复合体，和由琥珀酸脱氢酶（一种以 FAD 为辅基的黄素蛋白）和一种铁硫蛋白组成的辅酶 Q-细胞色素 C 氧化还原酶复合体，依靠这些酶蛋白，使发生在细胞线粒体上的三羧酸循环与呼吸链偶联，将三羧酸循环产生的 H 和高能电子在 NADH 和 $FADH_2$ 组成的传递呼吸链中，进行氧化磷酸化产生大量化学能量如 ATP。细胞核基因组编码基因转录的 mRNA，进入细胞质于核糖体上翻译成各种氨基酸序列。这些氨基酸序列经过滑面内质网、高尔基复合体和粗面内质网"车间"的加工，形成各种蛋白质、糖、脂肪、糖蛋白、脂蛋白等，产生如膜蛋白、激素、递质、蛋白激酶等，将这些功能蛋白分泌出细胞，发挥各种生理和病理功能。因此，线粒体功能的强弱和好坏因人而异，基于个体细胞核基因和线粒体基因的差别，个体间能量产生和物质代谢的能力不同，生物化学反应的类型和完成速率及程度也不一样，对"刺激"的"反应"也各具特点。

（3）生物代谢过程的波动性与动态平衡　由于细胞是处于动态平衡中的自催化和随机系统，如同中医讲人体的阴阳状况始终处于动态平衡一样，其代谢网络的性质及其与基因转录表达，以及和其他细胞过程的相互作用也是随机的，因此，导致生物代谢网络活动呈现动态波动，生物代谢引起的生理反应也处于上下起伏的不确定状态。以大肠埃希菌细胞糖酵解的翻译后代谢及影响因素分析实验为例，作为了解真核细胞代谢酶的波动性及其研究方法的借鉴。科学家通过荧光能量共振转移（FRET）技术和基于荧光读数的生物传感器，并结合所构建的一个由 4 种代谢物和 6 个代谢反应组成的代谢动力学模型，将糖酵解通量固定为一个恒定值，对所有模型参数，包括最大速率和结合常数随机采样使模型处于稳态，再通过改变葡萄糖摄取速率来扰动这个稳态，并分析这种扰动导致糖酵解通路终产物丙酮酸浓度的振荡波动的大小，依据单个大肠埃希菌细胞中丙酮酸在时间分辨尺度下的浓度变化动力学，对活的大肠埃希菌细胞糖代谢及其生物化学反应进行定量监测。根据计算机模拟和实验证明，当饥饿的大肠埃希菌暴露于葡萄糖等碳源时，在数秒内观测到胞内丙酮酸水平的增加，并且，单个细胞中丙酮酸的胞内水平在大约 100 秒的时间尺度上，表现出大的周期性波动。统计学观测发现，当添加低浓度葡萄糖（10~100μmol/L）时，大多数单细胞内的丙酮酸水平，表现出持续强烈的振荡波动，单细胞 FRET 比值的功率谱密度（PSD）明显高于背景噪声，时间尺度为几分钟，反观添加高浓度葡萄糖则无此波动。这些翻译后修饰的代谢反应波动，取决于丙酮酸转化所涉及的生物化学反应的关键代谢酶，酶的活性大小与属性决定了化学反应的强弱和方向。研究发现，丙酮酸激酶 F（pykF）缺失，可以显著增加单个细胞中 FRET 信号的周期性振荡；当丙酮酸激酶 A（pykA）、磷酸烯醇式丙酮酸羧化酶（ppc）单独或共同与 pykF 敲除时，极大降低了丙酮酸的振荡；丙酮酸脱氢酶复合体组分之一的二氢硫辛酰胺乙酰转移酶 E2 的缺失，也可以使丙酮酸波动消失。不同属性的酶或酶的活性大小，同样受到机体与环境相互作用所导致的基因转录及翻译后修饰的调控。同时，糖酵解的动态波动会传递到其他细胞过程，导致群体内细胞状态的时空异质性。利用 EllA–CFP/MglA–YFP 的 FRET 荧光蛋白，追踪单细胞 FRET 的变化，发现葡萄糖刺激下单细胞内磷酸转移系统（PTS）的磷酸反应也产生了动态波动，且频率范围与丙酮酸波动相似。再则，通过测量自发荧光分析大肠埃希菌内 NAD（P）H 的波动显示，添加葡萄糖可快速增加胞内 NAD（P）H 水平，并且单细胞的 NAD（P）H 也产生了动态波动，说明，丙酮酸振荡至少部分与 PTS 蛋白磷酸化状态及 NAD（P）H 的波动相耦合。

3. 生物化学反应的客观呈现

除了上述检测方法外，客观呈现生物化学反应过程及其机制研究的方法和技术还包括如下几方面。

（1）看见蛋白质及其原子与变化　科学家已能采用同步辐射光源（一种利用相对论性电子或正电子在磁场中偏转时产生同步辐射的高性能新型强光源），选择与微观物体大小相近或更短的波长的光束，照射微观物体，利用光束在物质中的衍射、折射、散射等特性，或者利用光束与物体相互作用产生的光激发、光吸收、荧光、光电子发射等性能，不仅能"看清"比"可见光"波长更短的病毒、蛋白质分子甚至金属原子等微观物体，而且，由于同步辐射光是脉冲光，有优良的脉冲时间结构，其宽度在 10^{-11}~10^{-8} 秒（几十皮秒至几十纳秒）之间可调，脉冲之间的间隔为几十纳秒至微秒量级，这种特性非常有利于"变化过程"的研究，如化学反应过程、蛋白质结构变化过程和细胞内环境改变的微观过程等。这些技术方法将促进生理学及药理学的实验研究。

（2）看见微观粒子–电子的运动状态　目前分子反应的量子物理学变化如分子原子的键合和原子中电子的不确定运行状态（量子特性）已可以亲眼所见。比如，中国科学家利用扫描隧道显微镜（STM）拍摄到水分子的内部轨道结构，即水分子的亚分子级分辨成像，可以直观形式呈现量子力学的一些现象，如实验条件适中，在特殊显微镜下可以看到电子形成的波，就像把石头扔到水里的波纹可以在实验中直接解析水的氢键网络构型。还可以看见，氢键形成的方向不同，水分子最终形成的网络结构是完全不一样的，如同与蛋白质的空间结构不同一样。不仅如此，中国科学家将 STM 和原子力显微镜（AFM）集成在一个显微镜，研发出超高分辨扫描探针显微镜，关键部件性能包括特殊 qPlus 探头，约 20μm 的针尖上，通过的电流是 100 飞安（飞安即 10^{-15} 安培），感知的力则为 10^{-12}N，通过调控针尖的电荷分布，将探针改装成电四极矩针尖来成像，即一套同时对氢原子的电子量子态及其原子核量子态敏感的新型扫描探针显微术。通过实验，首次获得水分子的亚分子级分辨成像并在实验室空间实现了对氢核的定位；直接观察到水团簇内氢核的协同量子隧穿；在国际上率先测定了氢键的量子成分，提出了"核量子涨落弱化弱氢键、强化强氢键"的普适物理图像。也提示微观粒子运动状态的变化，是分子间发生生化反应的基础。

（3）看见化学反应中化学键的形成　比如，通过氢氘原子形成分子的化学立体动力学实验，可以呈现出生化反应的触发微观机制。从化学立体动力学的角度讲，化学反应的实质是原子、分子等微观粒子相互碰撞，并受环境影响如能量改变，引发旧化学键断裂、新化学键形成的过程，如同细胞的能量物质代谢的波动性，呈现出同样的振荡现象。其根源在于反应物分子并非简单的质点，而是有着具体的结构和形状，发生在分子间的空间位点不尽相同，例如，氢分子由两个氢原子通过共价键连接形成，就像一个"哑铃"。因此，当另一个反应物与氢分子发生碰撞时，它从氢分子的一端发起攻击（水平碰撞），或者直接攻击氢分子的共价键（垂直碰撞），这两种情况的反应几率和相应的动力学过程可能会表现出明显的差别。中国科学院大连化学物理研究所联合团队进行了验证实验，首先，通过自行研制出的高能量、单纵模纳秒脉冲光参量振荡放大器观察发现，通过在受激拉曼激发过程中操控激光光子的偏振方向，在分子束中将氢分子制备于特定的振转激发态，同时赋予氢分子的化学键特定的空间取向。在 0.50eV 碰撞能下，两种不同的碰撞构型的氢氘分子（HD）与氢（H）原子的 H+HD → H_2+H 反应的微分反应截面差异非常明显。该实验团队又进一步利用基于极紫外激光技术的态－态分辨氢原子里德堡态飞行时间谱探测方法，结合交叉分子束技术，仔细测量在 0.50、1.20、2.07eV 的 3 个碰撞能量下，两种不同构型的 HD 分子与 H 原子的 H+HD → H_2+D 反应结果，发现产生的氢分子（H_2）的量子态和散射角度分布存在显著的立体动力学差异。为理解其中的动力学过程，张东辉、张兆军理论团队开展了非绝热量子动力学模拟，精确重现实验团队所观测到的现象，并结合极化微分截面理论方法，详细分析该反应中存在的立体动力学效应，进一步证明在垂直碰撞构型反应中发挥重要作用的原因是量子干涉现象。至此，该团队不仅证明了氢元素发生化学反应的量子物理学始动过程，而且还实现了对氢分子的立体动力学的精准调控。正如科研人员所说："之前的化学反应研究可能像'抽盲盒'，它是由本来的量子属性决定好的，科研人员不能随便控制，我们只能有一定的概率抽取到想要的结果。但现在我们可以通过精确的控制，激发特定化学键并控制它的方向，直接得到自己想要的结果。"而且，中国潘建伟、赵博团队与白春礼团队合作，以超冷化学和量子模拟理论为基础，在钠钾基态分子和钾原子混合气中，利用射频合成技术首次相干地合成了超冷三原子分子，使得科学家们可以利用超冷分子来模拟化学反应，从而对复杂系统进行精确、全面的研究。

（4）模拟设计蛋白质－蛋白质间相互作用　蛋白质－蛋白质间相互作用（protein–protein interactions，PPI）在几乎所有的生物学过程中发挥着重要作用，包括信号转导、细胞生长和免疫防御等，以及在内稳态和疾病反应中发挥着关键作用。由于蛋白质表面的原子运动而处于不断的变化之中，蛋白质之间的界面从来都不是完全互补，这些表面在形状和它们形成的互补化学相互作用类型（例如氢键）也非常不同。为了识别互补表面特征，进一步看清蛋白质－蛋白质相互作用方式，中外科学家们开发了一种利用蛋白质表面特征指纹图谱的机器学习方法，将蛋白质表面模式翻译成数字阵列，以识别倾向于形成 PPI 的区域，以及与特定靶标互补的表面，可以从头设计新的蛋白质，并且实验证实，这些蛋白质与癌症免疫治疗靶标（PD–1、PD–L1、

CTLA-4）或新冠病毒靶标（S蛋白）的结合亲和力与自然产生的抗体相当。

（5）科学描述化学反应过程　以色列科学家Warshel，在研发生物中，不仅引入分子动力学，发展量子力学和分子力学途径，开发酶反应模拟，创建溶液和蛋白质中电子及质子转移过程的微观模拟，还开创大分子静电作用的微观建模并引入蛋白质折叠的模拟，从而在阐明分子机器的矢量行动的分子源头的基础上，使用基于笛卡尔的力场程序，建立了可以对生物分子的功能特性进行详细计算，并用于模拟酶促反应的组合量子化学/分子力学（即OM/MM）方法，使生物化学过程的分子动力学模拟、蛋白质的研究在微观静电模型、蛋白质中的自由能扰动模拟计算（以此监测分子间相互作用）成为可能，因此，在生物大分子体系模拟和酶催化反应机制解析方面得到广泛应用。然不止于此，为了能同时观测大分子体系和化学反应过程，改变以往化学家们要么利用塑料棒材建立经典物理学模型，对大分子体系进行模拟，虽然计算简便，但不能模拟化学反应过程；要么采用量子物理学方法计算化学过程，但需要大量的计算资源，况且，该量子物理学方法仅适用于小分子，只能在两者之间进行选择，Warshel与美国科学家一道开发出多尺度复杂化学系统模型，让计算机自动追踪化学反应的每个步骤，例如，在模拟药物如何同身体内的目标蛋白质耦合时，计算机会对目标蛋白质中与药物相互作用的原子执行量子理论计算，而使用要求不那么高的经典物理学模拟其余的大分子蛋白质，从而精确掌握药物发生作用的全过程，实现经典物理学与量子物理学在化学研究中"并肩作战"。该复杂化学系统的多尺度建模方法，不仅可以用于计算机辅助药物设计，还可以用于疾病致病机制、早期诊断生物标记、创新药物开发等领域。

以上方法不仅对科学家研究人体内所发生的生化反应本质有重大启示，而且也为蛋白质三维构型与分子原子凝聚态结构的可视化提供了精准范例，势必会将刺激分子与靶蛋白相互作用的精彩瞬间场面展现在人们眼前，使生物化学反应以物理现象的方式呈现并加以计算，成为精准揭示发病和药理作用机制的利器。

五、气－液运输与能量－物质输布

机体接受刺激后的细胞生化反应和能量物质代谢信息，会通过神经、血管（西医认识）、经络（中医认识）传输系统布达全身，引发各种生理或病理学的一系列连锁效应。机体如气道和血管、淋巴管内等的气液运行的顺畅与否，全身和局部器官组织气液循环的力度、速率及液压大小，直接影响和反映出个体全身及某器官组织的功能状态。如通过气道、血液、经络或血管、淋巴管，将有益气物、饮食及其转化的营养物质，通过组织液送达全身，使人体必需的、由各脏腑产生的能量和营养物质被全身组织细胞利用，表明一部分熵增被消化吸收，同时，经过通达皮肤、呼吸道、尿道及肠道等的经络和血液，将异物或废物排出体外，即多余的熵增被代谢排出。机体能量物质代谢的正常运行体现在：机体运输路径通畅，细胞的正常生物化学反应速度和效率高，则能量和物质代谢效率强，机体能量充沛，营养物质丰富，废物清除彻底，人的精神和体力旺盛；反之，机体传输路径不畅，细胞的正常生物化学反应速度和效率减弱，能量物质代谢效率降低，不仅营养物质不能充分生成，维持机体的生理需要也因清除废物和异物的能力而降低，可能诱发异常的生物化学反应，导致异常代谢物增加，秽物积滞，引起人体从精神和体力变差直至患病。

就像气的改变，不仅影响细胞的生物化学反应速率和能量物质的利用，使机体出现营养危机，而且干扰机体运输通路如血管和经络，影响组织细胞吸收营养物质和排毒功能，是病机的始动和关键因素。比如环境中的氧气，经过机体体温的加温和血管平滑肌收缩（暂无经络数据）的加压作用，产生热能和动能，直接影响着氧化反应的速率，热能使气体加热，促进生物化学反应，增加机体的热量；同时，加热使气体膨胀，空气体积增大，将热能转变成动能，推动细胞和物体运动，增强组织细胞功能，提升机体的活力。若来自环境的物理、化学和生物刺激因素，作用于体内碳水化合物、脂肪和蛋白质等分子，在金属离子（矿物质）、维生素、催化酶、神经递质、激素等的助力下，催生异常氧化等相关生物化学反应，则干预供给身体必需的营养物质的生成，并使秽物积滞，产生病理反应。"刺激"如物理、化学或生物的因素不同，影响气血运行的原因各异，引起的细胞及机体反应也各有特征。

六、"刺激"与"反应"体系的研究方法浅议

开展"刺激"与"反应"的研究，可以能量、物质和信息的变化过程为基础，系统分析生命体所进行的物质代谢、能量循环和信息流动的运行规律。

物质代谢，如摄入各种食物和水、无机盐等，然后在体内或者转化成身体组成分子，或者最终排出体外，极少滞留体内；能量循环，如从自然界摄入的食物里转化为化学能和热能等生命体需要的能量，未能利用的能量又发散到自然界；信息流动，像人体的五官感受环境的信息，意念产生的电磁波即脑电波等，可以成为各种类别的能量变化和物质代谢的刺激和控制信号，经过对类别信号分类加工即信息处理，如将感受到的信息转变成神经冲动，也就是生物电，通过神经传导，直接指挥身体动作，或者交给大脑思考，然后作出反馈后调整行为；或者通过干预内分泌－免疫系统，调节机体细胞的能量物质代谢，引发全身反应。根据这些"刺激"与"反应"的数据信息，则可以采用系统论、信息论和控制论方法进行描述和分析，从而理解和掌握刺激－反应规律。

在此基础上，还可将合成生物学、化学生物学和计算生物学技术联系起来，即通过系统生物技术进行综合性实验研究，建立主动模拟及调控"刺激"与"反应"体系，用以预测如病原体在人体内的变异等病理生理过程。系统生物技术来自系统科学方法，系统科学方法与原理源自坎农的生理学稳态机制和图灵的计算机模型及图式发生的研究。依据自组织系统结构理论－泛进化论（structure theory，pan-evolution theory），系统生物学从实证到综合，探讨天然与人工进化生物系统理论，阐述结构整合、调适稳态与建构层级等规律，不仅导致系统科学与生物技术、系统生物学与合成生物学之间的密切互动，也使系统生物学技术的基础研究向应用开发的转化（如转化科学、转化生物学）距离迅速缩短，实现在线描述生物体的刺激与反应变化，模拟并预测生物体内的变化过程，为疾病的防治提供有效手段。就拿合成生物学来说，不同于基因工程是把一个物种的基因延续、改变并转移至另一物种，合成生物学的目的在于建立人工生物系统（artificial biosystem），让它们像电路一样运行，也就是说通过合成生物学技术，将人工"基因"连接成网络，让细胞来完成设计人员设想的各种任务。比如，北京大学曹云龙团队通过合成生物学技术，追踪新冠病毒演化，并预测了导致新变异株产生的部分突变。他们通过开发的高通量深度突变扫描技术，描绘出新冠病毒中和抗体的逃逸突变谱，发现超过 85% 的新冠病毒原始株诱导的中和抗体被奥密克戎株 BA.1 逃逸，并具体解释了奥密克戎株免疫逃逸机制。随后，他们又在国际上首次揭示了 BA.2.12.1 和 BA.4/5 刺突蛋白结构和体液免疫逃逸特性、奥密克戎突变株"免疫印迹"分子机制的系统性研究结果。他们意识到，如果能利用好基于大量不同变异株感染者抗体逃逸图谱，就可以分析出在不同的免疫背景下，分别是哪些奥密克戎变异株受体结合域（RBD）的突变，能够在强效中和抗体的诱导下使病毒逃逸，并较为准确地预测出不同毒株的突变趋势。顺着这个思路，团队构建了一个基于中和抗体免疫压力的新冠病毒 RBD 进化趋势预测模型，并发现，由于病毒演化主要受机体免疫压力的影响，集中的免疫压力也促进了病毒的趋同进化。基于此，他们利用这一模型在 2022 年 7 月构建出了一种"假病毒"，与之后 10 月、11 月现实中大量出现的新变异株相似度非常高。并且证明，只要模型设计合理，通过预测可能出现的变异株并构建出相应的"假病毒"，就可以提取设计、开发疫苗和抗体药物来应对未来可能出现的疫情。新冠病毒在不断突变，曹云龙团队与它的"较量"也仍在继续。

综上所述，应当充分利用现代医学研究方法和科技手段，使内外环境的刺激因素和机体出现的中医证候反应，尽可能得到客观体现，实现刺激与反应信号的可视化和方法与原理的可证化，以此架起中西医药基础理论相互沟通的桥梁。

第二节　以刺激－反应为主线理解并交融中西医病因和发病机制

对于疾病而言，可以这么认为，刺激是病因，反应是个体所表现的症状体征，刺激引起疾病相关的个体症状体征的原理为发病机制。引用世界卫生组织声明的"个人的健康与寿命决定因素"：遗传因素占 15%，环境因素占 17%，医疗卫生占 8%，生活方式占 60%，除了"医疗卫生"因素，其他 3 个因素如遗传因素、环境因素和生活方式皆可作为病因，其中遗传因素如反映个体体质的先天遗传状态，内外环境因素包括地域气候、生物及药物等理化因素，生活方式包括饮食、作息、运动与劳逸方式。对比中西医对病因与发病机制的特点，中西医对疾病的概念：西医称为"病"，诊断主要依据客观标准；中医称为"证"，诊断标准尚以主观标准为主。对于病因的确定：西医趋向单因素解释，中医为多因素。对于病机或发病机制的认识：西医关注病灶，中医强调整体；西医探究靶标，中医重视平衡。对于疗效标准：中西医均以症状体征的改善为前提，配以中西医对"病"与"证"主客观标准的改观。由于中西医是从两个方位走向医学圣殿"罗马"的，因此，对病因与病机或发病机制的论述各有所见。

然而，由西医药学的发展历程可以发现，从周期性的寒战、发热、出汗等"症状"，人们认识了一个"病"，并且知道使用金鸡纳树皮治疗，因此，从中提纯到疗效更快更强的活性成分并制成药品奎宁，直到发明显微镜，人们才认识到这个"病"的"病因"原来是疟原虫，并将这个病称为"疟疾"，之后进一步对疟原虫引起人体"症状"的发病机制进行了深入研究；同样，因为发明了血压计和听诊器，人们开始对头晕、头胀、头痛和心脏快速跳动的高血压"症状"有了准确的测量数据，并由此通过进一步的生理学实验，发现了内分泌及神经递质肾上腺素和乙酰胆碱，是它们调控着血压和心率的"发病机制"。这一时期，实验研究是在症状体征的指引下或者说是围绕着临床表现展开。随着基础研究的实验方法和手段的不断提高，西医药学的思维和研究模式开始逐渐被实验结果牵着鼻子走，即从已认知疾病的"病因"和（或）"发病机制"中举一反三，开始碎片式通过实验发现其他疾病的可能"病因"和（或）"发病机制"，比如，发现了感染性疾病的"病因"为病毒或细菌等病原体，就通过实验试图找寻心肌炎、肾炎、胃炎、胰腺炎、关节炎、脉管炎等疾病的病原体"病因"，即是否可能为进入人体与外部相通的组织或腔道（皮肤、口腔、尿道和肠道）的病毒、细菌所感染，因此，就像胃十二指肠溃疡病的"病因"及"发病机制"，从胃酸腐蚀学说到幽门螺杆菌感染学说。再比如，自从发现炎症可能为很多慢性病相关的"发病机制"，据此，通过实验发现了一个个新的疾病相关因子，并被用于证明和解释阿尔茨海默病、帕金森综合征、糖尿病、冠心病、高血压等疾病可能的发病机制，紧跟着，新药研发也根据这些"炎症发病机制"进行药理学研究。不是说，这样的实验研究模式完全不对，在有明确临床目的指引下的深细研究自然是必要的，而是说，碎片式的实验研究，对于疾病的临床诊断和治疗可能往往是有一定的意义但不充分，因为这种研究模式可能会远离医药学研究的目的或初心，使实验研究失去方向。西医可以学习中医关于病因与病机的理论，将发病机制实验研究的重心放在证明和解释疾病和病人出现的症状体征上，而非某个实验结果为疾病诊疗的"金标准"，临床表现或完整反映疾病和病人症状体征的实验结果，才是疾病和病人诊疗的依据。中西医药交融，就是使基础研究回归初心，围绕疾病和病人的症状体征开展实验研究，通过致病物、个体体质和环境的共同因素作用，探究疾病和病人"里应外合"式的病因及发病机制。前提是中医药应首先研究围绕证候的生理、病理、生化及病理生理学等现代基础理论，以证候为依据，建立证候相关的病因及病机的物质基础、理论学说和现代检查方法，沟通"病"与"证"、西医病因与中医病因、病机与发病机制，为中药药理的现代化研究奠定基础。

一、"病"与"证"的沟通

1. 西医认知的"病"与"型"同中医认知的"病"与"证"

中西医都认为，每种疾患都有其特定的病因与病机，致病物质就是疾病发生的"刺激"因素，临床症状就是病人所表现出来的"反应"。鉴于西医对疾病病因与发病机制的认识，疾病的概念或病名，独立于症状，反映的是症状背后的病因与发病机制特征结局的精炼表达，如病因"明确"的新冠病毒，病因尚不清楚则以发病机制特征结局表达的高血压病、糖尿病，或者为疾病发现时病因与发病机制均不清楚，以发现者的名字命名，常为向虚定义，如阿尔茨海默病。无论是病因、发病机制或是病名，都是非专业民众难以感知的。中医的病因与病机比较清楚，"反应"就是临床症状即证候，"刺激"就是证候的病因，病因所致临床症状的过程和模式就是病机，病因与病机始终围绕着证候进行描述。由于天人相应，原理朴素，无论是病因、病机或是中医证型，经过解释，病人多可感同身受并加以理解，如外感风寒、外感风热，肝脾不和，肝阳上亢，心肾不交等。

西医有"病"无"证"，疾病种类成千上万，有人统计，近几十年新发现的疾病有上万种，仅遗传疾病已达 4000 多种，临床症状则高达 10 万种。病有分型，但多以病程长短、病情轻重和症状表现特点划分，如急性肾小球肾炎、慢性肾小球肾炎；高血压病Ⅰ、Ⅱ、Ⅲ期；劳力型心绞痛、自发型心绞痛、变异型心绞痛等。中医有"病""证"之分，"病"多为对典型症状和体征的描述，其中有些与西医的很多"病"（见括号内病名）类似，如咳嗽病（如支气管炎）、哮病（如支气管哮喘病）、肺痨（肺结核病）、肺痿（如肺间质纤维化病）、消渴病（糖尿病）、眩晕病（如高血压病）、瘿病（如地方性甲状腺肿）、胃痞病（如功能性消化不良）、肠澼（痢疾）、乳痈（乳腺炎）、尪痹（类风湿关节炎）、骨痹（骨关节炎）、鼻鼽（变态反应性鼻炎）、白疕（银屑病）、精浊（前列腺炎）、乳蛾病（扁桃体炎）、痔病（痔疮），心痛病包括真心痛病（如心绞痛）、厥心痛（如心痛伴有休克等症，像心肌梗死），以及西医非称谓"病"的胃痛症等；有些与西医的很多"症"相近，如血浊病（高脂血症）、不寐病（失眠症）、腰痛病（腰痛症）、呕吐病（呕吐症）、黄疸病（黄疸症）、便秘病（便秘症）、下利病（腹泻症）、肝癖病（如脂肪肝症）、水肿病（水肿症）等。"证"即证候，为对该疾病所处某一阶段表现出的一组症状及体征分析后，所提出的包含有病因病机的概括，例如：头痛、鼻塞、流清涕、怕冷、舌淡苔白、脉浮紧，多为外感风寒证；头痛、鼻塞、流黄涕、不恶寒、舌红苔黄、脉浮数，多为外感风热证。同时，中医的某些疾病内涵可能包括西医的多系统疾病，如中医的"结胸病"，是指痰热之邪气互结于胸中，可见于西医的急慢性胃炎、胆道系统疾病、慢性肝炎、结核性胸膜炎、支气管炎等。中医的"眩晕病"，包括西医的心血管系统疾病如高血压，神经系统疾病如颈椎病、梅尼埃病等。

对于病人的症状描述，西医作为参考的病人疾"病"症状，为反映该"病"患群体所共有的一些临床表现。如流行性病毒感冒，其症状主要为急性起病，前驱期有乏力症状，很快出现高热、畏寒、寒战、头痛、全身肌肉或关节酸痛等，伴随症状包括流涕、打喷嚏、鼻塞、咽喉痛、干咳或咳嗽咳痰、颜面潮红、食欲不振等。该病诊断视实验室检查而定，如血常规检查：病人发病初期即可出现白细胞总数减少，重症流感病毒感染时可出现淋巴细胞计数减少，合并细菌性感染时，白细胞总数及中性粒细胞增多；血生化检查：可有天门冬氨酸氨基转移酶（AST）、丙氨酸氨基转移酶（ALT）、乳酸脱氢酶、肌酐等升高，部分病人可出现低钾血症等电解质紊乱，少数肌酸激酶升高。确定诊断，依据病原学检查结果：流感病毒核酸检测阳性，或流感抗原检测阳性，或流感病毒培养分离阳性，或急性期和恢复期双份血清的流感病毒特异性 IgG 抗体水平呈 4 倍或 4 倍以上升高。与此不同的是，临床表现为中医诊断疾病的依据，中医对于病人呈现的症状非常重视，描述得非常细致。同样是流感，中医依靠症状及体征进行诊断（包括所有病证的诊断皆如此），一般流感类似于中医的外感风邪病（风邪包括风寒与风热等），以外感风寒病为例，根据六经辨病，属三阳经病，包括发病初起阶段的太阳病，之后渐次出现的阳明病和少阳病。若为太阳病，按照六经辨证，可以分为太阳伤寒证和太阳中风证，太阳伤寒证的临床表现包括头痛、项强、发热、无汗、恶寒、鼻塞、流涕、食欲不振等，舌苔白，脉浮紧；太阳中风证的临床表现包括头痛、项强、发热、汗出、恶风、恶寒较轻、鼻塞、鼻鸣、干呕、咽痛、食欲不振等，舌苔白或无苔，脉浮缓。太阳病以"脉浮，头项强痛而恶寒"为其提纲证，太阳伤寒者，以身痛脉浮紧为主症，太阳中风者，以汗出脉浮缓为主症。继之，伤寒阳明病之阳明腑实证的临床表现包括烘热汗出、烦渴消水、大便干结，脉洪大浮数。伤寒少阳病证的临床表现包括口苦、咽干、目眩、寒热往来、胸胁苦满、默默不欲饮食、心烦喜呕，脉弦。正如《素问·热论》所言："伤寒一日，巨阳受之，故头项痛，腰脊强。二日，阳明受之，阳明主肉，其脉夹鼻络于目，故身热目疼而鼻干，不得卧也。三日，少阳受之，少阳主胆，其脉循胁络于耳，故胸胁痛而耳聋。三阳经络皆受其病，而未入于脏者，故可汗而已（汗出而愈）。"不止如此，一经主证还可再分为其所具有的不同兼证，例如，以太阳病之伤寒证为主（头项强痛、发热恶寒，脉浮），又兼项背强几几症状（形容项背部拘急不舒，俯仰不能自如之状），即伤寒兼项背强几几证或葛根汤证（可以服用葛根汤治疗的病证）；或兼心悸而烦证或小建中汤证：心悸不安，欲出汗而不能就更烦的心阳不足证或桂枝甘草汤证；或兼夹水气（饮）证或小青龙汤证，或兼干呕而噎（水留胃中），或兼咳嗽而喘（水寒射肺），或兼口渴（水停则阳气不化，津不升），或兼便溏下利（水渍肠间），或兼小便不利而少腹满（水蓄下焦）等。更有变证（传变为其他经证）出现的不同症状，不再赘述。

2."病"与"证"的临床结合

医学是研究人类生命的科学，自我感知是人类应对环境的基本反应，按图索骥，症状学是探究医学原理这个"黑箱"的一把很重要的钥匙。无论是"病"还是"证"都缘于病人的症状和体征，并且可以看到中西医的某些"证"与"病"，尽管称谓不同但所指无二，如中医温病温热类的外感风寒、外感中风、外感风热等证，与西医的上呼吸道感染性疾病相同，温病湿热类证型与西医上呼吸道感染胃肠型类同。如此，证候相关的症状体征便可与实验指标相结合，成为促进"病"与"证"概念共同发展的一个途径。比如，中医温病典籍记载的治疗"暑温病·暑风证"的方法，经过蒲辅周等一批中医专家对乙型脑炎的系统治疗显效后，就被西医同行认可。因为该中医药诊治内容，不仅有关于乙型脑炎的中医证候分型，更有血液中白细胞增多，中性粒细胞增加；脑脊液中早、中期白细胞分类的增加变化，和蛋白质轻度增高以及细菌检查阴性；血清学乙脑抗体补体试验改变等的现代实验室检查诊断依据，还有中西医结合的治愈标准评判，如"暑温病·暑风证"证候或症状及体征消失，血象、脑脊液恢复正常，并发症治愈，无后遗症。就此，不仅将中医"暑温病·暑风证"之一的病症与西医乙型脑炎病联系起来，将病因病机与发病机制进行比较，还使得类"暑温病·暑风证"的乙型脑炎诊断信息和物质基础客观化，并且为"暑温病·暑风证"的药理学研究提供了依据，不失为中西医"病"与"证"结合的经典案例。

3."病"与"证"的刺激－反应模式比较

西医的"病"和中医的"证"，二者所表达的意思是一致的，即"患病"，均表现为不同体质的刺激－反应患病模式。西医的"病"是指在一定病因或刺激因素作用下，自稳调节紊乱并引发一系列代谢、功能、结构的变化，表现为症状、体征和行为的异常。如十二指肠溃疡（duodenalulcer，DU）是常见的慢性疾病之一，是由于多种因素（包括遗传基因、胃酸分泌过多、十二指肠黏膜防御机制减弱和幽门螺杆菌感染）引起的十二指肠黏膜层和肌层的缺损。主要临床表现为上腹部疼痛，可为钝痛、灼痛、胀痛或剧痛，也可表现为仅在饥饿时隐痛不适。典型者表现为轻度或中度剑突下持续性疼痛（症状和按压腹部得到的体征），可被制酸剂或进食缓解。通过胃镜检查，可直接观察到十二指肠黏膜组织缺损；胃液基础排酸量检测，可确定是否因胃酸分泌过多所致；幽门螺杆菌检测，可判断是否存在幽门螺杆菌感染因素。诊断的金标准为胃镜检查。

刺激与反应模式分析：刺激因素如胃酸、幽门螺杆菌，体质因素如遗传基因致胃酸分泌多和（或）十二指肠黏膜防御机制减弱；反应即临床表现及其背后的成因，如胃壁细胞生成的盐酸和胃主细胞合成的胃蛋白酶的生物化学反应增多，使胃酸和胃蛋白酶产生过多，对黏膜的腐蚀作用增强，或者十二指肠杯状细胞产生 HCO_3^- 和黏液蛋白的生物化学反应减少，碱性黏液蛋白和分子过少，使黏膜碱性屏障功能减弱，最终导致十二指肠溃疡发生。

中医的"证候"，可以概括为一系列有相互关联的症状总称，即通过望、闻、问、切四诊所获知的疾病过程中，表现在整体层次上的机体反应状态及其运动、变化，也可以表述为证的外候，即疾病过程中一定阶段的病位、病因、病性、病势及机体抗病能力的强弱等本质有机联系的反应状态，表现为临床可被观察到的症状和体征。如十二指肠溃疡属于中医腹痛病范畴，中医根据十二指肠溃疡常见证候和表现特点，可以将腹痛病辨证分为脾胃虚寒型：胃脘隐隐作痛，绵绵不断，喜暖喜按，得食则减，时吐清水，面色无华，神疲乏力，手足欠温，大便溏薄，甚则便血，舌质淡苔白，脉细弱或沉缓；肝胃不和型：胃脘胀痛，痛连两胁，胸闷嗳气，善太息，每因烦恼郁怒而痛作，舌苔薄白，脉弦，甚则痛势急迫，心烦易怒，嘈杂吐酸，口干口苦，舌红苔黄，脉弦数；瘀血阻络型：胃脘痛如针刺或刀割，痛处固定不移、拒按，或见吐血、黑便，舌质紫暗或有瘀点、瘀斑，脉涩；脾胃阴虚型：胃脘隐隐灼痛，口燥咽干，食少纳呆，喜饮，大便干结，小便短少，甚则干呕呃逆，舌中心绛干，苔少，脉细数。

结合现代医学理论的"刺激"与"反应"模式分析：如脾胃虚寒证型，刺激为受累（气虚）或受寒；体质多是偏寒性或阴多阳少体质如少阴、太阴体质；反应，可能虽然胃酸和胃蛋白酶生成未见增多，但是十二指肠杯状细胞功能减弱，碱性分子 HCO_3^- 和黏液蛋白的合成减少，使黏膜碱性屏障功能减弱，导致十二指肠溃疡发生。肝胃不和证型，刺激为受气（肝气郁结）；体质或是偏热性或阳多阴少体质如少阳、阳明、太阳体质；反应，可能虽然十二指肠杯状细胞功能正常，但是胃壁和主细胞功能增强，胃酸和胃蛋白酶生成增多，黏膜碱性屏障功能相对减弱，最终导致十二指肠溃疡发生等。同时可以考虑，无论何种证型的十二指肠溃疡，幽门螺杆菌只是"刺激"的一个生物因素。

4."病"与"证"的共同完善

无论是西医还是中医，都是从具体的症状和体征，归纳到抽象的疾病或证型。病人的症状体征，既是"病"和"证"确立的基本依据，又是检验诊断治疗效果的重要标准。差别在于各自看待疾病的角度及产生的基础理论不同，采用的诊断方法有别，如西医采用的仪器检测和组织病理检查等，导致解剖生理的术语、诊断路径、疾病名称、分型和发病机制与中医不尽相同。西医的"病"重视病灶的共有客观表现，根据"病"的概念和诊断标准，尤其是仪器检查结果，辅以与"病"相应的症状和望触叩听获得的体征，作为"病"的诊断依据。疾病好转与否主要以西医确认的"病"的关键指标消除程度为标准，如溃疡病的溃疡病灶愈合，高血压病人的血压降至正常，肺部感染病人的血象恢复正常，肺部炎症阴影缩小等。中医的"证"来自对"病"的不同病人群体的症状反映，特别重视病人出现的、尤其是因为不好解释而容易被西医忽略或不甚重视的常见症状，如一般性质的头痛、肚子疼、腰痛、腿痛、眼睛痛，口干，耳鸣，食欲不振，乏力，精神不振，情志不畅，失眠，便干，便溏，尿黄，小便清长等症状，或可参考在正常值范围内"生理性"波动的个体检测指标，通过望闻问切获取体征，以症状和体征即临床表现作为辨证依据，将"病"细分为"证"。中医药以中医认识的症状和体征的改善即直接反应为临床疗效标准，如疼痛缓，食欲振，舌脉复。若以刺激－反应学说为主线，以症状体征为基础信息，将机体的一些现代功能性变化的检测结果与中医的症状、体征或证候加以比较和分析，不仅有助于"病"与"证"临床诊断和理论上相互沟通，也有利于中西医辨证施治上取长补短。

中西医"病"与"证"的取长补短。像中西医诊断技术方法融合，可以结合西医诊断手法"触"，通过触压病人上腹部、剑突下或上腹部两侧的疼痛反应程度，来进一步明确描述"胃脘疼痛"的可能解剖部位和性质；结合胃镜仪器和胃、十二指肠黏膜活组织检查，进一步深入了解胃、十二指肠局部损伤的程度（如充血水肿或溃疡）和性质（如黏膜浅表性炎症或黏膜萎缩），与病人症状如"胃胀""隐痛或灼痛""针刺或刀割样痛"以及"呕血、黑便"的相关性；结合体液生化检测，如胃酸、血清胃泌素、血清胃蛋白酶原 A/ 胃蛋白酶原 C 比例等的含量测定，进一步提供"食欲不振""纳呆食少"等的现代实验依据，准确定义描写症状的词语，如定义"纳呆"意思相近的症状词语纳差、纳少、胃纳不佳、食欲减退与食欲不振等，增强中医"证"如脾胃虚寒、肝胃不和的客观准确性，建立中医化的现代医学指标，指征中医肝脾胃等消化功能相关疾患，辨"病"与辨"证"结合，将为中医证候相关动物病理模型的建立、中医化中药现代药理学研究以及中药新药研发提供实验依据。与此同时，西医可以参考中医对"胃、十二指肠溃疡"的证候分型，完善和细化胃、十二指肠溃疡的临床分类，以新的临床分类为依据，设计药理实验，研发防治胃、十二指肠溃疡的化学新药。

西医对于一些疾病尤其是慢性病如高血压病、糖尿病、类风湿性关节炎、十二指肠溃疡、阿尔茨海默病的诊断和疾病名称划分，可以东学西渐，以症状体征为依据。正如有些西方学者所说，病人的临床表现而非仪器检查结果对于疾病诊断更重要，提出应当重视病人的主观感觉如病人看病时的"主诉"即他们的病痛和不适。"主诉"或抱怨本身可能是患病的重要线索，可以看作是一种自我表型鉴别（self-reported phenotype），最好是能将这种自我表型鉴别转化关联为客观化学指标或其他可识别的参数作为疾病的诊断依据。首先，可尝试以临床表现为依据，将一组组最大相近病人的症状体征，按照不同性质，以数字集合加以分类，重新划分疾病概念和分级标准；其次，将西医的共性病因与中医的个性病因结合，如通过基因表达的不同形式和分类研究，重新认识致病原因，重新确定"病"与"证"的共同因素，以此为依据，创新疾病分类和新药研发。如高血压病，不再仅以病人血压的高低作为诊断的唯一指标，而是结合中医证候，以一组一组包括血压升高的不同临床表现，重新确立"类高血压病"分型的诊断标准，以及发病机制的论证。根据新的不同类型的"类高血压病"发病机制，探索药物作用及其机制。依据新的药物作用靶点，确定抗"类高血压病"的有效分子，最终研发出针对各类型"类高血压病"的防治新药。比如，胡大一教授提出的冠心病"病""症"分离的问题，即症状相似，但综合检查却不是冠心病病人，和口服抗抑郁药而治愈这些似是而非的冠心病病人的临床案例，就是"类冠心病"病因及其发病机制的例证。

实际上，西医以症状为主的疾病诊断标准也有很多，尤其是精神疾病的诊断，如美国《精神疾病诊断与统计手册》（DSM）第三版即 DSM–Ⅲ，就改变了以往精神疾病的诊断需要从病因入手，而是以弗洛伊德所开创的精神分析学为指导原则，革命性地将症状作为抑郁症轻、中、重度分类的主要标准。抛弃了 DSM–Ⅱ抑郁诊断强调的心理病因："该疾病表现为由于内部冲突或可识别的事件（例如失去爱的对象或珍视的财产）而导致的抑郁症的过度反应。"DSM–Ⅲ只明确要求测量至少 2 周内的症状组合，8 个主要的症状组合分别为食欲、睡眠、精神活动、性欲缺乏、疲劳、自罪感、认知损伤和自杀倾向。抑郁症的生物理论与心理理论是互补的，"生理病变"也并非疾病定义的必要条件。如对于某些传染性病毒感染疾病的治疗，有些西医工作者已开始重视以疾病症状为导向的治疗，而非只专注对病原体的诊治。

二、中西医病因和发病机制的特点

1. 西医的病因、发病机制特点及其短板

（1）病因分析的单调　西医从"刺激"入手，追求唯一的共有病因，缺乏对致病因素如环境、诱因类关联病因的重视；致病过程多围绕实验证实的局部病变及其影响因子展开。由此，除了一些外伤和病原微生物感染性疾病，如病毒或细菌性肺炎，病毒性肝炎等，以及极少数的遗传病，如镰刀形贫血症病人［因为常染色体遗传 β 基因发生单一碱基突变，使其第 6 个密码子正常为 GAG，编译谷氨酸，突变后变为 GTG 编译缬氨酸，从而形成异常的镰刀形细胞血红蛋白（HbS），病因是基因发生变异，并且呈现隐性遗传的发病

特征］，可以寻找到病因，绝大部分疾病，比如因为"多基因"或个体的基因表达差异导致的众多慢性病等，很难找到统一的确切病因，如常见的呼吸系统疾病：慢性支气管炎、慢性阻塞性肺疾病；循环系统疾病：高血压病、冠状动脉粥样硬化性心脏病（冠心病）、风湿性心瓣膜病（风心病）；消化系统疾病：慢性胃炎、溃疡性结肠炎、胃肠神经官能症；泌尿系统疾病：肾小球肾病（急、慢性肾小球肾炎）；血液和造血系统疾病：原发性血小板减少性紫癜、白血病、淋巴瘤；内分泌系统疾病：甲状腺功能亢进症、甲状旁腺功能亢进症；代谢和营养疾病：糖尿病、痛风、一些不明原因的高脂血症；结缔组织疾病：类风湿关节炎、系统性红斑狼疮等，皆为确切病因不清。

（2）发病机制的线性思维模式与短板　并非没有注意脏腑间的病理联系，其实西医在临床上早已观察到，很多疾病不只表现为本系统的症状体征，而是出现多系统反应，从胆－心反射、胃－心反射，到肝肾综合征、原发性肾病综合征，以及肿瘤、结石、乳腺增生、高血压等心因性疾病，或从一个系统疾病演变成多个系统的并发症，就像内分泌系统的糖尿病可以引起消化、泌尿、心血管、神经、精神心理等多系统并发症，心血管系统疾病也可以引起很多神经系统的疾病，甚至欧洲心脏病学会年会（ESC），在2023年还通过发布《2023 ESC 糖尿病患者心血管疾病管理指南》与《2023 ESC 更新：2021 ESC 急慢性心力衰竭诊断和治疗指南》，进一步阐述心血管疾病与慢性肾病之间机制共享，再次强调心肾共治以改善心血管疾病的理念和重要性，这与中医"心肾相交"与"水火相济"理论十分吻合。只是因为西医基础理论的特点，很多西医习惯于线性思维，专注从相应的单一系统如神经系统研究阿尔茨海默病，对系统间横向联系以探索病因和发病机制的研究较少；基础研究多是从组织细胞学改变一步步地线性追踪分子源头，比如通过观察阿尔茨海默病人的神经细胞及连接被破坏，可能与炎症相关，联想到炎症相关的补体级联反应，并且实验证实是补体蛋白作为"吃我"信号与神经突触结合，提醒被称为小胶质细胞的免疫细胞吞噬并破坏了神经细胞连接。进一步对成人大脑中的首个补体系统调节因子正五聚蛋白 Nptx2 研究发现，果然，正常情况下，Nptx2 直接特异性地结合并抑制补体级联反应的起始因子 C1q 的活性，严格调控神经系统，以保护健康细胞免受损伤。正是 Nptx2 的缺失使补体级联反应失控，补体系统活性增加，促进小胶质细胞破坏神经突触。在神经退行性疾病动物模型中，提高 Nptx2 水平或阻断细胞中的补体蛋白，就可以克服神经细胞及突触的损伤，如通过基因敲除或抗体阻断消除这些动物体内的

C1q 时，脑组织中的突触就恢复了。可以看出，研究多围绕至上而下或终端探索实验，发现一个线索，研究一个线索，存在一定的偶然性。事实是，我们以为发现了事物的本质，其实那只是冰山一角。

西医以最近距离 45° 视角看待发病机制，以呼吸道病毒感染研究为例，西医会直击致病因子及其路径。会依据解剖生理建立的"系统器官组织细胞"纵向体系，如鼻、咽、气管和肺及其各级支气管、肺泡细胞，以及伴生的神经和血管，阐释其通气和换气主要生理功能，及影响呼吸功能的病理因素——刺激如病毒，和反应如鼻塞、咽痛、咳嗽、呼吸困难等。会根据病人的症状体征，寻找同质性的因素，展开病因和发病机制研究。首先，由症状体征规定并归纳出病理学状态名词，如发热、缺氧、炎症、水肿、局部血液循环障碍、水、电解质代谢紊乱、酸碱平衡紊乱、休克、心功能衰竭、损伤与修复等，将研究从症状体征对准到这一个一个的病理状态；并研究每个病理状态产生的路径，试图搞清其来龙去脉和它们的物质基础，以期找到出现某一病理状态时的关键分子。通过如某疾病相关病理状态发生的路径和物质基础研究，阐明该疾病的发病机制。会根据病毒检查、呼吸道反应以及发病机制，选择具有干预和破坏致病因子——病毒的对因治疗药物，主要是通过疫苗预防全新病毒感染，通过抗体中和病毒，通过化学药物阻断病毒从进入宿主细胞到在细胞内进行增殖并传播的某些环节，以阻止病毒发挥作用，必要时辅以减轻呼吸道炎症反应作用的对症治疗西药，如抗炎制剂、扩张支气管药和化痰药等。一言以蔽之，对于病毒、细菌等病原体必针锋相对，除之而安，但知易行难。像 2020 年爆发的世界范围的新冠病毒感染性疾病。西医会依据新冠病毒（刺激源）这个病因去理解临床表现（反应），无论病人是畏寒发热还是畏热发热，无论是清涕还是黄脓涕，无论是有汗还是无汗，无论是壮实体质还是虚弱体质，无论发病在春季、夏季还是秋季、冬季等，病因就是新冠病毒。病毒的确诊依据为病毒相关的核酸和抗原检测结果；病人出现的症状是因为病毒，病毒侵入鼻黏膜，导致鼻黏膜炎症水肿，出现鼻塞流涕；病毒侵入咽部，引起咽炎，出现肿痛；病毒侵入血液和神经系统，出现血象升高、发热和头痛身疲等症状。这些症状都是免疫炎症反应，其目的就是通过炎症反应细胞如白细胞中的巨噬细胞、淋巴细胞，分泌大量炎症因子如白细胞介素、前列腺素等分子，使鼻黏膜、咽喉、支气管黏膜细胞血管扩张，黏液分泌增加，促使这些呼吸系统的组织器官排出病毒；而个体炎症反应的轻重决定了临床症状的轻重，如除无症状感染者外，临床将确诊为新冠肺炎病例分为轻型、普通型、重症型、危重症型。根据不同的病情阶段和确诊病例的临床分型，防治措施一致，包括接种病毒相关疫苗，保证休息与加强营养，服用解热镇痛药，抗病毒药如抗体和小分子化学药物，抗炎药如糖皮质激素，吸氧与抗休克药如血管收缩剂等。然而，随着病毒不断变异，病毒株从阿尔法（α）变异到贝塔（β）、伽马（γ）、德尔塔（δ），到奥密克戎（O），其亚型如奥密克戎也已经从 BA.1 到 BA.2 亚型，从 BA.2 亚型到 BA.4、BA.5、XBB 亚亚型……使得防治新冠病毒感染的新药如抗体和小分子化学药物及其疗效面临严峻挑战。

西医药专研"病"的客观实在性，有病必有病原体（客体），除掉病原体则病愈。西方医学研究方法可以深化对疾病发生的认识，无论从内容、分析还是发病机制的描述上，都与传统中医学明显不同，导致传统中医学与现代医学呈现"代沟"。同时，根据疾病出现的病理状态进行抽丝剥茧式的深入研究，虽然会发现可能致病的某个重要分子，但是，每个病理状态产生的物质分子成千上万，而且，每种疾病所具有的病理状态不止一个，而这些"活性分子"未必只对应一个病理状态，如看似发现了致病因子 IL-1β、TNF-α 等致炎分子，然而它们既可以出现在炎症、发热病人中，也可以出现在缺氧、局部血液循环障碍、休克、心功能衰竭者中，且因人、因时等都会发生数质量的明显变化，因而很难从所发现的浩如烟海的某个"活性分子"中，准确定位想要找寻的比较稳定的致病"关键分子"。而就致病过程来说，只是专注局部病变病原体的各种变化，可能会使时空局限，忽略人体与外部环境的联系、各器官组织结构的整体性和动态协调性，忽略疾病从无到有的完整过程，导致可以确定的病因常发生变异和免疫逃逸如病原体变异，还有可能导致有很多疾病找不到病因，而且处理措施上也难于对因治疗。

2. 中医分析病因病机的长处与不足

（1）长处　中医以病人的"反应"为依据，认为病因是不同体质的个体，在环境与诱因共同作用下产生的致病原因，外因是变化的条件，内因是变化的根据，外因通过内因而起作用。刺激与体质的相互作用构成中医学病因，根据病人的具体临床表现即病理反应，推定病因，具体病情具体分析处置，不凝滞于物，而能与世推移。这也可以解释为什么西医确定的某些疾病的靶基因及其蛋白质，如乳腺癌相关突变基因 *BRCA1* 和 *BRCA2*，虽然已知其编码的异常蛋白 BRCA1 和 BRCA2，像 BRCA1 能够与 BRCA1 相关的环状蛋白（BARD1）结合，组成环 2 环异二聚体泛素酶变异体，将本应发挥抑制（泛素酶降解 RNA 聚合酶）而变为促进 RNA 聚合酶的作用，通过增进基因转录，使上皮细胞无休止地大量增殖而引发乳腺癌。但是，携带 *BRCA1* 和 *BRCA2* 基因者中只有部分人患病，因为确定的靶基因还存在调控基因干预、基因转录调控以及翻译后修饰等调控机制，而且这些调控机制可能与所处的环境和个体体质有关。如此来看，更为合理的乳腺癌病因应当为环境与个体体质因素影响下的致病及调控基因蛋白的综合因素，且病因呈现动态过程，这正是中医"三因制宜"病因的体现。俗话说"中医古时不知"，即使后来认识了细菌、病毒、功能蛋白等，关注的病因重点仍不是致病因子如病原体、"靶蛋白"，而是环境提供了比正常生理状态和生化反应更合适、更有利于诱因或致病因子"生根开花"的土壤，导致风寒暑湿燥火邪气，其中也包含现代医学认知的生物因素如病毒、细菌等各种病原体，或从外环境侵入人体而使人患病如"感染性疾病"；或滞留机体的外邪余孽兴风作浪，抑或是便于机体内生五邪而致病如很多"非感染性慢性疾病"。由此可以看出，中医药治疗更关注恢复机体的主观能动性，强调不是它（客体如病原体）主宰我（主体即自身），而是我制约它，即"正气内存，邪不可干"。

中医以环形 360° 视角审视疾病产生的过程即病机，分析前因后果，相互作用，环环相扣。中医讲脏腑经络，注重研讨人与自然、社会的关系和规律，脏腑与体表组织的关系，以及脏与脏、脏与腑、腑与腑之间的关系，建立的是脏腑五行横向联系的规则体系。如对于上呼吸道感染性疾病，中医认为本病是由于卫外功能不固，风邪病毒侵入虚弱的人体所致。根据季节气候和人体体质的不同，临床表现可有太阳证、阳明证和少阳证等风寒、风热、暑热表证及半表半里证，关系肺、脾、肾、大肠、胃、胆、膀胱、三焦等脏腑的运行规则。临床上，证候有分型，症状有分类，中药治疗有方证。从刺激 – 体质 – 反应学说理解，刺激，包括理化因素如空气温度、湿度、风力、固体颗粒物、刺激性气体等"风寒暑湿燥火"，生物因素如常见病毒和全新病毒。反应，根据人的平素体质和当下卫气营血经过以及六经传变状态的差异而使临床表现不同。

（2）不足　一是没有充分运用现代医学科技手段发展自身理论，诸如"邪气、痰湿"病因及"气机、气化"病机术语，尚未注入合适的现代医学科技内涵，使本可以更清楚表述的概念艰涩难懂，本可以观测的影像及分子失之交臂，本可以更好理解的理论无法沟通。二是有些疾病的病因病机尚没有清晰的认知和表述，比如一些遗传和分子病，如主要以 X 连锁隐性（X-linked recessive，XR）遗传方式发生的，像珠蛋白基因突变造成珠蛋白 α 链或 β 链的合成受到抑制，蛋白质结构或合成量异常所引起的地中海贫血，及由于一组凝血因子缺乏导致的遗传性凝血障碍等分子病；主要以常染色体隐性（autosomal recessive，AR）遗传方式发生的，像酪氨酸酶基因（11q14~q21）缺陷导致酪氨酸酶缺乏，使酪氨酸不能转变为黑色素前体，进而影响黑色素生成所引起的 I 型白化病，及苯丙酮羟化酶基因（12q24）缺乏，导致苯丙氨酸遗传性代谢紊乱所引起的苯丙酮尿症；先天性心脏病如房间隔、室间隔缺损，法洛四联症；先天性肺气囊、肺动脉畸形、气管食管瘘；先天性肥厚性幽门狭窄、巨结肠、食管闭锁等。

三、中西医病因和病机或发病机制的交融

中西医若是以临床症状为抓手，"刺激"与"反应"为理论基础，西医参考中医的证型、病因、病机理论，辨病分证，以"辨"识"变"（病变），诊病断源的诊治思想体系，可以对疾病病因和发病机制的思维模式、研究和认识进行创新；中医借鉴西医对于疾病的物质基础学说和研究方法，可以深化、实证和丰富中医基础理论，增强中医基础理论在临床实践中的可操作性。

1. 病因交融的生理及病理学基础

无论是外因还是内因刺激如病原体、情绪、失眠、过劳，导致气血不足或气血运行不畅，氧气和营养物质不能很好地供给组织细胞，影响细胞生物化学反应过程，导致人体必需的能量和营养物质产生减少，或机体产生的异物如抗原及异常代谢物、废物如未死亡的衰老细胞等，引发偏颇的激素与神经递质、炎症分子等产生增加；抑或是干扰机体运输通路，使组织细胞吸纳能量和营养物质不足，异物或废物排不出去或排出减少；又或是细胞的活力减弱，对必需能量和营养物质的利用率降低，并导致细胞发生异常或病理反应如炎症反应，体现为脏腑的不调、五官的异常以及皮肤的损害等，机体出现功能紊乱，且紊乱的机体功能长期得不到纠正，便会引起器官组织的器质性损害，可能是机体罹患疾病的中西医共同病理学机制，即营养物质供生障碍及废毒物质积累致病学说。

2. 病机或发病机制交融的物质基础

中西医病机或发病机制的交融，前提是中医化的中医药现代化，中医化就比如证候化，中医药现代化即中医药科学化，中医化的中医药现代

化研究，即以证候为基础的中医药科学化研究，中西医病理生理的共同点是临床症状，即某"病"的症状集和某"证候"的症状集。中西医发病机制皆源于能量物质代谢，中西医交融，便无论是"病"还是"证"，皆可还原为个体中细胞和微生态特征，及其所产生的症状相关的代谢物关联组合、蛋白质关联组合、基因关联组合改变，是为中西医发病机制交融研究的基础。

中西医的病机与发病机制并非不能相互启发，诚如心血管衰老性疾病，中医将高血压分为肝火亢盛、阴虚阳亢、阴阳两虚、痰湿壅盛等，将冠心病分为心气不足、心阳不振，以致寒凝气滞、瘀血和痰浊阻碍心脉，影响气血运行的证候。西医总结心血管衰老的八大特征：巨噬（巨自噬）功能丧失、蛋白质稳态丧失、基因组不稳定、表观遗传改变、线粒体功能障碍、细胞衰老、神经激素信号失调和炎症；若将二者联系起来看，是否"细胞衰老、巨噬功能丧失、线粒体功能障碍"的心血管发病机制因素，与"阴虚阳亢、阴阳两虚型"高血压和"心气不足、心阳不振型"冠心病的病机要素有相通之处；"基因组不稳定、蛋白质稳态丧失、神经激素信号失调、炎症"的心血管发病机制因素，与"肝火亢盛、痰湿壅盛型高血压和瘀血及痰浊阻碍心脉"的冠心病的病机要素有类似之处；而"表观遗传改变"则与中医的"体质"有关，同时，体质和环境因素相互作用，可以导致基因组不稳定、蛋白质稳态丧失，基因及其蛋白质失稳态，则会引起线粒体功能障碍、巨噬功能丧失、细胞衰老、神经激素信号失调及炎症。而且，西医的病理术语与中医的症状体征也并非不能对应，如西医的发热、炎症与中医的发热、红肿；西医的缺氧与中医的厥症；西医的凝血与抗凝血机制失衡与中医的瘀血与活血；西医的酸碱平衡紊乱和水、电解质代谢紊乱与中医的浮肿、腹胀、乏力、大便稀溏、小便清长等本虚证候，或浮肿、恶心、呕吐、口干苦、大便干、小便黄少等标实证候；西医的基因功能失调与中医的先天禀赋不足、肾精亏虚等体质特征，多有相应之意。

3. 中西医病因和发病机制的交融

中医可以学习西医的病因和发病机制理论，西学东渐，如给外部病因风寒暑湿燥火注入相关的病原体、炎症因子等因素分析，给内部病因喜忧怒思恐增添相应的激素、神经递质等分子诠释，给病机擘画相关的器官、组织、细胞以及分子作用蓝图；西医可以借鉴中医的病因病机理论，东学西渐，学会考量病因的综合作用如病原体加外内环境改变，心理状态与内环境相互作用的发病机制，在系统、器官、组织及其细胞之间联系的整体背景下，探索发病机制中靶点的作用，以及多靶点之间的相互反应等，从而丰富和拓展自身理论。比如，中西医病因与发病机制的交融，可以病原体－人体免疫－炎症模式相互印证。西医认为：因外侵或内生的病原体，引发人体免疫反应，包括防御反应和自身免疫反应，导致组织细胞炎症，出现各种临床表现而发生疾病；中医如是：外邪或内邪，激发人体正气与之抗争，正邪之争（免疫系统反应）必生"火"拼（炎症），而且，风寒痰湿燥邪皆可化成"火"（炎症），出现各种证候即临床表现，其中，"病原体"（非只指病毒、细菌等病原体，而是指刺激因素）或邪气为外因，人体免疫系统或正气为内因，外因通过内因而起作用，从而产生各种不同类型的炎症性疾病。

以呼吸道病毒感染过程分析为例，中医认为肺主气，当人体卫气充盛，周身津液循环顺畅充盈，不仅理化物质即风寒暑湿燥火不能破坏肌肤腠理，就其连带的被吸入呼吸道的疫疠之气，也会被正气所阻挡，不会引起机体明显反应。反之，若卫气不固，津液运行不畅，组织及免疫细胞功能减退，则风寒暑湿燥火就容易洞开肌肤腠理的大门，扰乱津液运行道路（干扰气机），不能及时清理经呼吸道进入的常见病毒，导致其在组织细胞中复制并播散到全身，影响到正常组织细胞的作用发挥，而表现为各种症状体征。对此，西医可以将感染及病变过程描述为，一开始，病毒与个体接触，并经人体与外界交流的通道（如呼吸道、消化道）和五官皮肤等，进入个体的组织细胞，如病毒与鼻腔上皮细胞分泌的细胞外囊泡受体结合，未被结合的病毒将进入细胞繁殖，而不会很快被免疫细胞识别。开始从侵袭的少量细胞增殖并释放到细胞外，到逐渐侵袭和感染更多细胞，从而引起个体从无任何感觉，再到身体和精神出现不适。此时出现两种转归情况，一是当接触刺激物浓度不高，数量不多时，组织如鼻、咽、口腔黏膜中的细胞外囊泡、吞噬细胞、NK细胞，会以非特异方式将病毒吞噬，阻止其侵入正常鼻、咽、口腔黏膜细胞中进行复制传播。同时将病毒蛋白片段按照"新入职"程序呈递给T细胞，个体特异性免疫系统被唤醒，T、B免疫细胞及时识别并中和消解病毒，个体病毒核酸检测转阴，身体和精神出现的不适好转。即便刺激为环境理化物＋全新病毒如新冠病毒，对于免疫细胞活性强、津液运行效率高者，因正常组织细胞功能基本未受影响，且在鼻咽黏膜表面的脱落细胞和吞噬细胞中，可以随刮出黏膜组织细胞化合物而被检测出含有病毒特异核酸片段，成为"无症状"隐性感染者；二是个体免疫系统迟钝或与病毒斗争力不从心，病毒得以在个体细胞中大量繁殖，并侵害更多的组织细胞，导致机体发生"疾病"；若病毒在机体内不断繁殖，可以引起机体较为严重甚至危重的炎症反应，甚至呼吸窘迫综合征，导致多脏器功能衰竭等病理反应。

对于慢性病而言，或许由于西医对于病因的思维模式限制了想象力，使得很多疾病的病因探究步履维艰。若能拓展思路，东学西渐，跳出中西医界限，借鉴中医五行相生相克原理，参考脏与脏、脏与腑、腑与腑之间的关系，结合西医对于相关"疾病"出现的症状、体征，和中医"证候"的临床表现，以及机体相应"病"及"证候"的生理、病理和生化检测数值的基础变化，将有助于探索出慢性病的病因和发病机制。

如眩晕与头痛病（大多与高血压病相关）的中医诊断，不像西医只有诱因，病因不清。情志失控、饮食失节、劳逸失调、禀赋不足等均为病因，体质偏颇则为协助病因；病机如与肝肾失衡相关，病之本在阴阳失调，如主证：肝阳上亢型，阴虚阳亢型，肝肾阴虚型和阴阳两虚型，病之标为内生之风、痰、瘀血，如兼证：内风、血瘀和痰阻。发病原因及过程：像情志不舒，导致肝气失调，肝郁气滞，气行紊乱则肝风内动，上扰天庭，血压升高（内风邪。《素问》：诸风掉眩，皆属于肝）；或过食肥甘导致脾虚湿盛，内生痰湿，痰阻（肝肾）经络，引起肝肾阴虚，肝阳浮越，血压升高（朱丹溪认为，无痰不作眩）；劳逸不节，伤（肝肾）阴血虚，导致（肝肾）阴虚阳亢，血压升高；先天禀赋肾阴不足，易致肝阳上亢，血压升高，研究发现，痰湿体质、阴虚体质和气虚体质，是高血压的主要体质。并非高血压好发于阳盛和阴虚体质，像少阳体质其阳不足阴亦不充，在风寒所袭或肝气郁结引发下，也很容易导致阴不涵阳而发生高血压。中药方剂则根据体质偏颇，在对因治疗的基础上伴随对症处理即方证与药症结合：针对肝阳上亢型，治则平肝潜阳，或可用石决钩藤汤等加减医治；阴虚阳亢型，治则滋阴潜阳，或可用杞菊地黄汤等加减医治；肝肾阴虚型，治则滋养肝肾，或可用首乌汤等加减；阴阳两虚型，治则滋阴合阳，或可用金匮肾气丸等加减应治。瘀血内停兼证，治则加以活血化瘀，痰湿内阻兼证，治则加以化痰祛湿。这些中医药对类高血压病的诊治理念和方法如阴平阳秘，精神乃治，皆可以成为西医药从病理生理学角度，结合现代科技方法和手段，研究高血压病因与发病机制的启示。

再如阿尔茨海默病（AD），可以尽量避免只注重"专""深"研究，局限于本专业领域考量 AD 的病因和发病机制，只关注 AD 属于神经系统疾病，就始终围绕着中枢神经元的神经炎性斑、神经元纤维缠结及神经元缺失等局部病理改变，和神经元 β 淀粉样蛋白化学分子增多的生化变化。分析 AD 的病因和发病机制，可以像中医考虑该神志改变性疾病，与心脾肝肾变化皆有关系，如火热内扰、脾肾两虚、肝阳上亢等，分门别类，从 AD 的证候入手，结合现代医学理论，不仅考虑是否是心脑血管系统和血液动力学改变如脑血管梗死、出血，或血液成分改变如糖化物、脂氧化物等增加，引起神经元炎症反应导致 AD，还可以考量血液动力学及其成分改变，所引发的脏腑功能变化以及与精神心理等系统的相互影响，是否是加重 AD 的因素。再比如，可以结合中医的五行相生相克理论，开展对于 AD 已知某些发病机制的上游或溯源性探索实验，像发现到 AD 相应神经元是被炎症性补体所破坏，那么可以探究哪些因素在影响补体系统？是否与体质有关？有哪些内因、外因、不内外因？除了神经系统还有哪些系统与补体系统的变化相关？各种因素影响的过程是什么？既要搞清致病的最终物质基础，更要探究致病的原因，这将有助于做出个体化 AD 的病因学和发病机制的分析。

相信随着中医化的中医药现代化研究发展，会有更多、更适应中医关于十二指肠溃疡、高血压、AD 等分类证候的现代指标出现，或是通过望闻问切，收集人体生命各种表象（证候），确定证型，再将"证"分类并归纳转化为人体内部器官组织细胞的状态信息，利用模式识别法即人工智能，对于证候相关的复杂体系进行多参数非线性科学分析，从而建立人体各类证候的判别模式和评估体系。届时不仅十二指肠溃疡、高血压、AD 等病的中医证型可以得到更好体现，可为中医化的中药药理研究提供"病""证"相鉴依据，而且可能拓展西医对消化性溃疡、高血压、AD 等病的认知，提高中西医对于这些疾病的诊断水平，开辟西药药理研究新模式，在现代化学和药理技术方法的支持下，研发出更适合治疗疾病的中西新药。

第三节　中西医病因和发病机制交融研究的路径及方法初探

中西医病因和发病机制的研究，可以"刺激 – 反应"体系为基础，结合中医天人相应、阴阳五行及其相生相克等基础理论的辨证思维模式与现代医学科技手段，如通过转录组学、蛋白质组学、代谢组学的技术和方法，从不断发现的众多疾病相关标志物中，找出它们与环境、心境对机体患病的影响，它们与各脏腑、藏象之间的联系及其病变规律，揭示中西医病因与发病机制可相互交通的研究理念和途径，提示中西医病因与发病机制交融研究的实验方法。

一、中西医外因病因与病机的交融研究

1. 病因学研究模式浅议

中西医关于呼吸道病毒感染的病因病机交融研究，可以探索中西医交融的复合病因模式，像感染性疾病的病原体、环境和体质心态复合病因，采取中医病因思路与现代科研指标相结合的方法，参考中医肺主气及卫气营血等理论，进行人与环境相互作用的病因学研究。如根据中医关于呼吸道病毒感染的"证"，所确定的刺激和反应因素（表8-1），建立现代科研指标，可以通过比较基因组学，即基于基因组图谱和测序基础上，对已知的基因和基因组结构进行比较，来了解病原体、环境和体质心态基因的功能、表达机制和物种进化。利用模式生物基因组与人类基因组之间编码顺序和结构上的同源性，克隆人类疾病基因，揭示基因功能与疾病的分子机制；还可以根据蛋白质组学，采用系统搜索方法，对病原体、环境与人相互作用的蛋白质组进行分析，发现证候相关的异常蛋白，进而由动物实验证实，建立如外感风寒或外感风热"三因制宜"的综合客观指标，以及外感风寒或外感风热的病因学分子机制。通过一个个实验研究，探索中西医交融的呼吸道病毒感染的病因学研究模式。表8-1为外感风寒证和外感风热证初期典型临床表现的病因分析因素，为表征病因的现代化研究指标提供线索。

表8-1 外感风寒证和外感风热证初期典型临床表现的病因分析因素

病因	诱因	外感风寒证	外感风热证
刺激	三因制宜	着凉	着凉或冷热相激
		因时：冬季，寒冷干燥	因时：长夏，湿热
		因地：高原较平原更易发生	因地：湿热气候和地区较易发生
		因人：如太阳或太阴体质的易感性和症状不尽相同	因人：如太阳或太阴体质的易感性和症状不尽相同

病因	诱因		外感风寒证	外感风热证
反应	相同表现		发热，太阳体质体温较高	发热，太阳体质体温较高
			头痛或全身痛	头痛或全身痛
	特殊表现		舌苔薄白	舌尖边红，苔薄黄
			寒战，恶风，四肢末端凉	无寒战，微恶风，四肢末端温
			无汗	有汗
			脉浮紧	脉浮数

2. 发病机制研究模式浅议

中西医关于呼吸道病毒感染的病机或发病机制的交融研究，可以依据卫气营血病机理论与呼吸道病毒感染的物质基础分析，展开呼吸道病毒感染的发病机制再研究。比如除了肺的通气和换气功能外，西医研究方向主要集中在相对静态下，探测和发现的肺组织细胞产生或分泌的分子及其作用，像肺泡分泌细胞分泌表面活性物质参与脂质和蛋白质代谢；肺泡吞噬细胞产生具有强烈杀菌作用的超氧阴离子（O_2^-）、过氧化氢（H_2O_2）、游离羟基（$OH\cdot$）；肺组织中的 T 淋巴细胞和 B 淋巴细胞，可以分泌最终祛除异物和病原体的杀手锏的淋巴因子和各种免疫球蛋白；肺血管内皮可产生使血管收缩和情志改变的神经递质 5-HT；肺组织中的内分泌细胞可以合成、分泌和灭活具有多样化生理病理功能的前列腺素（PGs），是人体 PGs 含量最高的器官之一；肺组织细胞可以产生凝血和抗凝血分子，脂质和抗脂质分子等。中西医针对呼吸道病毒感染的发病机制的交融研究，可以通过现代科技方法和手段，加强对于这些新发现分子之间的关系，以及与呼吸系统之外组织器官系统的横向联系的研究。比如，卫气营血病机研究可以考察动态情况下，随肺作用于不同组织器官所发挥生理病理效应的分子及其组合比例差异，比如发挥"卫"气作用的能量物质基础可能包括物理因素至少像组织细胞产生热辐射的多少，动能的大小等；化学因素像 O_2 与 CO_2 数量之比，B 淋巴细胞产生的 IgA、IgG、IgM、IgE 等免疫球蛋白分子的数量之比，吞噬细胞、NK 细胞、T 淋巴细胞产生的淋巴因子种类的比例与数量；生理免疫细胞效应像正常的吞噬细胞、NK 细胞的数量和性能等；病理免疫细胞效应像吞噬细胞、NK 细胞首次狙击异物和病原体的效能强弱，之后 T 淋巴细胞和 B 淋巴细胞调动杀伐的效能优劣。"气"的作用发挥的能量物质基础可能主要表现为心血管方面，物理因素主要体现在产生动能的大小和热辐射的多少；化学因素主要是 O_2 与 CO_2 数量之比，内分泌激素与神经递质的比例与数量；生理效应像正常的心脏搏动和血液运行；病理效应像心脏搏动的强度明显减弱，速率明显加快或减慢，血管的舒缩张弛和血流的缓速畅滞出现异常。"营"气作用的能量物质基础可能包括，物理因素受"卫、气"影响，像产生热辐射的多少，动能的大小等；化学因素像 O_2 与 CO_2 数量之比，凝血和抗凝血因子成分比例与数量，过氧化脂质分子与过氧化抗脂质分子的比例和数量，免疫细胞分子及炎症因子种类的比例与数量等；生理效应像血液和津液在血管和经络中的运行是否流畅平稳；病理效应像是否出现血液津液的温度不温或过热，流速缓慢或过快，血液凝固性增强（血瘀）或减弱（血虚），过氧化脂质沉积（痰滞）等。"血"的作用有赖"营"气导引，因气机不同而异，在脾生化功能好，肝肾阴不亏的情况下，气通运，血随气行，血仰气势，则血流量充足，血流畅通，流速平稳，血液温和，给组织细胞供养充分，将组织细胞产生的废毒物质带出和排出效能高；气虚，则通过生化反应产能减少，卫、气、营功能减弱。气滞，则生化反应产能受阻，同样使卫、气、营功能减弱，无论气虚，抑或是气滞，均不能给予组织细胞充分供养，和有效带出和排出废毒物质，终致机体发病，出现发热、寒战、头身疼痛、乏力、食欲减退、小便多或少、颜色黄或清、大便干或稀、咽痛、咳嗽、气喘、胸闷气短、四肢厥冷等症状。

二、中西医内因病因与病机的交融研究

情志改变是中医病因学的重要内容，西医可以通过已掌握的神经与精神活动的研究方法和结果，证实和认知中医关于五脏情志对疾病产生的影响，借此拓展西医有关心身疾病的病因学理论。

1. 融通中西医对心理活动的认知基础

人类对心理活动的认识由来已久，对于心理活动与脑功能关系的认知，在 19 世纪后不断深入。

公元前 3 世纪，在《灵枢·邪客篇》中就明确记载："心者，五脏六腑之大主也，精神之所舍也。"古希腊学者也曾认为心理活动是心之功能。1884 年美国心理学家詹姆斯（W.James）和丹麦生理学家兰格（C.Lange）最早提出詹姆斯－兰格情绪理论，认为思想和情绪表达是情感的重要组成部分，情绪

是一种内脏反应或对身体状态的感觉。具体来讲，自主神经系统的活动增强及血管扩张，就会产生愉快感；自主神经系统活动减弱，血管收缩，就会产生恐怖感。后来研究者发现，产生这些情绪的中枢在丘脑。美国心理学家坎农认为，大脑皮层对丘脑有抑制作用，情绪过程正是大脑皮层抑制解除后丘脑功能亢进的结果，从一个侧面说明了人类情绪自我管理的大体解剖学基础。丘脑的情绪冲动一方面传入大脑产生情绪体验；另一方面沿传出神经到达外周血管、脏器，形成情绪表现即生理学反应，例如心脏跳动、出汗、血液流到脸上让皮肤发红等。1937 年，神经生理学家帕帕兹（J.W.Papez）认为，对情绪产生重要作用的可能是边缘系统结构，即从海马经穹窿、乳头体、丘脑前核和扣带回，再回到海马的"帕帕兹环路"。在这一环路中，下丘脑与情绪的表现有关，而扣带回与新皮层的联系和情绪体验更为密切。另有研究者认为，思想和情绪表达与运动皮层，边缘系统和脑干有关，并提出神经系统中影响情绪最大的部分是额叶和杏仁核。额叶皮层通常与幸福和愉悦感相关，杏仁核通常与愤怒、恐惧和悲伤的感觉有关等。脑干网状非特异投射系统是情绪激活的中枢枢纽，其生理功能的多样性恰与情绪的多样性相符：脑干上行网状激活系统汇集了各种感觉冲动，也包括内脏感觉，经过整合作用之后再弥散地投射至大脑，调节睡眠、觉醒和情绪状态，情绪则来自神经系统的唤醒。在任何给定时间，大脑中都会发生数百万种化学反应，发生于神经元的突触之间，揭示了心理反应的生物化学基础。突触是神经系统的一部分，正是通过这些突触，神经元才能够使用神经递质（化学物质）来传递信息。

那么，中医的"心者，五脏六腑之大主也，精神之所舍也"是否可以现代医学理论理解为，五脏生五志（怒喜思悲恐）所形成不同的类神经递质，皆通过"心主血脉"，运达中枢神经系统并作用于各自相应的区域，并借助心脏本身及汇集余脏的神经－内分泌－免疫活性分子，产生相应的情绪，从而发挥"心主神志"的功能，反之，五脏病变也将通过心脏及中枢神经系统的神经－体液调节机制影响人的情绪。

2. 西学东渐，让中医情志学说充入科技的血液

科学实验助力，证明"心主神志""五行生五志"、五志也有相克即相互制约作用，如怒胜思，思胜恐，恐胜喜，喜胜悲，悲胜怒。那么用什么方法进一步证实以上中医"情志"的神经解剖生理、心理学说及物质基础呢？

19 世纪至 20 世纪初，医学家们通过临床观察法、手术切除法、电刺激法、解剖学和组织学法，努力寻找着各种心理活动的中枢，也建立了一些脑功能定位理论。如脑和脊髓的基本结构和神经组织如脑干网状结构，脑中枢对外界刺激的神经反射及其反射弧路径等。随着电生理学技术的发展，利用核团电极、细胞外电极和细胞内电极，不但可以刺激神经组织，还可以记录它的电活动，发现了网状结构的功能联系和功能特点，从而阐明了任一反射活动不仅制约于外界刺激，也制约于网状非特异系统兴奋水平所决定的唤醒状态，说明在经典三环节反射弧即传入（刺激）、中枢和传出（反应）的结构中，必须考虑到有传入和传出神经发出的侧枝联系，如此一来，不但引申出网状非特异系统的制约作用，也引申出反馈作用原理。利用荧光组织化学和荧光生物化学技术手段，得以发现脑内一些化学物质的传递作用如脑内单胺类物质的作用，说明神经冲动的传导，不仅在一个细胞内以电化学的方式进行着，在神经元间还以化学传递的方式进行着。脑化学通路学说，将脑功能与心理活动关系的认识，从器官水平和细胞水平推进到分子水平。随着神经免疫技术和单克隆技术以及膜片钳技术的相继出现，使分子水平的神经生理学从单胺类小分子的研究，进入中分子多肽和大分子受体蛋白的研究，从突触前的递质研究，推进到突触后的受体和离子通道的研究，进而扩展为细胞内信号转导系统的研究。与此同时，通过认知过程的脑机制研究，20世纪90年代诞生了认知神经科学，力求将每个头脑的智能活动作为与环境对话交流的开放系统，进行过程的规律研究。从离散的物理符号计算、连续（模拟的）神经计算、自组织自适应计算、模糊计算和模糊推理等，概括出"并行分布式"的神经计算原理，还衍生出认知心理生理学如测谎；认知神经心理学如脑损伤引起的认知障碍；社会认知神经科学，即研究自变量如心理参数为个人的社会意识、宗教、投资、赌博、成瘾等，因变量为大脑激活区域的变化规律；认知生理心理实验学，即以高等动物如灵长类动物为实验对象，采用有创性实验技术，研究知觉学习和记忆过程的脑机制；认知神经生物学，即以低等动物如大、小鼠为实验对象，研究认知过程的细胞水平和分子水平上的脑机制，如利用大白鼠离体脑片和场电位记录技术，研究长时程增强效应；利用转基因小鼠研究长时记忆形成中，基因调节蛋白如环磷腺苷效应元件结合蛋白（cAMP–response element binding protein, CREB）的作用；利用海兔标本研究联想学习和非联想学习的机制；利用转基因方法研究脑退行性痴呆和抑郁症的发病机制等。

此外，脑的生物医学成像技术，如脑事件相关电位技术（event related potentials, ERP）、计算机断层扫描技术（computerized tomography, CT）、

正电子发射断层扫描（positron emission tomography，PET）、核磁共振技术（nuclear magnetic resonance，NMR）、单光子检测（single photon detector）和磁共振功能成像（fMRI）技术，即检测病人 / 被试接受刺激（视觉、听觉、触觉等）后的脑部皮层信号变化，用于皮层中枢功能区的定位及其他脑功能的深入研究等，使医学家们可以直观检查人脑活动情况；还有许多信息处理和分析技术，如快速傅里叶变换、功率谱分析、地形图分析以及高能同步辐射光源（high energy photon source，HEPS）分析等，为脑的生物医学成像和功能研究奠定了实验基础。

毫无疑问，以上这些医学科技方法和手段，不仅发展形成了生理心理学，将心理、神经和信息科学技术融为一体，形成了不同门类的心理学理论和测评技术，而且还分化出神经生理学、神经解剖学、神经组织学、神经免疫学、神经遗传学、分子神经生物学、神经病学、精神病学、精神药物学、行为药理学、神经外科学等专业学科，为心理活动的脑功能研究和鉴定评估提供了科学依据，同时，也使中医有关喜怒悲恐思惊等情志，产生的生理变化如喜则气缓、怒则气上、悲则气消、恐则气下、思则气结、惊则气乱的描述，可以追溯到一定的客观依据，对于理解中医病因的内因学说、开展现代实验研究以及临床诊断和药物治疗都十分有益。然而，要想全面了解心理活动及与生理反应的关系，还有大量工作要做，尤其是大脑皮层与中枢神经系统的对话，以及神经系统网络间联系和反馈调节机制。中国脑科学与智能技术研究专家也认为，人脑拥有近 1000 亿个神经元，但有约 100 万亿个连接，是科学与医学上最大的谜团与挑战之一。摸清所有中枢神经系统的网络连接是前提，对此，一个可用于形容大脑神经网络连接的物理学名词"介观"出现了，"介观"是指介于宏观与微观之间的一种体系。处于介观的物体在尺寸上已是宏观的，因而具有宏观体系的特点；但是由于其中电子运动的相干性，会出现一系列新的与量子力学相位相联系的干涉现象，这又与微观体系相似，故称"介观"。神经联接图谱，或称为脑地图的绘制，目前已达介观水平，可以看清楚哪一类神经细胞跟哪一类神经细胞有联接，绘制出来的联接图谱，相当于画了一张大脑的全景线路图，告诉我们路线，从我家到我工作的地方有哪几条路，走哪条路最近，各个区域是怎么联接在一起的。这为心理活动的皮层中枢神经系统机制提供了研究途径。若进一步结合人类心理活动引发的大脑皮层指挥皮层下中枢神经系统所发生的各种网络反应，和不同脑区、类型的神经连接和整合功能（包括逻辑清晰度、相互制约度、活力、自适应能力、稳态维持度等），以及脏腑间功能的生化活性物质等研究，不仅对中医的五脏生五志理论的研究有所突破，而且也会对中医脏腑的"心主神志"、情志病因、五志相克和体质的心理素质证实提供科学依据。

3. 探索心身疾病与体质及"五行关系"的生理和生化机制

西医认为心身疾病，是一组发生发展与心理社会因素密切相关，但以躯体症状表现为主的疾病如高血压、冠心病等，这与中医由情志内因变化引起的疾病不谋而合。结合中医五脏情志的五行相生相克关系和现代医学研究成果，探究心身疾病的生理病理及其物质基础，可以促进中西医对心身疾病的病因与发病机制的创新研究。

以心脏与五行关系的变化为例，可以从心脏舒缩到循环泵血功能，从心肌细胞的免疫组化、膜片钳电压到离子浓度测定，分析心肌细胞的电生理、舒缩及其蛋白质功能，讨论心主血脉的生理作用和物质基础；从心血中有关神经递质、内分泌激素和免疫物质等活性分子测定，分析心脏的神经－免疫－内分泌功能及其与心理变化的相关性，探索"心主神志"的一些客观依据；通过深入探究肝脏与胆囊除分泌及浓缩胆汁功能外，其进行的能量物质代谢生化反应，可能的神经－内分泌－免疫及其精神心理学作用，以及可能对心脏功能的影响，尽可能证明和解释传统中医理论的"木生火"（肝影响心脏）、肝（胆）传肾阳相火以助心之君火、"肝主疏泄"、肝为将军之官的生理和病理学机制；通过深入探究肺脏除通气与换气功能外，从神经－内分泌－免疫活性分子及其精神心理学角度，研究肺脏与心脏的相互作用，探讨传统中医理论的心主行血、肺主行气、"火克金"、火旺灼金（"火乘金"）的生理和病理学机制；通过深入探究肾脏除了生成及排出尿液和代谢废物功能外，其维持水、电解质和酸碱平衡功能，与传统中医理论"肾主水"、"水克火"（如通过分泌舒缩血管活性分子调节血压，改善心功能）、"水火相济"（如通过调节水、电解质及酸碱平衡，改变血容量、细胞外离子浓度、酸碱度，进而改善心功能）的关系。其产生激素或生物活性物质如促红细胞生成素、肾素、前列腺素、激肽、利钠肽，以及转化或摄取维生素 D_3，改善人体钙磷代谢等作用，发挥改善发育和调节血压等功能，从而探索心功能及其与肝、肺、肾等其他脏器相生相克关系的物质基础，并为其规律性研究提供数据和信息支持。

从人的体质偏颇看，阴阳不足者皆易引发高血压。先天阴液不丰或后天肝郁伤阴，皆可能导致阴虚阳亢引发高血压；先天阳气不足或后天饮食厚腻，皆可能导致脾运不畅和气化乏力，痰湿瘀阻，使阳气不能自上而下引血周身循行，被阻滞于头面引发高血压。例如，一个阴阳俱不充沛的个体如少阳、少阴体质的人，因为少阴者本就相对阴少（舒血管物质不足）不易锁阳，少阳者本就阴也不充，且又相对阳多（缩血管物质相对较多），一有风吹草动更易阴阳失衡，出现高血压。或因与人恼怒，难以入眠，平素本就缺阴少阳，枝干叶卷，经此一"气"，耗伤阴津，肝木一点就燃，缩血管及炎症物质增多，血压升高；从时令季节看，冬春季节寒冷，寒邪临体，阳气被袭，缩血管物质增多，无力下行充养全身，阻隔于上，血随气上，出现高血压；从地理条件看，高原地域干燥，空气稀薄，阴液遇燥而减，气薄难以充养阴气，舒血管物质减少，加之风燥引动肝火，缩血管及炎症物质增多，肝阳上越，出现高血压。

若将高血压病的症状体征与体内舒缩血管及相关活性物质的变化相关联，弄清舒缩血管及相关活性物质的产生部位，以及与心、脑、肝、肾及肾上腺之间的关系和相互作用，便有可能通过症状体征这个抓手，搞清楚每一个症状体征背后的基因表达及表型蛋白与症状体征的关系及量变规律，畅通中西医药对高血压病的病因及发病机制的沟通和交流。比如，西医药可以从发现多种新的发病机制相关靶分子，进一步将聚焦作用明显的单靶点研发模式，转向重视器官组织间的关联关系，以及出现的异常靶蛋白及活性分子（如神经递质、激素）之间的关系及量变规律，会有助于重新认识高血压病的病因及发病机制。如中医有关头晕的不同证型与西医的高血压病，它们一些相应的症状体征和相关的异常蛋白组及活性分子改变；和某证候脏腑关联的环形（五行相生相克）发病机制，以及各环节所导致的不同证候的相关异常蛋白及活性分子表达。前者可为中西医疾病提供蛋白组及活性分子靶标诊断依据，后者可以通过疾病的发生环节和不同证候，提示环形发病机制中关键启动异常蛋白及活性分子的信息。像高血压病的现代医学基本机制，是因为缩血管活性分子增加，舒血管活性分子减少。中医基本病机则为阴阳失衡，阳气上越及血液上冲所致，则可以尝试从物质基础角度，将阳气之物视为缩血管物质如血管紧张素转化酶、肾上腺素等，阴气之物视为舒血管物质如血管舒张素、乙酰胆碱等，部分证实阴阳失衡与舒缩血管物质失衡的相关性或因果关系。本着中医象数思维，理解高血压的发病过程：正如心为阳光，肝为树木，肾为水土。阳光充足，水丰温润，树木枝繁叶茂，柔顺光泽，风调木顺，舒缩血管物质充适平衡，血压正常；反之，阳光太盛，或水泽不丰，则树木枝干叶卷，加之，质地干硬（体质），风助起火，肝阳上亢，舒缩血管物质失衡，缩血管物质增多，血压升高。

诚然，若五行变化、体质差异、内外环境改变导致阴阳失衡的过程，皆能最大限度地被现代科技指标所反映，而且，刺激分泌舒缩血管分子上游的影响因子也都能渐次被揭示出来，将极大促进中医关于高血压病的病因与脏腑五行的相生相克理论的认识及发病机制研究。

三、运用能量与物质代谢及转运学说研究中西医交融的病因病机

1. 从能量与物质代谢的循环模式入手

西医可以从能量物质代谢及运行角度，理解中医病因病机，拓展病因学及发病机制研究。机体通过能量物质代谢的"吐故纳新"维持生长和生存，能量物质代谢通过生物化学反应的方式实现，"纳新"是通过生物化学反应产生机体生长和生存必需的营养物质，"吐故"则是机体通过运输通路排出生化反应产生的副产物即废毒物质，"纳新"和"吐故"无论哪一个或同时发生问题，都可能导致疾病。就好比很多疾病都可能因营养缺乏（或"虚"证）即"纳新"不足所致，但是，单纯的营养缺乏多见于战争引发的饥饿或大病、重病导致的饮食受限，而和平年代通常生活状态所导致的"纳新"不足，则可能为生活方式不科学导致的"吐故纳新"问题，像情绪与压力影响、饮食不均衡、作息不规律、运动量与食入量不匹配等因素，引起营养不平衡，或废毒物质产生过多且排出不利，引起营养吸收障碍，最终导致疾病发生。可以参考中医的思维方式探索常见慢性病的发病原因及机制，将血管经络比作河流，脏腑比作田野，血管经络流动着能量如气和营养物质，激发和灌溉着脏腑；在这个过程中，各脏腑产生的功能物质即营养物质，随血管经络分布到各个脏腑；各脏腑的代谢废物通过血管经络排出体外，从而完成机体正常的新陈代谢。环境、饮食、情绪、久卧、过劳、睡眠以及呼吸、排便、排尿等出现异常，则会影响能量物质代谢和血管经络的畅行，进而造成机体能量和功能分子失衡，以及气血津液对脏腑灌溉流出状态的差异，引起机体不适甚至病变。就像寒冷气候、疫疠之气或悲伤情绪等环境因素和诱因，可能引起如气滞、气虚即"邪之所凑，其气必虚"，对经络灌溉与流出肺脏产生较早和较大影响，导致肺脏接受不到足够的能量和营养物质，在可能进一步影响肺脏正常生理功能的同时，也使代谢废物堆积，当代谢废物积累到一定程度，

便可能首先引起肺脏疾病。

2. 从体温与脏腑的阴阳变化入手

就从两个研究结果说起，一个研究结果为：体温升高，血流速度增快，白细胞能更加迅速地发现侵入体内的病原体、坏死的细胞碎片、异常蛋白和变性脂肪等异物和废物，并有效地把它们清除体外；体温下降，血液流速放缓，机体对废毒物质的处理效能降低，同时，体温降低，基础代谢率下降，内脏脂肪会增加，它们会分泌出超过 20 种不良激素（或者脂肪细胞因子），引起血管炎；会削弱胰岛素的功能，引起糖尿病等。另一个研究结果：德国科学家通过线虫、果蝇和小鼠的动物实验发现，适当降低体温，能够延长它们的寿命。而且，有研究报告证实，自工业革命以来，人体体温每十年稳步下降 0.03℃，这可能与过去 160 年人类预期寿命的逐渐增加有关。科学家们进一步通过衰老研究领域的神经退行性病变的经典模式生物细胞实验，如使秀丽隐杆线虫和人类细胞携带肌萎缩侧索硬化和亨廷顿病的基因，观察温度改变是否会影响那些发生在细胞中的有害和破坏性蛋白沉积的累积，结果显示，寒冷可以有效地清除病理性蛋白聚集形成的团块，阻止神经退行性病变。其机制可能为，低温激活蛋白酶体激活剂 PA28γ/PSME3，促进病理性蛋白团块降解，从而避免因受损或错误蛋白积累而发生的神经退行性病变。

上述看似孤立相反的两个研究结果，也许通过中医脏腑经络的阴阳与西医神经 – 免疫 – 内分泌理论可以得到一定的解释。对于体温升高可以加速废毒物质排出，就如同对于感染性疾病和很多癌症，体现神经 – 免疫作用的一些阳性脏腑经络功能的影响可能至关重要，如足太阳膀胱经与足阳明胃经，这二经的强盛与通畅，可以促进免疫细胞活性和加速废毒物质的排出；而对于肌萎缩侧索硬化等神经退行性疾病，体现神经 – 内分泌作用的一些阴性脏腑经络功能的影响可能不容忽视，如足厥阴肝经、手少阴心经以及足少阴肾经，其基本病机为气血精津液不足，筋（肝经）脉（心经）失养所致。由于肝阴与心阴皆有赖于肾阴的滋养，肾属水，水属阴，阴为寒，故机体处于适当的寒凉状态，有利于肾阴蓄能以滋养肝肾，或许通过激活蛋白酶体激活剂 PA28γ/PSME3 等方式，促进病理性蛋白团块降解，从而避免因受损或错误蛋白积累而发生的神经退行性病变。就如同功能与物质属性，阴阳相长，孰轻孰重，随病而释，因人而异。若能将诸多类似零散的研究结果，通过中西医理论加以整合，必定有助于丰富和拓展中医的物质基础及西医的病因与发病机制的进一步深入研究。

四、改变内环境与中西医交融的病因病机研究

鉴于刺激为由外到内（环境之于人体，细胞之于细胞间液）的环境刺激，反应的基本表现是细胞对内环境改变的应答，从而引起机体对环境改变的宏观反应，包括生理和病理反应，因此，内环境改变不仅应当成为中西医一个重要的发病机制，也应该成为中医药病机及药理学现代研究的关键环节。内环境可以大体分为机体泛细胞内环境和特定器官组织内环境。

1. 泛细胞内环境的改变

就泛细胞内环境而言，如同人体所处的自然社会环境，机体细胞所处的内环境，每时每刻周围都充满了来自于不同刺激源发射出的电磁波，不同体质对外环境的适应力不同，由外环境引发的机体内环境改变也不尽相同，对致病诱因如病原体、情志激变、失眠等的反应各异，或者说，先有外环境致机体内环境的改变，才使得诱因的作用被发挥，从而引发机体组织细胞发生连锁反应，导致疾病的发生。外环境影响内环境，中间介质就是气血，气机如常，气化如常；气机紊乱，气化失常。内外邪气通过干预气血运行，引发脏腑功能紊乱，导致阴阳失衡，出现病理性症状体征。若病情得不到有效控制，日久可使细胞间液、细胞及组织形态改变，形成痰凝、血瘀、癥瘕等，使病情加重；调理气血便是设法纠正气血运行不畅，脏腑功能紊乱，恢复阴阳平衡。这里的气机和气化改变的机制，皆可能通过对细胞内环境即细胞间液中如物质及分子群态、温度、阴阳离子浓度、电磁场、氧气/二氧化碳含量、酸碱度甚至黏稠度等因素发生相互作用，改变像基因转录和蛋白质表达、生物活性分子代谢等所引起细胞形态和功能的改变，进而导致机体的生理病理的变化。

以肿瘤疾病发生的内环境改变为例，正如罗伟仁博士所讲，肿瘤本质上是多维时空生态进化合一的生态病，而非基因病（指先天性疾病），肿瘤微环境是肿瘤异质性和进化的主要决定因素。斯坦福大学 Paul Mischel 团队，对食管腺癌的演变过程研究表明，食管腺癌并不是一蹴而就，而是从一开始的胃食管反流发展成为巴雷特（Barrett）食管的癌前病变，这时胃肠道的柱状上皮细胞取代了食管的上皮细胞，之后，其中少数病人的 Barrett 食管会逐渐出现柱状上皮细胞增生，先后进入轻度和高度异型增生（dysplasia）阶段，最终，一部分高度异型增生者会转变为食管腺癌。对食管上皮细胞病理形态改变的不同阶段（从 Barrett 食管、轻度异型增生、高度异型增生的癌前病变

到食管腺癌的早期或晚期）的基因研究发现，伴随病人抑癌基因 *p53* 的丢失或突变，一种染色体外的环状 DNA（extrachromosomal DNA，ecDNA）分子，会出现在高度异型增生的癌前病变细胞中，及至食管腺癌细胞中含量明显增加，在 Barrett 食管和轻度异型增生阶段都没有检测到 ecDNA。相比于正常 DNA，ecDNA 更容易开启所携带的大量致癌及免疫调控基因的转录和表达程序，促进癌细胞的野蛮生长和免疫逃逸。如果前后两次检测时，细胞状态相近，那么 ecDNA 的拷贝数也不会有明显增加；相反，当细胞的异常逐渐积累，ecDNA 的拷贝数和结构复杂性都会随之增加。实验结果从一个侧面反映出，正常组织到癌前病变再到癌变是一个循序渐进的过程，并且和体质及其当时的状态所导致的内环境变化密切相关。此外，还可以从以下实验结果，分析肿瘤与环境因素相关的可能致病机制。

实验 1：细胞间液中物质及分子群态的影响

有研究发现，裸鼹鼠是癌症的"绝缘体"，其对于癌症的天然免疫功能，可能源于其体内产生的一种质地呈黏稠状，存在于细胞间隙中的含糖物质即透明质酸分子，如果细胞发生变异，透明质酸会形成一个润滑的隔离物质，阻挡它们进一步分裂生长。这也许是抑制肿瘤形成的内环境的一个物质基础。还有研究发现，转移性癌细胞在黏度更接近体液的液体中，好似中医的内生痰湿病症，比在黏度较低的水中移动更快。可能癌细胞可以重组自己的肌动蛋白结构，使它们能更好地穿过较黏稠液体，从前部吸收水，再于后方喷出。不仅如此，肿瘤细胞本身可以主动改变所处的内环境来适应生长，比如，造成肿瘤组织区域的低氧和微酸环境，产生对缺氧和微酸敏感的缺氧、微酸响应型启动子，可以促进肿瘤细胞的能量物质代谢及其生长发育。再比如，在鼻咽癌等肿瘤生态系统中，各种肿瘤细胞群在复杂的微环境中可以进行"智能"互作交流，对外部因素的刺激作出快速反应，并通过生态进化动力作出优化的决策，像使抑制性免疫信号在肿瘤间质内募集，进而引起肿瘤免疫逃逸。肿瘤细胞与微环境可以共同构建一个"肿瘤生态命运共同体"，互利共生，那么，改变内环境，就能调理机体的生理和病理状态。

实验 2：内环境对 NK 细胞活力的影响

众所周知，NK 细胞作为一种天然免疫细胞，具有强大的非特异免疫杀伤作用，是人体第一道免疫防线的重要组成部分。中国郑小虎和侯壮豪团队研究显示，正常情况下自然杀伤（NK）细胞膜表面有非常多的突起，这些突起像手一样，帮助 NK 细胞寻找癌细胞等目标，并借此与癌细胞之间形成免疫突触，进而裂解癌细胞。但是，与肝脏和外周正常 NK 细胞相比，肝癌病人瘤内 NK 细胞的膜突起大幅减少，使得在肿瘤微环境中，NK 细胞识别和裂解肿瘤细胞的能力非常低。研究人员通过多种成像技术和单免疫细胞质谱（slC-MS）等方法分析证实，缺失膜突起的瘤内 NK 细胞无法识别肿瘤细胞。这是因为肿瘤微环境中丝氨酸代谢失调，导致 NK 细胞内丝氨酸（鞘磷脂合成的关键成分）水平较低，使鞘磷脂的生物合成减少（slC-MS 方法检测），瘤内 NK 细胞没有充足的鞘磷脂搭建细胞膜，NK 细胞膜突起的数量和长度都减少，膜的电子密度明显降低［通过透射电子显微镜（TEM）、扫描电子显微镜（SEM）和共聚焦激光电子显微镜（CLSM）的成像观察］，无法形成免疫突触，降低了 NK 细胞识别和裂解肝癌细胞的能力，以及抗体依赖性细胞介导的细胞毒性（ADCC）作用，从而丧失抗癌能力。反之，使用鞘磷脂酶抑制剂，可以显著提高瘤内 NK 细胞识别肝癌细胞和形成免疫突触的能力，还能提高瘤内 NK 细胞裂解癌细胞的能力。实验至少提示，肿瘤细胞内环境的理化状态、丝氨酸分子水平以及鞘磷脂酶活性，可以影响 NK 细胞活力。显然，实验还可以结合中医内环境理论如"内因五邪"学说，从解析内风、内寒、内湿、内燥、内火的现代成因入手，考量至少除了抑制鞘磷脂酶，还应该提供合适开展生化反应的内环境，增强鞘磷脂合成酶和含丝氨酸成分的外源性反应物，以增加丝氨酸的生成，从而产生较多的 NK 细胞膜突起，促进 NK 细胞与癌细胞形成更多的免疫突触，裂解癌细胞。

📖 实验 3：细胞间液中外源性刺激物如药物及温度相关因素的影响

细胞间液中外源性刺激物的影响，已知癌症与人体内抑癌蛋白（tumor suppressor）和促癌蛋白（oncoprotein）的作用混乱有关，要么抑癌蛋白不作为，要么促癌蛋白太猖獗，然而，纠正它们的作用混乱绝非易事。以抑癌蛋白 p53 为例，它是癌症中突变频率最高的蛋白，在约 50% 癌症病人体内发生突变而失去抑癌功能。而要通过小分子化合物靶向 p53 突变以恢复其正常功能很难，因为癌症中有上千种不同的 p53 突变体，不同突变体失去抑癌功能的机制各不相同，可以分成不能折叠（蛋白质三级结构）的结构型突变体、DNA 结合氨基酸发生突变的 DNA 结合型突变体、无意突变体等各种各样的突变体。基于此，上海交通大学瑞金医院的卢敏科研团队，提出"交联 p53 多个半胱氨酸以促进结构型 p53 突变体重新折叠"的构思与学说，通过对小分子化合物三氧化二砷（arsenic trioxide，ATO）抗白血病机制及成药性的研究发现，ATO 通过释放砷原子并在 p53 内部交联 LSH［环片 – 螺旋模体（loop-sheet–helix motif），为 p53 的核心 DNA 结合结构域的组成部分］和 β 片层（β–sandwich）结构域，使形成的 p53 蛋白结构具有良好的稳定性（该特性为成药性的一个重要因素），可以高效恢复 p53 突变体蛋白折叠和转录活性，从而发挥 p53 的抑癌功能，并在临床上得以验证：白血病病人的 p53 功能恢复，微小病灶残留减少，成为结构型 p53 突变体的有效恢复剂。实验发现，除了药物 ATO，细胞间液的温度也会影响 p53 结构型突变体。研究通过生化实验、细胞实验、小鼠实验还发现，系统性鉴定出的 390 个、可以被 ATO 恢复功能的 p53 结构型突变体的效率差异巨大，其本质原因为：折叠状态下温敏性高的结构型突变体如 V272M 和 M133T，其 DNA 结合面和野生型一致，这类突变体被 ATO 诱导重新折叠后，可以重新结合 DNA 并高效恢复功能；而折叠状态下温敏性低的结构型突变体如 R249S，则组装出大幅扭曲的 DNA 结合面，这类突变体被 ATO 诱导重新折叠后不能结合 DNA 而恢复 p53 的正常功能；介于高温敏和无温敏之间的弱温敏突变体如 R175H 和 G245S，它们重新折叠后 DNA 结合面仍有轻微扭曲，其 DNA 结合能力和抑癌功能只能被部分恢复，这不仅说明细胞内发生的立体化学反应，可能部分与细胞间液的温度有关，温度升高有利于药物如 ATO 诱导 p53 温敏突变体恢复正常，而细胞间液的温度就如同个体的阴阳体质具有差异，因此，也部分提示了药物在临床抗肿瘤疗效不一的可能原因，也为抗血癌温阳中药方剂君臣佐使作用机制研究提供了参考。

📖👆 实验 4：细胞间液中不同离子浓度的影响

浙江大学医学院丁克峰和王迪团队的系列研究表明，肿瘤微环境（TME）如高 K^+ 浓度作为一个稳定的微型生态体系，是其快乐繁殖的"伊甸园"，但对于巨噬细胞和肿瘤浸润 T 细胞来说，无疑是块连呼吸都费劲的"盐碱地"，从而失去了对肿瘤细胞的抗击作用，反而呈现出免疫抑制现象。究其原因，物竞天择，适者生存，受限于营养缺乏的 TME，巨噬细胞会根据自身需求优先选择特定的代谢物维系生存，这种细胞特异性的营养偏好在驱动免疫细胞特定表型方面起着关键作用。他们发现，肿瘤相关巨噬细胞（TAMs）的功能状态，存在抗肿瘤状态（M1 型）和抑制其抗肿瘤状态（M2 型）。他们利用 RNA 高通量测序和膜片钳技术，最终锁定了内向整流 K^+ 通道蛋白 Kir2.1。电生理数据显示，巨噬细胞上的 Kir2.1 蛋白，可被高 K^+ 电流激活，促进巨噬细胞向 M2 型 TAMs 极化。通过细胞功能表型实验和基因富集分析进一步证实，瘤内高 K^+ 微环境，通过 Kir2.1 蛋白改变了巨噬细胞的代谢物特征，增强以电化学方式摄取营养物质谷氨酰胺（GLN），抑制了一系列炎症相关基因集，而提高了氧化磷酸化、血管生成和免疫抑制细胞因子产生的基因集，塑造 TAMs 表型（M2 型），通过调控其功能极化，显著抑制其抗肿瘤能力。基因敲除编码 Kir2.1 的基因 *Kcnj2* 或药理阻断 Kir2.1 后，会干扰 TAMs 对 GLN 的摄取，导致 TAMs 代谢重编程，由氧化磷酸化为优势的代谢特征转化为糖酵解模式，使 TAMs 复极化至抗肿瘤状态（M1 型），M2 型 TAMs 水平降低，明显增强了局部抗肿瘤免疫效应（逆转 TAMs 吞噬凋亡肿瘤细胞能力下降；瘤内 cGAMP、IFN-γ 和 TNF-α 水平增加；CD4$^+$Treg 细胞减少），显著抑制肿瘤进展。

为进一步探索 Kir2.1 与肿瘤预后的关联性，研究人员对 70 例结直肠癌（CRC）病人进行了单中心回顾性队列研究。他们发现早期 CRC 病人 TAMs 上 Kir2.1 表达强度低于晚期病人，并且高表达 Kir2.1 的 TAMs 浸润与病人预后不良有关，这表明 Kir2.1 在 TAMs 上的表达强度与人类癌症进展和临床预后存在关联性。最后，研究人员利用 Kir2.1 的选择性抑制剂 ML133，对靶向 Kir2.1 的抗肿瘤治疗潜力进行了评估。在 CRC 病人来源的类器官（PDO）中，ML133 治疗极大增加了 TAMs 向 M1 型复极化的比例，而且，在 PDO 建立的异种移植瘤模型中，ML133 与抗 PD-1 单抗联合可显著抑制肿瘤生长，具有更好的治疗效果，证实 ML133 靶向 Kir2.1 可能是一种调节 TAMs 复极化恢复抗肿瘤作用的潜在策略。

综上所述，泛细胞内环境改变对疾病的影响，如同中医阴阳变化对疾病证候改变，既有物理状态变化作前提，如低氧和微酸环境，有利于肿瘤细胞而不适于正常细胞生长，可以产生对缺氧和微酸敏感的缺氧、微酸响应型启动子，促进肿瘤细胞的能量物质代谢及其生长发育。内环境温度升高，可以通过药物诱导温敏性高的 p53 结构型突变体，重新折叠，恢复抑癌功能。但增加体液黏度，可能有利于转移性癌细胞扩散等；也有化学物质变化带来的病理性改变，如产生 ecDNA，更容易开启所携带的大量致癌及免疫调控基因的转录和表达程序，促进食管癌细胞的野蛮生长和免疫逃逸。内环境中丝氨酸减少，导致 NK 细胞中鞘磷脂合成减少，NK 细胞膜突起的数量和长度都减少，识别和裂解肿瘤细胞的能力降低。肿瘤内环境形成的高 K^+ 浓度，可以通过激活肿瘤相关巨噬细胞（TAMs）膜上的 Kir2.1 通道蛋白，促进巨噬细胞向 M2 型 TAMs 极化，从而抑制巨噬细胞的抗肿瘤作用。但也可以通过产生透明质酸分子阻挡癌细胞的分裂生长。这些实验结果均为中西医病因病机的交融研究提供借鉴。

2. 人体微生态变化的生理与病理机制

"微生态"即微生态系统，是指在一定结构的空间内，正常微生物群以其宿主人类、动物、植物组织和细胞及其代谢产物为环境，在长期进化过程中形成的能独立进行物质、能量及基因相互交流的统一的生物系统。

（1）人体微生态分布与生理作用　人体微生态（又叫人体微生物组，是人体微生物基因组的总和）的微生物和人体共生在皮肤及人体开放的腔道，如上下呼吸道、胃肠道、泌尿道和生殖道，也可以看作是构成人体"卫、气"功能场所的重要组成部分。微生物的数量是人体细胞的 10 倍左右，编码的基因数量是人类基因数量的 150 倍，人体微生物通过酵解（如肠道菌群拥有巨大的酶多样性）不仅提供人体无法利用的物质，而且通过分解、代谢、合成等一系列生物化学反应发挥一系列生理功能，如皮肤黏膜表面的微生物群落，它们紧密地与黏膜上皮细胞相黏附，形成一层生物膜，通过定植保护作用防止过路菌、外袭菌的定植、占位、生长和繁殖，是人体的第一道屏障，主要有葡萄球菌、类白喉棒状杆菌、铜绿假单胞菌、丙酸杆菌，它们参与着皮肤细胞代谢，起到了免疫和自净的作用。阴道的生态系统常驻菌有乳杆菌、表皮葡萄球菌、大肠埃希菌等。乳杆菌黏附在阴道黏膜上皮细胞上，可产生酸性生存环境，对大肠埃希菌、类杆菌、金黄色葡萄球菌有拮抗作用，对于保护自身健康和胎儿在妊娠期的卫生有着重要的意义，是一道重要的生物屏障。此外，在外耳道、眼结膜、鼻咽腔、尿道等部位都会有正常菌群的分布，尤其是占人体总微生物数量 78% 的肠道菌群，更是发挥着十分重要的生理作用。

营养代谢作用。肠内细菌通过其分泌的酶，可以将人体无法直接消化的部分多糖类物质，分解成人体可以利用的葡萄糖、果糖等单糖类分子，而且不同的细菌可以通过不同的代谢途径进一步分解单糖，生成不同的代谢产物包括乙酸、丙酸、丁酸、戊酸和二氧化碳等，从而发挥多种生理功能。如肠内优势菌群中乳杆菌、双歧杆菌、链球菌、拟杆菌、梭状芽孢杆菌等菌属含有糖化型淀粉酶，能将人体无法消化的淀粉（抗性淀粉）分解，再进一步酵解成短链脂肪酸，像乙酸和丁酸是已知的抗糖分子，可以增加高血糖素样肽（GLP-1）和 YY 肽（PYY，是一种控制食欲的肠道激素）的分泌，有助于促进胰岛素的分泌，改善血糖。黏细菌、梭状芽孢杆菌、拟杆菌、丁酸弧菌等，可以通过其产生的纤维素酶，分解人体不能自行分解的纤维素、半纤维素。芽孢杆菌、栖瘤胃拟杆菌、溶纤维素拟杆菌可以分解人体无法分解的果胶；肠内细菌含有肽酶和（或）蛋白酶，能把蛋白质分解成短肽和氨基酸，再通过脱羧基作用和脱氨作用将氨基酸分解成醛、醇、有机酸、酮酸和脂肪酸等。同时，优势肠道菌可以利用氨反向合成菌体蛋白质；肠道微生物可以减少肝脏甘油三酯的合成，减少脂类物质尤其饱和脂肪酸的吸收。肠道优势菌可将胆固醇转化成类固醇随粪便排出。肠道菌群产生的短链脂肪酸（SCFA）如丙酸是脂肪和胆固醇合成的抑制剂，这些机制可以减少胆固醇在人体内的含量，预防高血脂的发生；肠道菌群能增强肠道上皮细胞的增殖，因而能增强对矿物质的吸收。微生物酵解膳食纤维等产生的 SCFA 能降低肠道 pH，促进对钙、镁、锌等矿物质的吸收；肠道微生物能合成多种维生素，双歧杆菌、乳酸菌能合成维生素 B_1、B_2、B_6、B_{12}、烟酸、叶酸等多种维生素，大肠埃希菌能合成维生素 K，链球菌能合成维生素 C。

中枢神经系统作用。比如，一项来自哈佛医学院的报道，高蛋白饮食而不是脂肪和淀粉，经过肠道微生物分解为蛋白胨，可以促进肠道细胞分泌一种叫作 CCHa1 的神经肽，CCHa1 通过 CCHa1 受体即 CCHa1R 进入大脑，可以激活多巴胺能神经元，促进多巴胺的释放，抑制震动导致的睡眠觉醒。并且，研究发现，虽然 CCHa1 同时分布在神经细胞和肠道内分泌细胞中，但通过对果蝇的定向基因沉默实验发现，只有肠道细胞的 CCHa1 与唤醒有关，提示是肠道细胞分泌的 CCHa1 抑制了睡眠中的唤醒。

生物拮抗作用。肠道菌群可以产生生物酶、活性肽、SCFA、过氧化氢和细菌素等活性物质，阻止或杀死致病菌在体内的定植。专性厌氧菌双歧杆菌、乳酸菌等可产生挥发性脂肪酸和乳酸，降低生境内的 pH 和 Eh（氧化还原电位），阻止外籍菌的生长繁殖。pH 降低，可以促进肠蠕动，在外籍菌尚未定植前排出体外。肠道环境适于专性厌氧菌双歧杆菌等生长繁殖，不利于大多致病性兼性厌氧菌及需氧菌生长，因此，专性厌氧菌数量大，在与致病菌的营养争夺上占优势，是肠道的优势菌。

免疫作用。肠道菌群对肠道免疫系统的激活和发育，以及对于维持肠道微生态的稳定有着重要作用。如双歧杆菌能刺激免疫细胞分泌 IL-1 及 IL-6，IL-1 可促进辅助 T 细胞分泌 IL-2 及 B 细胞分泌抗体，也能增强 NK 细胞的杀伤功能，对人类多种肿瘤细胞具有直接杀伤作用。SCFA 是目前已知 SCFA 受体即 SCFA-GPR43 的唯一配体，可通过 GPR43 调节肠外免疫系统活性，如阻止炎性疾病的发展。肠道微生物具有免疫佐剂的作用，可以增强特异性分泌型免疫球蛋白 A（SIgA）的生成等。肠道上皮细胞通过抗原递呈和分泌细胞因子，参与调节免疫反应，益生菌（对生命有益的细菌如双歧杆菌、乳酸菌、酪酸梭菌、嗜酸乳杆菌、酵母菌等）能调节肠道上皮细胞间紧密连接，促进产生黏液蛋白，增强肠道黏膜屏障，促进分泌 β- 免疫素，促进浆细胞分泌 SIgA，调节肠道上皮细胞分泌细胞因子，调节 T 细胞分化为 Th1、Th2 及调节性 T 细胞（Treg）。

抗衰老作用。如双歧杆菌可以显著增加超氧化物歧化酶（SOD）的活性和含量，减少细胞代谢产生的自由基，降低其氧化反应导致的细胞损伤与机体衰老。有研究长寿机制的学者，根据肠道中占主导地位的优势菌种类划分出 4 种人类肠型，即以拟杆菌属（*Bacteroides*，拟杆菌特性：革兰阴性菌，不形成孢子，厌氧杆菌，多糖为其主要能量来源）为主导的肠型 1，以大肠埃希菌 - 志贺菌属（*Escherichia shigella*，属变形菌门）为主导的肠型 2，以普雷沃菌属（*Prevotella*，属拟杆菌门，主要膳食代谢为碳水化合物、水果和蔬菜，与拟杆菌属之间大多数是拮抗的，因此，在肠道中各有栖息地）为主导的肠型 3 和以布劳特菌属（*Blautia*，属厚壁菌门，厚壁菌门尚有乳杆菌等）为主导的肠型 4。发现肠型 1 在年轻人（20~44 岁）和中年人（45~65 岁）组中占主导地位，肠型 2 在老年人（66~85 岁）和 90 岁老人（90~99 岁）组中占主导地位，百岁老人（100~117 岁）则兼具了肠型 1 和肠型 2，说明百岁老人的肠道菌群既结合了年轻人的特征，又结合了老年人的特征。同时发现，随着年龄的增长，老年人的肠道菌群多样性下降，而百岁老人的菌群多样性和菌群丰度则较其他老年人组高且稳定；从微生物组成看，像拟杆菌门［包括拟杆菌纲（Bacteroidia）、拟杆菌目（Bacteroidales）、拟杆菌科（Bacteroidaceae）和拟杆菌属（*Bacteroides*）］这类有益菌在百岁老人的肠道中更为富集，而像克雷伯菌属（*Klebsiella*）、链球菌属（*Streptococcus*）、肠杆菌属（*Enterobacter*）

和红球菌属（*Rhodococcus*）这类促炎的菌群在老年人组肠道中富集。

（2）人体微生态改变的病理学机制　医学家研究发现，人体微生态在生长、发育、衰老的各个阶段有较为明显的规律变化。婴儿的人体微生态主要受到母亲的影响（体质的先天因素）；人体微生态变化比较多的年龄是 25 岁，因为这期间结婚生子、迁徙移动（体质状态与"天、地"环境因素改变）会造成变化。这种变化可能会影响人体微生态，与中医"三因制宜""天人相应"医学观点颇为相合。我们每个人的微生态是不同的，正如中国科学院微生物研究所环境微生物基因组朱宝利院士说的那样，"人体基因组决定人的健康基础，人体微生物组决定人的健康状态。我们身上微生物的细胞总数是人体细胞总数的 10 倍，人的基因组差异在 0.1%~1.0% 之间，而人体肠道微生物组之间的差异则达到 10%~40%，这种差异是造成大多数人健康状态差异的主要原因，可以说人体 90% 以上的慢性疾病都与微生态相关"。有研究发现，体内益生菌占总菌数的比率有逐年降低的趋势：婴儿时期高达 99%，青少年时期保持在 40% 左右，中年时期降至 10%，开始出现体衰多病的现象，60 岁以后仅存 1%~5%，在此时期频发较严重疾患。肠道微生态长期持续紊乱，不仅诱发肠道疾病（如功能性肠病、炎症性肠病及消化道肿瘤等），而且参与许多肠外慢性疾病如糖尿病、肥胖、心血管疾病及精神疾病等的发生发展。

外环境往往通过改变内环境，影响机体内如肠道正常菌群的繁殖和分布，导致外来侵入或体内致病菌大量增殖，正常菌群提供给机体的有益物质代谢紊乱，进而使人患病。科学家通过小鼠肠道菌群对 Th17 免疫细胞的作用研究，揭示了肠道菌群与免疫细胞相互作用的部分机制。研究发现，肠道菌群通过促进内质网应激（ER stress），可以刺激肠道上皮细胞分化发育成 Th17 细胞，菌种不同刺激生成的 Th17 细胞作用各异，如生成抗感染作用（肠道菌群的免疫作用）的 Th17 细胞，在发生细菌或真菌感染时，释放的信号能促使机体产生更多的 Th17 细胞和细胞因子，杀灭细菌或真菌。另一方面，有些肠道菌种刺激肠道上皮细胞分化发育成的 Th17 细胞，则与多发性硬化症、类风湿关节炎和炎症性肠病（IBD）等自身免疫性疾病的发生有关。中国房静远团队通过对临床结直肠腺瘤和结直肠癌的单细胞转录组、微生物组、代谢组和临床队列数据的整合分析研究证实，结直肠腺瘤－腺癌进展过程中，宿主尿素循环代谢途径显著激活，并伴随着以双歧杆菌为代表的具有尿素降解功能的肠道共生菌的缺失，反之，具核梭杆菌和产肠毒素脆弱拟杆菌等肠道细菌，可以通过促进炎症、破坏肠道微环境、加剧代谢紊乱等途径，促进结直肠癌的发生发展。以双歧杆菌为代表的富含降解尿素酶的肠道共生菌，可以激活尿素循环代谢途径，阻止因尿素高负荷所引发的，抑制巨噬细胞中 p-STAT1（磷酸化信号转导与转录因子 1）和 SAT1 启动子区域的结合效率，促进巨噬细胞向免疫抑制性亚型分化，进而破坏肠道免疫稳态的作用。相反，改变肿瘤微环境如制造局部组织缺氧、稍微增加酸度，犹如缺氧、微酸响应型启动子，或提供阿拉伯糖，犹如外源性诱导剂阿拉伯糖响应型启动子，或增加肿瘤靶向菌的磁性如加入磁性纳米材料，犹如具有磁热效应的热敏启动子，改变有关细菌的基因表达，通过靶向菌强大的免疫原性，可以激发机体免疫，诱发抗肿瘤作用。

另一项通过结肠癌瘤小鼠模型进行的热量限制抗癌实验表明，食入热量限制（calorie restriction，CR）可以调节宿主肠道微生物群及其代谢产物分布，延长生物寿命，发挥抗肿瘤作用。该实验通过 16S rRNA 测序，发现 CR 组中观察到的微生物种类数量和 ACE（abundance-based coverage estimator，即基于丰度的覆盖估计值，用以估计生物群落中含有 OTU 即同类型菌种数目的指数）指数降低，说明微生物种类的多样性增加。同时，应用线性判别分析（LDA）和热图分析结果表明，双歧杆菌属和乳酸杆菌属在 CR 组中显著过量表达。并且双歧杆菌通过产生的醋酸盐，提高肠道环境的酸度和醋酸盐离子浓度，增加肿瘤微环境中 IFN γ^+CD8$^+$T 细胞的数量和活性，显著抑制肿瘤生长，降低肿瘤质量，介导 CR 诱导的抗肿瘤作用，延长荷瘤小鼠的寿命。补充双歧杆菌同样可以显著抑制肿瘤生长。

正常菌群的存在，不仅影响生物体的物质代谢与转化，如蛋白质、碳水化合物、脂肪及维生素的合成，胆汁的代谢、胆固醇的代谢及激素转化，还可以通过干预神经递质、炎症相关等活性分子的产生，影响疾病的转归。如《科学》杂志报道的一项新研究发现，某些肠道微生物能以 APOE 基因型依赖的方式，通过分泌一些 SCFAs 等化合物，促进 tau 蛋白作用于反应性小胶质细胞和星形细胞，引发神经组织的病理性免疫炎症，长此以往使得大脑受损，引起神经变性，导致患阿尔茨海默病等神经退行性疾病的风险升高。与此相反，实验发现，某些肠道微生物可以促进结肠产生调节性 T 细胞（Treg），抑制炎症分子，发挥抗炎作用，如保护身体免受食物中过敏原的侵害，减少结肠炎的发生，而且，肠道中的 Treg 还可以进入血液循环，前往其他如肌肉等组织或器官，抑制 IL-17 的炎症信号，修复受损组织的损伤。

有趣的是，肿瘤组织中也存在细菌，有些细菌可以助力肿瘤细胞生长繁殖，有些则能抑制其生长。研究人员发现，大部分实体瘤中含有细菌，称为"胞内菌"，而且，不同类型肿瘤中具有不同种类的细菌。多种独特"胞内菌"在肿瘤如乳腺癌的转移定植过程中发挥关键作用。这些定植在肿瘤的细菌并非随机分布，而是保护肿瘤免受免疫系统的攻击，并帮助肿瘤在体内扩散。如动物实验发现，患肺癌的转基因小鼠肺部菌群与正常小鼠存在巨大差别，表型在总体数量显著增加，但多样性减少。这些肺癌特异性的细菌会通过诱导γδT淋巴细胞增殖，分泌炎症因子如 IL-17 和 IL-22，以及刺激中性粒细胞的活化，从而为肿瘤细胞制造有利的生存环境。同时也发现，与天然光合细菌相关的肿瘤内细菌，如奇异变形杆菌、光合沼泽红假单胞菌以及由这两者组成的复杂细菌，具有生物相容性和较强的免疫原性抗癌作用。它们优先在肿瘤环境中生长和增殖，从而有效诱导正向免疫细胞向肿瘤组织内浸润，并在包括直肠癌、肉瘤、转移性肺癌和广泛耐药乳腺癌小鼠模型中产生强烈的抗癌效果，显著延长其生存期。

随着微生物组研究的不断深入，同样为中医病因病机研究提供了可以借鉴的方法和途径。比如中医的整体观念与人体微生态的生物屏障作用、营养代谢作用、中枢神经系统作用、生物拮抗作用、免疫作用和抗衰老作用等；阴阳失衡理论，像改变"阳"之气物属性和"邪正盛衰"功能学说，如增加肿瘤靶向菌的磁性正像加入磁性纳米材料，犹如具有磁热效应的热敏启动子，改变有关细菌的基因表达，通过靶向菌强大的免疫原性，激发机体免疫，诱发抗肿瘤作用。或通过像苦味中药的清泄郁热邪气及减少食欲的功效，如同发挥"食入热量限制"作用，调节宿主肠道微生物群及其代谢产物分布，刺激机体细胞的自噬功能，清除异常细胞和废毒物质，达到抗肿瘤效应。像改变"阴"之气物属性及功能，如增加组织缺氧和微酸环境，可以激活肿瘤细胞的缺氧、微酸响应型启动子，促进肿瘤细胞生长。或提供阿拉伯糖，犹如外源性诱导剂阿拉伯糖响应型启动子，改变有关细菌的基因表达，通过靶向菌强大的免疫原性，激发机体免疫，诱发抗肿瘤作用。增加双歧杆菌等富含降解尿素酶的肠道共生菌，可以激活尿素循环代谢途径，提高巨噬细胞中 p-STAT1 和 SAT1 启动子区域的结合效率，促进巨噬细胞吞噬和裂解癌细胞。并且双歧杆菌通过产生的醋酸盐，提高肠道环境的酸度和醋酸盐离子浓度，增加肿瘤微环境中 IFNγ^+CD8$^+$T 细胞数量和活性，显著抑制肿瘤生长等。肠道微生物组不仅已成为现代医学疾病诊治及新药研发的重要靶标，也成为阐释中医病因病机、阐明中药临床疗效及其作用机制的又一抓手。

3. 内环境变化的理化信息与检测方法

细胞外液是内环境的主要组成部分，细胞外液中除包括血浆、组织液、淋巴，其含有的化学分子从金属离子、小分子到大分子种类繁多外，还有众多寄生菌和病毒等生物，它们以协同作用方式发挥神经、体液和自身调节功能，如神经反射调节，通过自分泌、旁分泌、内分泌、神经内分泌激素及化学物质的体液调节，以及脑血流和肾血流的自身调节作用。

细胞外液可以检测的物理参数包括温度、酸碱度、气压、渗透压以及电磁特性等；化学测定包括金属离子、多肽、多糖、小分子脂肪酸、维生素等的浓度；生物学上，目前研究比较多的是微生态研究和功能基因、基因表达及蛋白质修饰，旨在通过环境与寄居机体的微生物的相互作用，改变微生物的能量物质代谢，并通过蛋白质与基因、蛋白质与蛋白质的相互作用，影响功能基因与蛋白质的数质量，从整体上分析外环境干预内环境引发机体生理病理变化的机制。比如，环境基因组学，通过研究环境胁迫对机体遗传变异的过程和机制，包括发掘环境应激和应答基因的多态性，探究这些多态性基因的功能及其与患病风险的关系。就像肠道微生态作用的物质基础，可以凭借宏基因组学（Metagenomics）或微生物环境基因组学的理念和方法，通过对特定环境如肠道中全部微生物的总 DNA，也称宏基因组进行克隆，并通过构建宏基因组文库和筛选等手段，或者根据 rDNA 数据库设计引物，通过系统学分析，解析微生物的多样性、群落功能以及获得和开发新的生理活性物质或获得新基因。再比如，蛋白质功能的验证，可以借鉴蛋白质相互作用的研究方法包括免疫共沉淀、远 - 蛋白质印迹法（Far Western blotting）、生物信息学、酵母双杂交系统、噬菌体展示、表面等离子体共振、荧光能量转移等加以证明。

综上所述，通过机体内环境信息研究中西医交融的病因病机，需要坚持既研究患病群体，更关注个体特征；既关注客观指标，更重视病人症状；既探究生理病理变化，更重视心理改变；既紧盯局部病灶，更注重整体关联；既紧盯作用靶点，更关注靶点间联系与相互作用；既探究致病分子，更重视机体微生态变化等原则。

五、中西医交融的病因病机研究的数理方法浅议

研究可以中西医基础理论为指导，刺激与反应体系为主线，结合西医和

中医化的生理病理和物质基础信息，采用"病""证"结合和数理方法，论证并建立新型病因病机或发病机制。

由病因到病机的分析过程，就是正确判断机体受到刺激及其发生反应的过程，反应的结果是生物化学反应引起的细胞的能量物质代谢改变。如寒热证，反映生物化学反应的方向；虚实证，反映生物化学反应的强弱。因此，病因病机研究可以证候为中心，提供引起某一证候的病因即"刺激"信息；模拟该证候综合临床表现（"反应"信息）的实验动物及其部分临床表现发病机制的现代微实验模型（可用于某一方面的作用机制研究），提取物理、化学、分子生物学等指标，作为刺激引起机体反应的信息；根据中医病机理论，采用如贝叶斯统计学方法，构建临床表现即"症"与"证"的动态关系，应用概率论方法，建立有关中医辨证关系的因果判定、析因分析等数学模型，经过反复模拟学习和训练，建立较为成熟的该证候动态系统算法，并经过实验和临床验证，以尝试作为中医辨证的客观依据和中医施治的基础。整个过程可以构建智能操作系统，系统根据数据的类型、结构和趋势，自动进行模型拟合和数据及信息分析。

例如，肝郁化火证型不寐动物模型的建立及其检测指标，参考人体表现，病因是情志不舒，郁久化火所致。所以，"刺激"信息，可以参阅"中医病因"节情志部分的现代研究指标；"反应"信息，以肝郁化火证型不寐病的主症，即不寐多梦，甚至彻夜不眠，急躁易怒，伴头晕头胀，目赤耳鸣，口干苦，便秘溲赤，舌红苔黄，脉弦数等临床表现为依据，构建中医化的肝郁化火证型不寐临床表现的现代指标，如个体的体质物理或生理的差异性指标，尤其是电磁波感应，经络现象、四肢末端皮温及微循环测定、红外图像，以及能量代谢测定数据等；不寐多梦的脑电图、核磁共振图谱等信息；头晕头胀的血压等指标；舌诊和脉诊的物理和化学数据等。胃肠道菌群的数质量差异分析和大便干、溏数质量指标。小便数质量的理化指标。中枢与外周神经递质数质量变化指标。心功能、肝功能、肾功能、脾功能和胆功能、胰腺功能等生化指标的变化数据等；再根据情志不舒、肝木失柔，以及肝木生火，上扰心神的五行相生规则，通过输入（刺激）和输出（反应）信息，建立这些"反应"信息与肝郁化火证的统计分布和模型，根据肝－心子系统中中医肝与心即木生火的关系，构建概率统计关联模型，通过反复模拟学习和训练，建立较为成熟的该证候动态系统模型。并且，在建立"症"与"证"关系的过程中，还可能会发现关键的"证候相关靶点"，为病因分析和药理作用机制研究提供依据。

同理，对于心脾两虚证型不寐，"刺激"信息可由病因消化吸收功能较弱，营养不足，血液较稀较少的现代医学指标构成；"反应"信息，以心脾两虚证型不寐病的主症，即不易入睡，多梦易醒，心悸健忘，神疲食少，伴头晕目眩，四肢倦怠，腹胀便溏，面色少华，舌淡苔薄，脉细无力等临床表现为依据，构建中医化的临床表现现代指标；根据脾乃后天生化之源理论，脾胃虚弱，（物质）生化乏力，则心阴不足，不能纳阳，导致心阳浮越，神不守舍，即脾养心阴，阴平阳秘规律，通过输入（刺激）和输出（反应）信息，建立脾-心子系统及中医脾与心的关系模型，通过反复模拟学习和训练，建立较为成熟的该证候动态系统模型。

对于不寐病的肝郁化火与心脾两虚证型研究，不仅可以加深对阴阳、表里、寒热、虚实八纲辨证的理解，如将肝郁化火证型与心脾两虚证型不寐病的综合临床表现客观指标进行对比，可以建立不寐病实热证与虚寒证的特征客观指标，还可以进一步分析热证与寒证、实证与虚证的特征客观指标，以及可能形成一个个关键的"证候相关靶点群"。通过一个个具体八纲辨证的中医化现代研究，不仅可以坚实某证候八纲辨证的客观性，也可以成为卫气营血辨证、脏腑辨证、气血精津液辨证等现代医学科技指标研究的借鉴。

病因病机的数理研究还可以将机体看成一个与外界相通的，由刺激-反应对称过程构成的自组织系统；通过实验尽可能确定并能检测刺激源形成的信息，和组织细胞微观反应与症状体征形成的数学关联信息；可以进一步结合群论和分析数学等方法，确定刺激与微观反应、微观反应与症状体征的对称关系；依照中西医药各自的理论，采用统筹法精确分析和描述这些关系，从而开拓和深化医药学家对人体发病机制规律的认知，并不断创新中西医交融的病因与病机理论，为中西药药理研究模式和方法提供理论依据。此外，还可以借鉴公司企业常用的数据分析方法，如借鉴 PEST［政治（Politics）、经济（Economy）、社会（Society）、技术（Technology）］宏观战略分析法，将四因素分解为自然环境因素如气候与病原体，社会环境因素如工作压力与人际关系，对环境刺激与机体反应进行分析；借鉴 5W2H（When、Who、Why、What、Where、How、How much）用户行为分析法，将七因子假设为发病时间、地域、个体体质、症状、体征、检查结果、讨论等，对个体疾病或证候进行分析，推理个体发病的可能病因及机制。同时，通过人工智能对大数据进行分析和学习，大概率推定该疾病或证候的病因与发病机制。

第九章
论中医化现代中药药理研究

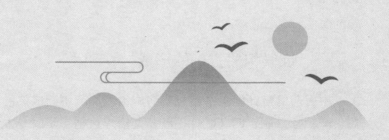

中医化现代中药药理研究，当以临床表现为依据，中医病因病机理论为指导，刺激－反应体系为主线，能量物质代谢为作用环节，通过脏腑相生相克关系的物理化学及其相关基因、蛋白质、代谢组学指标的变化，进行中药化学与药理研究。中医病因病机及中医化现代中药药理的研究，重点是中药化学和药理的现代研究应体现中医化的理念和模式，即中药化学体现的是证候相关的有效成分群组及其制剂，中药药理研究的是证候相关的中药药理作用及机制。中药药理的中医化现代研究，应当本着"三因制宜"和辨证施治的原则，以证候相关的病因病机现代化研究成果为基础，充分利用现代基础及临床药理学实验方法，进行实验设计，重点突出实验对象、实验药物和药理作用的中医化；实验对象，主要建立与证候相关的实验模型；实验药物，突出建立与证候相关的中药方剂君臣佐使的有效成分体系；药理作用，重点揭示与证候相关的中药方剂的君臣佐使药效，和以理法方药为指导的作用机制。

第一节　证候相关方剂君臣佐使的药效及有效成分研究

一、证候相关方剂的形成

中医药的辨证施治是经过辨病施治发展又不断成熟的，如《内经》中的鸡矢醴治疗鼓胀，四乌贼骨一蘆茹丸治疗血枯，是以专方治专病；及至张仲景，不仅创立了六经辨证，而且在临床应用巨著《伤寒杂病论》的编排篇名上，开始采用"辨某某病脉证治"，是为辨病与辨证相结合的例证，而且就此诞生了诸多经典方剂，如麻黄汤、桂枝汤、麻杏石甘汤、小建中汤、五苓散等，之后，具有君臣佐使配伍的方剂成为中医临床用药的主要形式和重要特征，因此，研究中药药理重点是方剂的药理。

二、转变西化药物作用机制模式，确立证候相关的中药有效成分体系

根据辨证，临床主要采用中药方剂进行施治，其作用机制与西药单体化合物大不相同。例如，葛根已认知的中药化学成分有：异黄酮类化合物如大豆苷元（daidzein）、大豆苷（daidzin）、葛根素（puerarin）；新型芳香苷类化合物如葛苷 A（pueroside A）、葛苷 B（pueroside B）与葛苷 C（pueroside C）；三萜皂苷类化合物如槐二醇（sophoradiol）、21β- 羟基槐二醇（cantoniensistriol）、大豆皂苷元 B（soyasapogenol B）、大豆皂苷元 A（soyasapogenol A）、葛根皂苷元 C（kudzusapogenol C）、葛根皂苷元 A（kudzusapogenol A）、葛根皂苷元 B（kudzusapogenol B）等。以往药理研究多是针对葛根中化学成分含量较高的黄酮如葛苷总黄酮或葛根素展开，因发现其具有适度的降低实验动物血压和减慢心率作用，能够扩张冠脉血管及增加心肌缺血区血流量，减少缺血心肌的 O_2 消耗与乳酸的产生，以及针对脑组织缺血的类似药理作用，可以改善因心肌和脑组织缺血再灌造成的心脑功能损伤，故临床使用葛根片（主药为葛苷总黄酮）治疗高血压病、冠心病、偏头痛、突发性耳聋、视网膜动静脉阻塞等。

转变模式，即围绕如中医经典方剂，根据方证的君臣佐使作用和已认知的中药化学成分，针对每一种证候相对应的中药方剂中个药所发挥的作用，结合个药药性和证候相关药理机制开展实验研究，以确定该方剂中个药的主要和次要有效成分或其有效成分群，做到尽可能使中药作用传承；其次，根据中西药临床用药经验和个药化学成分集，发现新的该个药证候相关的有效成分或其有效成分群。如葛根汤，又称柴葛解肌汤，组方：柴胡 6 克、葛根 9 克、甘草 3 克、黄芩 6 克、羌活 3 克、白芷 3 克、芍药 6 克、桔梗 3 克、石膏 6 克，主治外感风寒，郁而化热证，表现为恶寒渐轻，身热增盛，无汗头痛，目痛鼻干，心烦不眠，咽干耳聋，眼眶痛，舌苔薄黄，脉浮微洪者等三阳（太阳、阳明、少阳）合病证候，方解：柴胡、葛根解肌清热为君药；羌活、白芷散表邪而治头痛，黄芩、石膏清泄里热，共为臣药；白芍、甘草酸甘敛营，以防疏散太过；桔梗宣利肺气；生姜、大枣调和营卫为佐药，甘草又能调和诸药，共奏辛凉解肌，清泄里热之乐章。针对方剂中葛根的功用：葛根为君药，入阳明经，味辛、甘，性凉，辛能外散肌热，凉能内清热邪，

专治太阳之邪入里化热，郁于阳明肌腠者（《经证证药录》卷三云："太阳之气主肌肤，阳明之气主肌肉，太阳经邪留而不去，传舍于输，则由皮肤而肌肉，非葛根清凉发散，不能泄阳明热气"），以及结合葛根药性："葛根味甘，祛风发散，温疟往来，止渴解酒。"于柴葛解肌汤中的"祛风发散"功用，决定药理作用的实验内容。可以在分别认知外感风寒后，太阳、阳明、少阳经物理、化学和生物学指标变化的基础上，首先根据外感风寒、郁而化热（病因病机）后，实验观测葛根汤对这些指标的影响，再观测祛除葛根及葛根与方剂中其他中药的两两配伍（如葛根与柴胡的解肌退热作用；葛根与石膏的解阳明之表功效）后，葛根汤对这些指标的影响，由此证明葛根在方剂中所发挥的药理作用及葛根"配伍对"对相关指标的改变。再通过实验观测，实验对象外感风寒、郁而化热后，寒邪由太阳经传入阳明经所引发发热、无汗、身痛等证候的物理、化学及生物学特征指标，实验观测葛根各个化学成分，以及葛根"配伍对"形成的化学成分对这些特征指标的影响，以确定葛根治疗外感风寒之邪郁于阳明经的功效物质基础，即主要有效成分及有效成分群组。葛根中其他有效成分，则根据葛根在其他相应证候方剂中的功效、配伍及药性确定。若葛根在临床使用时产生了经方未涉及的经验，或葛根在现代药理研究过程中产生了新的靶点，都可以成为筛选葛根化学成分集中新的有效成分发现的研究方向如葛根素的发现。

三、中药有效成分群组药效学的研究方法

1. 以"症"为基，确立"病症"与"证候"相互印证的特征实验指标

西医诊断疾病，据病用药；中医由病析证，辨证用药。以"症"为基，可以中西医诊治疾病所依据的症状为基础，促进药理作用在"病症"与"证候"上的相通。虽然，中西医对很多疾病的概念各有其表，互有异同，但是，有很多病的主症相同，可以先行沟通。如现代医学的高血压病与中医讲的头痛眩晕病，主要临床表现相同即头痛眩晕，但高血压病并不包括所有中医头痛眩晕病的证型，而中医的头痛眩晕病病人，也不全都达到高血压病的血压值标准；反之，中医头痛眩晕病也不仅含于西医的心血管系统疾病，还包括现代医学的神经、内分泌和泌尿系统如肝肾阴虚型头痛眩晕病等，但这又或是西医高血压病的并发症。建立证候相关实验模型的指标，或可以"症"为基，辨证为据，采取中西医主客观指标相结合，就像头痛眩晕是中西医互认

的高血压病的典型症状或病人主观感觉，超标的血压数值为高血压病非常有价值的客观指标，中西医对于将"典型症状"与"客观指标"，作为高血压病的基本诊断依据应无异议；将头痛眩晕感等主观症状的消除和血压数值恢复正常，作为高血压病的治愈标准应无分歧，以此类推，追踪不同证候高血压病人每一个症状背后的原因及客观指标，以及症状与症状之间关联的背后机制和特征指标，构建中医对高血压不同证候的主客观指标，以此为基础，创立动物及非动物模型的实验指标，构建"病"与"证"相应的实验模型。

再比如，"它山之石，可以攻玉"。尽管西医尚未确定抑郁症病因，但追踪其发病过程中的生物分子变化，研发新的抗抑郁药的努力，始终没有懈怠。一开始，发现病人血液中单胺类神经递质缺乏，故临床一线抗抑郁药物主要是抑制单胺降解或者阻止单胺重吸收，如单胺氧化酶抑制剂（MAOI）异丙肼，可逆性 MAOI 吗氯贝胺；单胺再摄取抑制药，像可以抑制 5-HT 和去甲肾上腺素（NE）再摄取的三环类抗抑郁药如丙咪嗪、阿米替林、多塞平，为了减少以上药物的抗胆碱副作用，20 世纪 80 年代后期，又创制出不良反应少、治疗效果更好的选择性 5-HT 再摄取抑制剂（SSRIs）如氟西汀、西酞普兰等，和 NE 再摄取抑制剂（NRIs）如四环类抗抑郁药物米胺色林等。即便如此，临床上仍有 50% 左右的病人对这些药物不响应，而且，这类药物起效很慢，有些病人需要连续服药几个星期甚至几个月才起效，意味着起效慢甚至不起效的抑郁症病人，可能为单胺的合成受阻。为什么单胺的合成会受阻？依据该思路，如中国科学家团队通过模型小鼠蛋白组学分析发现，应激压力导致抑郁小鼠的血清中，脂多糖/内毒素结合蛋白（LBP）差异表达上调，而且与炎症因子（研究发现，慢性炎症可以引起长期应激压力）的含量呈正相关性，与单胺的含量呈负相关性，并且研究团队发现，应激性上调的LBP，通过与多巴胺脱羧酶和多巴胺 β 羟化酶相互作用，可抑制单胺的合成，包括多巴胺、5-HT、NE 等，从而促进抑郁症状。由此认为 LBP 是炎症与单胺之间、中枢与外周之间沟通交流的重要分子。中药作用机制研究，可以紧跟临床及基础研究的探索步伐，并加以借鉴，就像单胺类神经递质包括多巴胺、5-HT、NE 等，多巴胺脱羧酶和多巴胺 β 羟化酶，以及脂多糖/内毒素结合蛋白（LBP）等，均可作为中药药理实验模型指标并加以分析。

比如，倘若以"症"为基，结合诱因分析如发生事件与情志改变，参考中医对抑郁症证候的分型，如肝气郁结（肝脏的气机和血运不畅、情志抑郁）、气郁化火、痰气郁结、心神失养、心脾两虚、心肾阴虚证型，从体内神经递质及炎症反应的变化角度，来认识和研究中西医关于抑郁症病因，或许可以丰富中药对抑郁症的药理研究指标。比如，可能会发现不同证型抑郁症病人发病的诱因不同，体内的神经递质比例会有所差异，导致神经递质比例差异的上游调节蛋白种类和数量也会不一，其相关蛋白的基因谱同样会有所不同，而这些不同和差异可能来自于个体体质及刺激因素。简言之，诱因如社交失败刺激易激个体，引发单胺类神经递质减少，抑郁相关炎症因子增加等，出现抑郁倾向，久而久之导致抑郁症；诱因不同可能引发的单胺类及抑郁相关炎症因子各异，表现为主症相同如情绪低落、兴趣减退，副症不同如焦虑、思维迟缓等临床表现，中西药药理作用可据此机制和途径，根据研究的方向指标即相关症状与靶点指标如 5-HT、NE、多巴胺脱羧酶和多巴胺 β 羟化酶、LBP、IL-1、IL-17 等开展新药研发；防治则可以根据诱因和临床表现，结合神经递质及炎症因子定性与定量分析，制定研发及用药策略。

还可以利用科学方法助力证候相关特征实验指标的建立，比如，中国肖小河研究团队，将中医证型如肝郁、脾虚、实热对应的症状体征关联起来，再用卡方 χ^2 检验分析，哪些症状与寒性或热性药的疗效关系密切，作为制备实验动物病理模型和疗效观察的依据，便是中医化中药药理研究的有益探索。

2. 建立证候相关的药效学实验模型

建立证候相关的实验模型，应以中医病因和临床表现为参照，病理生理、心理及生化为基础，现代科技方法为工具，尽可能制备符合中医相关证候的实验模型。也就是说，构建以中医证候为依据的动物和离体组织器官、细胞乃至生物大分子模型，动物模型不仅要考虑病理证候设计，最好模拟"因地、因时"的气压、风力和温湿度等实验环境，在此环境中，依据证候建立相应的动物疾病模型。还需考量体质因素，尽可能反映出对于同一刺激，不同体质群体的病理反应。建立以证候为中心，观察中药药效及其作用模式的实验方法，是中医化中药药理研究的重要内容。也就是说，依据中医病机，制备适合的动物模型，建立与证候或症状体征相关的一组药理指标，而非单纯与"病"相关的药理指标，是开展中医化中药药理研究的关键环节。

（1）实验动物药效研究，例如，对于外感风寒的中医病因病机的动物实验研究，其基本步骤可以包括但不止于以下内容。

一是建立证候相关的动物模型。如风寒感冒表实证的主要临床症状即证候，像头面部发热、无汗，手足不温、末梢循环差，寒战等，在相似的中医相关环境变化下，如休息不好并受凉风袭扰等，筛选能够较好表现出风寒感冒症状的动物，建立风寒感冒动物模型。研究可以现代观察和物理、化学、分子生物学等指标，反映外感风寒表实证的症状和体征，建立该证候相关的动物实验模型。

二是观察记录并检测模型动物的生理和病理反应如头面部发热、无汗，手足不温、末梢循环差，寒战等与相关的器官、组织、细胞反应，以及与细胞反应相关的能量物质变化。

三是通过特征性动物群体实验，发现并验证主要临床症状相关的各个靶标及药物作用靶点，尽可能阐明证候相关疾病如风寒感冒表实证的病因及发病机制，以及药物干预可以作用的靶点。可借鉴的示例如，中国中医科学院中药研究所赵荣华团队，为了证实宣肺化痰制剂咳速停糖浆对新冠肺炎的作用，根据新冠肺炎属于中医学"疫病"范畴，又始发于冬季阴雨季节，证候符合寒湿疫毒袭肺证的中医辨证分型。研究采取冠状病毒 HCoV–229E 感染＋寒湿条件刺激复合因素，特别制备了冠状病毒肺炎寒湿疫毒袭肺小鼠病证结合模型，通过观察小鼠肺组织炎症情况、病毒载量、炎性因子水平，血清胃肠肽指标含量及外周血免疫细胞占比的变化，综合评价药物的治疗作用，即是中医化中药药理实验的有益尝试。

（2）非动物药效实验方法举例如下。

📖 示例 1：通过肿瘤病人免疫细胞反应，揭示斑蝥等中药抗肿瘤的免疫学药理机制

中国孙燕院士一开始用中药斑蝥在肿瘤病人皮肤上发个疱，然后把其中的液体抽出来，观察巨噬细胞的吞噬能力有什么变化。实验发现，肿瘤病人的细胞免疫功能和巨噬细胞的吞噬能力比正常人要低。通过随访发现，那些经过治疗后生存时间超过 3 年的病人，他们的免疫功能也接近正常人的水平了。因此，可以认为，如果病人免疫功能恢复了，就可以证明治疗有效。就如同中医药以"反应"为主建立研究指标。当用同样的方法研究黄芪和女贞子两味药发现，跟化疗、放疗或者其他抗肿瘤治疗相结合，都能比较明显地提高巨噬细胞的吞噬能力和 T 淋巴细胞的工作状态，对病人起到保护作用。化疗和放疗都是抑制免疫的，而黄芪配伍女贞子，能让巨噬细胞和 T 淋巴细胞的功能得到比较好的恢复。孙燕团队与美国 M.D.Anderson 中心合作，通过实验研究的方法也证实，

黄芪等中药确有增强免疫功能的作用，同时还发现，肿瘤病人体内 T 抑制细胞活性较强，T 抑制细胞就像车闸一样，按下以后，人的免疫功能就无法运转。而通过使用中药，这个闸就能被放松，病人免疫功能就恢复正常了。实验证实，黄芪多糖与人体白细胞介素 –2 有协同作用。此外，利用构成器官组织的支持细胞如类器官所分泌的细胞外囊泡来观察其防御异物机制（见"中医病机 – 病机总纲"节内容），可以观察药物有效成分对外泌体分泌及其产生的、用于攻击病原体的微核糖核酸数量的干预效应，以评估机体的防御功能改善作用。

📖👉 示例 2：个体病人与待测药物配对的 AI 选择方法

考虑到个体差异对药物反应的不同，为了找寻到较理想的治疗制剂，药效学研究也可以采用个体病人与待测药物配对的 AI 选择方法，即直接采取待治疗个体的组织细胞进行体外培养，并观测其与各种待测药物作用之后的效应，以确定个体治疗最佳适合制剂的药效评价方法。例如，奥地利维也纳医科大学与英国公司 Exscientia 科研人员合作，从一名经历了 6 个疗程化疗之后，仍不见起色的 82 岁血癌病人身上，取得包含正常细胞和癌细胞的血液组织，分成 100 余份，并将其置于各种药物的鸡尾酒中，借助机器人自动和计算视觉（通过训练，机器学习模型可以识别细胞上发生的微小变化），比对分析细胞学改变。经过同时测试数十种治疗方案，最终，匹配到一种非首选的、病人此前尚未使用过的、由某医药公司销售的抗癌药物。没想到，当该药用于患者后竟然奏效了，而且，与其他筛选药物相比，该药物杀伤癌细胞作用好，对正常细胞的影响小。两年过去了，病人已完全康复，经查，其血液中未见癌细胞。

📖👉 示例 3：人工组织器官的实验

2022 年 12 月底，美国总统签署法案，新药不需要在动物上进行试验也能获得美国 FDA 的批准，即在动物实验或非动物实验后，将药物或生物制剂（例如抗体药物）推进到人体试验，大有改进自 1938 年以来，法律规定新药在进行人体临床试验前，必须在动物身上进行安全性和有效性测试的做法。更有观点认为，在药物进行人体试验的过程中，FDA 应更多地依赖于计算机建模、器官芯片，以及其他发展起来的非动物方法。哈佛大学的 Don Ingber 甚至认为，动物模型的错误比正确的要多，他的实验室开发了器官芯片（organ chip）技术，目前该技术已由 Emulate 公司商业化，这种器官芯片通常由嵌入在硅基聚合物中的空心通道组成，大约相当于 U 盘的大小，通道内排列着来自大脑、肝脏、肺和肾脏等器官的活细胞和组织。液体流经它们来模拟血液流经微血管，液体在组织中流动，就像在活体器官中一样。在人体内，药物损伤通常表现在肝脏中，因为肝脏会分解药物进行排泄。当一种实验性药物通过人体肝脏芯片损伤细胞时，芯片就会发出毒性警告。

除了器官芯片，其他动物实验的替代品例如类器官（organoid），即来自干细胞的、能在体外环境培养的具有三维结构的细胞簇，拥有真实器官类似的复杂结构，能够部分模拟真实器官的生理功能。在预测药物对肝脏和心脏等器官的毒性方面显示了很有希望的潜力。借助类器官，人们可以深入观察了解器官的生长发育过程，了解疾病的发生发展。类器官在器官移植和药物筛选上也具有很强的应用前景。2022 年 4 月，中美冠科、Merus 公司和巴塞罗那科学技术研究院的研究人员合作，在 Nature Cancer 期刊发表论文，首次使用来自癌症病人的类器官库对 500 多个双特异性抗体进行筛选，从中发现了名为 MCLA–158 的 EGFR × LGR5 双特性抗体，能够有效抑制结直肠癌类器官的生长，并防止转移的发生。该研究为医药公司使用类器官进行药物发现奠定了基础。美国科研人员使用多个人体组织三维小团块模型（类器官），寻找到影响病毒感染的一般宿主因素即 *CIART* 基因，并且确定 CIART 是在模拟肺和心脏组织的类器官中的一个强大的新冠病毒感染的使能因子。

清华大学熊卓课题组研发了一种逐级悬浮 3D 打印（sequential printing in a reversible ink template，SPIRIT）技术，主要包括：第一级打印，在悬浮介质中打印生物墨水，获得组织和器官的外部结构；第二级打印，将牺牲墨水打印到初次打印但未交联的结构中，获得自由形态的血管网络；最后，原位交联使打印结构定型，同时通过去除悬浮介质和牺牲墨水，获得含自由血管网络的复杂器官。能够实现具有复杂外部结构和内部血管网络的组织器官快速构建，并成功打印了含可灌注血管网络的心室模型，实现了复杂组织 / 器官的体外功能化重建，进一步加速了工程化组织器官在医学领域的转化应用。早些时候，该课题组还研发了一种通过 3D 打印的甲基丙烯酰化明胶 – 纳米黏土水凝胶材料，激活 Wnt/ β–catenin 信号通路，促进结直肠癌肿瘤干细胞（colorectal cancer stem cells，CSCs）高效诱导与富集的新方法，探究了生物材料诱导 CSCs 的新机制，为 CSCs 研究和靶向 CSCs 的高通量药物筛选提供了一种高效模型。

3. 证候相关的药效学实验设计

一组证候相关的症状体征变化，是一组刺激与反应的体现，也是设计药物干预效果的依据。

第一，明确中药方剂中发挥作用的化学成分群组，比如，根据方证的君臣佐使作用，确定组方中每味中药的主要和次要有效成分或有效成分群（"群"示有效化学类别如生物碱中的几个有效成分），以及根据"方证"组成药味的有效成分群组（"组"示不同有效成分群的组合），实验药物形式可以为有效成分纯化物或新药制剂如配方颗粒，并且设计随症加减中药有效成分群组的程序。

第二，实验分组，除按照中医的"证"设立动物模型组、空白（无药物）组和不同剂量的药物组外，对照药可以增加同类方剂相互对立主治的中药方剂有效成分群组，以便相互印证药理作用，用以弥补大多中药方剂尚无合适阳性对照药的问题，如评价主治肾阳虚证金匮肾气丸有效成分群组的药效，可以选择同为补肾类制剂主治肾阴虚证的六味地黄汤有效成分群组作为阴性对照药。此外，还可以增加合适的西药阳性对照药。

第三，观测指标，包括刺激性指标，如内外环境的温度、湿度、气压、红外辐射、电磁波频率、振动能、电负性、pH 值、活性分子及化学反应相关的分子和离子浓度等，生物学指标如病原体性质和数量等；反应性指标，如体（皮肤）温、脉搏、呼吸、血压、食欲、大小便、睡眠、基础代谢率、体表微循环以及体质和精神状态评估等；基因变化，如凭借基因芯片或微型分子探针杂交技术，或用筛查常见癌症的循环游离 DNA（cfDNA）甲基化检测技术 ELSA-seq 等，提取个体靶向 DNA 片段，分析评估个体以上相关异常分子的基因反应改变等，还有相应的蛋白质及代谢物组分子的变化等，以此建立中医证候描述的客观指标，为方剂药材及其有效成分群组的药效实验模型提供参考指标。

创建证候相关的药效学实验指标，还可以在现代医学实验的基础上，利用大数据，挖掘分析证候相关的主客观实验指标，构建证候相关的数学模型。比如，借鉴王光宇团队，将生命多组学数据、病人拍的各种影像、文字病历记录等打包汇总，通过其研发的人工智能 – 多模态智能生物医学计算，自动分析及通过知识推理病人的全部信息，以辅助诊断和分析发病机制。再比如，借助可信隐私计算，通过非侵入式的眼底检查、智能终端接入与大数据实时汇聚，利用人体"表型"和行为信息数字化，为病人建立健康动态画像，可以更高效识别 5 年内有代谢类疾病如慢性肾病、2 型糖尿病或心血管疾病等风险的病人，并对其健康风险进行动态追踪。这些信息智能与医学研究工具有机结合的技术和方法，可应用于中医证候及动态变化的现代特征信息的提取，进而丰富基础与临床药理学实验。

4. 中药有效成分的研究思路与评价方法

（1）大体研究思路　中药方剂的有效成分研究，可以通过模拟传统中药煎煮和服药方式，观察证候相关实验动物的相应药效；分别提取分离纯化实验方剂的化学类别及每个化学类别中的各化学成分，通过相同的药效学实验，确定该方剂证候相关的有效部位或组分（化学类别）及每个有效部位中的主要有效成分群；以该药效为对照，逐一减去方剂中药味，记录相应药效的增减；继以增减药味前后的相应药效为对照，观测方剂中证候相关的有效部位及每个有效部位中的主要有效成分群的变化情况，从而确定实验方剂中发挥君臣佐使作用的个药有效成分群、药对配伍可能因药物相互作用发生的个别有效成分转变，以及实验方剂的君臣佐使有效成分群组；同时，确定包括中药材和中药方剂水煎液 – 进至胃肠液 – 吸收入血液中的序贯有效成分形式，以达到初步诠释实验中药方剂现代方组方化（化学）的目的。

（2）中药化学成分群组的有效性证明及评价方法

① 中药化学成分群组的有效性证明：除了上述证候相关中药药理实验方法外，证候相关中药有效成分群组的药效证明，可以借鉴像西药新药研发的有效性证明方法。

"以靶证药"验证中药化学单体的有效性。比如，马钱苷和莫诺苷是山茱萸活性成分环烯醚萜苷中含量最高的两种成分，以神经细胞及其微环境为研究对象，以神经元相关功能基因及其蛋白为靶标，对马钱苷和莫诺苷的干预实验发现，其对神经具有保护作用，能够增加内源性神经营养因子（NTFs）的产生，改善微环境，减轻 Ca^{2+} 超载，抑制炎性因子，抑制神经元凋亡，对神经起到保护和修复作用。其中莫诺苷对神经的保护作用机制可能为，一是促进局灶性脑缺血再灌注造成大鼠缺血性脑损伤后 Wnt7a 基因的表达，抑制腺瘤息肉病基因表达，从而激活 Wnt 信号通路，增加脑缺血再灌注后 Wnt 信号通路相关转录因子神经发生素 2（Ngn2）、Pax6 的表达，促进神经干细胞增殖和分化；二是通过调节局灶性脑缺血后血管生成素 1（Ang–1）及其内皮特异性酪氨酸激酶受体（Tie–2）的表达，在一定程度上改善脑内神经血管单元微环境，实现促血管新生的作用；三是能显著促进人胚胎神经干细胞的增殖及向神经元方向的分化，减少细胞的凋亡，该作用机制可能与酪氨酸激酶 EphB4 信号通路有关。有研究者发现，莫诺苷可以增加人神经母细胞瘤细胞（SH-SY5Y）的轴突长度及胞体面积，提高细胞生长的数量，促进 SH-SY5Y 细胞生长，具有神经细胞营养作用。其原因可能是莫诺苷增加内源性神经营养因子（NTFs）的产生，提高促进细胞的分化、再生、细胞损伤后修复等，使部分细胞在应激性损伤后得以存活；四是莫诺苷还能抑制脑缺血后细胞周期蛋白 CyclinD1 和周期蛋白依赖性激酶 CDK6 的表达，进而阻止神经元进入异常细胞周期，起到保护神经元的作用。通过以上作用及机制，为研发具有神经保护作用的新药莫诺苷制剂提供依据。

尽管很多中药有效成分及其作用机制的研究都是以这种"以靶筛药"的模式进行，但是，此西药之"靶"非彼中药之"靶"，靶点是参照西医发病机制中可能涉及的作用环节确定，研究结果多不似西药单体的作用机制清晰明了、作用可被明确和很多副作用可被预测。如西药西咪替丁治疗消化性溃疡的作用靶点，主要是胃壁细胞上的组胺 H_2 受体，抑制该受体蛋白，减少尤其是夜间胃酸分泌，促进胃、十二指肠溃疡愈合；其副作用则与该受体在中枢神经系统等组织的分布，以及相关受体抑制的此消彼长作用有关。再对照中药有效成分莫诺苷对神经的保护作用靶点，可能涉及 *Wnt7a* 基因的表达、Ang-1 与 Tie-2 的表达、酪氨酸激酶 EphB4 以及细胞周期蛋白 CyclinD1 和周期蛋白依赖性激酶 CDK6 的表达等，看似呈现"多靶点"，但难于见到作用突显的明确关键或枢纽式靶点，也未证明有效成分如西药般主要靶点 - 连锁作用过程 - 生理或病理效应的作用机制。因此，中药"以靶证药"，应按照中医证候相关的病机作用模式探寻中药效应靶点，真正建立中药有效成分群组证候相关、病机逻辑关联的药效及作用机制，证明中药的有效成分群组。

"以药筛靶"验证中药有效成分。通过中药化学成分的药理作用和效应，结合生理病理学理论和实验，分析和确认作用靶标，药理学实验验证能成为新靶点的靶标，再以作用靶点证实有效成分的作用及机制，并研发中药新药。例如，中国张卫东科研团队，为了阐明中药黄芪对心脏的保护作用，通过黄芪有效成分黄芪甲苷对大鼠心肌基因表达谱的分析，探索黄芪甲苷保护心肌的可能靶点，结果发现，黄芪甲苷组显示 72 个上调基因，其中 39 个基因生物学特性明确。经基因及功能蛋白的分析，黄芪甲苷对血管发育功能的影响最大；其次是对心肌发育功能和与细胞骨架表达及细胞收缩相关功能有影响。提示：黄芪甲苷对促进血管和心肌发育、增强心肌功能等基因上调的作用最为明显，为黄芪甲苷发挥心肌保护作用靶标到靶点，以及作用机制的深入研究指明了方向，为黄芪甲苷的新药研发提供了药理学依据。

对于中药复方制剂麝香保心丸有效成分和作用靶点的探索，该团队根据麝香保心丸（组方：人工麝香、人参提取物、人工牛黄、肉桂、苏合香、蟾酥、冰片）的临床疗效：可用于防治气滞血瘀如心肌缺血所致的心绞痛、心肌梗死所致的胸痹，症见心前区疼痛、固定不移的临床疗效，和现代药理实验结果：麝香保心丸具有促进治疗性血管新生；保护血管内皮，阻遏动脉粥样硬化；抑制动脉壁炎症，稳定已经形成的粥样斑块等功效。团队"以药筛靶"，先以还原论方法，解析麝香保心丸化学成分，确定 70 余种非挥发性、40 余种挥发性化学成分。通过整体实验分析麝香保心丸进入体内的化学形态，在大鼠口服麝香保心丸后，血浆中有 22 种原型化学成分和 8 种代谢产物，确定出数种主要类型的化合物，其中包括蟾蜍甾二烯类、人参皂苷类和胆酸类物质。根据实验结果，进一步研判中药作用的靶点线索：胆酸类物质（熊去氧胆酸和鹅去氧胆酸）可减少胆固醇生成（可能的靶点）并降低高甘油三酯水平（这是冠心病显著的危险因素）；蟾蜍甾二烯类为强心苷类药物，并与植物衍生强心苷类地高辛结构相似，为心肌细胞上 Na^+–K^+–ATP 酶（可能的靶点）抑制剂，具有一定的负性肌力作用，并可在心衰期间保护性下调肾素 – 血管紧张素系统（可能的靶点）；肉桂中富含的小分子桂皮醛为强效血管舒张剂，并可激活涉及疼痛感受的瞬时受体电位通道 TRPV1 和 TRPA1（可能的靶点）。该团队采用系统生物学方法证实麝香保心丸有效成分的作用机制，如采用药物诱导的酿酒酵母模型，系统地考察单一物质干扰或混合物质（麝香保心丸）干扰细胞后所产生的相关功能性信息，通过整合转录组学、蛋白质组学、代谢组学和生物信息学数据和分析，揭示麝香保心丸的作用通路和潜在靶点，为其在细胞背景下的作用机制提供进一步的线索。最后，通过既往小分子 – 细胞应答途径，找到麝香保心丸国外未报道的新作用靶点，验证新靶点功能与结构优化，在特征相似的基础上与对新化合物相关机制进行干扰，以确定单靶点相关有效成分；同时参考网络生物学和药理学信息，采用整体药效及其物质基础作用，进一步揭示中药方剂多成分、多靶点的整体协同作用机制。

人工智能技术的运用。很多现代科技手段可助力中药有效成分的辨识如点击化学和生物正交反应，不仅可以加速现代化中药新药的合成，还可以成为追踪中药化学成分在体外、胃肠道和血液中的代谢形态，以及参与细胞生物化学反应过程的利器；或可通过数据挖掘（data mining，DM）方法，进行中药有效成分的知识发现（knowledge discovery of database，KDD）。人工智能还可以实现将以上信息及方法优化集成并自动化，如中国科技大学江俊团队研发的数据智能驱动全流程机器化学家"小来"，装载有物理模型，可以全流程自动进行实验、数据分析理实交融、实验结果自主优化迭代。这对化学研究长期依赖的"试错法"来说是一次革命，不同于以往化学家一遍一遍实验，"碰上了就碰上了，没碰上就错了"，化学实验结果的不确定性很大、低效，同时还会产生副产物、转化率不高等问题，机器化学家可以做到逼近理想的化学研究，因为机器化学家会自动操作实验，利用基本数据构建的初始物理模型处理与分析实验结果，并且，会自动阅读海量化学文献，自己学习和处理知识，调用初始的物理模型进行思考，自动校正实验模式和方法，模拟计算物质的演化规律，进而指导化学实践。其目的是：人们把实验材料放进去，想让它转化成什么，就能百分百转化成什么，同时这个过程中不会产生其他人们不想要的物质。可以假设，如果所有化学家们都能规范化操作，达到化学研究的数据标准和采集标准，实现精准设计、精准实验、精准结果的理想化学就不是梦。

②中药有效成分群组的有效性的评价方法：可以借鉴剂量–效应实验的方法，如治疗窗摸查法和生物效价比测法，通过物理宏观如症状体征的现代客观指标，化学指标如体液异常化学物质的表达，以及生物学指标如病原体清除和细胞活力检测，分析和评估不同中药剂量和中药配伍的有效成分的药效学改变，观察评价不同中药及方剂有效成分群组的中医化药理作用；同时，以此为基础探究药物作用机制，如采用"生物评价法"，追溯分析可能的多方面作用靶点，采用基于目标"成分敲除敲入鉴定法"确认作用靶点等。除了主要药效学，尚需进行广泛或一般药理学的研究，包括次要药效学（secondary pharmacodynamic）和专门针对中枢神经、心血管及呼吸系统的安全药理学（safety pharmacology）实验研究等。

也可以根据"方证"的有效组分（有效化学类别）和有效组分形成的有效成分群组，通过调整方中药物及其剂量，观察用药后，实验模型现代医学及理化指标的改变情况，依据指标的数据变化，假设出汗及抗炎机制与减轻身体发热、疼痛、心率减慢等症状体征存在的关系；温经机制（如促进血液循环）和药症气降机制，与止咳平喘、流清涕和打喷嚏的减少等存在的关系等，构建现代医学及理化指标与外感风寒表实证的相关性；麻黄汤中的药物加减，与外感风寒表实证临床疗效的相关数学模型，和根据君臣佐使的配伍功能或作用权重，麻黄汤中各药物发挥功效大小的主成分分析等数学模型，通过反复模拟学习和训练，并且经过实验和临床验证，逐步建立较为成熟的该方证动态系统模型，作为中药"施治"效果评价和理论的客观依据。阴性对照药可以增选同类型"桂枝汤"作为反衬，"桂枝汤"临床用于汗出恶风，舌淡苔白，口不渴，脉浮缓或浮弱为主的外感风寒表虚证，方证：解肌发表，调和营卫。方药：桂枝、芍药、生姜、甘草和大枣。与此同时，在实验动物病理主模型基础上，随症建立子模，即增加新出现的临床表现的实验动物模型；在基本方的基础上，加减方药，即增加新的刺激信息，增加假设给药后的反应信息数据与其中医化症状的现代研究指标的关系，针对已建立的基本数学模型，进行深度模拟学习、训练和完善，采用指标数据的贝叶斯统计方法，构建有关中药"施治"的相关、因果判定和主成分分析等数学模型，通过反复模拟学习和训练，并且经过实验和临床验证，逐步建立较为成熟的麻黄汤方证药效系统的动态模型，作为中药施治的药效学评价和理论的参考依据。

四、中药有效成分研究中应当注意的问题

对于中药有效成分辨识的考量，最重要的就是基于理法方药、药性和君臣佐使作用，在做好传承的基础上，结合中药化学确定中药有效成分。

1. 避免简单用提取的化学成分确定中药的有效成分

中药有效成分要依据中药药性和特定方剂中君臣佐使作用，去提取纯化，通过药效研究加以确定。应尽量避免有效成分随着化学走，提取出什么成分就研究什么成分，什么成分含量高就将其作为有效成分。比如，通过对人参药材的提取分离鉴定，发现其含量较多的成分有人参皂苷，便对人参皂苷开展西药式药理作用研究，结果表明，人参皂苷具有增强体质、调节神经、延缓衰老等功效，并确定中药人参的有效成分为人参皂苷。这样的药理作用和描述，尚无法与"人参味甘，大补元气，止渴生津，调营养卫"的药性完全关联。笔者以为，分析考量人参有效成分，应首先根据中药人参药性所描述的内容，结合现代医学和科技知识，消化理解后，一项一项地研究，

至少应分析出"大补元气，止渴生津，调营养卫"三大功能分别对应的主要有效成分群。同样，乳香主要及有效成分是树脂，化学分类属于混合树脂即除树脂外还含有树胶和挥发油，含树脂60%~70%，树胶27%~35%，挥发油3%~8%。树脂的主要成分为游离 α- 乳香脂酸（α-boswellic acid）、β- 乳香脂酸（β-boswellic acid）、结合乳香脂酸、乳香树脂烃（olibanoresene）；树胶为阿糖酸（arabic acid）的钙盐和镁盐、西黄芪胶黏素（bassorin）和苦味质；挥发油含蒎烯（pinene）、香桧烯乳香（sabinene）、榄香烯（elemene）等20余种，其显著的药理作用是镇痛，挥发油为乳香镇痛的有效成分，主要为具镇痛作用的乙酸正辛酯，占挥发油总量的92.46%。乳香的功效为活血定痛，消肿生肌，但其活血化瘀功能，却没有有效成分能够说明。又比如，中药药性中说："黄连味苦，泻心除痞，清热明眸，厚肠止痢。"在"黄连解毒汤"方剂的四味中药（黄连三两，黄芩二两，黄柏二两，栀子十四枚）中，黄连的作用为泻心火兼泻中焦之火，为君药。那么，黄连在"黄连解毒汤"的药效物质基础或有效成分群的研究，就应该围绕"泻心除痞"的相关药理作用展开；而黄连在"香连丸"（黄连二十两，用吴茱萸炒；木香四两八钱八分）中的主要作用是清热燥湿，厚肠止痢，因此，黄连在"香连丸"中的有效成分群的研究，就应当根据"厚肠止痢"的相关药理作用进行分析研究，而不能因为黄连根中化学成分主要为生物碱，而生物碱中小檗碱的含量最高，就只以小檗碱的药理作用加以推论。（以上"黄连解毒汤"和"香连丸"中的药味剂量，为《伤寒论》记载的古方剂量）

2. 应尽量避免有效成分简单地随着西医的疾病走

比如，因为大黄主要有致泻作用，就以导泻为作用指标，设计提取分离并确定其有效成分如为番泻苷。中药大黄在《药性歌括四百味》中的描述是："大黄苦寒，实热积聚，蠲痰逐水，疏通便闭。"如果说，番泻苷为大黄"疏通便闭"的有效成分之一，那么大黄"蠲痰逐水"是否也是通过肠道排便作用实现？若不是，那么其有效成分又是哪些呢？同样，山茱萸，中药药性上说："山茱性温，涩精益髓，肾虚耳鸣，腰膝痛止。"现代药理研究提示，山茱萸有代表性的化学成分为环烯醚萜类的马钱苷和莫诺苷，其主要功能为对神经细胞的保护作用，其研究结果对于山茱萸药性的诠释也很难鞭辟入里。

3. 有效成分的分析应考量中药的寒凉温热特性，应尽量避免西方生药的简一特定成分研究模式

如西方医药学，根据民间用柳树皮（一种生药）治疗关节痛，便提取精制得到其有效成分为柳酸即水杨酸而成药。其模式为一种有效成分形成一种药，治疗一种及与其相关的西医病症。中药主要用方剂，根据疾病有阴阳五行的证候变化，中药有寒热温凉四性的方剂对应。方剂对应方证，每一种方剂都有或寒或热、或阴或阳之重点，方剂中的每一味中药，都有为之重点而承担的或君、或臣、或佐、或使作用，其自身的寒热温凉特性，直接与其在方剂中的作用密切相关。因此，中药有效成分分析，需要关联中药寒凉温热特性，并以有效成分及其理化特性表征。

4. 中药有效成分分析应考量关联中药归经

中药的功效与归经有关，不同的功效反映不同的归经，如龙胆草归胆经、白芍、钩藤归肝经，朱砂、远志归心经，桔梗、苏子归肺经，藿香归脾、胃经，麻黄归肺、膀胱经。况且，一味中药多不止一种归经，说明该药可以针对不同脏腑经络的证候发挥作用，不可以简单视其某一功能或某化学成分的含量高低而决定其作用，就像某个西药可以作用于不同器官组织的同一受体而发挥不同功效一样，应考虑将中药有效成分的归经与作用于不同脏腑组织细胞的靶点相联系，以阐明其归经的物质基础。

5. 基于化学形态考量中药的有效成分

中药不说方剂中君臣佐使配伍功能，无法与西药单一化学成分作用相一致，就是单味药材的药性多不是以其某个单体成分的作用所能解释。可以从中药改变机体内环境入手，探索中药的有效成分。胃肠道中物理、化学和生物学的变化点，就是确定中药有效成分及其作用的第一靶点，也是分析中药被肠道菌代谢的有效成分进入体循环后，作用的第二、第三靶点及可能的有效成分形态的前体，中药化学成分形态是发挥药理作用的基础。

第一，中药有效成分的化学形态可能多种多样，不仅有小分子，也有大分子，不但是有机物，也可能是无机物如金属离子等，不应受西方药品的化学形态束缚，只重点分析中药的有机小分子化合物，而应该根据中药性能，提取分离各类化学成分并进行有效性研究；不应只注重单个化学成分的有效性研究，还应考量一味药材中数个化学成分，对于某一药性通过多靶点所发挥的共同效应，比如几个不同化学结构组成的组合化学形态所构成的有效成分群；和方药中"君"群、"臣"群、"佐"群及"使"群有效成分组成的方证有效成分群组。如前所述，中药有效成分群组的研究应当相对于具体证候而言，中医证候不同，中药有效成分群组各异。可以首先确定某证候如肝气郁结相关的主要症状体征，根据该症状体征确立一组生理病理靶标，依据靶标进行药理实验，证实中药有效成分群组的一组作用靶点，根据各个证候如肝气郁结，肝胃不和相关中药有效成分群的各组作用靶点，建立中药方剂的有效成分群组。

第二，中药有效成分不仅要考虑其在药材中的含量多少，重要的是循着中药性能，不论含量高低，追踪有效成分；不仅追踪测定单个有效成分，还应追踪测定组合化学形态有效成分中单体间的含量配比。有学者提出"中药成分组合效应假说"，认为中药的药效物质基础，为发挥药材及其配伍作用和功能的化学物质，是药材的有效部位（化学成分群如黄酮、生物碱、皂苷）及活性成分之间，针对具体的药效有最佳的比例组合，是包含一系列的相同或不同结构类型的活性成分，而不是某个单一成分。有效成分组合包括质的组合和量的组合，只有成分组合在质的组合基础上，达到量的最佳比例才能出现合适的药效，发挥着化学组合所拥有的协同作用。比如，张卫东等在研究土黄连抗肿瘤药效物质时发现，体内抗肿瘤（肝癌）和体外端粒酶抑制活性结果显示，土黄连总生物碱的抗肿瘤活性优于纯化的生物碱单体的活性，说明有效部位即总生物碱的功效优于单体化合物。再比如白玉茶降血糖作用，其有效部位的降血糖作用为30%，而有效部位分离到30多个成分，其中最好的单个化学成分只能达到降糖效果10%左右。后来将这些成分排列组合，再经动物实验，最后发现其中有一组分是4个天然存在的比例合在一起，达到32%降糖效果。以上实验结果提示，由于天然药物生物学作用的复杂性，中药，其重点是中药方剂药效的物质基础往往反映为有效化学组分，其功能体现的是多个药效组分间的相互协同作用，不能简单地采用"先分离单体，后筛选活性"的模式进行生物学功能研究。可以先研究方剂中与方证相互关联的有效组分，再解析发挥君臣佐使功能的有效组分中的有效成分群组，以及有效成分群组之间的相互协调作用，进而阐明该方剂君臣佐使功效物质。

第三，中药材有效成分，应考量其在药材和体内被代谢的化学形态，其有效的化学结构形态至少包括原型化学成分、胃肠道形态（被肠道细菌代谢）、血循环化合物（被肝脏生物转化）形态，应当开展中药材炮制前后体内外不同化学形态的系统研究。如黄芩，其所含主要成分是黄芩苷（baicalin）及其苷元黄芩素。药理实验表明，黄芩苷及黄芩素本身并无清热作用，与临床使用情况不符。后经代谢研究发现，体外提取分离纯化的黄芩苷，并不被体内吸收，是其被肠道菌群代谢成黄芩素后，吸收到血液；在血液，黄芩素进一步被代谢成酚酸类化合物，而具有了明显的清热作用。可以说，黄芩苷、黄芩素和酚酸类化合物，分别是黄芩在体外、胃肠道和血液中的具有清热作用的有效成分。又比如，中药大黄和番泻叶中，具有导泻功能的体外活性成分是番泻苷，即大黄酸双蒽酮双糖苷类化合物，注射给药无导泻活性，口服后在小肠不被吸收。实际情况为，番泻苷 A（sennoside A）进入大肠，在链球菌等大肠内细菌中 β– 葡萄糖苷酶的作用下（实验发现，如果大黄与抗生素合用，则几乎无导泻作用），使 β– 单葡萄糖番泻苷 A 进一步水解，相继脱去 2 分子葡萄糖，生成番泻 A 苷元（sennidin A），后者经消化链球菌的还原酶催化，即在黄素腺嘌呤二核苷酸（FAD）的存在下，该酶催化从烟酰胺腺嘌呤二核苷酸（NADH），向 FAD、黄素单核苷酸（FMN）等的电子转移，生成还原型辅助因子，促成番泻 A 苷元结构中的 C—C 键还原开裂反应，变成具有泻下活性的主体分子大黄酸蒽酮。研究发现，大黄导泻的有效成分大黄酸蒽酮，在有氧环境中很不稳定，易在空气不可逆地被氧化为无活性的大黄酸，因此，大黄酸蒽酮仅能在消化道下部厌氧条件下生成。由于其不稳定性，难于将大黄酸蒽酮制成药品直接给药。若给予番泻苷元，由于苷元脂溶性强，口服后将从上消化道吸收，而难以到达大肠发挥泻下作用，这意味着天然存在的番泻苷（水溶性较强），实际上是天然的前体药物，作为一种赋形物或载体，口服后将化学成分运送至大肠，从而发挥泻下作用。中药甘草中的有效成分甘草酸在肠道微生物作用下的代谢过程亦是如此：甘草酸在肠道真杆菌属（Eubacterium）菌产生的 β– 葡萄糖醛酸苷酶催化下，水解脱去 2 分子葡萄糖醛酸，生成 3β– 羟基甘草次酸；3β– 羟基甘草次酸，再通过瘤胃球菌（Ruminococcus）产生的 3β– 羟基甘草次酸脱氢酶催化以及 NADP$^+$ 辅助下，转变成 3– 酮基甘草次酸；3– 酮基甘草次酸，又在新月形球菌（Clostrium innoccum）产生的 3α– 羟基甘草次酸酶的催化以及 NADP 辅助下，代谢成 3α– 羟基甘草次酸，至此，甘草酸通过在消化道发生的水解、脱氢、还原、羟基空间位置的生物转化，生成的 3α– 羟基甘草次酸经吸收入血进入肝脏，发挥降低肝脏中升高的谷丙转氨酶水平，恢复肝细胞功能等作用。因此，研究中药有效成分，必须了解中药材在体内的代谢化学。除了体质、性别、年龄因素的影响（如药物代谢酶的性质和效率不同）外，消化道的理化环境也非常重要，如人参皂苷 –Rb1 及人参皂苷 –Rg1 等在胃酸的作用下，其 △24 双键水合化，分别生成 25– 羟基人参皂苷 – Rb1 及 25– 羟基人参皂苷 –Rg1，使化合物水溶性增大，以便溶于消化液被吸收入血后，随血液分布到靶器官中。

第二节 中药的药理研究启示及对内环境作用机制探讨

无论中药或西药都是通过对机体的刺激，干预机体的微观物理化学过程，进而影响机体的自适应机制，逐渐调整机体的异常反应至正常。中西药作用的共同枢纽环节为生物化学反应。机体根据细胞内环境无论正常或异常变化，可以自适应方式，通过细胞内信号转导的级联反应蛋白，指导生物化学反应，产生相应的正常或异常生成物，而引起正常的生理反应或异常的病理反应。西药大多通过拮抗异常生成物，抑或是拮抗上级异常级联反应蛋白，来消除病理反应，但同时也可能因为抑制上级异常级联反应蛋白，使正常生成物减少，影响正常的生理反应；中药大多可能通过改变异常细胞内环境，调整生物化学反应方向，在减少异常生成物的同时恢复正常生成物水平。由于中西医对于疾病发生的认识及理论体系有别，因此，干预的环节或靶点不同，产生效应的快慢强弱多有差异，诠释的作用机制也不尽相同。然而，药物对机体内环境、病灶、能量物质代谢的影响及其药物 – 靶点作用模式是相通的，中药药理研究可以在中医理论的指导下引以为鉴。

一、试验 / 实验启示

1. 临床药理指引

根据临床治疗后的正负效果，通过实验探究其背后形成的病理生理机制，为中药药理的研究提供依据，在证明中药药理作用的同时诠释其作用机制。以中药通心络胶囊治疗急性心肌梗死的药理学研究为例。急性心肌梗死是由于冠脉血栓堵塞所导致心肌缺血、坏死及心脏功能受损进而可能危及生命的急性病症，而动脉粥样硬化性狭窄、微循环障碍和冠脉痉挛，被国内外专家称为冠心病治疗的"三大障碍"。目前临床上首选"再灌注治疗"方案，即通过支架植入或溶栓药物，使完全闭塞的大血管重新开通，从而使缺血组织获得再灌注。心肌梗死使用介入方法放支架，虽然扩张了血管，但在临床中，冠脉开通后仍有 30%~37% 的病人存在心肌"无复流"，同时还有部分病人虽然恢复了心肌灌注，但心肌损伤反而加重即"再灌注损伤"，影响手术预后。微血管堵塞是心肌无复流发生的主要机制，包括微栓子栓塞、微血管内皮细胞和心肌细胞水肿、缺血再灌注损伤、微血管结构的完整性破坏、血管痉挛等。因此，保证微血管畅通，缓解血管痉挛，是防治心肌无复流和再灌注损伤的关键。在药物治疗方面，国际通用药有血管紧张素 II 受体拮抗剂，但病人出血的发病率高。

中国吴以岭院士领衔的团队，针对急性心肌梗死属于"脉络－血管系统病"络气虚滞、络脉瘀阻、络脉绌急的基本病理变化，设计药理实验，通过多项实验和多中心临床研究，证明通心络胶囊可以通过保护微血管内皮细胞，增强心脏功能，抗心肌凋亡，促心肌自噬，促进血管再生，减小心肌无复流和坏死面积等作用，使无复流发生率降低 37%，增加组织灌注，缩小梗死面积，改善心脏功能。中国杨跃进教授带领团队，通过动物实验进一步观察发现，相较于对照组明显的炎症细胞外漏现象，使用通心络后，炎症细胞多数局限在血管内，且心肌炎症因子 P 选择素和细胞间黏附分子 –1 的 mRNA 及其蛋白质表达均显著降低，说明通心络能够阻止炎症细胞浸润和红细胞外溢。此外，对微血管结构的观察发现，对照组微血管内皮细胞肿胀并突向管腔，而通心络治疗组的内皮细胞较完整，同时钙黏蛋白的表达水平增加，说明通心络具有保护微血管完整性的作用，能够有效保护微血管结构和功能，明显改善血管内皮功能；延缓动脉粥样硬化进程，抑制内膜增殖及再狭窄，稳定易损斑块；缓解血管痉挛；明显保护急性心梗缺血再灌注晚期微血管结构和功能的完整性，减少无复流，抑制心室重构，缩小心肌梗死面积；保护急性脑梗死缺血区微血管完整性，缩小脑梗死面积，保护脑组织，不仅对血管病变共性病理环节具有确切疗效，而且对急性心肌梗死再灌注晚期微血管完整性、心肌保护及抑制心室重构，对急性脑梗死缺血区微血管及脑组织保护显示出独特的优势。不仅首次阐明络脉绌急－冠脉痉挛－血管内皮功能障碍之间的相关性，还标志着复方中药在急危重症抢救中仍有其用武之地，比如，杨跃进教授通过通心络、卡维地洛、缬沙坦对兔急性心肌梗死晚期再灌注血管内皮功能及完整性保护作用的对比研究认为，通心络胶囊具有整合调节特点，不仅符合传统中医药学"承制调平"效应规律，其有效干预作用也使"脉络－血管系统病"，发生着符合复杂系统特征改变的系统效应如提高自适应、自调节、自修复、自稳态能力；不只发挥对血脉的调理作用，也可以有效治疗心血管急症、重症。该研究不仅提示，通心络胶囊防治冠心病的作用机制，可能与调节内环境而改善病灶有关，而且，实践了中西医关于心肌梗死理论的交融，即中医脉络学说与西医微血管病变的理论交融；心肌梗死药理研究方法的交融，即中药活血化瘀、行气止痛与西医再灌注药理方法的交融；心肌梗死基础与临床研究的交融。

2. 基础药理启示

像中医药的"虚则补之"的物质基础，体现在西医药上，如补充机体细胞代谢必需的营养物质如电解质、维生素、核苷酸、核苷等；中医药的"实则泻之"，体现在西医药上，如去除代谢废物或外来异物像通便剂、利尿剂、解热剂、络合解毒剂、分解毒素的酶制剂等。以"虚则补之"为例，科学家研究证实，外源核苷酸具有提高机体免疫水平，以及与衰老相关的肌少症、细胞神经退行性病变等多项作用。如抗衰老药物 β 烟酰胺单核苷酸（NMN），为 NAD^+ 的前体药物，作为机体能量代谢的必需辅酶，可以延长染色体端粒，预防和修复 DNA 损伤。其研究方法和内容可以作为研究中药有效成分"虚则补之"药理作用，如增强物质能量代谢作用的借鉴。另一项核苷类药物"老药新用"的动物实验表明，此前作为防治心脑血管疾病等的尿苷（尿嘧啶核苷），通过刺激具有再生功能的干细胞，可以增加多胺、尿嘧啶、脂肪酸等合成代谢，从而促进肌肉、毛发等组织损伤后的修复，实现毛发再生、肢体抓力和心肌收缩力增强等效能，进而证实尿苷是一种能延缓人类干细胞衰老、促进哺乳动物多组织再生修复的关键代谢物。该研究进一步提示研究中药有效成分"虚则补之"的具体实验路径，虚在哪里（心脑血管），补什么（尿苷等），怎么补（刺激干细胞，增强合成代谢，促进心脑血管组织再生及功能）。再比如，西医无论是因为动脉粥样硬化、梗阻引起的心脑血管病，抑或是慢性阻塞性肺疾病、癌症，发病机制都与缺血、缺氧及炎症有关，治疗中都有抗凝、吸氧和抗炎等治疗措施，这些发病机制和治疗规范与中医药气滞而发生湿滞、痰饮、血瘀的病因病机和行气活血、祛湿化痰等的治疗原则如出一辙，可以相互借鉴和交融进行药理作用研究。又比如，根据"微生物群－肠－脑轴"介导炎症反应是帕金森病的重要发病机制，借鉴研究发现，帕金森病人和病理模型小鼠的肠道菌群结构组成存在明显异常，抗炎症菌群降低而促炎症菌群增加；血清支链氨基酸降低，并与帕金森病胃肠道功能和运动症状相关。服用类中药饮食补充支链氨基酸（如缬氨酸、亮氨酸、异亮氨酸等，中药如扁豆、山药、银杏等）持续 8 周，可显著改善帕金森病小鼠的胃肠道及运动症状，降低炎症因子水平，减少多巴胺能神经元丢失。这就像"虚则补之"的另一个例证，"虚"在帕金森病人可能与支链氨基酸缺乏有关，补充外源性支链氨基酸可能有益于帕金森症状的改善。

以上说明，中西药药理在病理生理及物质基础方面，可以寻找到很多能够相互沟通的知识点，同时，也应看到中药之"补"较西药之"补"的化学成分多样化，比如，西医缺钙就补充含钙元素的药物，对此进补的中药像龙骨和牡蛎则不仅含有可溶解的钙离子，还有磷元素如龙骨中的羟基磷酸钙、牡蛎中的磷酸钙，可能符合肠道吸收钙需要合适的钙磷之积的条件，此外，还有其他微量元素、有机质成分和调理如脾肾功能的合用方药，可能对钙磷的吸收和进入组织细胞具有促进作用，正如有西医营养学家研究发现，尽管已知水果蔬菜是人体营养的重要组成部分，但是，按照它们所含有的主要维生素药品进补，则没有水果蔬菜原食作用好。因此，可以在中医证候的指引下，借助现代医学和科技手段，探寻中药"虚则补之"的有效成分群、作用方式和靶点，开拓中药药理研究新模式。

二、中药有效成分群组调节内环境的作用机制探讨

尤其是探索中药病机相关的作用机制，可以从改变机体的内环境入手，犹如改良田地的土壤特性，阐释其机制，如通过改善内环境，改变肠道微生物菌群的物理化学状态，影响基因修饰、蛋白质翻译等。以下就胃肠道内和体循环中组织细胞的内环境变化为例，分析中药可能的药理作用方式。

1. 中药对胃肠道内环境的改变

改变胃肠道内环境是中药的一个重要作用，中药口服汤剂首先改变的就是胃肠道环境，发生变化的主要对象除了胃肠道黏膜及上皮细胞，就是肠道菌群。药物与肠道菌群的相互作用及功能至少表现在，一是药物改变胃肠道理化环境，尤其是中药口服后，通过胃肠液及肠道菌群的代谢作用所产生的巨多分子（无机盐类电解质、氨基酸、单糖、维生素、生物碱、黄酮、挥发油、有机酸、苷类等小分子，酶、多糖、脂肪酸等大分子），改变胃肠道理化环境的同时，调整肠道菌群的生存条件和重新分布，加之，一些中药活性分子还影响特定肠道细菌的代谢物生成，重新调整肠道菌群比例和化学分子的阴阳平衡；二是一些中药如热性药或寒性药，通过改变胃肠道蠕动的频率和

幅度，影响胃肠道阳气（蠕动）和阴液（分泌）的功能，进而影响菌群的繁殖和代谢作用；三是肠道细菌助力中药发挥作用，进入胃肠道的中药会被不同的细菌代谢，产生不同的活性分子和非活性分子。有的活性分子发挥胃肠道作用，有的活性分子进入体循环发挥全身作用，非活性分子被排出体外。

比如，中药干预肠道菌群的微生态效应的研究显示，健脾化湿中药如白术，补益药如党参，清热解毒药如紫花地丁、马齿苋、黄连，可以增加正常小鼠和盐酸林可霉素制备的、肠道微生态失调的大鼠模型肠道内的双歧杆菌、乳酸杆菌数量，降低肠杆菌数量，表明白术等中药能扶植肠道正常菌群生长，促进肠黏膜损伤修复；应用 PCR– 变性梯度凝胶电泳（PCR–DGGE）技术、分析肠道菌群指纹图谱的变化显示，给肠道菌群失调小鼠服用理气中药砂仁后，砂仁处理组小鼠与正常小鼠的肠道菌群指纹图谱有很大的相似性，表明失调的肠道菌群得到恢复；补益药锁阳，能够调理内毒素诱发肝硬化大鼠发生肝性脑病存在的肠道菌群紊乱，增加肠道内双歧杆菌、乳酸杆菌等专性厌氧菌数量，控制大肠埃希菌等兼性厌氧菌繁殖；清热解毒药蒲公英提取液，可以改善注射肝癌腹水瘤 H22 细胞株造荷瘤小鼠导致的肠道菌群失调，扶植肠道有益菌如双歧杆菌、乳酸杆菌的生长，抑制大肠埃希菌生长，使肠道菌群趋于平衡。

临床研究显示，给失代偿期肝硬化病人在常规对症治疗基础上，加大黄粉口服（一次 2g，一天 2 次）2 周后，病人乳酸杆菌、双歧杆菌数量明显增加，大肠埃希菌数量明显减少，进而改善肝硬化病人失调的肠道微生态。肠易激综合征（IBS）病人经消食中药神曲治疗后，粪便中乳杆菌明显增多，双歧杆菌增加，肠杆菌减少，从而改善 IBS 病人的临床症状。

中药有效成分研究显示，清热解毒单味中药对肠道菌群作用随着化学成分而异。金银花中所含的双歧因子，可以促进小鼠肠道内双歧杆菌和乳酸杆菌的生长，而其含有的绿原酸、异绿原酸、木犀草素等抑菌成分，对金黄色葡萄球菌和大肠埃希菌则具有良好的抑制效果。黄芪多糖和黄芪皂苷均有调整肠道微生态失调的作用，恢复肠道内阳性菌与阴性菌的比值，且黄芪多糖的疗效可能优于黄芪皂苷；石斛具有益气养胃作用，石斛多糖可以使肠道菌群失调小鼠的肠道菌群丰度增加，调整菌群失调；纳米中药（指运用纳米技术制造的粒径小于 100nm 的中药有效成分或有效部位）如人参、白术、茯苓，能促进肠黏膜损伤修复，扶植正常菌群生长和控制细菌易位，且效果优于常态中药。

中药方剂研究表明，如中药扶正口服液（主要药味为人参、当归、猪苓、甘草等）及四君子汤，均能增加肠道内双歧杆菌、乳酸杆菌等生长繁殖，调整肠道内菌群恢复至正常。研究发现，具有清热解毒、通腑泻浊、活血化瘀功效的清胰汤（方药：大黄、芒硝、黄芩、枳实、陈皮、柴胡、白芍、丹参、延胡索），不但能显著抑制大肠埃希菌和条件致病菌类杆菌的增殖，保护双歧杆菌等有益菌，还能降低肠黏膜通透性，减少肠道细菌总位移率，降低肠道细菌易位感染的发生率。不同于攻补兼施的中药方剂，有些中药方剂为了达到"急则治其标"的目标，会短期使用主攻某一证候的方剂，若过量或长期使用必会产生副作用如伤害有益菌，就像主治三焦火毒证的黄连解毒汤（方药：黄连、黄芩、黄柏、栀子），给小鼠灌胃高剂量，可以导致肠道细菌包括双歧杆菌、乳酸杆菌等有益菌的下降。

相对于个体而言，肠道菌群的代谢产物、种群丰度，甚至不同微生物的组成比例存在差别，因而个体的生理和病理过程不尽相同，可以这么说，中药汤剂能够通过如寒热温凉"四性"，发挥很好的全身效应，与对肠道菌群的作用密不可分。现代医学研究证明，人体微生态的个体差异是造成人群不同健康状态的主要因素，不同的微生物与不同疾病及程度相关，通过饮食、药物、益生菌等方法可以改善机体失衡的微生态。当然，益生菌并不单指双歧杆菌、乳酸杆菌等，还应当根据病人证候辨证益生菌，并且施用合适功效的中药方剂进行调理。

2. 中药对组织细胞内环境的改变

进入体循环，中药对于组织细胞内环境的改变作用可能表现为，其有效成分吸收入血后，可能通过调节细胞间液的电磁波、温度、酸碱度、渗透压等，诱导异常的错义突变的基因，经过基因的碱基置换突变、无义突变等回复突变，减少异常基因突变率，恢复基因的稳定状态，重新趋于机体的阴阳平衡；或通过药物分子产生的理化特性及提供不同性质的底物分子（如氨基酸、多糖、脂肪酸以及众多小分子化合物），干预某些生物化学反应和基因启动蛋白的生成，减少异常基因的转录和表达，进而影响细胞信号转导通路环节上的某些激酶等大分子物质，影响"病理蛋白"作用的发挥；或通过中药所含微量元素不同，在体液中形成带电粒子即电解质浓度的差异，干预对各种细胞的兴奋或抑制功能；或通过中药所含微量元素，提供金属离子作为酶的辅助因子，促进功能酶作用；或通过中药成分及代谢产物，中和外来或废毒异物，像五味相克：甘胜咸，酸胜甘，辛胜酸，苦胜辛，咸胜苦等"改良土壤"

作用。

　　如对于细菌病毒感染性疾病的中药药理作用可能为，通过增加功能蛋白的合成原料以中和外来异物——不同特性的细菌、病毒（如五味相克），提供金属离子作为酶的辅助因子等理化因素，增强免疫细胞的活性，促进抵抗细菌、病毒物质生成的化学反应（免疫细胞溶酶体蛋白、抗体、细胞因子合成等反应）；造成细菌、病毒的生存和繁殖的不利理化条件，弱化细菌、病毒诱导的自身生成的生物化学反应（病毒核酸、蛋白质等合成反应），增强机体正常免疫细胞和免疫分子能力，促进免疫细胞吞噬分解病毒、细菌，从而消除或减轻细菌、病毒引起的机体反应（症状体征）。再比如抗真菌作用的中药，可能通过改变机体内环境，扭转适合如真菌增殖的生物（组织器官正常居住的细菌群落减少）和生化反应条件，减少组织细胞与真菌结合的受体蛋白形成，抑制真菌掠夺正常细胞代谢所需要的能量和物质；提供更适合免疫细胞抗真菌的生化反应环境，促进抗真菌体系形成，如促进吞噬细胞肌动蛋白、核酸以及蛋白酶等物质的合成，增强对真菌的吞噬和消化功能；促进 T 细胞膜上特异糖蛋白的合成，增强其对真菌的识别能力；促进 B 细胞抗体的形成，强化对真菌毒素的中和作用；促进免疫细胞合成更多的细胞因子，有效杀灭真菌等。病毒和细菌引起不了机体反应，终将会被之后机体唤起的特异性免疫所绞杀并排出体外，或者如激发机体产生像内源性抗氧化剂：谷胱甘肽（谷氨酰胺＋甘氨酸＋半胱氨酸，水溶性）、胆红素（脂溶性，防止脂质过氧化，如修复细胞膜）和褪黑激素（激活人体抗氧化系统，通过血管跑遍全身，既亲水也亲油），以对抗组织细胞被如脂质过氧化所损伤，减轻机体产生免疫炎症的反应，从而产生抗病原体和抗炎作用的临床效应，进而发挥中药燮理阴阳，扶正祛邪的药理效应。

3. 中药干预"气机"与"气化"的作用机制

　　中医"气机"与"气化"的作用，最终是通过改变机体内环境从而影响细胞功能。无论是外感六淫还是内为客邪所伤，关键首先是使气机紊乱，导致阴阳失衡，进而引起客邪滞留，出现痰饮、血瘀等病变。施治上，无论是散风除寒还是平肝潜阳，温脾化饮还是活血化瘀，目的都是通过调理阴阳以疏通气机，祛痰化瘀以畅通经络。如同能量物质代谢正常，所行运输线路通畅（气血运行正常），即细胞和管线流体动力学无恙，则病愈体健。中医药诊治疾病的目标就是调整机体的稳态和适应：对内实现稳态，对外实现适应。

　　结合中医病机和现代医学的生理学机制，开展"气机"与"气化"的药理学研究。比如对于外感湿邪，药理作用和指标可以随证候而定，如表现为寒湿证候（如泄泻稀薄黏腻，脘腹胀满，恶寒发热，肢体酸痛，不思饮食，口淡不渴，头痛，舌苔白腻，脉濡缓）的指标，采用热性并除湿方剂治疗的，就建立寒湿证候的实验动物模型和理化生物及神经－内分泌－免疫学指标，观测该方剂对寒湿证的作用，像通过观测脉搏、舌苔、大便性质和次数、胃肠蠕动、四肢末端温度、基础代谢率、体表微循环、大便红白细胞和黏液等一组指标，评价方药对泄泻的影响；通过脉搏、舌苔、大便性质和次数、胃肠蠕动、基础代谢率、腹部皮肤温度和压力、肠内气体量、胃酸分泌等一组观测指标，评价方药对脘腹胀满和不思饮食的影响；通过脉搏、舌苔、体表微循环、体表电磁特性、四肢末端温度、基础代谢率、炎症介质等一组观测指标，评价方药对恶寒发热和肢体酸痛的影响；通过病毒核酸及蛋白质的检测，评估方药对病原体的消除作用；以及通过如去甲肾上腺素代谢物／乙酰胆碱代谢物浓度、17-羟皮质醇和甲状腺素水平、巨噬细胞吞噬能力、T 细胞和 B 细胞数质量、Th/Ts 以及 cAMP/cGMP 比值等一组指标，观测方药对神经－内分泌－免疫系统的影响，以评估该方剂对于寒湿证的扶正祛邪的药理作用。如表现为湿热证候（如午后潮热、关节红肿、黄疸、小便频数短涩、尿赤、口干不欲饮、胸脘满闷、苔黄腻、舌质红、脉滑数等症状），采用凉性并祛湿方剂治疗的，就建立湿热证候的实验动物模型和理化生物及免疫学指标，观测该方剂对这些指标的作用，像通过脉搏、舌象、体（皮）温、体表微循环、体表电磁特性、炎症相关因子等一组观测指标，评价方药对午后潮热症状的影响；通过脉搏、舌象、血清转氨酶、胆红素及黄疸指数、尿液比色和比重、尿液酸碱度、尿量和次数、炎症相关因子等一组观测指标，评价方药对黄疸、小便频数短涩、尿赤的影响；通过脉搏、舌象、血液晶体和胶体渗透压、血液酸碱度和电解质、血液及体表红外辐射等一组观测指标，评价方药对口干不欲饮、胸脘满闷的影响；通过病毒核酸及蛋白质的检测，评估方药对病原体的消除作用；同时，通过观测如去甲肾上腺素代谢物／乙酰胆碱代谢物浓度、17-羟皮质醇和甲状腺素水平、巨噬细胞吞噬能力、T 细胞和 B 细胞数质量、Th/Ts 以及 cAMP/cGMP 比值等一组指标，观测方药对神经－内分泌－免疫系统的影响，以评估该方剂对湿热证的扶正祛邪药理作用。

对于非感染性疾病，中药可能通过减弱异常的内环境刺激－反应而发挥药理作用，如刺激引起"气"的异常，导致湿滞、痰阻、血瘀等，通过作用于细胞内环境的相关靶点，影响机体功能活性分子的化学反应，像增加生物化学的放热反应，改变因内环境温度低导致的反应不完全或发生歧化生物化学反应，降低反应不完全的中间产物和歧化反应物的浓度，以增强细胞正常的能量和物质代谢，减少各种异物的产生，如行气、破气，化湿、燥湿，化痰、祛痰，活血化瘀等功效；纠正因疾病而失常的能量物质代谢，减小细胞组织的功能紊乱和异常反应，像湿滞、痰阻、血瘀等，平衡不同细胞间的正常功能，打通经络，促进血液循环，逐渐恢复病体至正常生理功能。补气补血中药犹如增益不足的气血功能，提供保障生物化学反应进行的能量和营养物质；中药的理气功能，温阳中药的气机效应，好比通过相关的细胞生物化学反应，促进了祛痰活血的气化功能，发挥出加速废毒物质排出体外等作用。纠正生化反应的目的就是产生正常的功能蛋白或分子，使机体的能量物质代谢步入正轨。

可以结合能量物质代谢有关实验，尝试确立中药"行气化瘀"相关的药理作用研究方向和内容。例如，研究发现，一种称为烟酰胺核苷（nicotinamide riboside，NR）的天然膳食补充剂，可以在 Sic12a8 蛋白的帮助下直接运输到大脑神经元，进入细胞后，NR 很容易转化为烟酰胺腺嘌呤二核苷酸（NAD^+ 即辅酶 I），后者作为很多脱氢酶的辅酶，通过传递电子，将代谢过程中脱下来的氢传递给黄素蛋白（具有 FAD 或 FMN 辅基的酶蛋白），连接三羧酸循环和呼吸链，促进能量产生和物质代谢功能。如来自神经元中 NAD^+ 增加，与阿尔茨海默病的生物标志物淀粉样蛋白和 tau 蛋白减少有关。此外，NAD^+ 还是激活乙酰化酶（决定和维持组蛋白乙酰化水平及动态平衡的一种关键激酶，影响细胞遗传学过程）不可缺少的物质。实验结果显示，服用 NR 可以使 NAD^+ 在人体内含量增加 60%。实验结果与中药的补气补血功能很相似，可以作为补气补血中药药理研究的参考指标。增强机体的气血功能是为了疏通经络，在为细胞充分供应新能源物质的同时，代谢排出废毒物。

那么，机体是通过什么方式识别和排出废毒物的呢？研究表明，一种被称为"细胞清除垃圾蛋白生化系统"的研究提示，机体清除垃圾或废毒物质的方式，是通过泛素－蛋白酶体途径（生化反应链），即用泛素分子（功能蛋白）给有缺陷或不再需要的蛋白质打上标签——这个过程被称为"死亡之吻"，标签化的蛋白质会被细胞的蛋白质处理单元 26S 蛋白酶体如蛋白激酶 A 破坏。Goldberg 实验室的研究表明，一些药理学试剂通过提高细胞内信使分子 cAMP 的水平，激活蛋白激酶 A，从而增强对有缺陷或有毒蛋白质的破坏，尤其是可以导致神经退行性疾病的突变蛋白质。以上过程又是通过表观遗传调控，如 DNA 甲基化、非编码 RNA、组蛋白乙酰化和组蛋白甲基化（均通过不同的酶促反应调控）的双重或平衡作用实现。中药作用，可能就是通过气机与气化改变，持续调节相应活性物质的数质量，破坏缺陷或有毒蛋白质，从而调节机体的阴阳平衡或生理稳态。同样，中药"行气""补气"的"扶正"作用，还体现在增强机体的免疫功能，如中药诱发的气机运动与气化活动对巨噬细胞功能的影响，其中就至少包括中药分子与巨噬细胞功能相关分子（包括巨噬细胞本身和与其功能相关的上级组织细胞的活性分子）、原子之间基本粒子的相互作用；能量反应变化与组成、结构及化学性质改变的新分子产生；巨噬细胞形态和结构的改变；巨噬细胞吞噬功能、消化功能、抗原表达功能、活性因子的产生和分泌等功能的变化。

倘若中医气机与气化功能和具体病机有了客观指标，如气机与气化的电磁波、基因、能量与物质变化数据，具体病机如病因病机中环境指标有了电磁波、气压、温湿度，情志病机有了心理测评和神经－内分泌－免疫检测数据；证候病机有了对相应症状的理化和生物学如作用靶点等表征数据；中药方剂也基本搞清了相关作用的有效成分群组，就可以采用系统论、信息论和控制论方法，对中医证候的"气机"与"气化"病机展开相关量化研究，即把所研究和处理的对象如肝肾阴虚证，当作一个系统；采用信息论的方法和手段，分析研究肝肾阴虚证的结构和功能；依据控制理论，收集数据信息，建立控制模型，基于模型的系统分析，验证和确定系统即对象、要素、环境三者的相互关系和变动的规律性，并持续优化系统。一言以蔽之，研究对象的架构是系统，架构功能的基础是信息或数据，系统运行规律的数学或科学描述和运用是控制。就像中医病机的系统研究，从外部环境传入，经过信息传递及其引发的化学反应，到内环境反应的传出的系统过程。外部环境要素改变可为能量物质的变化像春季风燥的物理生化信息，如电磁波频率、温湿度、生物体和化学分子等指标改变，形成外环境要素信息；模拟少阳或厥阴体质（提供少阳体质的中医化现代研究指标）机体，依照五行相生与脏腑关系，如水生木，水乏则木燥，不能滋水涵木，肾阴虚则肝火旺。指示涉病的一级相关重点脏腑是肾脏、膀胱、肝脏与胆囊及其经络和气血精津液的改变，掌握内环境要素的变动关系；观测阴虚火旺证的临床表现（口干、咽干、鼻子干、眼睛干、皮肤干，舌红少苔、脉细数等）的中医化现代研究指标，和血液以及这些脏腑的组织细胞中物质的变化如产生新的分子和物质，能量和物质变化的效应如电磁波频率、放热化学反应时的升温现象等物理生化指标；

将信号或数据经过加工成为信息，信息经过收集、统计处理、建立阴虚火旺证数学模型分析，并比较不同过程变化的数据分析结果，最终通过反复、深度学习和模型迭代，不断优化阴虚火旺证的病机系统模型，增加阴虚火旺证病机的系统研究结果的真实性和准确性，为该病机中医化的中药药理研究提供依据。

4. 中药效应分子作用靶点及其检测过程的探索

比如，探索中药效应分子对实热证和虚热证的作用机制研究路径，可以假设无论实热证还是虚热证，发热是因为炎症，缺氧是因气滞和（或）血瘀，导致供血不足，供血不足会引发内环境改变导致炎症。中药作为与人体在大自然共处的天然化学物质，进入机体代谢成有效分子群，与组织液及细胞接触，通过其分子原子中基本粒子的运动和能量变化，与目标蛋白分子结合，调控生物化学反应方向，促进或者抑制机体组织细胞相关分子如蛋白激酶的产生，间接增加抑或减少反应的功能生成物，改善机体的生理、病理及心理学反应。其中，"分子原子中基本粒子的运动和能量变化"，可以量子物理学相关指标加以检测；"与目标蛋白分子结合"，可取相关组织细胞进行免疫组织化学蛋白荧光染色反应等手段来观察；中药有效成分"调控生物化学反应"的作用，如可以通过相关基因的识别、剪辑、转录和表达的过程分析加以检视；对于生物化学过程中功能反应物和生成物的数质量分析，可以静态甚至动态测定如糖、脂肪、蛋白质、矿物质、维生素、水等基础营养分子，神经递质、激素、蛋白酶、炎性因子以及细胞受体分子等的浓度。化学反应物的动态追踪，如可以利用正电子发射断层显像技术（PET）来观测药物分子在真实病人体内的结合情况，即在优化条件下通过标记配体，能够使靶点与PET 标记药物的结合情况可视化。还可以点击化学反应（click reaction）和生物正交反应，对功能或嫌疑大分子尝试进行在体追踪观察，如追踪观察体内糖的生物化学反应和组织细胞富集及迁移过程。因为点击化学和生物正交反应，能够在开放体系中，非常特异、高效地将可被用以发挥观察效用的化学基团，连接到待追踪大分子如某类糖分子结构的特定官能团上，而且反应不受分子中其他官能团干扰，也无需考虑像体外有机化学反应所要求的反应溶媒（几乎为非水的有机溶媒）、温度、压力和密闭容器等，而且不影响机体正常的生理功能；生理和病理反应，可以个体体表不同部位（头部、四肢末端、脏腑体表部位等）的红外扫描特征、脉象与舌象、体温、呼吸、心率、基础代谢率、血压、疼痛、情绪等变化指标，以及表现为体液酸碱度、温度、渗透压、表面张力、黏稠度等指标的改变数值，建立有关实热证和虚热证客观指标，并以此进行中药作用机制的分析和描述。

由于中药在药理作用及机制方面的多样性，中药尤其是中药方剂的药理，不是具有单一化学成分所能解释的，有效成分往往随证候不同而异，它们是发生脏腑间相互作用的成分，是针对相应证候的有效成分群组。药物分子与机体细胞分子间的作用模式，通过能量传递，引发物质代谢，改变组织细胞内环境，来调节机体相关组织细胞的能量和活性分子的平衡。尽管体现某味中药药性的物质基础，可以构成有效成分群组，但说明某味中药的某方面药性的某个作用靶点，一定是化学单体。倘若能够进一步证明每个药物分子与靶点蛋白相互作用的过程，如从改变细胞内环境到改变某生物化学反应条件，从分子的能量（气）导引到药物分子与靶蛋白、核酸等结合，从改变靶蛋白、核酸的分子构型或结构到诱变信号转导通路，进而使机体产生活性分子，发挥不同的生理和药理效应，方能阐明中药作用机制。因此，靶点的确认及其分子构型以及与药物的作用方式，是解析中药药性的前提。

5. 作用靶点的确认方法

对作用于细胞靶点的确认，可以借鉴现代医学科技中局部解剖、基因和蛋白质检测以及量子化学反应键合等方法手段。以阿尔茨海默病（AD）可能靶点的确认过程为例，AD 的一个重要病理特征是在 Aβ 斑块附近可以看到显著变大的神经突，也称营养不良神经突。由于这些神经突都是来源于轴突而非树突，因此，又被称为斑块相关轴突球状体（PAASs）。由耶鲁大学的 Jaime Grutzendler 领衔的研究团队发现，PAASs 是导致 AD 相关神经网络功能障碍的重要因素，这些轴突球状体会作为一种电流"吸收器"抑制动作电位传导，并且体积越大，抑制效果越强。同时还发现，神经过表达磷脂酶 D3（PLD3）会导致内吞溶酶体累积和轴突球状体增大，抑制动作电位传导，而敲除 PLD3 可以降低内吞溶酶体数目和轴突球状体体积，改善 AD 模式小鼠的神经网络功能，从而在一定程度上确认，影响靶向神经元中的内吞溶酶体生成途径的靶蛋白是 PLD3，研发 PLD3 抑制剂，可能是改善神经环路功能和 AD 相关认知衰退的有效措施。其研究的方法概述如下。

方法：组织切片显微镜观察到 PAASs；自行开发一套在活体小鼠大脑中通过钙成像来检测单个轴突上动作电位传导的方法，结果发现 PAASs 抑制轴突动作电位传导，并且 PAASs 的体积越大，抑制效果越强。在此基础上，又开发一套在活体小鼠上通过钙成像检测大脑半球间信号传导速率的方法，发现与野生型小鼠相比，AD 模式小鼠的动作电位信号传导显著延长，提示 PAASs 不仅导致神经元局部动作电位传导异常，而且可以引起大脑半球间的长距离信号传导障碍；电镜观察发现，随着小鼠的衰老，在 PAASs 中，溶酶体相关膜蛋白（LAMP1）阳性的囊泡（ELPVs）逐渐累积，并且 ELPVs 的存在和 PAASs 的大小存在相关关系。还发现更小的 PAASs 含有更高水平的组织蛋白酶 D，且呈酸性，这是成熟溶酶体的特征，而随着 PAASs 体积的增大，其酸性和组织蛋白酶 D 水平也下降，提示 ELPVs 累积是由于缺少足够的溶酶体蛋白酶和酸性环境，是 AD 风险基因 *PLD3* 转录表达的异常蛋白，限制了正常溶酶体蛋白酶的生成（使溶酶体蛋白酶降解），介导了 ELPVs 的累积和 PAASs 的增大。在 AD 模式小鼠神经元中敲除 *PLD3*，发现无论是从 3 个月还是 7 个月开始敲除，都会导致 ELPVs 的数量和 PAASs 的体积显著下降，并且可以提高轴突动作电位传导速率，改善神经网络功能。

中医对 AD 的辨证有很多类型，简言之，该病虚为本，实为标。虚在脾肾，有阴虚亦有阳虚。表现为痰浊、血瘀、火热型。平台期多呈虚证，波动期多呈实证。中药则辨证施治。相关中药方剂的药理可以此为鉴，假说：AD 病人因先天藏精之本（肾）和后天生化之源（脾）虚弱，机体难以通过正常的生化反应，充分生成正常相关神经轴突的构成物质，而是通过异常生化反应产生出较多的 Aβ 淀粉样蛋白和 PLD3，限制了正常溶酶体蛋白酶即组织蛋白酶 D 的生成，导致内吞溶酶体累积和轴突球状体增大，介导 ELPVs 的累积和 PAASs 的增大，类似痰浊、血瘀，从而抑制动作电位传导，出现认知障碍；"火热"型则提示 AD 的炎症机制。中药则可能通过调节相关神经细胞内环境的酸碱度和电磁环境、提升正常生化反应的能量、提供有利于生成组织蛋白酶 D 的反应物如氨基酸、减少炎症因子生成等作用，进而发挥治疗 AD 效应。

尽管发现和确认致病相关靶点的方法很多，但是不遑多让，人工智能（AI）在快速识别疾病治疗靶点方面显示出很强的潜力。例如，2022 年 7 月，英矽智能（Insilico Medicine）与 Answer ALS、约翰霍普金斯大学医学院、哈佛医学院附属麻省总医院、梅奥医学中心、清华大学以及福贝生物的研究人员合作，利用英矽智能自主研发的人工智能生物靶点发现平台 PandaOmics™，确定了许多此前从未报道过的肌萎缩侧索硬化症（ALS）潜在的治疗靶点。

6. 药物 – 靶点相互作用模式解析

药物分子是如何与靶点分子结合的呢？药物作为刺激因素，在适宜环境中，通过药物分子结构中电子的量子变化效应如光电效应，影响并与靶点分子结合，激发或抑制靶点分子所引发的生物化学级联反应，从而产生药理效应。凭借物理化学和结构生物学技术，药物与靶点的相互作用过程将会逐渐被观察到。比如，上海药物研究所的蒋华良团队与华东理工大学药学院李洪林团队合作，提出可以构建配体-受体结合自由能全景图（binding free energy landscape），借以观测分子自由能阐释药物作用机制。应用该方法，他们构建了国际上第一个精确的药物-受体结合自由能全景图，即抗阿尔茨海默病天然药物石杉碱甲（HupA）和乙酰胆碱酯酶（AChE）相互结合的自由能全景图，同时详细地给出药物与受体结合和解离的具体轨迹和作用机制，研究人员可据此提出新的药物设计策略。又比如，通过结构生物学方法，还能清晰观察靶点和药物分子上的原子结构，从而还原药物相互作用过程。不仅如此，在结构生物学方法的基础上，还能采用人工智能如 Alphafold 解析蛋白质三维晶体结构，准确率达 99% 以上，由此，可以全方位看清功能蛋白立体形态，发现药物作用位点，不仅可以揭示新的作用机制，为新药结构优化提供便利，而且可以解决药物相互作用引发的副作用。

📖👉 示例1：科学家针对特异蛋白做出快速对抗方案

自报道新冠病毒增殖必需的蛋白水解酶 3CL 靶点后，上海科技大学免疫化学研究所和中国科学院上海药物研究所抗 2019–nCoV 冠状病毒感染联合应急攻关，在短时间内测定出 3CL 水解酶（Mpro）高分辨率晶体结构，快速研发出抗新冠病毒小分子药物 VV116。

📖👉 示例2：通过靶蛋白结构解析，解决药物相互作用导致的不良反应

2013 年，临床科研工作者发现，有一款根治丙肝的"神药"横空出世，叫做索非布韦（Sofosbuvir）；2014 年，索非布韦的销售额达到了 102 亿美金，成为当年全球第二畅销药；但就在 2015 年，美国 FDA 发布了安全警示，提醒索非布韦与治疗心律不齐的一款常用药胺碘酮一起服用，可能会引发严重的心动过缓，甚至会导致死亡。怎么会这样呢？信息反馈到制药公司，SMART 制药公司的科研人员展开了系统的研究，初步证据显示这两种药物可能相互作用于控制心跳节律的钙离子通道，但这只是一个猜测。为了解开这个谜，制药公司的科研工作者找到了专门从事钙离子通道与各种药物分子相互作用的研究团队——结构生物学专家颜宁研究团队，请求帮助。恰好该团队在阅读文献时注意到这一现象，

正在进行相关钙离子通道蛋白的纯化，于是协作一拍即合。颜宁团队通过科学实验将钙离子蛋白纯化后，把这两种药物分别或者一起施加于钙离子通道，然后利用冷冻电镜技术获得了它们的三维结构，可以清晰地看到每一个碳原子、磷原子、氮原子……的位置。于是，答案一目了然但又出乎意料：本来不会作用于钙离子通道的索非布韦竟然被胺碘酮给生拉硬拽进了钙离子通道的肚子里，堵塞了钙离子的流动，从而无法释放电信号控制心脏跳动。这是第一次通过结构生物学方法看到，两种常用药利用蛋白质做脚手架，直接肩并肩背靠背地影响了这个蛋白质的正常功能。这样的实验不仅使药物－药物相互作用的分子机制直观化，也打通了病床到实验室到制药公司再回到病床端到端的联系。

第十章
中西新药研发与使用
的展望

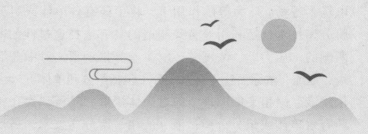

第一节　中药制剂有效成分群组的制备与质量控制

一、中药制剂有效成分群组的制备

中医化中药制剂有效成分群组或药效物质的制备，关键取决于证候相关"药效物质"的确定，中医化"药效物质"确定，则证候相关的有效成分的制备方法就能建立起来，中医化的现代中药疗效就能比较好地显现出来，如传统制剂藿香正气水的制备工艺，即能较合理地提取出方剂的证候相关有效成分，显现出比某些中成药更明显的方剂疗效。

（一）中药有效成分的制备原理与方法

中药制剂生产的本质特征是药效物质的分离纯化，分离主要依据中药所含化学成分的物理和化学特性，如中药化学组分或化学单体的空间尺寸、相对密度、熔点、凝点、沸程、体积比、黏度、溶解度或分配系数等，在外加电场、磁场、压力等的作用下，将中药有效单体或组分分离。主要技术如膜分离技术，是利用经特殊制造的具有选择透过性的薄膜，在外力（如膜两侧的）压力差、浓度差、电位差等推动下，对中药混合物进行分离、分级、提纯、浓缩而获得有效成分（包括组分和单体）；大孔树脂吸附技术，是依据液－固相平衡原理，通过固体浸取、晶析和大孔树脂吸附过程，将中药有效单体或组分分离；液－液相平衡分离技术，是根据液－液相平衡原理，凭借变换色谱柱和流动相，通过液－液萃取、高速逆流色谱、双水相萃取等方法，将中药有效单体或组分分离；超临界流体萃取技术，是利用超临界流体如 CO_2 密度大，溶解能力强，传质速率高的特性，将中药有效单体或组分尤其是油脂和挥发油类分离；以及不同分离和监测分析方法的组合技术等。

（二）中药有效成分的制备平台

比如，中国张伯礼、王永炎等根据"中药成分组合效应假说"，提出了高通量、系统集成的标准组分库及其分离平台的构想，包括多模式多柱色谱系统及多元检测技术、化学指纹图谱的分析技术、制备分离技术、计算机数据管理等，其基本构成和原理如下。

中药标准组分提取分离平台主要由 3 个子系统构成：标准溶剂提取子系统、大规模工业色谱分离制备子系统及信息管理子系统。中药标准组分的获取按照下列步骤进行。

首先利用提取子系统从中药材或饮片中提取不同极性或不同类别化学成分群标准提取物。提取子系统，主要以溶剂提取、超临界萃取及溶剂分配等技术方法将中药总成分分为不同极性的标准提取部位，为下一步的精细分离提供原材料。

然后再利用分离制备子系统的大规模工业色谱技术将标准提取物精细分离，得到所需标准组分并建立标准组分库。高效大规模工业制备色谱是这个子系统的核心部分。根据中药中主要成分的结构、极性、溶解性和各种分离材料的性能，提出了多柱色谱系统 RNR 模式为主体的扁平化型平台设计方案，即以树脂（resin）、正相硅胶（normal-phase silica gel）、反相键合硅胶（reversed-phase silica gel）3 种柱层析填料选择性的差异，以达到对中药中复杂成分的快速富集和分离。在此模式下，组分的粗分离主要由硅胶柱和大孔吸附树脂完成，组分的精分离主要由反相高效液相柱完成。

信息管理子系统则贯穿于整个生产制备过程中：一方面提供数据管理维护功能；另外也对生产全过程进行质量跟踪控制；同时以化学计量学方法对标准组分的化学和生物学信息进行关联与分析，挖掘中医药的内在联系及科学规律。

（三）利用合成生物学技术制备中药有效成分

中药药效物质的制备还可以利用合成生物学技术，通过将"基因"（包含目的与相关基因）连接成网络，再与细胞（如利用微生物）结合，让细胞工厂来完成。如把青蒿素的表达基因放到酵母菌中，一个 100L 的酵母发酵罐，所能产生的青蒿素相当于大约把整个澳门都种上青蒿再提取的量，差不多 33 平方千米的面积，生药的使用量会大幅度降低，不仅节省和保护了中药资源，维持了生态平衡，更可能使病人获得物美价廉的药品，提高病人服药的顺应性。与此同时，利用合成生物学技术研发新药，还能更高效地达到科研－生产－临床有效成分一致化的中药标准，即中药在科研探索阶段的有效成分、生产质量过程中定量测定的化合物以及发挥临床功效（包括毒性）的药效分子为同一的要求，可以大大减少因大部分中药天然分子由于结构复杂、植物含量低、结构类似物多，致使植物提取、化学合成等现有技术难以获得高纯度、质量可控的原料，制约了其深入开发和利用的问题，为中药活性成分提供了更高效且稳定的生产方式。同时，由合成生物学、计算生物学与化学生物学构成的系统生物技术的方法，可以在不同层面（酶、途径和细胞）对微生物合成过程进行设计、调控和优化，不仅能够实现植物天然产物的途径创建和微生物生产，而且能够对植物天然产物实行进一步的结构修饰和改造，提升其开发利用价值。例如，由中国中医科学院中药资源中心黄璐琦院士率领的分子生药学团队与中国科学院天津工业生物技术研究所和康弘药业合作，通过合成生物学方法，即由工程菌生产的高纯度中药活性成分作为原料，制备的针对胶质母细胞瘤的孤儿药（orphan-drug）KH617 注射剂，已获 FDA 和 CFDA 许可开展新药临床试验。与植物天然产物的传统获取方式相比，KH617 在药物获取上的优势体现在资源可持续利用、稳定、高效等方面。同时，黄璐琦院士提示，我国有植物 30 多万种，中药资源 12800 多种，丰富的药用植物资源一方面为我国药物研发提供结构丰富的前体药物宝库，另一方面为合成生物学研究提供了催化类型多样的天然酶库。

二、中药制剂有效成分群组的质量控制

对中药材和饮片的质量控制方法很多，比如，肖小河研究团队提出的中药质量控制评价模式，即以生物评价为核心，感官评价和化学评价并重。感官评价如对中药材组织形态特征三维化、可视化、定量化的形态性检测，化学评价如以化学指纹图谱测定进行定性分析，以指标性组分含量测定进行定量分析的化学检测，生物评价如以生物效价谱测定进行定性检测，以生物效价检测进行定量分析，如建立的中药材生物热活性谱线图及其数学模型和热动力学参数，对中药材和中药方剂进行定性与定量分析。除了中药热活性检测方法外，传统的生物效价检测方法有酶活力、凝集素活性、抗病毒测试、抗菌活性、抗炎活性等。

为了保证生产过程中药材、标准组分、功能组分及组分配伍的质量控制。中国张伯礼和王永炎等提出，在多模式、多柱原则的指导下，针对不同中药样品的化学特性，应用相应的分析模式及方法进行中药监测与分析，值得借

鉴。概述如下。

（一）中药药效物质分析的色谱条件优化与方法

按照色谱优化理论分 3 个步骤进行：第一步根据色谱系统的理论及方法，以及样品的性质确定合理的分离模式。比如挥发油成分使用气相色谱分析，而丹参的酚酸类化合物使用酸抑制后进行 HPLC 分析等；第二步是获取样品中各组分保留参数和柱系统峰形规律；第三步就是根据保留值和峰形规律预测目标条件下组分的分离度，并按照一定原则确定最终的优化条件。三个步骤中后两步尤为重要。

（二）中药药效物质分析的重叠峰精确拟合定量方法与技术

对于中药样品，由于其组成复杂，包含不同种类、异构体等多种化合物，组分间的交叉重叠十分严重，即使进行色谱分离条件的优化，有时仍然存在程度不同的重叠峰。虽然色谱数据的记录和处理目前已经普遍为色谱工作站代替，为实验数据的再处理和精加工提供了方便，但是大多数色谱工作站仍然沿用积分仪的数据处理方法，对于重叠峰采用经典的垂线法或切线法进行积分，难以得到重叠组分的精确定量信息，尚无有效的处理方法，可以尝试中药色谱指纹图谱计算分析新技术。

（1）基于遗传算法的色谱指纹峰配对识别方法，可自动校正待测中药指纹图谱峰位置，使待测指纹图谱与对照指纹图谱上的各谱峰自动相互配准，为中药指纹图谱相似性计算提供指纹峰自动配准算法。

（2）首次提出中药色谱指纹图谱相似性测度及其评价方法，建议使用峰数弹性（elasticity of peaknumber）、峰比例同态性（homostasis of proportion among peaks）及峰面积同态性（homoslasis of peakarea）3 个指标评价指纹图谱相似性测度的优劣。

（3）根据 Fisher 准则提取色谱指纹图谱中可表征中药材质量模式的化学指纹特征参量，用于鉴别中药材真伪，创建基于 Fisher 判别的中药色谱指纹图谱比较分析方法。

（4）创造性提出基于小波变换的色谱指纹图谱分形表达方法，用于表征中药材质量等级。该方法将中药色谱量测数据转换成小波积分形参量来表达色谱指纹图谱，可克服保留时间漂移的影响和干扰，提高了中药质量评价结果的准确性。

（5）首次提出将化学类与类内相似度计算相结合，对中药指纹图谱进行类别相似性计算，解决了色谱指纹图谱难以用于中药质量类别量化分类的计算问题，创建了中药指纹图谱类别相似性计算方法。

（6）提出基于信息融合的多元指纹图谱计算方法，根据不同的融合策略（串行和并行），将两张指纹图谱中的特征信息进行融合，得到多元指纹图谱的融合特征，并在此基础上进行模式分类或相似度计算，从而创建多元指纹图谱相似性计算方法。

第二节　中药制剂的生产模式

设想中药现代制剂的生产模式：在明确了中药的"药材有效分子"和"生理活性分子"的基础上，一是可以学习化学药品的生产工艺，研发出具有中医药方证功能的、更加高效、精准质控、安全性好、利于肠道吸收、便于使用的新的口服中药制剂，如片剂、冲剂等，中药注射剂新品种以及中药外用制剂新品种；二是通过优化制剂工艺和质量检验，制备药物性质更加稳定和质量均一的产品；三是可以中药制剂的化学与药理研究为基础，按照现代制剂生产工艺，改造传统中成药，研发更优质的用于治疗一些常见的急性病，像急性呼吸系统感染性疾病的新制剂如麻黄汤、银翘散、小柴胡汤、防风通圣散等新品种，急性胃肠道感染性疾病的新制剂如藿香正气散、小承气汤等新品种，急性泌尿系统性疾病的新制剂如八正散、真武汤等新品种，以及一些危重症的治疗，如大承气汤、四逆汤、回阳救急汤等新品种；或者根据临床经验，与时俱进研发新品种。

中药制剂或新型中药制剂可以分为两个模块，结合中医对疾病的辨证中有"主证"与"兼证"，中药方剂有"方证"与"药症"的辨证施治方法，新型中药制剂可以为方证有效成分群组原料成分＋药症有效成分群组原料成分＋制剂辅料生产模式制备相应的剂型。比如，新型中药配方颗粒剂，即母方颗粒＋药症配方颗粒。母方为证方药材的有效成分群组物，药症配方为随症加减药材（症药）的有效成分群组物（根据个药的不同功效分别制备，以匹配方证所需的功效物质）。制备方法为："方证"母方有效物质，随证加上预制的、与母方相应的中药材药症有效成分，同时，参考现代药物制剂的遴选方法甄选制剂辅料，参考现代颗粒剂制作工艺，分别生产母方颗粒和药症配方颗粒备用。比如，"六味地黄配方颗粒"的制备：取预制母方六味地黄方组（熟地黄、怀山药、山茱萸、牡丹皮、茯苓、泽泻）及其剂量配比的有效组分颗粒备用；必要时加取药症配方颗粒处置兼证，如欲加强对病人因阴虚内热致心烦不寐即失眠的功效，药症配方颗粒可以增加如夜交藤"失眠宜用"功能制备的有效组分颗粒。以此类推，"方证"颗粒随症加减"药症"颗粒，合而成药。若医嘱为一个母方以上的合并处方，而且母方药材也不全（根据临床情况组方中有些药材饮片舍用），则以母方有效成分群组为参照，在明确方中个药有效成分群的基础上，集结个药有效成分群组，重新组合母方有效成分颗粒。

第三节　西药新药研发的愿景示例

　　生理和病理机制的新发现将带动药物作用机制研究的创新，通过揭示药物靶点新的作用方式，可能研发出作用更精准、疗效更优、副作用更小的西药新药。也为新型中药制剂的研发带来借鉴。

　　比如，药剂学家为了增强药物效应，设计和研发新型制剂，像延长药物作用时间的缓释制剂如茶碱口服缓释制剂、双氯芬酸口服缓释制剂；定时、定量匀速释放药物的控释制剂如奥美拉唑胶囊、文拉法辛控释胶囊；器官组织定向制剂如肺部吸入剂布地奈德粉吸入剂、沙丁胺醇吸入剂；导入透皮剂如妥布特罗透皮贴剂、甘草次酸离子导入透皮剂；靶向制剂如依从组织亲和力，以脂质体、乳剂、微囊和微球、纳米囊和纳米球作为载药微粒的被动靶向药物制剂如紫杉醇脂质体、白蛋白纳米球。再比如，可预见的临床应用，中国科研工作者通过小鼠实验，利用肿瘤微环境与正常组织的差异，开发出了一种可智能识别肿瘤的纳米粒子 GQDNT，而且，这种包裹药物的纳米粒子可以在肿瘤组织中不断变形，从而延长粒子内的药物在肿瘤中的驻留时间，增强药物在肿瘤中的穿透性，其用药剂量较其他剂型低很多，可显著降低癌症检测治疗过量使用药物带来的副作用；像针对肿瘤细胞表面抗原，制备的单克隆抗体（简称单抗）药物，或以单抗作为载体载药定向病灶的导弹型主动靶向制剂：如根据肿瘤细胞表面抗原 CD20 制备的抗淋巴瘤抗体制剂利妥昔单抗，能通过介导抗体依赖的细胞毒性（ADCC）、补体依赖的细胞毒性（CDC）作用和抗体与 CD20 分子结合引起的直接效应，包括抑制细胞生长，改变细胞周期以及凋亡等方式杀死淋巴瘤细胞。抗体偶联药物（antibody-drug conjugate，ADC），如单抗与化学药物偶联制剂 Gemtuzumab ozogamicin，系人源化重组的抗 CD33 单抗与卡奇霉素（calicheamicin）的化学免疫偶联物，用以治疗白血病、实体瘤和黑色素瘤；像物理化学靶向制剂：磁导靶向制剂，如美国 FeRx 公司研制的磁导靶向载体阿霉素制剂，注入体内后，在外磁场诱导下，将磁性复合颗粒靶向定位于肝脏肿瘤区域，阿霉素在病灶区域缓慢释放，局部药物浓度高，抗肝癌疗效好，副作用小。除了磁导靶向制剂，还有温度敏感、pH 敏感材料制成载体的物理化学靶向制剂。与此同时，基于药物作用机制的新药研发也不遑多让。

📖 示例 1：研究起效快、副作用小的新靶点化合物

提升新药作用靶点精准性，尽量避免因作用靶点泛化导致的起效慢、副作用较大的问题，是新药研发者的共同愿望。比如，鉴于选择性 5- 羟色胺再摄取抑制剂（SSRIs）如草酸艾司西酞普兰，部分通过与大脑皮层和海马体神经末梢突触前膜结合，选择性阻断羟色胺转运体（serotonin transporter，SERT），抑制羟色胺神经末梢突触前膜对 5-HT 的再摄取，提升大脑内 5-HT 的水平，使细胞可以利用 5-HT 发送信号，改善抑郁症症状，是目前治疗抑郁症的一线药物。但它们需要数周甚至更长时间才能对抑郁症病人显示出疗效，这是因为 SSRIs 在增加突触间隙 5-HT 浓度的同时，5-HT 可以作用于中缝背核（dorsal raphe nucleus，DRN，为 5-HT 集中分布区）神经元自身抑制性受体即 5-HT1a 受体，阻止 5-HT 神经元放电，进而抑制末梢囊泡胞吐作用释放 5-HT。直到中缝背核 5-HT 自身受体脱敏后，SSRI 氟西汀（百忧解）等药物才能显现抗抑郁效果，出现临床疗效的延迟效应。加之，这类药物还具有一系列潜在副作用，而且对许多病人来说，根本不起作用。因为脑内存在许多不同种类的以 5-HT 作为神经递质的突触，同时，人体内有 14 种 5-HT 受体亚型，且任何一个神经元都具有多种受体亚型，因此，在无数神经元中识别出抗抑郁药发挥药理作用的特定神经元至关重要。南京医科大学周其冈、

朱东亚、厉廷有教授的研究团队合作，开发了一种化合物——ZZL-7，能够选择性解偶联 DRN 区 SERT 与神经元型一氧化氮合酶（nNOS）的复合物，在小鼠中，注射给药 2 小时后，即可快速发挥抗抑郁效果，且没有观察到任何副作用。研究团队证明，脑干 DRN 区是大脑中 5-HT 的主要来源，通过释放 DRN 神经元中的 5-HT，可以缩短用药和起效之间的时间。研究发现，SSRIs 的作用是促进 nNOS 与 SERT 在 DRN 神经元表面形成复合物，进而阻断 SERT 转运 5-HT 重吸收的过程。但在 nNOS 与 SERT 相互作用时，5-HT1a 受体会阻止细胞放电。因此，研究团队瞄准 SERT-nNOS 偶联靶点，发现 ZZL-7 为 SERT-nNOS 相互作用阻断剂（即 SNIBs），可以直接与 nNOS 结合，释放 SERT 并减少 5-HT1a 受体的抑制，不依赖于 5-HT 自身受体脱敏，从而更快地缓解抑郁症病人的症状，解决临床应用 SSRIs 出现的疗效延迟效应。这项研究为抑郁症经典理论"单胺假说"带来了新见解，表明解偶联 SERT-nNOS 可以迅速逆转小鼠的抑郁行为，为开发情绪障碍治疗新药提供了新的途径。

📖 示例 2：研发主靶点加增效靶点的复合制剂以增强疗效，降低耐药性

早前研发的抗菌复合制剂像复方磺胺甲噁唑片又称复方新诺明片，由磺胺甲噁唑（SMZ）及甲氧苄胺嘧啶（TMP）组成，磺胺甲噁唑作用于细菌体主靶点二氢叶酸合成酶，中断细菌生长繁殖所需的四氢叶酸生成；甲氧苄胺嘧啶作用于增效靶点二氢叶酸还原酶，阻止二氢叶酸还原成四氢叶酸，SMZ 有了 TMP 的加持，可以发挥双重抑菌作用。再比如，阿莫西林克拉维酸钾片，阿莫西林作用于主靶点目标菌细胞壁的黏多肽，阻止其合成而破坏细菌细胞壁的形成，发挥药物对细菌的抗菌作用，克拉维酸则阻断细菌产生的 β- 内酰胺酶，保护阿莫西林结构中 β- 内酰胺的抗菌活性，降低细菌对药物产生的耐药性。抗病毒复合制剂像由辉瑞公司研发的抗新冠病毒的 Paxlovid，由奈玛特韦（Nirmatrelvir）和利托那韦（Ritonavir）两种药物组成，二药共同服用，每 12 小时一次，连续服用 5 天。奈玛特韦通过抑制主靶点 3CL 蛋白酶，阻止新冠病毒的复制，利托那韦通过抑制肝细胞微粒体 P450 系统中降解奈玛特韦的代谢酶 CYP3A4，从而增强奈玛特韦的抗新冠病毒作用。抗肿瘤复合制剂像待获批临床使用的 IN10018，即是与化疗等药物搭配使用的组合抗肿瘤制

剂，化疗药物作用于主靶点，通过破坏 DNA、阻止蛋白质合成等作用，抑制肿瘤细胞生长繁殖；然而，化疗药可以通过激活 KRAS 在内的 RAS 信号通路的下游黏着斑激酶（focal adhesion kinase，FAK）基因，进而对化疗药产生耐药，使因 KRAS 基因突变导致的肿瘤细胞重新生长繁殖。IN10018 作为一种抗体，虽然没有直接抗肿瘤作用，但可以通过抑制非受体酪氨酸激酶的衔接蛋白 FAK，干预 FAK 信号通路，阻滞肿瘤细胞黏附、迁移以及对抗抗肿瘤药物压力的自我调控作用（产生耐药），有效逆转多种由肿瘤耐药导致的化疗和靶向（包括如 PD-1、PD-L1 免疫检查点抑制剂等）治疗失败，从而增强主靶点抗肿瘤药疗效，降低其耐药性，为突破实体瘤纤维化和耐药微环境治疗开辟了新的途径。

📖👆 示例 3：注重研发内源性或类似内源性相关的能量代谢调节制剂

常用的产能制剂包括最常用的增加机体能量代谢与消耗的药物，如甲状腺激素制剂、生长激素，以及麻黄碱与咖啡因的混合物，其作用机制均是使机体代谢增强，产热增多，能量输出增加。但是，长期直接补充甲状腺素制剂，在使机体产能增加的同时，可能会增加甲状腺功能亢进，机体出现失稳状态。同样生长激素若使用不当，有导致病人发生肢端肥大症的危险。麻黄碱与咖啡因的混合物，是利用麻黄碱具有通过中枢神经系统发挥畏食作用和刺激产热增加的功能，结合咖啡因具有产热，促进脂肪分解的作用而发展起来的一种增加机体产热和增强抑制食欲作用用的减肥药物，但其精神、神经、心血管等系统的副作用不容忽视。能量代谢调节剂，除了常用的葡萄糖、维生素 C、细胞色素、肌苷、辅酶 A、三磷酸腺苷、胰岛素、钠、钾、镁、钙等外，比如烟酰胺腺嘌呤二核苷酸（NAD^+），能通过电子交换等各种代谢反应，生成 ATP，被称为人体的能量分子，作为 NAD^+ 前体，β- 烟酰胺单核苷酸（NMN）制剂，可以增加体内 NAD^+ 的浓度，故被用作唤醒能量的保健食品。又比如来自瑞典皇家理工学院 Mathias Uhlen 和 Adil Mardinoglu 团队，给予 AD 病人口服了一种复方代谢激活剂（CMA），每剂 CMA 含有 12.35 克 L- 丝氨酸（61.75%）、1 克烟酰胺核糖（NR，5%）、2.55 克 N- 乙酰半胱氨酸（NAC，12.75%）和 3.73 克 L- 肉碱酒石酸盐（LCAT，18.65%）。研究发现，CMA 能够发挥维持线粒体功能、稳定细胞能量、抗炎和抗氧化损伤的作用，改善 AD 病人因代谢异常导致线粒体功能障碍和能量代谢紊乱，从而引起认知功能受损。服药 3 个月后，与随机、安慰剂对照的 Ⅱ 期临床试验结果表明，认知改善率达到 29%，且症状越重效果越好。与此同时，CMA 治疗后 AD 病人血浆中涉及 NAD$^+$ 和谷胱甘肽等与能量代谢和抗氧化损伤相关的蛋白质和代谢物水平显著升高。此外，影像学数据显示，CMA 组受试者左侧整个海马和海马体分子层的体积保持稳定，而安慰剂组的体积则显著下降。

研发调节物质能量代谢制剂，还可以尝试借鉴天然药物保护线粒体功能的药物作用方式，参考中药扶正祛邪药理作用机制，扶正如滋补肝肾、健脾强胃、疏肝理气等作用，以研发疗效佳、副作用小的产能制剂；祛邪如清热解毒、清热泻火、发汗解表等作用，以研发泄能（减轻能量代谢反应）制剂。

与此同时还可以研发外源性定向能量抑制制剂，以生物导弹作用方式，发挥抗肿瘤效应。主要通过靶向干扰肿瘤细胞能量代谢的正常途径，如阻断生成 ATP 的生物化学反应步骤，导致能量供应障碍，而引起生物机体的病变或死亡，因而多为毒性物质。如鱼藤酮（rotenone），是线粒体呼吸链酶复合体 Ⅰ 抑制剂，是研究线粒体呼吸功能方面的重要工具药。抗霉素（antimycin A），为电子转移抑制剂，作用于 bc1 复合体和氢醌区。氰化物（cyanide，CN），作用于 f1f0 复合体的电子转移抑制剂，阻止电子向氧的转移，阻断线粒体的呼吸。寡霉素（oligomycin），为线粒体 ATP 酶抑制剂，可使线粒体 ATP 合成停止。短杆菌肽（gramicidin），作用于线粒体膜的阳离子载体，对钾的选择性高于钠，可促进钾离子的跨膜转运。FCCP（carbonyl–cyanide p–trifluoro–methoxyphenyl–hydrazone），属于有机酸类化合物（共轭碱），是线粒体氧化磷酸化典型的解偶联剂，可使 H$^+$ 迅速进行跨膜转运，导致 H$^+$ 内流，破坏线粒体跨膜电位，使耗氧急剧增加。此外，可以参考一些烈性中药"以毒攻毒"效应，探究其对细胞可能的能量抑制机制，研发抗肿瘤作用的天然化学药物。

📖 示例 4：研发人工智能药物

人工智能（AI）药物，也被称为利用医学发现智能算法（SAM）的辅助新药设计，即根据新药设计的具体要求，使用计算机自动发现不同潜力的靶点（类似自然语言处理），针对靶点，综合利用各种现有信息，去评估像蛋白质结构、计算化学信息、构效关系数据并预测其相互作用，筛选出最优分子，并快速确定候选药物的合成路线。就像"基于靶点的化学药物研发"模式，AI制药可以利用大模型、机器学习、深度学习等进行靶点发现和化合物筛选，突破了已知人类细胞中容易成药的靶点只占30%左右的认知，造成很多药企在热门靶点上内卷和"伪创新"的困境，AI制药通过人工智能学习文献、专利和临床报告，尤其是人体组学数据，从而辅助发现新靶点。当靶点确定后，通过生成式AI，设计和筛选小分子，设计更优的合成路线，大大减少试错和生产成本，极大提升了从早期靶点到临床前候选化合物选择阶段的效率。

西安的刘冰团队与华为云合作，不同以往，将土壤中真菌产生的杀菌小分子分离出来，再通过结构优化成适用的抗生素，而是受专杀细菌的病毒－噬菌体作用机制的启发，寻找到杀菌的新靶点，并且发现了第一个针对该靶点的杀菌小分子化合物，经过湿实验（湿实验就是在实验室里采用分子、细胞生理学方法进行的实验；干实验就是通过计算机模拟以及生物信息学方法进行的实验）及临床试验验证，疗效确实，从而实现"从0到1"的"hit"创新；再通过华为云盘古药物分子大模型，又获得更多潜在小分子化合物，实现"从1到N"的创新。整个过程采用全新自主架构建模，使用17亿个训练数据，实现小分子生成、70多个定向目标优化、80多种属性预测等，并形成干湿实验的数据闭环，并且，目前生成的分子结构中，99.9%是新颖的分子结构。使"生物创新"到"化学创新"过程从此前至少两三年起，缩短到数月，同时，新的杀菌机制也为一些中药成分的杀菌机制提供了实验和理论依据。同样，利用人工智能，约翰霍普金斯大学、英矽智能、清华大学等发现并证实了有关"渐冻症"的18个靶点，根据靶点创制的新药，可以减缓病情发展。AI设计已参与到药物研发各环节，覆盖了药物发现、临床前研究、临床研究、审批上市四个阶段。2012年，全球首家AI制药公司成立。

为了对抗抗生素的耐药性，来自中国科学院的科学家，开发了针对抗生素耐药的人工智能新抗生素。他们通过使用一种最初处理自然语言的学习技术，来识别由人类肠道微生物基因组序列编码的抗生素肽，从肠道微生物代谢产物中寻找新的抗生素。该算法确定了2349个潜在的抗生素肽序列，他们采用化学合成的方法合成了其中的216种肽，其中，181种被证明含有新抗生素。这些肽中几乎有一半是全新的，与已知的抗生素没有明显的序列相似性，从而能够规避已知的、已经产生耐药性的抗生素，并且动物实验证明，其中三种新肽可用于小鼠细菌性肺炎的安全有效治疗。

华东师范大学王一丹、叶海峰和杜克团队和新加坡国立大学王林发等还开发出一种新型的广谱抗病毒的智能活体"药物"，能够模拟人体在受到病毒侵害、免疫系统受损时进行自动"药物"干预，如在细胞内能够自动监测、感应到病毒来了，进而能自动被激活，输出抗病毒蛋白，把病毒清除掉。这种智能化的机器人，依据合成生物学思想，是将病毒传感器与治疗输出模块集成，制备出一个人造的免疫传感器系统，即抗病毒免疫人工智能系统，被称为 ALICEsen 系统。ALICEsen 系统一共测试了 5 种细胞系，和登革热病毒（DENV-2）、乙肝病毒、新冠病毒（SARS-CoV-2）等 13 种病毒。实验结果表明，ALICEsen 系统可以把发现病毒的"病毒传感器"和对抗病毒的多重"武器"整合在一起，一"检测"到病毒，就启动清除程序，反应时间缩短，在数小时内就开始响应。病毒多时，产生的抗病毒蛋白就多；病毒被清除后，系统"静默"。其原理为：装载 ALICE 基因线路的地盘细胞如同士兵，武器是不同类别的抗病毒功能蛋白。士兵精准操控武器，击碎病毒。其含有的病毒传感器，多重抗病毒输出等模块，可以灵活调整，迭代更新；多重抗病毒输出等模块包括人源的抗病毒细胞因子干扰素 IFN-α 和 IFN-β 的基因、来自细菌的可降解病毒核酸的 Cas9 蛋白基因、以及人源的分泌型中和抗体基因；该系统的"病毒传感器"是人体细胞中"天然"存在的接头蛋白 STING 蛋白，该蛋白能在细胞中"遭遇"病毒核酸时，将信号传递到细胞信号网络中，启动机体免疫功能，清除病毒。水凝胶包裹的细胞移植实验显示，在小鼠体内，无论在病毒感染发生的前、中、后期，ALICE 系统均能自动感知和抑制病毒。尤其值得注意的是，ALICE 系统携带的中和抗体输出模块，可在病毒感染后的 6 小时自动输出，比人体适应性免疫系统产生中和抗体至少提早了 1 周。ALICE 系统可以通过两种方式被递送到实验对象体内：一种是基因治疗方式，利用基因治疗载体进行递送；另一种是细胞治疗方式，将上述系统重编程在细胞中，再把细胞移植到实验对象体内。由腺相关病毒（AAV）载体递送 ALICE 系统至疱疹性角膜炎（HSK）小鼠模型的眼角膜实验结果显示，实验小鼠角膜、三叉神经节以及大脑中的病毒载量得到抑制；并且面对病毒的迭代感染，也能发挥良好的抗病毒效果。研究显示，新冠病毒也能激活 ALICE 系统。HEK–293T 细胞（人胚肾 293 细胞，作病毒培养用）实验结果显示，与对照组相比，转染了含中和抗体 REGN10989 和 REGN10987 的 ALICE 系统的细胞中，其新冠病毒的载量低了 70.3%（±4.3%）。未来可以用最新发现的中和抗体来升级 ALICE 系统。以上虽然只是细胞实验，尚未进行临床试验，但已带来期许。

随着数字化大潮的到来和人工智能技术的爆发，新药研发过程将驶入快车道，实现从靶点发现、药物研发、临床前研究、临床试验、药物审批的全面数字化。正因为 AI 制药是一场数据＋算力的"合谋"，有很多新药研发，可以一改以往 10 年研发、10 亿美金、10% 成功率的"三十定律"，通过数字化智能方案，原先需要 10 年甚至 20 年才能研发成功的一款新药，如今时间已缩短至 3~5 年。药企在创新药研发时，不须自建数据中心，而是采用计算机辅助药物设计（computer aided drug design，CADD），将大多数全产业链数字化直接部署在云端，数百名数据科学家，在亚马逊云计算服务（Amazon Web Services，AWS）云上进行算力申请、算力使用、算力分析，通过云计算实现成药、机制、研发分子式、化学式效果等分析。在 CADD 及 AI 制药工具的加持下，药物实验可以在云端快速迭代和模拟，比如原先一款新药通过手工不断测试分子结构的安全性和药代动力学不同方案的可行性，实验次数可能高达 10 万次，花 3~5 年时间，但使用 AI，只需要 1~2 个月便能看到结果，极大加速了药物研发的过程。若将研发、生产、供应链等多维度实现全面数字化，则可能将整个制药链条的成本最优化。

综上所述，无论中药还是西药，新药研发的依据和目的在临床，核心在于基础和临床前研究的水平，倘若基础研究有较大突破，并且研究内容全面、透彻、科学、合理，就会降低新药在临床研究时的风险，加之工作上使用基础、临床研究和新药申报专业团队，就能提高新药审批的通过率。

第四节　略论中西医药的临床结合

医学是经验与科学共同组成的知识体系，临床经验是医学基础理论到临床有效应用的具体体现，它不仅对于疾病诊断至关重要，而且对于药物治疗的最后一公里也发挥着重要作用。诊断是否正确，治疗是否有效，就要看最后一公里的功夫和水平。西医，一旦"病情"诊断清楚，则药物治疗方法规范统一，药物的使用以药品说明书为依据。中医，则需要依据辨证确定合适的治则，而且，药物治疗能否有效甚至显效，主要看用药，如根据证型选用同类型的哪个经典方剂，依据病症如何加减经典方剂中的中药，方中每味药的用量多少，以及方剂的使用方法等，可以说，药物的使用方法的空间很大，因医者而异。因此，中药包括中成药、中药配方颗粒等的临床使用和药店销售，应当以中医证候而非西医病名为依据，如麻黄汤颗粒、银翘散颗粒、连花清瘟胶囊等，不是只要感冒就可以使用，而应当辨证施治。

一、取长补短，双剑合璧

中西医药临床结合，犹如医生手握"一柄双剑"，"一柄"为疾病，"双剑"为中医药和西医药。正所谓西医治人的病，中医治病的人。病是千变万化，万变不离其人。研究应当坚持身体与人结合，静态与动态结合，病原物与环境结合，局部与整体结合，辨病与辨证（人）结合，治病与治人结合，中药与西药结合的方针。

（一）中西医药结合，防治并用

西医药与中医药结合，可以增加药物对病情治疗的选择性，像是消除刺激为先，还是减轻反应为主，抑或是消除刺激的同时减轻反应，依据临床情况而定。像2020年全球爆发的新冠病毒感染性疾病，西医若都能借鉴中医的思维方式和诊治方法，可能会起到意想不到的功效。与西医药基于"刺激"要素建立的诊治方法不同，中医药是基于"反应"建立诊治方法。基于新冠肺炎的发病及转归过程，中医中药可以在"无症状感染"阶段干预，防止病毒感染的轻症转成肺炎。比如，在张伯礼中医看来，新冠病毒阳性人群中90%的"无症状感染者"（针对新冠肺炎而言）已有证候，可以使用中药干预。有倦怠无力、舌苔腻、大便黏滞不爽、脘腹胀满等不适，及时用中医药干预，改变致病因子在机体内存在的环境，截断病势，减少致病因子对机体细胞的影响，平衡机体的适应性反应。正如西医所认为的，发挥调节免疫功能作用，使其不成为"确诊者"，并且可以促进核酸快速转阴；及至西医诊断的新冠肺炎"确诊病例"，无论是普通型还是危重症病人，中医都是根据疾病传变的六经辨证施治，坚持"新老疾病兼顾"、扶正祛邪和先症而治，以截断病势的治疗原则。如"扶正"可采用益气活血、益气养阴等方药；"祛邪"注重"清"和"通"，可采用清热解毒、活血化瘀等方药。"先症而治"，像有些病人几乎不大便，舌干苔燥、呼吸喘促，就需要及时应用通腑泄热、急下存阴的方药；针对痰黏难咳，咳不出痰导致血压升高、肺部渗出不吸收的病人，则需要应用清热祛痰的方法减轻症状；发生肺炎甚至严重炎症性疾病时，建议中西医药结合治疗。总之，中医药关于扶正祛邪的各种治疗方法，有助于提升组织细胞的兴奋性，增强机体免疫细胞的识别、中和和消解病毒的能力；中西医药结合，不仅可以提高如新冠肺炎危重症病人的抢救效率，而且可以减少糖皮质激素、血管收缩剂的使用剂量和时间，降低救回生命后病人可能出现的后遗症如股骨头坏死、四肢血管损伤甚至截肢等，中医药治疗新冠病毒感染性疾病的疗效已被 WHO 认可。中西药可以取长补短，相辅相成，创新临床药物治疗策略。

（二）中西医药结合，取长补短

中西医药结合可以在疾病预防、疾病种类的疗效差异、病程的不同阶段等多方面达到互补。临床结合的方式和优势至少可以体现在四个方面，其一，从目前情况看，处理一些急重症，西医药见长，可以发挥"急则治其标"的优势，即急、危、重症和大多外科疾病，可以西医药治疗为主，如遇到严重失血性休克的病人，以实施吸氧、输血、升压等西医药急救措施为主，配以中药四逆汤、回阳救急汤服用。又比如，新冠病毒感染疫情肆虐世界 2 年后，当时，科研工作者研发的特效新药罗米司伟单抗和安巴伟单抗，可以快速中和新冠病毒奥密克戎毒株，序贯静脉滴注联合给药 40 分钟后即可起效。同时，若中药药效物质基础确定，可以研发急重症中药方剂如四逆汤、回阳救急汤、大承气汤、瓜蒂散、白虎汤等快速起效的新药制剂。就如同当年中国的戴瑞鸿教授，通过学习中医中药，临床应用发现，中药"苏合香丸"用于抢救急性心肌梗死病人的疗效显著，于是就带领团队成员开展动物实验和拆方有效成分研究，去粗取精，最终，将原来含有 13 味中药的"苏合香丸"，制成由 7 味药组成的麝香保心丸，其对于心绞痛的疗效与硝酸异山梨酯片无明显差异，但没有硝酸异山梨酯片导致病人脸红、头痛、心率快的不良反应，被临床用于急性心肌梗死或者心绞痛发作的急救药。还有治疗心肌梗死的中药通心络也是如此；其二，对于危重症缓解期辅助治疗和常见病的诊治，可以发挥中医药"缓则治其本"的特长。比如，待危重症病人经中西医药治疗生命体征平稳后，可以现代中药治疗为主，如服用现代中药人参归脾丸、十全大补汤制剂等。处理常见病、慢性病如病毒、细菌引起的一般传染性疾病，以及糖尿病、高血压、冠心病、慢性肝炎、慢性胃炎、慢性肾炎、自身免疫病、癌症等疾病，可以充分发挥中医药的诊治作用。其三，中西医药结合，可以减少西药较易发生的药物不良反应，如抗菌、抗病毒和化疗药物可以增加病原体及癌细胞生存的选择性压力，而发生变异引发免疫逃逸，引起的耐药菌株、耐药病毒株及耐药癌细胞增多，人体对激素药物产生的依赖性和药物对人体产生的不良反应，以及大多化学药物可能引发的药物不良反应。其四，中药以其特有的机体内环境调理作用，还可以单独成为很多常见病尤其是慢性病的一、二、三级预防治疗措施。

二、中西医药结合临床策略浅议

中西医药临床应用评估，不仅旨在确定优良的临床用药方案，而且也是中西医药基础研究和新药研发的重要参考。毋庸置疑，中西医药结合定可大大扩展临床治疗策略和手段，而对于中西药结合临床应用的评价，既涉及对病情的评估，也牵涉对药物的选择和治疗所达到的预期目标的评价。临床上，对于疾病诊治的评估方法有很多，也可以借鉴公司企业常用的 SMART［明确性（Specific）、可衡量性（Measurable）、可实现性（Attainable）、相关性（Relevant）、时限性（Time–based）］目标管理分析法，将五因素假设为疾病或证候名称、诊断和疗效判定标准、治疗方案、对症和（或）对因策略、疗程等，对病人诊治效果进行评估。

中西医药临床应用评估还可以参考运筹学中的博弈论，制定中西药在治疗中的选择策略。博弈论（game theory）又称对策论，是运筹学的一个重要学科，主要研究公式化了的激励结构间的相互作用，就像博弈论考虑游戏中个体的预测和实际行为，并研究他们的优化策略。博弈论基本概念中包括局中人、行动、信息、策略、收益、均衡和结果等，其中局中人、策略和收益是最基本要素，局中人、行动和结果被统称为博弈规则。据此，可以根据中西医（局中人）对某特定病人病情态势如轻重缓急（信息），推定首先使用西药或中药哪个效果更好（收益最大），维持机体稳态或调理阴阳平衡（均衡）

效果会更优。之后，是否配合或换用中药或西药，并确定使用的药品及其用法、用量和疗程（用药方案即中医药或西医药具体的使用策略）；根据应用（行动）之后的疗效（结果），评判用药方案优劣（得失）。再通过个案统计可得：中药或西药对于该疾患的一组用药方案函数即支付函数，以此可预测该疾患的病势，以及采取中药或西药治疗的结果，目的就是为病人带来最大的获益。

参考文献

［1］崔连仲. 世界通史：古代卷［M］. 北京：人民出版社，1983.

［2］范文澜. 中国通史［M］. 北京：人民出版社，1954.

［3］孟琳升，孟仲岐. 中药通俗演义［M］. 北京：人民军医出版社，2012：1-19.

［4］陈戌国点校. 四书五经［M］. 长沙：岳麓书社，1990.

［5］李嫣然，陈丽云. 龙骨的本草考证［J］. 辽宁中医药大学学报，2022，24（9）：84-87.

［6］王效平. 周易［M］. 北京：蓝天出版社，2006.

［7］谢华. 黄帝内经［M］. 北京：中医古籍出版社，2000.

［8］周重建，郭号. 伤寒论［M］. 天津：天津科学技术出版社，2021.

［9］周重建，郭号. 金匮要略［M］. 天津：天津科学技术出版社，2021.

［10］陈子杰，张小勇，禄颖. 中医四大经典注音注释本［M］. 北京：中国医药科技出版社，2020.

［11］陈念祖. 神农本草经读［M］. 北京：中国医药科技出版社，2016.

［12］陆肇基. 评《中外医学史》［J］. 中华医史杂志，2001（2）：127-129.

［13］涂江波. 试论亚里士多德对盖伦医学的影响［J］. 中南大学学报：社会科学版，2014，20（1）：155-159.

［14］刘明翰. 世界通史：中世纪卷［M］. 北京：人民出版社，1986.

［15］赵援非，王学员，张兆鹏. 浅议"阴火"［J］. 中华中西医杂志，2008，9（6）：530-531.

［16］唐仕欢，杨洪军，黄璐琦. 论中药药性的概念、形成及其意义［J］. 中医杂志，2010，51（4）：293-296.

［17］李庆业，王云阁，赵晖，等. 汤头歌诀白话解［M］. 北京：人民卫生出版社，2011.

［18］吴欢. 中医有七方［J］. 中医健康养生，2020（8）：79.

［19］李飞. 中医药学高级丛书：方剂学［M］. 2版. 北京：人民卫生出版社，2019.

［20］葛政. 亡佚隋唐医方书考略［D］. 北京：中国中医科学院，2021.

［21］葛洪. 肘后备急方［M］. 天津：天津科学技术出版社，2000.

［22］吴桂彧.《中国医籍考》文献研究［D］. 北京：中国中医科学院，2022.

［23］李时珍. 本草纲目［M］. 北京：人民卫生出版社，1979.

［24］李润虎. 中世纪阿拉伯医学对近代西方医学革命的奠基［J］. 自然辩证法通讯，2021，43（9）：61-67.

［25］陈巍. 伊本·贝塔尔与伊斯兰本草学的黄金时代［J］. 中国科技教育，2018（9）：76-77.

［26］朱明. 阿拉伯医学概述及其杰出的代表医家［J］. 国外医学：中医中药分册，1999，21（2）：58-59.

［27］袁振东，郭世杰，《化学元素发现史》的张资珙译本试析［J］. 中国科技史料，2004（4）：295-296.

［28］龚国祥. 学习苯分子结构发现史体验科学探究过程［J］. 化学教与学，2022（5）：12-16.

［29］房芳，韩菲，鲁亚平，等. 乙酰胆碱作为化学突触递质的发现简史［J］. 中学生物学，2016，32（9）：3-4.

［30］李俊旭. 受体理论的历史与现状［J］. 今日药学，2010，20（8）：1-4.

［31］高宣亮. 药物史话［M］. 北京：化学工业出版社，2009.

［32］JIE JACK LI，著. 邓卫平，游书力，译. 药物考：发明之道［M］. 上海：华东理工大学出版社，2007.

［33］李燕，刘明川，金林红，等. 常山化学成分及生物活性研究进展［J］. 广州化工，2011，39（9）：7-9.

［34］中国科学院微生物研究所. 青霉素的故事［EB/OL］.［2022-08-30］. http://www.im.cas.cn/kxcb/shzdwsw/201010/t20101009_2983820.html.

［35］塔马斯·巴特菲，格兰姆·V·李，著. 王明伟等，译. 药物发现：从病床到华尔街［M］. 北京：科学出版社，2010.

［36］魏尔清. 药理学前沿：信号、蛋白因子、基因与现代药理［M］. 北京：科学出版社，2001.

［37］GOMPERTS B D，KRAMER I M，TATHAM P E R. Signal transduction

［M］. 2ed. New York：Academic Press，2010.

［38］ 梅安昌，张西林，李怀滨，等. 利培酮和氯丙嗪治疗精神分裂症的比较研究［J］. 中国民康医学，2014，26（9）：18-20.

［39］ 魏婷婷，李双杰. α7 烟碱型乙酰胆碱受体的抗炎机制研究进展［J］. 国际儿科学杂志，2014，41（4）：415.

［40］ 胡军. α7 烟碱型乙酰胆碱受体的神经保护作用及其机制研究［J/OL］. 医药卫生科技专辑. https://kns.cnki.net/kcms2/article/abstract?v=3uoqIhG8C447WN1SO36w.

［41］ 黄海华. 我国科学家独立完成的人群基因组研究首登《自然》［N］. 解放日报，2023-06-19.

［42］ SHI Z，HUO Y，HOU J，et al. Proteomic analysis of skeletal muscle in Chinese hamsters with type 2 diabetes mellitus reveals that OPLAH downregulation affects insulin resistance and impaired glucose uptake［J］. Free Radical Biology and Medicine，2022，193：23-33.

［43］ 赵沐子，黄哲. 医药企业新药研发战略优化探析［J］. 中国新药杂志，2023，32（12）：1185-1190.

［44］ 李琳毅，徐云根. BCR-ABL 激酶抑制剂的研究进展［J］. 中国现代应用药学杂志，2016，33（7）：954-962.

［45］ AVGUSTINOVA A，SYMEONIDI A，CASTELLANOS A，et al. Loss of G9a preserves mutation patterns but increases chromatin accessibility，genomic instability and aggressiveness in skin tumours［J］. Nature Cell Biology，2018，20（12）：1400-1409.

［46］ DEBAUGNIES M，RODRÍGUEZ-ACEBES S，BLONDEAU J，et al. RHOJ controls EMT-associated resistance to chemotherapy［J］. Nature，2023，616：168-175.

［47］ 邓元慧，苗晶良，王国强. 合成生物学：开启人类"造物"的新时代［J］. 张江科技评论，2023（5）.

［48］ 刘震. 打造对付超级细菌的武器库［N］. 科技日报，2023-11-02.

［49］ 孙淑娟，裴燕. 抗菌药物治疗学［M］. 北京：人民卫生出版社，2008.

［50］ 陈代杰. 微生物药物学［M］. 北京：化学工业出版社，2008.

［51］ 饶勇，曾振灵，陈杖榴. 抗生素耐药性的主动外排机制［J］. 国外医药：抗生素分册，2002，23（3）：109-115.

［52］BALAKRISHNAN R，MORI M，SEGOTA I，et al．Principles of gene regulation quantitatively connect DNA to RNA and proteins in bacteria［J］．Science，2022，378：DOI：10.1101/2021.05.24.445329.

［53］李家泰．临床药理学［M］．北京：人民卫生出版社，1992.

［54］王海燕，李美英．我国药品、医疗器械不良反应监测情况概述以及对构建特殊食品监测体系的启示［J］．中国食品药品监管，2020（7）：32–51.

［55］郭立玮．中药分离原理与技术［M］．北京：人民卫生出版社，2010.

［56］中国医学科学院药物研究所．中草药现代研究［M］．北京：北京医科大学中国协和医科大学联合出版社，1997.

［57］肖小河，赵艳玲．转化医学中的中药关键科学问题研究（Ⅱ）药性热力学观及实践［M］．2版．北京：科学出版社，2015.

［58］李爱秀．中药"药效团药性假说"的提出［J］．天津药学，2007，19（2）：41–44.

［59］盛良．论中药四气五味与电子得失吸推偏移能级升降说［J］．上海中医药杂志，2008，42（2）：4–8.

［60］盛良．论中药四气五味的宏观化学成分说［J］．上海中医药杂志，2008，42（7）：63–67.

［61］吕春艳，吕邵娃，李国玉，等．中药性味拆分与组合药理效应的研究进展［J］．中国中药杂志，2018，DOI：10.19540/j.cnki.cjcmm.20180327.007.

［62］肖小河．转化医学中的中药关键科学问题研究（Ⅰ）中药现代研究策论［M］．2版．北京：科学出版社，2011.

［63］刘崇海，蒋利萍，魏钰书．流感病毒感染动物模型的研究进展［J］．国际病毒学杂志，2006（1）：9–12.

［64］吴立军．实用天然有机产物化学［M］．北京：人民卫生出版社，2007.

［65］国家药典委员会．中华人民共和国药典［M］．北京：中国医药科技出版社，2020.

［66］雷小小，苏艳莹，李美云，等．山茱萸环烯醚萜苷中马钱苷和莫诺苷的研究进展［J］．上海中医药杂志，2018，52（1）：104–108.

［67］《钱学森书信选》编辑组．钱学森书信选：上卷［M］．北京：国防工业出版社，1984.

［68］袁爱芳，刘迪迪．浅析量子力学中的不确定性原理［J］．大学物理，

2011, 30（11）: 44-48.

［69］ 李德新，刘燕池. 中医药学高级丛书：中医基础理论［M］. 2 版. 北京：人民卫生出版社，2021.

［70］ GLOVER J D, SUDDERICK Z R, SHIH B B J, et al. The developmental basis of finger print pattern formation and variation［J］. Cell, 2023, 186（5）: 940-956.

［71］ 王凌，李丽，司军强. P 物质与疼痛的关系［J］. 包头医学院学报，2009, 25（5）: 102-104.

［72］ 吴以岭. 络病理论科学求证［M］. 北京：科学出版社，2007.

［73］ 祝总骧，徐瑞民. 中国经络科学的现代化研究［J］. 世界科学技术：中药现代化，2000（5）: 23-26.

［74］ 董媛媛，谭奇纹. 中医经络检测及其临床应用的发展分析［J］. 光明中医，2022, 37（3）: 412-415.

［75］ JIN W, TAO Y, WANG C, et al. Infrared imageries of human body activated by teas Indicate the existence of meridian system［J］. Quantitative Biology, 2020, https://doi.org/10.15302/J-QB-021-0239.

［76］ 高青. 孙玉信教授对"火生土"理论的认识及临床应用经验研究［D］. 郑州：河南中医药大学，2018.

［77］ 林健. 《三命通会》思想研究［D］. 北京：中央民族大学，2022.

［78］ 新民周刊. 表型组将带来医学范式巨变［EB/OL］. （2023-07-12）［2023-08-02］. http://www.xinminweekly.com.cn/keji/2023/07/12/19202.html.

［79］ 孙静，刘赫昆. 基于"心与小肠相表里"的冠心病与肠道微生态的关系探讨［J］. 时珍国医国药，2021, 32（10）: 2482-2485.

［80］ 赵鑫民，张虹. "肺与大肠相表里"理论基础及其研究进展［J］. 吉林中医药，2017, 37（9）: 969-972.

［81］ GUNGABEESOON J, GORT-FREITAS N A, KISS M, et al. A neutrophil response linked to tumor control in immunotherapy［J］. Cell, 2023, 186（7）: 1448-1464.

［82］ LIU W, CAO H, YE C, et al. Hepatic miR-378 targets p110α and controls glucose and lipid homeostasis by modulating hepatic insulin signalling［J］. Nature Communicateons, 2014, 5（1）: 5684.

参考文献

［83］沈政，林庶芝. 生理心理学［M］. 北京：北京大学出版社，2007.

［84］HSUEH B，CHEN R，JU J Y，et al. Cardiogenic control of affective behavioural state［J］. Nature，2023，615：292-299.

［85］朴虹，张歆磊，严文华. 情绪的身体感觉：基于身体感觉地图（BSM）与主观报告［J］. 心理科学，2022，45（6）：1483-1491.

［86］GORDON E M，CHAUVIN R J，VAN A N，et al. A somato-cognitive action network alternates with effector regions in motor cortex［J］. Nature，DOI：10.1038/s41586-023-05964-2.

［87］胡大一. 我是如何悟出并提出"双心医学"的［J］. 中华心血管病杂志，2021，49（6）：543-544. DOI：10.3760/cma.j.cn112148-20210428-00381.

［88］DUBEY A，LOBO C L，RAVI G S，et al. Exosomes：emerging implementation of nanotechnology for detecting and managing novel corona virus-SARS-CoV-2［J］. Asian Journal of Pharmaceutical Science，2022，17（1）：20-34.

［89］生物世界. Cell 子刊：全基因组测序揭示贝多芬死亡之谜［EB/OL］.（2023-03-24）［2023-04-02］. https://www.cn-healthcare.com/articlewm/20230324/content-1527975.html.

［90］梁文波，王若雨，林贞花，等. 临床肿瘤学［M］. 北京：知识产权出版社，2011.

［91］许伟明，王传池，胡镜清. 舌苔客观测量的研究进展及问题分析［J］. 世界中医药，2017，12（9）：1997-2000.

［92］LI H，ZHANG J，YU Y，et al. Structural insight into the constitutive activity of human orphan receptor GPR12［J］. Science Bulletin，2023，68（1）：95-104.

［93］王婷，陈倩. G蛋白偶联苦味受体的生理学功能研究进展［J］. 世界最新医学信息文摘，2018，18（59）：28-29.

［94］吴立军. 实用天然有机产物化学［M］. 北京：人民卫生出版社，2007.

［95］袁伯俊，廖明阳，李波. 药物毒理学实验方法与技术［M］. 北京：化学工业出版社，2007

［96］孙传兴. 临床疾病诊断依据治愈好转标准［M］. 2版. 北京：人民军医出版社，1998.

［97］季羡林. 东学西渐与"东化"［J］. 东方论坛，2004（5）：1-5.

［98］丁阳平，叶小利，周洁，等. 小檗碱降糖作用机制研究进展［J］. 中草药，2013，44（6）：763-769.

［99］KONG Q，MA M Y，ZHANG L，et al. Icariside Ⅱ potentiates the anti-PD-1 antitumor effect by reducing chemotactic infiltration of myeloid-derived suppressor cells into the tumor microenvironment via ROS-mediated inactivation of the SRC/ERK/STAT3 signaling pathway［J］. Phytomedicine：International Journal of Phytotherapy and Phytopharmacolog，2022，110（15）. https://doi.org/10.1016/j.phymed.2022.154638.

［100］韩珍，贺弋. 白芍总苷的药理作用及其毒性研究进展［J］. 宁夏医学院学报，2008，30（4）：538-541.

［101］钱学森. 对人体科学研究的几点认识［J］. 中国人体科学，1991，1（2）：53.

［102］CHURCHLAND P S，SEJNOWSKI T J. The computational brain［M］. 25th anniversary edition. Cambridge：MIT Press，2016.

［103］金观涛，凌锋，鲍鱼海，等. 系统医学原理［M］. 北京：中国科学技术出版社，2017.

［104］罗朝淑. 功能医学：推动建立医学领域新思维［N］. 科技日报，2013-04-11.

［105］赵立东，曹效平，贾学斌，等. 听觉生理学研究的进展及未来（一）［J］. 中华儿科学杂志，2013，11（3）：353-356.

［106］张田勘. 人类第六感真的找到了？［J］. 科学大众（中学生），2019（6）：24-26.

［107］VREONES M，MUSTAPIC M，MOADDEL R，et al. Oral nicotinamide riboside raises NAD^+ and lowers biomarkers of neurodegenerative pathology in plasma extracellular vesicles enriched for neuronal origin［J］. Aging Cell，2023，22（1）. DOI：10.1111/acel.13754.

［108］WANG F，ZHAO C，ZHAO P，et al. MoS2 nanopore identifies single amino acids with sub-1 Dalton resolution［J］. Nature Communications，2023，14（1）：2895.

［109］HE M，ROUSSAK K，MA F，et al. CD5 expression by dendritic

cells directs T cell immunity and sustains immunotherapy responses [J]. Science, 2023, 379. DOI: science.org/doi/10.1126/science.abg2752.

[110] TAYLOR K R, BARRON T, HUI A, et al. Glioma synapses recruit mechanisms of adaptive plasticity [J]. Nature, 2023, 623: DOI: 10.1038/s41586-023-06678-1.

[111] CHEN Biao, HUANG Wenhua, ZHANG Guoqing. Observation of chiral-selective room-temperature phosphorescence enhancement via chirality-dependent energy transfer [J]. Nature Communications, 2023, 14 (1): 1514.

[112] SOPHIA O, JOHANNES V, FRANZISKA S W. Optogenetics meets physiology [J]. Pflugers Archiv: European Journal of Physiology, 2023, 475 (12): 1369-1373.

[113] BAIKIE T K, WEY L T, LAWRENCE J M, et al. Photosynthesis re-wired on the pico-second timescale [J]. Nature, 2023, 615: 836-840.

[114] CAO X, NGUYEN V, TSAI J, et al. The SARS-CoV-2 Spike protein induces long-term transcriptional perturbations of mitochondrial metabolic genes, causes cardiac fibrosis, and reduces myocardial contractile in obese mice [J]. Molecular Metabolism, 2023: 101756.

[115] BI S, KARGETI M, COLIN R, et al. Dynamic fluctuations in a bacterial metabolic network [J]. Nature Communications, 2023, 14 (1): 2173.

[116] PENG J, CAO D, HE Z, et al. The effect of hydration number on the interfacial transport of sodium ions [J]. Nature, 2018, 557: https://doi.org/10.1038/s41586-018-0122-2.

[117] WANG Y, HUANG J, WANG W, et al. Stereodynamical control of the H+ HD → H_2+ D reaction through HD reagent alignment [J]. Science, 2023, 379: 191-195.

[118] 中国科大首次制备高相空间密度的超冷三原子分子系综 [N/OL]. 光明日报, [2022-12-02]. https://m.gmw.cn/baijia/2022-12/03/36205448.html.

[119] GAINZA P, WEHRLE S, VAN HALL-BEAUVAIS A, et al. De novo design of protein interactions with learned surface fingerprints [J].

Nature，2023，617：176-206.

[120] XIE Wenjun，WARSHEL A．Harnessing generative AI to decode enzyme catalysis and evolution for enhanced engineering［J］．bioRxiv：The Preprint Server for Biology，2023，DOI：10.1101/2023.10.10.561808.

[121] MA Q，GAO W，XIAO Q，et al．Directly wireless communication of human minds via non-invasive brain-computer-metasurface platform［J］．Elight，2022，2（1）：1-11.

[122] EWEN C，IRWIN A，MAX K，et al．Nature's 10：ten people who helped shape science in 2022［J］．Nature，2022，612：611-625.

[123] 华钟甫．当代杰出的中医学家：蒲辅周［J］．中国科技史料，1989（2）．DOI：CNKI：SUN：ZGKS.0.1989-02-004.

[124] 陈国桢．内科学［M］．北京：人民卫生出版社，1986.

[125] ZHOU J，WADE S D，GRAYKOWSKI D，et al．The neuronal pentraxin Nptx2 regulates complement activity and restrains microglia-mediated synapse loss in neurodegeneration［J］．Science translational medicine，2023，15. DOI：10.1126./scitranslemed.adf0141.

[126] 李萌辉，刘俊田．BRCA1/2 基因检测在恶性肿瘤中的应用［J］．中国肿瘤临床，2019，46（7）：361-365.

[127] ABDELLATIF M，RAINER P P，SEDEJ S，et al．Hallmarks of cardiovascular ageing［J］．Nature Reviews Cardiology，2023，20（11）：754-777.

[128] 朱燕波，王琦，邓棋卫，等．中医体质类型与高血压的相关性研究［J］．中西医结合学报，2010，8（1）：40-45.

[129] 周文明．中医辨证论治高血压病方法与思路［J］．中国民族民间医药，2013，22（10）：47-47；49.

[130] 石原结实著，刘涤昭译．管好体温不生病［M］．北京：世界图书出版公司，2011.

[131] 生命时报．德国研究新发现：为什么说"身体凉点"寿命更长？［EB/OL］．（2023-04-08）［2023-05-18］．https://new.qq.com/rain/a/20230408A0805V00.

[132] LUO W．Nasopharyngealcarcinoma ecology theory：cancer as multidimensional spatiotemporal "unity of ecology and evolution"

pathological ecosystem [J]. Theranostics, 2023, 13 (5): 1607.

[133] LUEBECK J, NG A W T, GALIPEAU P C, et al. Extrachromosomal DNA in the cancerous transformation of Barrett's oesophagus [J]. Nature, 2023: 1–8.

[134] BERA K, KIEPAS A, GODET I, et al. Extracellular fluid viscosity enhances cell migration and cancer dissemination [J]. Nature, 2022, 611: 365–373.

[135] ZHENG X, HOU Z, QIAN Y, et al. Tumors evade immune cytotoxicity by altering the surface topology of NK cells [J]. Nature Immunology, 2023, 24 (5): 802–813.

[136] SONG H, WU J, TANG Y, et al. Diverse rescue potencies of p53 mutations to ATO are predetermined by intrinsic mutational properties [J]. Science Translational Medicine, 2023, 15 (690): eabn9155.

[137] CHEN S, CUI W, CHI Z, et al. Tumor–associated macrophages are shaped by intratumoral high potassium via Kir2. 1 [J]. Cell Metabolism, 2022, 34 (11): 1843–1859.

[138] TITOS I, JUGINOVIĆ A, VACCARO A, et al. A gut–secreted peptide suppresses arousability from sleep [J]. Cell, 2023, 186 (7): 1382–1397.

[139] PANG S, CHEN X, LU Z, et al. Longevity of centenarians is reflected by the gut microbiome with youth–associated signatures [J]. Nature Aging, 2023, 3 (4): 436–449.

[140] DUAN J, MATUTE J D, UNGER L W, et al. Endoplasmic reticulum stress in the intestinal epithelium initiates purine metabolite synthesis and promotes Th17 cell differentiation in the gut [J]. Immunity, 2023, 56 (5): 1115–1131.

[141] CHEN H, TONG T, LU S Y, et al. Urea cycle activation triggered by host–microbiota maladaptation driving colorectal tumorigenesis [J]. Cell Metabolism, 2023, 35 (4): 651–666.

[142] MAO Y Q, HUANG J T, ZHANG S L, et al. The antitumour effects of caloric restriction are mediated by the gut microbiome [J]. Nature Metabolism, 2023, 5 (1): 96–110.

［143］ SEO D, O'DONNELL D, JAIN N, et al. ApoE isoform-and microbiota-dependent progression of neurodegeneration in a mouse model of tauopathy［J］. Science, 2023, 379: eadd1236.

［144］ HANNA B S, WANG G, GALVÁN-PEÑA S, et al. The gut microbiota promotes distal tissue regeneration via ROR γ + regulatory T cell emissaries ［J］. Immunity, 2023, 56（4）: 829-846.

［145］ JIN Chengcheng, LAGOUDAS G K, ZHAO Chen, et al. Commensal microbiota promote lung cancer development via γ δ T cells［J］. Cell, 2019, 176: 998-1013.

［146］ 高学敏, 白玉, 王淳. 药性歌括四百味白话解［M］. 6版. 北京: 人民卫生出版社, 2010.

［147］ FANG M, LI Y, LIAO Z, et al. Lipopolysaccharide-binding protein expression is increased by stress and inhibits monoamine synthesis to promote depressive symptoms［J］. Immunity, 2023, 56（3）: 620-634.

［148］ 赵荣华, 孙静, 时宇静, 等. 宣肺化痰法对冠状病毒肺炎寒湿疫毒袭肺小鼠病证结合模型的干预作用［J］. 中国实验方剂学杂志, 2020, 26（11）: 21-27.

［149］ FANG Y, GUO Y, WU B, et al. Expanding embedded 3D bioprinting capability for engineering complex organs with freeform vascular networks ［J］. Advanced Materials, 2023: 2205082.

［150］ 北青网. 青年科学家王光宇: 人工智能前沿领域的"追光者"［EB/OL］.（2023-05-17）［2023-05-30］. http://news.ynet.com/2023/05/17/3622352t70.html.

［151］ 张川, 柳润辉, 李慧梁, 等. 黄芪甲苷对大鼠心肌基因表达谱的影响［J］. 中国中药杂志, 2008（2）: 172-175.

［152］ LIU Zunpeng, LI Wei, GENG Lingling, et al. Cross-species metabolomic analysis identifies uridine as a potent regeneration promoting factor［J］. Cell Discovery, 2022, 8（1）: 6. DOI: 10.1038/s41421-021-00361-3.

［153］ YAN Zhenzhen, YANG Fan, SUN Linlin, et al. Role of gut microbiota-derived branched-chain amino acids in the pathogenesis of Parkinson's disease: an animal study [J]. Brain, Behavior, and Immunity, 2022, 106: 307-321.

［154］吴国琳，余国友，范小芬，等. 单味中药及其有效成分对肠道微生态的调节作用及研究概况［J］. 中国中医药现代远程教育，2015，13（9）：134-136.

［155］武志勇. 中药对肠道微生态调理作用的研究概述［J］. 兽医发展与兽药安全，2014（11）：38-39.

［156］WANG N, MA T, YU B. Targeting epigenetic regulators to overcome drug resistance in cancers [J]. Signal Transduction and Targeted Therapy, 2023, 8 (1): 69. DOI: 10.1038/s41392-023-01341-7.

［157］YUAN P, ZHANG M, TONG L, et al. PLD3 affects axonal spheroids and network defects in Alzheimer's disease [J]. Nature, 2022, 612: 328-337.

［158］YAO Xia, GAO Shuai, WANG Jixin, et al. Structural basis for the severe adverse interaction of sofosbuvir and amiodarone on L-type Cav channels [J]. Cell, 2022, 185 (25): 4801-4810.

［159］徐静. 单克隆抗体药物的研究进展及临床应用［J］. 中国城乡企业卫生，2009（6）：50-52.

［160］张伯礼，王永炎. 方剂关键科学问题的基础研究：以组分配伍研制现代中药［J］. 中国天然药物，2005，3（5）：258-261.

［161］SUN N, QIN Y J, XU C, et al. Design of fast-onset antidepressant by dissociating SERT from nNOS in the DRN [J]. Science, 2022, 378: 390-398.

［162］InxMed. InxMed released research data of "FAK inhibitor IN10018 overcomes drug resistance of KRAS G12C inhibition" at 2020 AACR Annual Meeting [J]. Biotech Business Week, 2020.

［163］YULUG B, ALTAY O, LI X, et al. Combined metabolic activators improve cognitive functions in Alzheimer's disease patients: a randomised, double-blinded, placebo-controlled phase-Ⅱ trial [J]. Translational Neurodegeneration, 2023, 12 (1): 1-23.

［164］姚瑶. 刘冰：为细分领域"中国创造"代言［J/OL］. 法人，2023（5）. https://view.inews.qq.com/k/20230518A07WFC00?no-redirect=1&web_

channel=wap&openApp=false.

［165］中华人民共和国科学技术部. 人工智能有望短期发现多种新型抗生素［EB/OL］.（2022-06-14）［2023-02-26］. https://www.most.gov.cn/gnwkjdt/202206/t20220614_181127.html.

［166］WANG Yidan，XU Ying，TAN C W，et al. Engineering antiviral immune-like systems for autonomous virus detection and inhibition in mice［J］. Nature Communications，2022，13（1）：7629.

［167］人民网. 中医药如何参与上海本轮疫情救治［EB/OL］.（2022-04-26）［2023-06-27］. https://m.gmw.cn/baijia/2022-04-26/35689046.html.

后记

本书通过中西医学与药物的产生、发展脉络，说明不同的文化和思维模式，形成了各有所长的中医药与西医药知识体系，中医药和西医药的诞生皆是伟大的创举，中西医药历经沧海桑田，各有千秋，然云从龙，风从虎，经历了从初始朴素自然观的相似，"看山是山，看水是水"阶段；到近现代看似认识上的明显不同，"看山不是山，看水不是水"的历程；中西医药又正如《道德经》所言："道可道，非常道。名可名，非常名。无名天地之始，有名万物之母。故常无欲，以观其妙；常有欲，以观其徼。此两者同出而异名，同谓之玄。"若坚持中西医药并重，"衷中参西"，致广大，尽精微，深联结，中西医药就能相辅而行，如切如磋，如琢如磨，取长补短，比翼双飞，定能实现相互融通与结合，达到"看山还是山，看水还是水"的新阶段，正所谓："问渠那得清如许？为有源头活水来。"本书只是吉光片羽中管中窥豹，旨在抛砖引玉，渴望中西医药基础交融与临床结合，犹如双剑合璧，更好地造福于人类健康事业。同时坚信，在得到中西医药结合型人才培养、科研院所和医疗机构的大力支持、政府与药企资金扶持等资源配置及资助下，具有中国特色的中西医药的交融与结合事业，一定会得到跨越式发展，为往圣继绝学。

致谢，特别感谢王昌恩教授在百忙之中，细阅全文，高屋建瓴，给予本书充分肯定及大力赞扬，使我不甚感激和震撼，也必将成为我继续前行的不懈动力。由衷感谢我的导师刘发教授，一直以来对我的教育和启发，在88岁且身体不佳的情况下，还对本书中的内容进行认真审核，并以其人格魅力、渊博学识、严谨创新求实的科学精神时时鼓励着我，成为我终身学习的榜样并得以最终完成书稿。真诚感谢周铭新教授，对书中尤其是中医药学基础理论和临床实践内容提出的中肯意见和精美评语，使我拨云见日，受益良多。更要感谢父母生前对我工作事业始终不渝的关心和坚定鼓励，以及我爱人张湘一如既往地给予我事业上的尊重和生活上的大力支持，减少了我的后顾之忧，增强了我不断攻坚克难的勇气，终成此作。

编者

2024 年 2 月